尿流改道学
Urinary Diversion

主　审　郭应禄

主　编　邢念增　黄　健

副主编　张　勇　李学松　瓦斯里江·瓦哈甫

编　者　（以姓氏笔画为序）

Richard E. Hautmann	马帅军	马嘉露	王　科
王　硕	王少刚	王文富	王行环	王国辉	王明帅
王科亮	王剑松	瓦斯里江·瓦哈甫	牛亦农	平　浩
史本康	宁　豪	司龙妹	邢念增	毕建斌	曲孟泰
吕　强	吕家驹	朱伟杰	朱定军	朱建强	朱耀丰
刘　征	刘　皓	刘　磊	刘希高	刘春晓	刘修恒
许　鹏	李　岩	李　品	李亚健	李泽宇	李学松
李新飞	杨飞亚	杨昆霖	吴周亮	何　旺	沈思宏
张　刚	张　朋	张　勇	张兆存	张志宏	张宗亮
张瑞赟	陈　军	陈　明	陈立军	陈守臻	陈志文
陈海戈	苟　欣	易发现	罗光恒	岳中瑾	周辉霞
郝　瀚	荆玉明	胡海龙	姚旭东	秦卫军	秦荣良
袁方超	袁昌巍	徐万海	徐啊白	黄　兴	黄　健
黄源兴	曹　强	符伟军	董　文	韩苏军	焦建华
谢　燚	谢伟槟	臧运江	魏后忆		

主编助理　马嘉露　王文宽　尹　路

人民卫生出版社
·北　京·

图书在版编目（CIP）数据

尿流改道学 / 邢念增，黄健主编 . -- 北京 ： 人民
卫生出版社，2024. 10. -- ISBN 978-7-117-36829-2

I. R699.4

中国国家版本馆 CIP 数据核字第 2024HV3185 号

人卫智网	www.ipmph.com	医学教育、学术、考试、健康， 购书智慧智能综合服务平台
人卫官网	www.pmph.com	人卫官方资讯发布平台

尿流改道学
Niaoliu Gaidaoxue

主　　编：邢念增　黄　健
出版发行：人民卫生出版社（中继线 010-59780011）
地　　址：北京市朝阳区潘家园南里 19 号
邮　　编：100021
E - mail：pmph @ pmph.com
购书热线：010-59787592　010-59787584　010-65264830
印　　刷：北京盛通印刷股份有限公司
经　　销：新华书店
开　　本：787 × 1092　1/16　印张：28
字　　数：664 千字
版　　次：2024 年 10 月第 1 版
印　　次：2024 年 10 月第 1 次印刷
标准书号：ISBN 978-7-117-36829-2
定　　价：189.00 元

打击盗版举报电话：010-59787491　　E-mail：WQ @ pmph.com
质量问题联系电话：010-59787234　　E-mail：zhiliang @ pmph.com
数字融合服务电话：4001118166　　E-mail：zengzhi @ pmph.com

主审简介

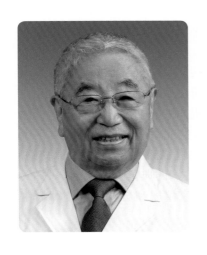

郭应禄，中国工程院院士，我国泌尿外科学和男科学学科带头人，著名医学科学家、教育家。1930 年 5 月 4 日出生于山西省定襄县，1956 年毕业于原北京医学院医学系，1963 年于原北京医学院泌尿外科专业研究生毕业。曾任北京大学第一医院副院长，北京大学泌尿外科研究所所长，中华医学会泌尿外科学分会主任委员，中华医学会男科学分会主任委员，中国医师协会泌尿外科医师分会会长，中国计划生育协会副会长，吴阶平 - 保罗·杨森医学药学奖评审委员会主席，原卫生部国家医师考试委员会委员，原卫生部临床重点学科评审委员会第一届专家组成员。现任北京大学第一医院名誉院长，北京大学泌尿外科研究所名誉所长，北京大学泌尿外科医师培训学院院长，中国医师协会常务理事，中华医学会理事，中国医师协会泌尿外科医师分会终身名誉会长，中国医学基金会副主席，中华医学会泌尿外科分会名誉主任委员，中华医学会男科学分会名誉主任委员，北京郭应禄泌尿外科发展基金会名誉理事长，国家泌尿男生殖系肿瘤研究中心主任，卫生部泌尿男生殖系肿瘤医疗中心主任，中央保健委专家顾问组成员，《中华泌尿外科杂志》名誉总编辑，*Translational Andrology and Urology* 主编。第八届、第九届全国政协委员，北京市先进工作者，北京市优秀共产党员。荣获首届吴阶平 - 保罗·杨森医学药学奖一等奖，香港外科医学院荣誉院士称号。荣获中华医学会泌尿外科分会终身成就奖，亚洲泌尿外科学会荣誉会员奖，杰出华人泌尿外科医师奖，中央保健工作杰出专家奖，中国医师协会泌尿外科医师分会颁发的终身成就奖。主编著作 35 部，论文 500 余篇，成果 20 余项。1980 年主编国内第一部肾移植专著《肾移植》，指导了当时国内肾移植技术的开展；1982 年主持研制国内体外冲击波碎石术（ESWL）样机，1984 年用于临床；1987 年首创俯卧位治疗输尿管结石，是国内 ESWL 领域的开拓者，并不断研究扩大 ESWL 的医用范围；20 世纪 80 年代在中国率先开展经尿道手术、输尿管镜、经皮肾镜和腹腔镜的微创手术；1991 年主编第一部《腔内泌尿外科学》，为我国这一领域的奠基人；1995 年提出腔内热疗 3 个温度段的观点，澄清了国际上模糊概念；2012 年完成的经尿道柱状水囊前列腺扩开术治疗前列腺增生的系列研究，对近百年来治疗前列腺增生传统术式进行了颠覆性创新，获得专利一项，并在国内推广。

1993 年创建中华医学会泌尿外科学分会腔内泌尿外科和体外冲击波碎石专业组,1995 年创建中华医学会男科学分会,同年组建北京医科大学泌尿外科培训中心并成立吴阶平泌尿外科医学基金会。

1997 年启动"泌尿外科人才工程",为全国培养"知识面广、工作能力强、素质好和有创新精神的专业骨干"。参加专题培训者多达 8 000 人,参加普及教育者逾 3 万余人,已列入北京大学"211 工程"的标志性成果。2002 年启动"泌尿外科将才工程",每年派送 100 人次以上主任级骨干赴国外一流大学医院做短期临床学习,举办博导培训班,培训均实施免费教育,成为全国医学继续教育领域的一个亮点。2004 年中心被中华医学会指定为泌尿外科专科医师培训中心,经北京大学批准成立了北京大学泌尿外科医师培训学院。此项工作从整体上提高了我国泌尿外科水平、加强了凝聚力,为实现 2020 年使中国泌尿外科达到国际水平提供了有力保证。

2004 年亲自策划并主编了我国男科学领域第一部大型原创学术专著《男科学》,为我国男科学的学科体系建立、实践经验总结、理论体系完善和医教研体系建设做出了贡献。

2005 年创建中国医师协会泌尿外科医师分会并任会长,提出要将协会办成真正维护医师权益、帮助医师成长的"医师之家"。同年,由他创办和主持的北京大学第一医院男科中心开业。该中心集中了一批国内一流的男科专家与教授,配备了最新的医疗和科研设备,并与国际有关方面广泛交流,力求成为行业医、教、研、防专业机构的典范。在他的努力下,2007 年经国家发展改革委员会、教育部、卫生部批准成立了国家泌尿和男生殖系统肿瘤中心,初步建立了国内外本专业规模最大、设备最好的研究平台。

郭应禄院士以他不断开拓和创新的工作为我国泌尿外科事业的快速发展作出了卓越的贡献,并且一直没有停下脚步。近年来他更致力于创立无创微能量医学的事业,以期使中国在世界第三次生命科学革命浪潮中走在世界的前列。

主编简介

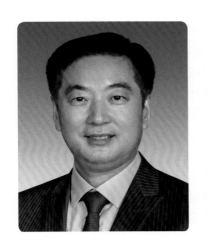

邢念增，教授、主任医师、博士研究生及博士后导师，国家癌症中心/中国医学科学院肿瘤医院副院长、泌尿外科主任、曾任山西医院总院长。第十三届全国政协委员，第十四届全国人大代表，中国医师协会泌尿外科医师分会会长，中华医学会泌尿外科学分会委员兼副秘书长，中国人体健康科技促进会泌尿男生殖系肿瘤专业委员会主任委员，《中华医学杂志》第二十九届编委会副总编辑，《中华泌尿外科杂志》第十一届编委会副总编辑，《临床泌尿外科杂志》第八届编委会副主编，*The Journal of Urology* 编委，*UroPrecision* 杂志主编，北京郭应禄泌尿外科发展基金会理事长，"百千万人才工程"国家级人才，国家"有突出贡献中青年专家""国之名医"，首都科技领军人才，享受国务院政府特殊津贴专家。

擅长泌尿系统肿瘤的诊治及泌尿外科微创手术，多项技术处于国内或国际先进水平。在国际上首次创新性地设计出适宜腹腔镜及机器人手术下构建的"双输入祥顺蠕动原位回肠新膀胱"，被同行命名为"邢氏新膀胱"。回肠通道术中，输尿管与回肠吻合的"邢氏吻合法"，因手术简单，并发症少，深受国内外同行的喜爱和推广。国内外发表学术论文 400 余篇。获中国中西医结合学会科学技术奖一等奖，华夏医学科技奖一等奖，北京市科学技术奖科学技术进步奖二等奖，教育部科学技术进步奖二等奖等省部级以上科技奖 10 余项。荣获吴阶平-保罗·杨森医学药学奖，中华医学会泌尿外科学分会华佗奖，世界华人泌尿外科学会首届创新贡献奖等荣誉。

主编《膀胱癌精准诊断与治疗》《泌尿外科微创手术图谱》《泌尿外科 3D 腹腔镜手术荟萃》等，副主编《经自然腔道取标本手术学——腹盆腔肿瘤》《泌尿外科内镜诊疗技术》《膀胱癌诊疗新进展》等学术专著。获中国专利 42 项，美国专利 2 项。

主编简介

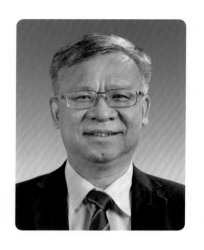

　　黄健,二级教授、一级主任医师、博士研究生导师,中山大学孙逸仙纪念医院泌尿外科主任、中山大学名医。主要学术兼职:中华医学会泌尿外科学分会主任委员兼肿瘤学组组长、中国医师协会医学机器人医师分会副会长、中国医疗保健国际交流促进会加速康复外科分会副主任委员、《中国泌尿外科和男科疾病诊断治疗指南》主编、《中华泌尿外科杂志》总编辑等。

　　黄健教授是我国泌尿外科微创技术的开拓者之一。他长期致力于膀胱癌、前列腺癌等泌尿系肿瘤的基础与临床研究,牵头建立了膀胱癌研究协作组,积极开展多中心研究。在国内首先开展并改进腹腔镜根治性膀胱切除 - 原位回肠新膀胱术、经腹膜外入路前列腺癌根治术、阴茎癌腹股沟淋巴结清扫术等新术式。率先开展各种高难度腹腔镜手术、单孔腹腔镜手术、3D 腹腔镜手术、机器人腹腔镜手术。创立了华南泌尿外科微创技术培训中心,为全国培训了数千名微创技术骨干。担任《中国泌尿外科和男科疾病诊断治疗指南》主编,牵头编写《膀胱癌诊断治疗指南》。主编《泌尿外科微创技术标准化教程》《微创泌尿外科学》《膀胱切除与尿流改道手术学》等书籍,为泌尿外科微创技术的应用、创新与推广作出了巨大的贡献。

　　黄健教授的卓越成就获得了社会及同行的高度认可。他先后主持各级科研项目 30 余项,在 *European Urology*、*The Journal of Urology*、*Journal of Clinical Investigation*、*Nature Communications* 等国外知名杂志及国内核心期刊发表论著共 130 余篇,编写专著 30 余部,获得多项国家发明专利。曾获教育部高等学校科学研究优秀成果奖一等奖、广东省科学技术进步奖一等奖、"全国卫生计生系统先进工作者"称号、"国之名医 - 卓越建树奖""全球华人泌尿外科贡献奖""吴阶平泌尿外科医学奖""华佗奖""金膀胱镜奖"等。

序 一

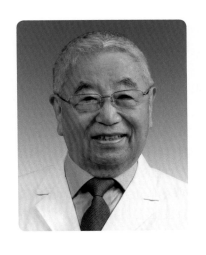

尿流改道术发展至今历史悠久，国内尿流改道领域的探索与建立在广大同道的不懈努力下日臻完善，涌现出众多技术流派，许多已经达到国际水平，跻身世界前列，越来越多的国内专家频频在世界舞台上展示中国医生的风采。

作为这一过程的亲历者，我深感振奋和自豪，同时我也深感泌尿外科同仁所肩负的历史使命。鉴于尿流改道专业内容丰富广泛，手术技术复杂多变，膀胱切除后的尿流改道术仍未达到全国普及的标准，特别是基层医院整体技术水平亟待提高，使已经成熟的外科手术技术得到规范化普及，造福广大人民群众。

欣悉邢念增教授和黄健教授主持编写《尿流改道学》，邀请了国内相关领域的知名专家撰稿，汇集了当前尿流改道的各种手术方法，深入浅出地对尿流改道领域涉及的专业知识进行了梳理和总结。通过历史回顾展示主要术式的发展和演变，并对手术关键步骤的技术要点做了细致的描述，结合精美的手术图谱和实例视频，使读者能够最大限度地领会手术技术要点和思路，胜任疾病诊治。

邢念增教授和黄健教授是我国泌尿外科领域的佼佼者，尤其在泌尿系肿瘤等方面有很高的造诣。邢念增教授设计发明的适合腔镜下操作的原位新膀胱手术和输尿管与回肠吻合的方法，被誉为"邢氏新膀胱"和"邢氏吻合法"，降低了手术难度，推动了国内尿流改道的技术改进与技术创新，提高了我国在膀胱癌治疗领域的国际地位。黄健教授是国内著名的腔镜手术专家，在国内率先开展腹腔镜下膀胱切除原位回肠新膀胱术。两位教授结合各自经验，让初学者能尽快地了解这类技术的理念，掌握手术技术。

衷心希望广大泌尿外科同道能从本书中有所收获，为泌尿疾病患者的希望和中国泌尿外科事业的发展添砖加瓦，为实现2035年"亚洲领先，世界一流"的目标共同奋斗。

我热忱祝贺《尿流改道学》一书出版！

中国工程院院士

郭应禄

2023年7月2日

序 二

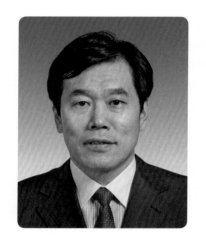

膀胱癌是严重威胁我国人民健康的泌尿系统肿瘤。国家癌症中心近 20 年的持续跟踪和研究数据显示,膀胱癌在发病、死亡和发展趋势等方面显现持续上升趋势。

尿流改道是膀胱癌手术治疗中一个重要的环节。选择一种合适的尿流改道方式是提高患者术后生活质量的关键举措。经过近两个世纪的发展,尿流改道由原来的一项技术,逐步成为一门包括组织解剖、病理生理、手术方式、方法技术、功能康复等诸多方面的学科。

由中国医师协会泌尿外科医师分会会长邢念增教授与中华医学会泌尿外科学分会主任委员黄健教授共同主编的《尿流改道学》,系统介绍了尿流改道历史、发展和展望,全面深入地阐述尿流改道新理念、新技术和新术式,同时从生理、解剖、人体工程学等层面深入浅出地解释了尿流改道机制,通过翔实的文字描述配合精美的插图与手术视频,全景式地展示了尿流改道体系的建立和发展方向。该书凝聚了我国泌尿外科专家在尿流改道方面的集体智慧,是一部高水平、多维度、不可多得的专著。

祝贺《尿流改道学》的出版!我相信该书会成为泌尿外科医生学习尿流改道的教科书。

中国科学院院士

2023 年 7 月 9 日

序 三

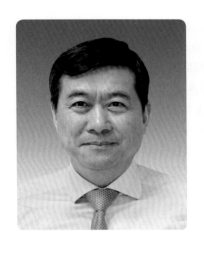

现代医学发展至今，已不再是早期单一的治疗模式。不同学科间越来越多紧密融合，相互取长补短，与时俱进，已逐渐形成完整的医学创新体系。而尿流改道学是新世纪我国泌尿外科领域又一重大创新成果，并对优化医学发展模式，推进医疗技术突破以及加强泌尿外科微创体系建设，都具有重要的现实意义。

我通读《尿流改道学》受益匪浅，颇有感悟。相较于国外的尿流改道术，尽管我们起步要晚，但在近20年内，国内在尿流改道微创技术呈现出快速发展态势。微创技术的进步与围手术期多个学科的整合，为尿流改道学科建设带来了更加广阔的发展方向，非常难能可贵。

邢念增教授和黄健教授在中国的尿流改道领域做了很多极具挑战性和开创性的工作。他们结合国内医疗水平和条件，建立并推广独创的尿流改道术式，取得了骄人的成绩，受到国内同行广泛赞同，也获得国外专家的认可。我还注意到，《尿流改道学》一书所附的手术视频，是该书又一亮点。这些手术资料都是国内尿流改道领域顶尖专家精心挑选出来的。通过手术录像直观学习，理论与实践相结合，非常适合国内医者之间的学习、交流和提高，有利于推动尿流改道体系向学科建设的广度和深度进军。

我衷心地祝贺《尿流改道学》的出版，为尿流改道领域的发展做出更大的贡献，更希望此学科建设的成果惠及人民生命健康。

中国工程院院士

2023 年 8 月 20 日

序 四

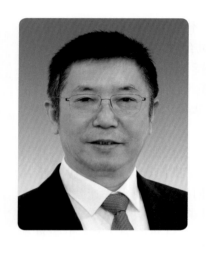

现代医学体系的发展是有其必然规律的，人类在与疾病作斗争的过程中首先会通过临床角度研究疾病的症状与体征、诊断与治疗，以及预后和康复，目的是争取患者早日痊愈。在此基础上，随着医疗技术和生命科学的发展，人类对疾病的认识向微观和宏观两个方向发展：前者从细胞和分子水平研究疾病的发生发展，为疾病的预防和治疗提供科学依据；后者应用临床医学研究的原理和方法，掌握和总结治疗策略，探索和验证治疗措施，制定和执行治疗规范，考核和评价治疗效果。如今，随着现代医学的发展，尿流改道学成为泌尿外科医生与膀胱疾病长期抗争中逐步形成和发展起来的一门医学科学。《尿流改道学》一书，第一次将尿流改道这一临床技术的发展与相关基础理论以及围手术期康复系统融合在一起，结合最新研究进展，向大家全面展示尿流改道学体系的建立和发展。

《尿流改道学》由中国医师协会泌尿外科医师分会邢念增会长和中华医学会泌尿外科学分会黄健主任委员共同主编，并邀请全国数十位知名专家学者共同参与编纂，凝聚了各位同仁大量的心血。这其中不乏国内独创的尿流改道术式，有结合国内医疗条件的经验总结，有最新国际前沿进展解读，是泌尿外科实用性和前瞻性的临床应用参考书。我深信该书的出版，将会极大地推动我国泌尿外科尿流改道领域的快速发展。

我们今天所做的很多事情都基于许多医学前辈们的摸索和总结，而该书中的内容也必将成为未来医者学习的素材。我在此由衷地祝贺《尿流改道学》的出版，并热忱地向广大泌尿外科同道们推荐此书，借此祝愿我国泌尿外科事业不断推向前进！

中国科学院院士

张旭

2023 年 6 月 6 日

序 五

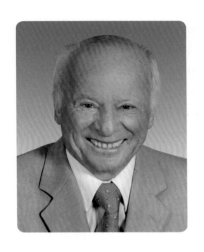

　　尿流改道术已有 100 多年的历史，是肌层浸润性膀胱癌根治性手术中非常重要的环节。根治性膀胱切除术分为两部分：根治性切除术和尿路重建术。这其中绝大多数并发症都发生在重建环节。选择合适的尿流改道方式是提高患者术后生活质量的关键。根治性膀胱切除术的一个主要缺点就是很高的并发症发生率，告知医生潜在的并发症以及如何避免其发生是编写本书的目的之一。

　　与发达国家的尿流改道术相比，虽然中国在这方面开展得较晚，但是近 20 年来尿流改道技术在中国呈现快速发展的趋势。邢念增教授和黄健教授在中国的尿流改道领域做了大量具有挑战性和开创性的工作。他们建立并推广了自己独创的尿流改道技术并取得了显著的成果。邢氏新膀胱及邢氏吻合法是非常好的技术创新，使得原位新膀胱手术更易操作，吻合口狭窄率更低，也更易于推广。

　　这本《尿流改道学》全面介绍了尿流改道术的历史、技术和未来的发展。

　　我衷心祝贺《尿流改道学》的出版，并热烈地向所有对尿流改道术感兴趣的泌尿外科同仁推荐这本书。

Richard E.Hautmann 教授，医学博士，荣誉医学博士

2023 年 9 月 2 日

（邢念增 译）

Poreword by *Urinary Diversion*（序五）

Urinary diversion has a history of more than 100 years. Urinary diversion is the cornerstone of the radical treatment of muscle invasive bladder cancer. Radical cystectomy is a two part operation: There is an extirpative part and a reconstructive part. The vast majority of complications of radical cystectomy arise from the reconstructive part. Choosing an appropriate urinary diversion method is the key point to improve the quality of life of patients after radical cystectomy. A major drawback of radical cystectomy is the very high complication rate of the procedure. One purpose of this book is to inform the surgeon about potential complications and how to avoid them before they occur.

Compared with urinary diversion in developed countries, although the urinary diversion started late in China, the urinary diversion technology has shown a rapid development trend in China in the past two decades. Professor Xing Nianzeng and Professor Huang Jian have done a lot of challenging and pioneering work in the field of urinary diversion in China. They established and popularized their original urinary diversion technique and achieved remarkable results. The Xing's neobladder and Xing's anastomosis are very good technical innovations, which make orthotopic neobladder easier to perform, lower the rate of stenosis, and are easy to promote.

The *Urinary Diversion* comprehensively provides the history, technical and future developments of urinary diversion.

I sincerely congratulate the publication of *Urinary Diversion*, and warmly recommend this book to all urological colleagues with an interest in urinary diversion.

Professor Dr.med., Dr.med.hon.Richard E.Hautmann

September 2nd, 2023

前　言

　　尿流改道术可以追溯到 170 年前,从治疗先天性疾病,到恶性肿瘤的尿路重建,不断改变着膀胱疾病的治疗模式,特别是 20 世纪 80 年代尿流改道术发展的黄金十年,对可控和原位尿流改道方式的探索,为其之后的推广提供了理论基础和发展方向。进入 21 世纪,尿流改道已形成一门融合解剖学、病理生理学、外科学、内科学、护理学、康复医学、组织工程学、人体微生物学等多个方面的系统医学学科,它们之间相互补充、相互促进,共同构成一个完整的尿流改道体系,这也正是本书的编者希望给中国泌尿外科界奉献一本以整合现代尿流改道术和相关学科学术进展为特色的、全面的临床尿流改道学参考书。

　　《尿流改道学》共分为 4 篇 34 章,配有插图 290 余幅,收录 45 个手术视频,力求全面清晰地反映文字内容和手术思路。第一篇基础篇以介绍尿流改道的历史和进展为开篇,从病理生理学和解剖基础,到去管化和尿液对肠道功能的改变,突出基础理论在尿流改道中的作用;第二篇围绕不同方式尿流改道术的特点,结合视频资料,逐一详细阐述手术操作技术及要点,同时兼顾特殊类型尿流改道的进展和策略,为泌尿外科医生提供全面的技术指导;康复篇作为本书第三篇,专注于针对不同尿流改道方式可能出现的特有并发症,提供处理的方法,通过描述尿流改道术后的病理生理变化和生活质量评估,强调加速康复外科和护理对患者围手术期恢复的重要性,提高泌尿外科医护人员对患者术后管理的认识;第四篇面向学科的新进展和研究趋势,通过解读尿流改道在组织工程和再生医学、尿流动力学和盆底重建、人体微生物学等方面的最新理念,了解尿流改道体系的前沿信息,为基础研究和临床工作开拓新思路,新方向。

　　本书的编写得到全国各地专注于尿流改道术的专家学者的大力支持,共邀请 54 位高级职称专家担任各章节主要撰稿人。来自德国的国际著名泌尿外科专家、“Hautmann 回肠新膀胱”的发明人 Richard E.Hautmann 教授也参与了本书的撰写。所有编者在撰写过程中根据自身临床经验,参阅国内外最新的研究文献,力求保证本书的先进性、科学性和实用性。尤为重要的是,本书还展现了中国尿流改道实践者开创的中国术式、中国智慧,这是长期摸索奋斗的重要经验启示,更是中国泌尿外科力争在 2035 年达到“亚洲领先,世界一流”这一宏伟目标的重要体现。

　　大舸中流下,青山两岸移。纵观尿流改道体系的发展,可以说是无数泌尿外科前辈从没路的地方蹚出路来,从遍布荆棘的地方辟出路来,以开拓创新的勇气和智慧砥砺前行,成就了一部最为引人入胜的器官重建历史。一代代医者的不断努力使得这门学科得到创新及大力发展并不断进步。但是,我们依然要清晰地认识到,现有的尿流改道体系仍有大量有待更新、提高及创新的需求。"惟创新者进,惟创新者强,惟创新者胜"。我们应不断地创新并系统总结尿流改道的最新探索方向和最新技术,这不但有助于将最新的技术和理念传递给广大医者和患者,更重要的是通过这种信息的及时传递,推动对尿流改道的重视和普及,从而得到更多的关注、重视和反馈,逐渐形成完整的尿流改道体系,促进尿流改道学的进步。

中国工程院郭应禄院士作为本书的主审,在整个书稿撰写过程中提出高屋建瓴、放眼未来的指导意见。中国科学院赫捷院士、中国工程院董家鸿院士、中国科学院张旭院士和德国乌尔姆大学 Richard E.Hautmann 教授在百忙之中欣然为本书作序。人民卫生出版社为本书的出版做了大量卓有成效的工作。在这里,我们衷心地感谢为本书作出贡献的所有人,是你们的辛勤劳动促使《尿流改道学》顺利完成。

站在中国泌尿外科开始腾飞的重要历史起点上,必须发扬迎难而上的精神,披荆斩棘,闯关夺隘。谨以本书献给国内泌尿外科界共同奋斗的同道们,我们恭候大家的评议和指正。

2023 年 10 月 26 日

目　录

第一篇　基　础　篇

第二篇　技　术　篇

第三篇　康　复　篇

第四篇　探　索　篇

视频资源目录

第一篇 基础篇

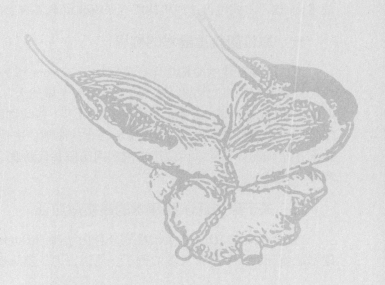

第一章

尿流改道术发展的历史

第一节　概　　述

尿流改道术（urinary diversion）的演变过程或许是泌尿外科最引人入胜的一段历史。在尿流改道术发展过程中，经常有一些文章阐述了看似有前景的初步成果，但最终临床疗效甚微。杂志中发表的文章会存在一些误导，并且一些基本的错误也经常被同行重复。一个多世纪以来，原位膀胱重建的历史也证明了，最终只有简单、可重复且并发症发生率较低的技术才能被保留并获得全世界的认可。本章将首先对原位膀胱重建的发展历程进行全面分析，随后回顾过去一个半世纪以来尿流改道术发展的里程碑。

第二节　原位膀胱重建术

从全球视角来看，原位膀胱重建术（orthotopic reconstruction）并非最常采用的尿流改道方式。然而，在世界范围内，具有丰富尿流改道经验和培训能力的中心，多选择原位膀胱重建术，而这一术式可占这些机构所有尿流改道术式的 75%。

一、原位膀胱重建术的构思

原位膀胱重建术的构思无疑要归功于 Tizzoni 和 Poggi。尽管有严重的保留意见，但医学的规则是奖励有想法的人员，而不是第一个做的人，这条规则甚至同样适用于诺贝尔奖。Tizzoni 和 Poggi 当时在意大利博洛尼亚做了一些动物研究，并制定了与 Harald Gilles 爵士（被誉为现代整形外科之父）的声明相符合的原则：“这是一种使个体恢复正常排尿的尝试”。他们在膀胱部分切除术后使用游离的回肠段替代膀胱，这是尿流改道术发展史上的一个里程碑。

二、关于原位膀胱重建术的最初适应证

1970 年，G. B. Ong 在英国皇家外科医学院的 Huntarian 讲座上介绍了关于原位膀胱重建术适应证的一个非常关键的例子。他说：“为了遵从癌症手术的原则，根治性膀胱切除术

必须同时切除尿道前列腺部。因此,尿道和结肠之间的吻合需要在距乙状结肠系膜更远的位置进行。这比任何扩大挛缩膀胱的结肠成形术更难操作。"解剖学家和外科医生 Hunter 认为这个困难是可以解决的,但同时作为一名生理学家,他质疑游离的结肠是否有能力发挥"新膀胱"的能力。然而正如 Hunter 所言,"不要空想,要多尝试……"。于是,G. B. Ong 对 28 例患者进行了这项手术。

三、Tizzoni 和 Poggi 隐瞒手术预后的严重违规行为

在图 1-1-2-1 和图 1-1-2-2 中介绍了 Tizzoni 和 Poggi 的违规行为。笔者最近从现任博洛尼亚大学泌尿外科系主任 Guiseppe Martorana 教授那里收到了图 1-1-2-3,该图显示了手术的错误,而 1888 年 Tizzoni 和 Poggi 正是在博洛尼亚大学泌尿外科做了这些工作。

TIZZONI和FOGGI的悲剧：形式上的违规行为

1)　拼错作者名字 (是Foggi而不是Poggi)

2)　手术日期: 1888年6月22日
　　发表日期: 1888年12月15日
　　随访时间: ??

3)　承诺将在《中央外科杂志》上发表的随访结果一直没有出现

4)　取而代之的是:
　　1891: 博洛尼亚大学学报刊登后续报道
　　Tizzoni G, Poggi A. Resultato ultimo di un esperimento sulla reconstruuctione della vescica orinaria (con una tavola). Memorie della R. Accademia delle scienze dell 'instituto di Bologna 5:525, 1891.
　　Schwarz R. Ricerche in proposito della regenerazioes della vescica orinaria. Lo , Sperimentale XLV:484, 1891.

1925: Ravasini讨论了错误的实验设计
　　Ravasini C. Regeneration der Blase nach Exstirpation infolge Blasengeschwulst. Z Urol 19:601, 1925.i

图 1-1-2-1　Tizzoni 和 Poggi 的违规行为 -1

TIZZONI和FOGGI的悲剧：外科违规行为

1.　一只健康的狗
2.　没有膀胱切除,只是膀胱扩大
3.　回肠袢成为膀胱的一个憩室
4.　优秀的功能结果代表的是再生膀胱,而不是原位重建!

结论:
从1888年到1987年进行了无数次原位重建的尝试本可以避免。

图 1-1-2-2　Tizzoni 和 Poggi 的违规行为 -2

Tizzoni 和 Poggi 的悲剧不在于他们错误的术式设计,而在于他们隐瞒了自己的失败:原本承诺将发表在《中央外科杂志》的后续随访结果未见报道。相反,他们的结果在 3 年

后被刊登在博洛尼亚的一份大学期刊上。这篇文章中令人失望的结果直到 1925 年才被注意到,并由 Ravasin 进行了报道。失败的回肠段重建导致原位膀胱顶部形成了憩室结构(图 1-1-2-3)。

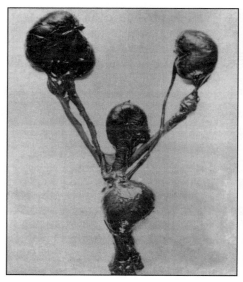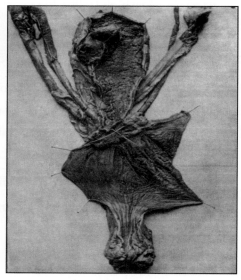

图 1-1-2-3　Tizzoni 和 Poggi 实施的原位新膀胱术

Tizzoni 和 Poggi 在 1888 年的《中央外科杂志》上发表了很好的初步结果(图 1-1-2-4)。然而,他们的设计从根本上是错误的,因为它不是在根治性膀胱切除术(radical cystectomy,RC)之后进行的,而是一种膀胱扩大术。不过,在那个时期他们的实验设计是遵循了可重复原则。作者太忙了,他们拼错了第二作者的名字(写成了 Foggi 而不是 Poggi)。由于当时一直只重视了初步好的结果,而忽略了最终糟糕的预后。此外,Schwarz、Ravasini 和 Johnson 认为 Tizzoni 和 Poggi 的研究是失败的,但这一评论并没有被大家重视。

因此,Tizzoni 和 Poggi 的悲剧在 80 年后由 Bourque 重演:他用非去管化大肠袢进行原位膀胱构建的远期效果是灾难性的。

用非去管化的回盲段进行原位膀胱构建也有类似的发展过程。1965 年,Moog 认为他的逆蠕动结肠通道术是一种"良好且有用"的技术。后来证明该技术会导致尿液反流,并且有一个阻塞性的乳头状造口。Jack Elder 在 14 年后对这些患者进行随访,发现他们出现严重的肾盂肾炎。

对挛缩膀胱行膀胱逼尿肌次全切除进行扩容的概念在泌尿生殖系统结核和血吸虫病的治疗中取得了成功。巴黎的 Couvelaire 和里昂的 Cibert 第一次满足了构建原位膀胱的要求(图 1-1-2-5)。Camey 首次报道了膀胱癌术后的长期随访结果。值得注意的是,接受原位膀胱重建的绝大多数患者出现了尿失禁,特别是在夜间(图 1-1-2-6),其主要原因并不在于尿道括约肌功能不全,而是储尿囊没有去管化。

Centralblatt
für
CHIRURGIE
herausgegeben
von
F. König,　E. Richter,　R. von Volkmann,
in Göttingen.　in Breslau.　in Halle a/S.

Fünfzehnter Jahrgang.

Wöchentlich eine Nummer. Preis des Jahrgangs 20 Mark, bei halbjähriger Prä-numeration. Zu beziehen durch alle Buchhandlungen und Postanstalten.

No. 50.　　Sonnabend, den 15. December.　　1888.

Inhalt: Tizzoni und Foggi, Die Wiederherstellung der Harnblase. (Original-Mit-theilung.)
Krevet, Therapie der Jodoformdermatitis. — Schadkewitsch, Therapie des Erysipel. — v. Hacker, Hauttransplantation. — Naumann, Gaumennaht. — Kessel, Mittelohrentzün-dung. — Wechselmann, Hydrocele neonatorum. — Eve, Cystische Hodengeschwülste. — Hofmeier, Gynäkologische Operationen. — Paradies, Axillarlähmung nach Schulterver-renkung. — v. Koretzky, Unterbindung der Schenkelvene. — Willems, Unterbindung der Aa. tib. post. und peronea.
Garrigou-Desarènes, Neue Instrumente. — Lang, Syphilis und Krebs. — Bayer, Nar-bige Kieferklemme. — Pringle, Aneurysma der Bauch-Aorta. — Poncet, Hauttransplan-tation. — Grimm, Bruch des Olekranon. — D'Arcy Power, Intermuskuläre Synovial-cysten. — Teale, Gelenkmäuse. — Weinlechner, Talusexstirpation bei Plattfuß. — Heinlein, Talusexstirpation.

(Aus dem Laboratorium für allgemeine Pathologie an der königl. Universität Bologna.　Prof. G. Tizzoni.)
Die Wiederherstellung der Harnblase.
Experimentelle Untersuchungen.
Von
Prof. Tizzoni und Alfonso Foggi.

图 1-1-2-4　Tizzoni 和 Poggi 在《中央外科杂志》的报道

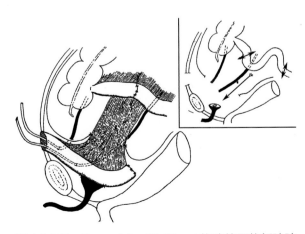

图 1-1-2-5　Couvelaire 和 Cibert 构建的原位新膀胱

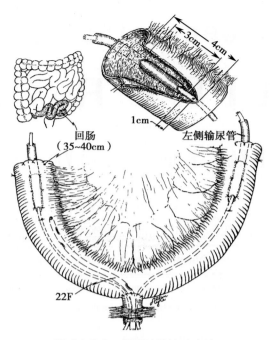

回肠
（35~40cm）

3cm
4cm

1cm

左侧输尿管

22F

图 1-1-2-6 新膀胱的构建方法

膀胱替代的进一步演变过程见图 1-1-2-7。其中主要贡献者包括 Pyrah、Rutkowsky、Tasker、Goodwin、Rosenberg、Ghoneim、Hautmann、Kock、Giertz 和 Studer，以 及 Lemoine、Couvelaire、Cibert。图 1-1-2-7 还显示了这些演变的时间顺序。

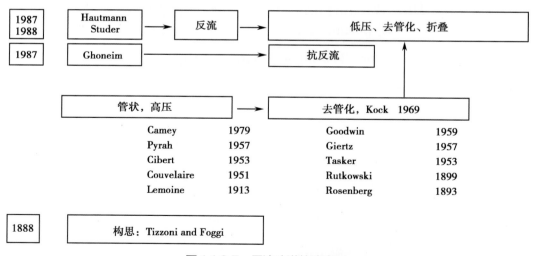

| 1987 1988 | Hautmann Studer | → | 反流 | → | 低压、去管化、折叠 |
| 1987 | Ghoneim | → | 抗反流 | |

| 管状，高压 | → | 去管化，Kock 1969 |

Camey	1979	Goodwin	1959
Pyrah	1957	Giertz	1957
Cibert	1953	Tasker	1953
Couvelaire	1951	Rutkowski	1899
Lemoine	1913	Rosenberg	1893

| 1888 | 构思：Tizzoni and Foggi |

图 1-1-2-7 尿流改道的演变 -1

四、第一次人体原位膀胱重建

这要归功于 1913 年比利时的 Georges Lemoine。他进行了 Coffey 手术,后来将储尿囊与尿道残端吻合,这是第一次在人体内进行原位膀胱替代手术。患者在 18 天后死于败血症(图 1-1-2-8,图 1-1-2-9)。

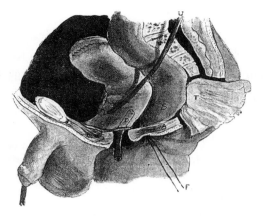

图 1-1-2-8 Georges Lemoine 实施的原位新膀胱示意图

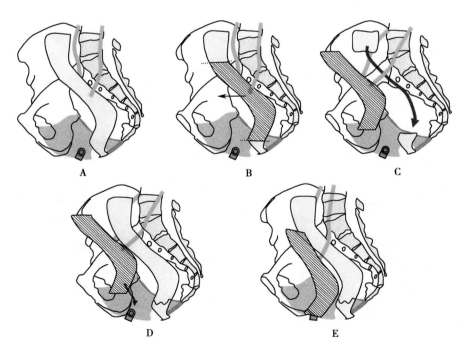

图 1-1-2-9 Georges Lemoine 实施的原位新膀胱构建方法

五、去管化和折叠

回顾尿流改道术历史,直到 20 世纪 80 年代中期,几乎所有出现尿失禁的储尿囊都不是因为尿道外括约肌的功能不足,而是由于管状储尿囊保持蠕动收缩引起的囊内高压。低压储尿囊真正意义上改进了尿控和患者的舒适度。与完整肠段相比,该储尿囊主要特征是半径更大、体积更大、压力显著降低、管壁收缩不协调,这样做可以不用再保留抗反流机制。

肠段的去管化是尿流改道术历史上最近的里程碑之一。它标志着高容量、低压储尿囊理念的转变。文献将原位膀胱重建中去管化理念归功于 Nils Kock(图 1-1-2-10)。这在某种程度上令人惊讶,同时也令人困惑,因为 Kock 在 1969 年提出的去管化理论,实际上 Giertz(图 1-1-2-11)等人早在 1957 年就已提出。两人都来自瑞典,分别来自斯德哥尔摩的卡罗林斯卡医院(Giertz)和哥德堡(Kock)。这两篇论文分别发表在 *Acta Chir. Scandinavia*(*Giertz*)和 *Arch. Surg*(*Kock*)杂志。然而,最早报道去管化原理的文章比 Giertz 或 Kock 的文章早几十年发表,但只有 Giertz 引用,并没有被 Kock 引用。1899年 Rutkowski 发表的文章中提到在膀胱扩大时对环形肠平滑肌组织进行横断(图1-1-2-12)。随后,Tasker(1953 年)和 Giertz 也报道了类似的做法,而 Goodwin 报道将其反折缝合(图 1-1-2-13)。

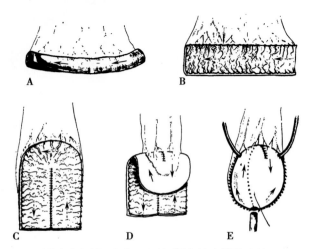

图 1-1-2-10 Nils Kock 提出的去管化方法

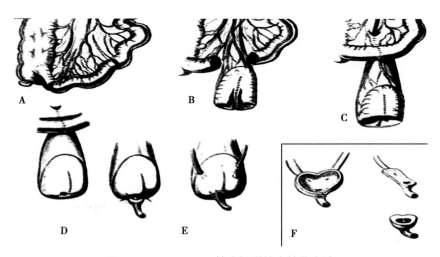

图 1-1-2-11 Giertz 等人报道的去管化方法

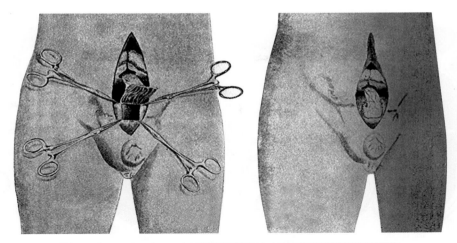

图 1-1-2-12 Rutkowski 等报道膀胱扩大时行环形肠平滑肌横断

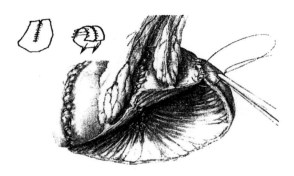

图 1-1-2-13 Goodwin 等报道反折缝合的方法

Ekman 和 Kock 在 1964 年描述了肠管去管化构建储尿囊的显著优势。此外，后来证明 Goodwin 的"cup-patch"技术（每个横截面有 4 个肠段）优于 Taske 和 Giertz 提出的每个横截面具有两个肠段的新管状储尿囊技术。

Goodwin 在 1959 年描述了一种用于膀胱扩大或部分替代膀胱的回肠成形术。该技术将一个游离的回肠袢打开并形成 U 形，然后再折叠将其制成杯状，与膀胱顶部吻合。

六、抗反流

原位膀胱重建术中是否需要抗反流从一开始就是一个有争议的问题。由于泌尿外科医生常规地接受了以抗反流方式重新植入输尿管的教育和培训，因此这种理念得以延续。Coffey 在 1911 年开创性地展示了将输尿管植入结肠的抗反流机制，该机制具有较长的黏膜下隧道，增加的管腔内压力会挤压输尿管壁从而防止反流（图 1-1-2-14）。最初，所有的原位膀胱重建都是抗反流的。Studer 在 1985 年第一个放弃了这一做法。Hautmann 在 1994 年放弃了抗反流机制，在此之前他一直使用 Le Duc 型回肠输尿管吻合术。尽管 5 项比较抗反流与非抗反流输尿管植入术的前瞻性随机试验证明了非抗反流方法的优越性，但是美国洛杉矶的南加州大学仍在继续使用 Ghoneim 和 Abol-Eneim 改良的具有抗反流机制的 T 形回肠新膀胱。

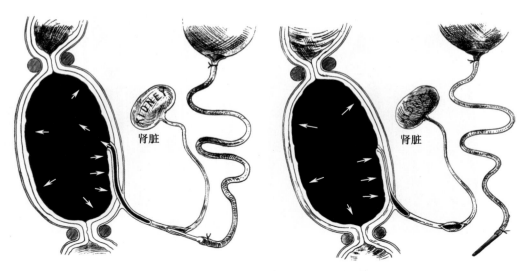

图 1-1-2-14　输尿管植入结肠的抗反流机制

七、命名法

"新膀胱"（neobladder）一词由 Egghart 和 Hautmann 于 1985 年在乌尔姆创造,是希腊语（neo-）和英语（bladder）的混合词。所有在 1987 之后提出的众多原位膀胱重建术式都有自己的名称:回肠膀胱替代物(伯尔尼,瑞士)、VIP 新膀胱(帕多瓦,意大利)等,直到 2002 年,所有原位膀胱重建都被称为原位新膀胱术。由于所有构建的新膀胱在白天或夜间尿控方面都无法与原来的膀胱相媲美,因此称之为新膀胱。

八、人造膀胱的历史

本部分介绍了生物(组织工程)和非生物(异体、合成膀胱替代物)的演变。这可能让许多读者感到惊讶。然而,这段历史已经跨越了半个多世纪。有兴趣的读者可以查看本章末参考文献。

对于肌层浸润性膀胱癌,治疗金标准是根治性膀胱切除术和淋巴结切除术以及可控或不可控的尿流改道术(回肠通道术、经皮储尿囊、原位新膀胱术等)。尿流改道术是使用肠段来恢复膀胱功能,而肠道的使用普遍被认为是术后并发症(即肠瘘、感染、代谢紊乱等)的主要原因。自 20 世纪 60 年代以来,泌尿科医生、科学家和工业界一直试图通过替代合成和生物材料来避免使用肠道重建膀胱。尽管在技术和知识方面取得了进步,但结果并不理想。

目前已经提出了各种假体来替代膀胱,硅胶是最广泛使用的材料,例如塑料储尿囊和机械瓣膜通过硅胶管引流尿液(Bogash 等人,1960;Friedman 等人,1964),具有经尿道引流尿液的硅胶假体(Abbou 等人,1977),双稳态乳胶假体(Auvert 等人,1976),以及硅胶储尿囊和配备括约肌的人工尿道(Apoil 等人,1981)。在过去的 60 年中,对其他各种假体进行了测试(Vacant 等人,1976;Stern 等人,1976;Kline 等人,1978;Belden 等人,1980;Rigotti 等人,1976;Gleeson 等人,1990;Lutzeyer 等人,1984;Gurpinar 等人;Sullivan 等人,1994;Barrett 等人,1992;Rohrmann 等人),其中最复杂的是 Mayo Clinic 的设计(Barret 等人,1992;Rohrmann

等人,1996）（图 1-1-2-15,图 1-1-2-16）。图 1-1-2-17 对用于原位重建的异体模型进行了全面回顾,并对 Cosentino 等人使用合成假体恢复膀胱功能的相关利弊进行了批判性分析。

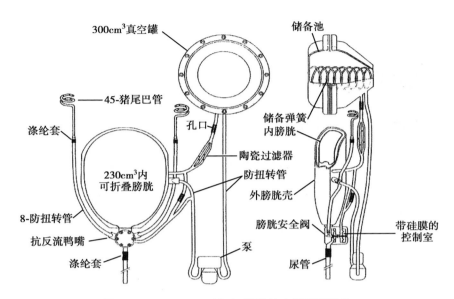

图 1-1-2-15　Mayo Clinic 报道的人造膀胱结构

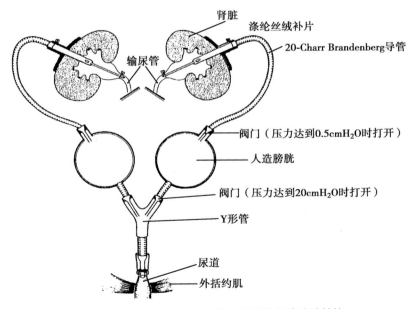

图 1-1-2-16　Rohrmann 等人报道的人造膀胱结构

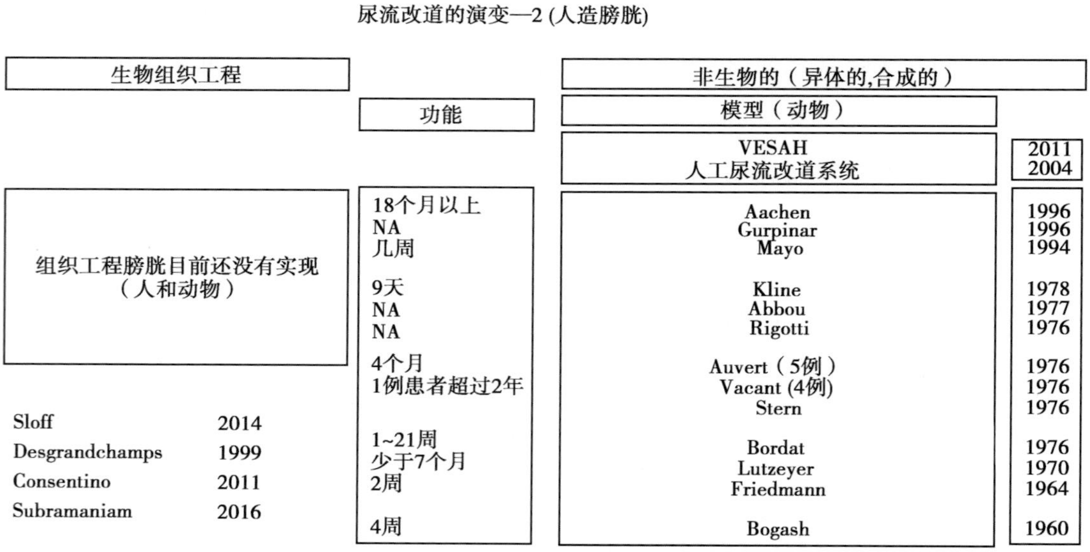

尿流改道的演变—2 (人造膀胱)

生物组织工程		非生物的（异体的,合成的）	
	功能	模型（动物）	
		VESAH 人工尿流改道系统	2011 2004
组织工程膀胱目前还没有实现（人和动物）	18个月以上 NA 几周	Aachen Gurpinar Mayo	1996 1996 1994
	9天 NA NA	Kline Abbou Rigotti	1978 1977 1976
	4个月 1例患者超过2年	Auvert（5例） Vacant（4例） Stern	1976 1976 1976
Sloff 2014 Desgrandchamps 1999 Consentino 2011 Subramaniam 2016	1~21周 少于7个月 2周 4周	Bordat Lutzeyer Friedmann Bogash	1976 1970 1964 1960

图 1-1-2-17　尿流改道的演变 -2

关于具有上述特性的生物材料能否并且如何用于商业和医疗用途的问题仍然存在。到目前为止,还没有一种材料可用。组织工程膀胱的目标尚未在人和动物身上实现。图 1-1-2-17 中 Desgrandchamps、Orlando、Stanasel、Subramaniam、Stoff 和 Cosentino 等人作出了主要贡献。

由于预期寿命的增加,膀胱癌患者的数量不断增加,因此需要进行原位膀胱重建的患者群体也不断扩大。根治性膀胱切除术是肌层浸润性膀胱癌治疗的金标准,而采用肠管进行尿流改道术仍然是这类患者的唯一选择。

尽管出于物理、心理、技术和经济原因,人工替代膀胱是理想的,但尚未发现具有与人类膀胱相当特性的异体材料。"我们取得任何进展了吗？"这个问题的答案必须是"否"或"还不够"。事实上,这种治疗方法的反复失败一直是促使研究人员探索组织工程和其他替代传统尿流改道方式的原因之一。跨专业合作、技术进展和组织工程创新可能有助于开发合适的异体模型。因此,泌尿外科医生、工程师和制造工业都必须认真关注这一问题。

第三节　尿流改道术历史的里程碑

1852 年,Simon 报道他将一位患者的双侧输尿管吻合到直肠乙状结肠上。

1888 年,Tizzoni 和 Poggi 在一项动物实验中用管状回肠袢代替膀胱,将其远端与膀胱颈吻合,同时关闭近端并将输尿管植入回肠袢。

1893 年,Rosenberg 在动物模型中将一段对系膜缘回肠袢进行去管化,并将这个肠片缝合到打开的膀胱上。他试图克服蠕动的问题,后来他意识到,尽管如此,如果膀胱压力足够高,去管化的肠袢收缩仍然存在,并得出结论,用于膀胱扩大的肠袢保持了它们的生理特性。

1899 年，Rutkowsky 描述了使用对系膜缘打开的肠祥治疗膀胱外翻的技术（图 1-1-2-12）。

1895—1912 年：Mauclaire、Gersuny、Maydl 和 Heitz-Boyer 发表文章介绍直肠膀胱术的经验。

1908 年：Verhoogen（图 1-1-3-1）；1910 年：Makkas；1912 年：Lengemann 利用带有阑尾的回盲肠祥作为出口机制，实现了粪便和尿液的完全分离，但使用较长的管状肠段并不能解决尿失禁问题。

1911 年，Coffey 描述了使用长的黏膜下隧道进行输尿管植入以克服乙状结肠储尿囊反流，该方法至今天仍然有效（图 1-1-2-14）。

1911 年，Shoemaker 描述了如何使用回肠通道将尿液与粪便分离。该技术于 1935 年由 Seiffert 在德国传播，并由 Bricker 在 20 世纪 50 年代在世界范围内推广（图 1-1-3-2）。

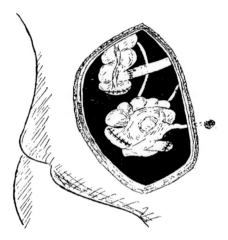

图 1-1-3-1　Verhoogen 报道的经皮可控储尿囊

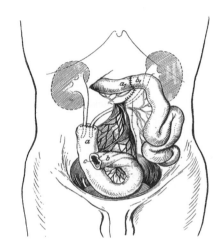

图 1-1-3-2　回肠通道术（Bricker 法）

1913 年，Lemoine 将直肠前移与尿道吻合，并将乙状结肠与肛管吻合。肠漏并发症和败血症迫使他将直肠重新吻合回肛门并进行结肠造口术。虽然只是暂时的，但这是第一个人类原位膀胱重建（见图 1-1-2-8，图 1-1-2-9）。

1929—1931 年，Hamer 认为输尿管 - 结肠植入后结肠癌的风险增加，而 Boyd 在 1931 年描述了高氯性酸中毒。

1950 年，Gilchrist 和 Merricks 重新引入了可控储尿囊的概念。管状盲肠用作储尿囊，而回肠末端的顺蠕动特征与回盲瓣一起用作抗反流机制。Gallo 在 1946 年、Santander 在 1952 年、Mann 和 Bollman 在 1931 年研究并报道。虽然由于储尿囊管状结构引起的高压导致尿控不理想，但是可控储尿囊皮肤造口的做法仍然存在。

1950 年，Tasker 和 Giertz 等人在 20 世纪 50 年代提出的离断肠管平滑肌，为实现日间和夜间尿控功能、低压储尿囊迈出了重要的第一步。

第四节 小 结

尿流改道术经过漫长的 100 多年发展,已成为根治性膀胱切除手术中非常重要的环节。尽管我们在尿路重建方面已经有了很好的经验,但是绝大多数并发症仍发生在重建环节。如何避免严重并发症以及选择合适的尿流改道方式是提高患者术后生活质量的关键。我们从原位新膀胱术的历史中学习到,只有简单、可重复且具有较低并发症发生率的技术才能被保留并获得全世界的认可。

（Richard E. Hautmann　邢念增）

参考文献

[1] SIMON J. Ectopia vesicae (absence of the anterior walls of the bladder and pubic abdominal parietes): Operation for directing the orifices of the ureters into the rectum; temporary success; subsequent death; autopsy [J]. Lancet, 1852, 2: 568.

[2] TIZZONI G, POGGI F. Die wiederherstellung der harnblase. Experimentelle untersuchungen [J]. Centralblatt für Chir, 1888, 15: 921.

[3] RUTKOWSKI M. Zur Methode der Harnblasenplastik [J]. Zentralbl Chir, 1899, 26: 473.

[4] COFFEY R C. Physiologic implantation of the severed ureter or common bile-duct into the intestine [J]. JAMA, 1911, 56: 397.

[5] LEMOINE G. Creation d'une vessie nouvelle par un procede personnel apres cystectomie totale pour cancer [J]. J d'Urol Med Chir, 1913, 4: 367.

[6] BRICKER E M. Bladder substitution after pelvic evisceration [J]. Surg Clin North Am, 1950, 30 (5): 1511-1521.

[7] COUVELAIRE R.[Substitute ileal reservoir following total cystectomy in the male][J]. J Urol Medicale Chir, 1951, 57 (6): 408-417.

[8] GIERTZ G, FRANKSSON C. Construction of a substitute bladder, with preservation of urethral voiding, after subtotal and total cystectomy [J]. Acta Chir Scand, 1957, 113 (3): 218-228.

[9] GOODWIN W E, WINTER C C, BARKER W F. Cup-patch technique of ileocystoplasty for bladder enlargement or partial substitution [J]. Surg Gynecol Obstet, 1959, 108 (2): 240-244.

[10] KOCK N G. Intra-abdominal "reservoir" in patients with permanent ileostomy. Preliminary observations on a procedure resulting in fecal "continence" in five ileostomy patients [J]. Arch Surg, 1969, 99 (2): 223-231.

[11] HAUTMANN R E, EGGHART G, FROHNEBERG D, et al.[The ileal neobladder][J]. Urologe A, 1987, 26 (2): 67-73.

[12] COSENTINO M, BREDA A, PALOU J, et al. Alloplastic bladder substitution: Are we making progress？[J]. J of Tissue Engineering and Regenerative Medicine 2011.

[13] HAUTMANN R E, ABOL-ENEIN H, LEE CHT, et al. Urinary diversion: how experts divert [J]. Urology, 2015, 85 (1): 233.

［14］SUBRAMANIAM R. Regenerative medicine in bladder reconstructive surgery [J]. Euro Urol Suppl, 2017, 16: 23.

［15］GROEBEN C H, KOCH R, BAUNACKE M, et al. Urinary diversion after radical cystectomy for bladder cancer: comparing trends in the US and Germany from 2006 to 2014 [J]. Ann Surg Oncol, 2018, 25 (12): 3502-3509.

第二章

尿流改道术相关胃、小肠及结肠解剖

第一节 概 述

近一个多世纪以来,许多创新性和复杂性的手术利用胃肠道来纠正泌尿生殖道的异常,包括胃、空肠、回肠、结肠的不同部分以及上述肠段的组合。泌尿外科医生经常接触的肠管包括回肠、结肠和直肠。在比较少见的情况下使用空肠和胃进行重建手术。那些比较复杂的重建手术要求正确地游离和重建这些结构,有必要彻底了解其外科解剖。

第二节 胃

胃是消化道最扩张的部分,其平均容量随年龄变化而变化,出生时约为 30ml,青春期逐渐增加至约 1 000ml,成年后通常达到约 1 500ml。正常情况下,胃位于上腹部,但其位置可能因生理解剖差异或疾病而发生显著变化。其形状及大小弯多变,并受多种因素影响,包括胃生理活动状态、胃内容物的数量和性质、个人饮食习惯、周围脏器位置的变化、相邻支撑韧带张力的变化以及胃相关疾病的存在。

胃的近端部分,包括贲门、胃底和胃体,用于储存和消化;其远端部分,包括胃窦和幽门,用于混合和排空。当胃排空且胃壁收缩时,它的表面几乎是上下蠕动,但当它膨胀时,它们则变为前后蠕动。

胃是一个血运丰富的器官,血液供应非常广泛,相互连接。黏膜下的小动脉丛可以快速促进手术切口的愈合,且吻合口破裂发生率低。胃的主要动脉供应包括:胃左动脉直接由腹腔干发出,供应胃小弯;胃右动脉是肝总动脉的一个分支,供应幽门和十二指肠的第一部分;胃网膜右动脉和胃网膜左动脉分别起源于胃十二指肠和脾动脉,它们分别沿着胃大弯形成拱廊,右侧为胃窦供血,左侧为胃体和胃底下部供血。胃网膜右动脉与胃网膜左动脉吻合成胃网膜动脉弓,两者共同供应胃大弯,利用胃网膜血管可以将一个胃段游离到盆腔。这个胃段可以包括整个胃窦幽门或者一个楔形胃底;由脾和胃动脉发出的胃短动脉和胃网膜左动脉为胃底和胃体近端供血。

胃段的血供主要依靠胃网膜左动脉,虽然胃网膜左动脉与胃网膜右动脉有丰富的吻合,但是仍有一部分胃组织不能接受胃网膜左动脉的血供。因此在离断不受胃网膜左动脉血供的组织时,必须控制胃网膜右动脉。当使用楔形胃底时,不应该包括大部分胃窦,绝不能延伸到幽门或胃小弯。如果血供依靠胃网膜左动脉,可以沿胃段近端的胃大弯到胃网膜动脉起始处结扎从胃网膜左动脉走行的胃血管。保留连接胃网膜血管的网膜以帮助固定和支持胃网膜血管。为了使胃段有适当的活动度,可能需要沿网膜和横结肠附着点处的无血管区将网膜与结肠分离。如果进行胃窦切除术,用 Billroth Ⅰ 式吻合术可以重建胃肠道连续性。

胃静脉从黏膜腺体之间的血管开始,流入黏膜下静脉,然后汇入较大的静脉,最终流入脾静脉和肠系膜上静脉,或直接汇入门静脉。

胃的淋巴引流遵循血液供应的分布。大网膜悬挂在胃大弯,在胃大弯和横结肠之间是大网膜的两个前降层,称为胃结肠韧带。该韧带包含在其两层之间,靠近胃的弯曲处是胃网膜左右血管。利用胃网膜血管,胃蒂可转移到盆腔进行胃膀胱成形术。胃膀胱成形术有两种形式:一种是使用胃窦,另一种是楔形切除胃大弯。胃窦膀胱成形术利用胃窦的血供,血供由胃网膜左动脉提供。在利用部分胃大弯右侧进行胃新膀胱构建时,应注意结肠中动脉及其分支与胃的幽门下区之间经常有吻合连接。结扎这些血管可能会导致横结肠坏死。胃网膜左动脉有可能在走行区域存在闭锁现象,因此无法提供足够的血液供应。胃网膜右动脉的走行过程和口径更为稳定。楔形胃膀胱成形术使用的是楔形的胃体段将胃皮瓣通过横结肠系膜底部和远端回肠系膜上的窗口,经腹膜后送入盆腔,在回盲部、升结肠和肝脏后,可将蒂放置在右侧髂窝。

第三节　小　　肠

小肠从幽门延伸至盲肠。小肠长度在 4.5~9m 之间,长度取决于测量时的肠道活动状态。空回肠从 Treitz 韧带向下延伸至回盲瓣。其最大径位于十二指肠,越远端的部分管腔越小,回肠管径最小处距回盲瓣约 3.6m。小肠位于腹腔的中部和下部,通常位于大肠的范围内,一般来说,空肠占据上腹部,尤其是左侧,与胰腺、脾脏、结肠、左肾和肾上腺邻近。回肠占据下腹部及盆腔。近端 2/5 的小肠是空肠,远端 3/5 是回肠。两者之间无明显界限,但每段肠管有几个独特的特点,使外科医生可以在术中将其彼此区分开来。回肠远端肠系膜动脉和静脉弓的树状化和吻合比空肠近端肠系膜更明显。动脉弓的级数从近端空肠的 1 个或 2 个增加到远端回肠的 4 个或 5 个。回肠位于较远端,直径较小,有多重动脉弓,动脉弓的血管比空肠的小。回肠管径较细,直径一般约 3.5cm,其管壁较薄、颜色较浅、血供较少,此外其系膜厚于空肠系膜。空肠管径较粗,直径一般约 4cm,其管壁更厚、颜色更红、血供更丰富,而系膜较回肠系膜更薄。空肠系膜内动脉弓一般仅有一级,且组成动脉弓的血管直径较大。小肠肠系膜动脉的动脉弓相互吻合,发出直动脉进入肠管,并在肠壁内形成吻合网。一般认为在没有其他滋养血管的情况下,距直动脉 8cm 以上的小肠不能够存活。动脉弓接受来自肠系膜上动脉的血液。空肠和回肠完全被脏层腹膜覆盖,并通过其与肠系膜连接在一起,动脉、静脉和淋巴管穿行于肠系膜中间。肠系膜沿着从第二腰椎体左侧到右侧骶髂关节的连线倾斜地连接到后体壁,并依次穿过十二指肠水平部分、主动脉、下腔静脉,右侧输尿管和右侧腰大肌。

小肠系膜从根部到肠系膜边缘的长度约为14~30cm。小肠中部的肠系膜最长,而最靠近盲肠和 Treitz 韧带的小肠段的系膜最短。在放疗、化疗、腹腔内感染和既往腹部手术后,肠系膜可能会黏附在其他脏器表面,并极大地限制肠道活动。滋养空肠和回肠的动脉来自肠系膜上动脉,它是膈下主动脉的第二大分支。肠系膜上动脉分为12个或更多的空肠和回肠分支,它们相互吻合形成动脉弓。小的直动脉从这些动脉弓进入肠系膜边界。尽管动脉弓提供了丰富的侧支血供,但当肠系膜上动脉的一个主要分支闭塞,如果不迅速纠正,将导致肠坏死。上述小肠解剖对于创建回肠乳头非常重要,例如 Kock 储尿囊(Kock pouch,又称可控性回肠膀胱)。小肠各段的静脉回流与动脉供应平行。肠系膜上静脉在胰头后方与脾静脉相连,形成门静脉。游离空肠和回肠时,应在保证肠段血供的情况下切断系膜,其血供来自从系膜蒂基底部穿过的、可明显触及的动脉血管弓。有两段小肠位于盆腔内,可能受盆腔放疗和盆腔疾病的影响:一段是最后5cm的末端回肠,常由韧带固定于盆腔;另一段是起始于距 Treitz 韧带约2m的一段1.5m长的小肠,它的系膜是整个小肠中最长的,因此,这段小肠可以下降到盆腔。对放疗后的患者应避免在重建手术中使用这两段小肠。

回肠末端从骨盆向上与盲肠相连,与回盲部的肠系膜不同,回肠末端的肠系膜从近端到远端变长且活动度更好。回肠末端活动的这两个极端在选择合适的肠段和建立肠代膀胱的技术方面起着重要作用。回肠对盲肠后内侧壁的穿透迫使回肠末端的黏膜、黏膜下层和环状肌进入盲肠腔,形成回盲瓣。从盲肠内观,这种突出物可视为两个横向平行褶皱。瓣膜的上唇和下唇在其外侧边缘融合形成两条脊线,继续横向延伸,环绕盲肠,可起到小括约肌的作用。在右半结肠代膀胱术中,使用肠套叠回肠乳头作为一种抗反流机制,通过将末端回肠拉过回盲瓣,可以增强控尿能力。空肠和回肠都是相对可移动的,可以很容易地切除及再吻合。空肠的肠系膜具有一定的限制性,通常只允许空肠肠管表面足够的活动性。回肠系膜更为灵活,在采用回肠行尿流改道术时,回肠系膜可允许重建使用长达100cm的回肠。

第四节 大 肠

大肠从回盲瓣延伸到肛门。它由结肠、直肠和肛管组成。大肠根据位置分为几个部分:盲肠、升结肠、结肠肝曲、横结肠、结肠脾曲、降结肠、乙状结肠、直肠和肛管。部分大肠位置固定或者位于后腹膜,其他部分游离在腹腔内。极少情况下,盲肠游离于腹腔,并且可以具有很大活动度。盲肠一般固定于右下腹,有两条辅助的腹膜带将盲肠和远端回肠固定在腹膜后和侧腹壁;一条来自远端回肠,连接到盲肠,固定于后腹膜;另一条来自盲肠,将盲肠在侧方固定于侧后腹壁。其余部分的升结肠固定于右后腹壁达结肠肝曲水平,在结肠肝曲处肝结肠韧带将这段结肠固定于肝脏。横结肠游离于腹腔内,在脾曲被脾结肠韧带固定于左上腹。横结肠通过大网膜与胃相连。降结肠固定在侧腹壁,而乙状结肠可能在或不在腹腔内游离。直肠乙状结肠最靠头侧的部分在腹膜内,而其更接近尾侧的远端部分在腹膜后。

一、盲肠

盲肠长约 6~7cm,位于回盲瓣的尾部。它通常位于右侧髂肌上,中点靠近髂前上棘,但它可能更高或更低。盲肠表面有 3 个分化良好的束带,在其内侧下缘汇合,标记阑尾的根部。盲肠通常是活动的,超过 90% 的人盲肠完全被腹膜覆盖,没有肠系膜。在腹膜覆盖不完整的情况下,其后表面的上部未覆盖,通过结缔组织与髂筋膜相连。

二、结肠

结肠是盲肠与直肠之间的肠段,长度约为 1.4~1.7m,约为整个胃肠道长度的五分之一。升结肠的直径最大,宽约 6cm,此后逐渐变窄。降结肠和乙状结肠宽约 3.5~4cm。

(一)升结肠

升结肠长约 15cm,占据了腹腔右侧的大部分。升结肠的前面和侧面被腹膜覆盖。它的后表面通常与后腹壁的腹膜融合。在 8%~10% 的人群中,腹膜几乎完全覆盖,因此具有明显的结肠系膜。通过右侧结肠旁沟切开侧腹膜融合区,可移动右半结肠。肠系膜前部和腹膜后部之间相对容易形成一个平面,结肠及其供血血管也容易向内侧延伸。

(二)结肠肝曲

结肠肝曲由升结肠的末端和横结肠的起点组成。肝曲通常位于肝右叶和肾脏之间。十二指肠降部的下半部分位于结肠肝曲的背侧和内侧。结肠肝曲的外侧是右侧结肠旁沟的上部。肝十二指肠结肠韧带和胆囊结肠韧带,分别从肝右叶和胆囊延伸至结肠肝曲。移动结肠肝曲需要在其外侧和上方切开这些韧带。结肠肝曲除了后表面附着于肾周筋膜外,其余部分均被腹膜覆盖。

(三)横结肠

横结肠约 50cm 长,从右至左穿过腹部至脾曲。从右到左,它与十二指肠降段的下半部分、胰腺表面和脾脏的下极相邻。在上面,横结肠通过胃结肠韧带与胃相连。横结肠的后上表面与小网膜囊相邻。横结肠所占据的位置不仅有显著个体差异,而且在同一个体中其位置也不同,通常位于脐下部或上腹下区。横结肠中央段向下下垂,可能远低于髂嵴水平。横结肠完全由腹膜包埋,但其后表面的狭窄区域除外,在该区域,横结肠系膜分裂并包裹它。它的结肠系膜长度变化明显,可能短至 3~4cm,也可能长至 10~12cm。大网膜附着于横结肠表面和横结肠系膜上层的腹膜。

(四)结肠脾曲

结肠脾曲标志着横结肠的末端和降结肠的开始,它位于结肠肝曲水平或在其后面的平面上,其角度通常比结肠肝曲形成的角度更小。结肠脾曲在前部和外侧覆盖有腹膜,但其后面通过融合筋膜固定在腹膜后面。在第 10~11 肋骨的对面,结肠脾曲通过腹膜褶皱连接在膈肌上,称为膈结肠韧带。该韧带是大网膜的左侧界限,它标志着左侧结肠旁沟的上部。

（五）降结肠

降结肠约 25cm 长，几乎垂直地从脾曲到达髂嵴。它仅被腹侧和外侧的腹膜覆盖，它很少有结肠系膜。降结肠的外侧是左侧结肠旁沟。降结肠的活动需要沿左侧结肠旁沟内侧缘切开结肠融合筋膜。降结肠常发生结肠憩室病或憩室炎。

（六）乙状结肠

乙状结肠平均长度约 40cm，分为固定的上部和可移动的下部。大部分上半部紧紧地固定在覆盖髂肌的筋膜上，它没有肠系膜。乙状结肠的骨盆部开始于左侧腰大肌的内侧边界，终止于直肠乙状结肠交界处。它形成了一个在长度、位置、卷积程度和移动性上变化很大的环路。正常情况下，乙状结肠的活动段通过长度可变的倒 V 形肠系膜连接到后腹壁，并有相当大的活动范围。乙状结肠是结肠憩室最常见的部位。约 60% 的此类病变发生在该区域。

（七）直肠乙状结肠连接部

乙状结肠末端和直肠起点称为直肠乙状结肠连接部，这个部位的精确位置各不相同。由于乙状结肠逐渐过渡到直肠，因此最好将直肠乙状结肠视为一个区域，而不是连接点，尤其是当人们认为直肠前表面腹膜反折水平是直肠乙状结肠区域的主要标志。

三、直肠

直肠长约 15~16cm，上部直径与乙状结肠相同，但下部扩张形成直肠壶腹。它与乙状结肠的不同之处在于它没有肠系膜。直肠位于骶骨和尾骨前表面向后弯曲形成的凹陷内。直肠上段在前面和侧面与腹膜相邻。直肠的中三分之一仅在腹侧由腹膜覆盖，低于这个水平的直肠没有腹膜覆盖。男性的腹膜反折水平较高，直肠膀胱陷凹距离肛门约 8~9cm，女性直肠子宫陷凹距离肛门约 5~8cm。直肠穿过肛提肌离开盆腔，因此直肠远端段成为骨盆结构。

第五节　大肠的血液供应

结肠血供来源于肠系膜上动脉、肠系膜下动脉和髂内动脉。供应结肠和直肠的主要动脉包括回结肠动脉、右结肠动脉、中结肠动脉、左结肠动脉、乙状结肠动脉、直肠上动脉、直肠中动脉和直肠下动脉。这些动脉相互吻合形成 Drummond 弓，使得游离结肠时有很大余地。中结肠动脉是肠系膜上动脉的第一个分支，通常沿横结肠系膜上行至中线右侧。右结肠动脉常在中结肠动脉下方从肠系膜上动脉发出，到达右侧结肠。但它也可能来源于回结肠动脉或直接来源于中结肠动脉。如果来源于回结肠动脉，则有利于远端升结肠的游离，使这段结肠容易被拉到盆腔深处。但有时需要在右结肠动脉的起始处将其切断，以便将远端升结肠游离到盆腔。如果右结肠动脉来源于中结肠动脉就更是如此。回结肠动脉是肠系膜上动脉的终末支，供应末端 15cm 的回肠和升结肠。左结肠动脉来自肠系膜下动脉，然后肠系膜下动脉发出 4~6 条乙状结肠分支，其中最后一条是直肠上动脉。直肠上动脉与髂内动脉的分支直肠中动脉吻合，然后与阴部内动脉的终末支直肠下动脉吻合。骶正中动脉直接来自主动脉,供应直肠的后面。大肠的静脉是肠系膜上静脉和肠系膜下静脉,收集与相应动脉供应的大肠段的静脉血。

曾有报道结肠血供有 3 个弱点。Sudeck 交界点位于乙状结肠动脉和直肠上动脉的连接处,被认为是特别薄弱的吻合区,如果结肠在此处切断,吻合口可能由于血供不足而愈合困难。与此类似,中结肠动脉和右结肠动脉之间的中点以及中结肠动脉和左结肠动脉之间的中点也是相对薄弱的结合处。如果遵守正确的技术原则,这些区域的吻合口一般愈合良好,但是一般选择这 3 个点一侧的区域进行吻合是明智的。

游离结肠时,首先如前所述切断盲肠和远端回肠与侧腹壁和腹膜后的纤维连接,游离升结肠,然后沿 Toldt 线将升结肠与侧腹壁分离。如果结肠系膜没有损伤,那么这是一个不出血的区域。沿大网膜与结肠连接处的无血管区分离大网膜,切断肝结肠韧带和脾结肠韧带,肝结肠韧带中可能有一些小血管,然后游离横结肠。沿结肠侧方的 Toldt 线切开,像游离右侧结肠那样游离降结肠。切断这些连接结构后,结肠可以获得很大的活动性。通过游离一段带蒂的肠管可以获得更大的活动性,如前面所述,肠管应该由一个主要的动脉供血。

第六节　肠管的选择

胃、空肠、回肠和结肠都有其特点,应该根据患者病情、肾功能、腹部手术史,以及所采用的尿流改道方式和替代类型选择合适的肠管。胃曾经作为膀胱替代物用于膀胱扩大成形术,还可以作为输出道用于可控尿流改道术。胃对尿液溶质的通透性较差,其对氯离子和氢离子是净排泄而非净吸收,且分泌黏液较少,这是胃在尿流改道术中与肠管相比具有的独特优势。在尿动力学方面它与其他肠段相似。胃用于尿路重建时,虽然曾经报道过低氯性代谢性碱中毒,但在肾功能正常的患者中很少出现电解质紊乱。既往报道菌尿的发生率低至 25%,远低于报道的回肠和结肠 60%~80% 的菌尿发生率。但最近的资料显示在菌尿方面任何肠段都没有区别。尿液 pH 值通常为 6~7,一般不会增加造口周围皮肤病的发生率。在接受膀胱扩大术的患者中,胃和回肠扩大术之间尿液的 pH 值差别不大。血清促胃液素水平一般处于正常或轻度升高水平,这取决于所使用胃的部位及使用量。虽然在临床上从胃肠道去除胃窦不会造成血清促胃液素水平升高和溃疡发生,但在实验中去除胃窦造成了循环促胃液素水平上升,在术后可引起严重的肠道溃疡。

在使用胃进行尿路重建的病例中,迄今为止还没有报道严重的溃疡并发症。如果使用胃窦,一般用 Billroth Ⅰ式吻合术重建。Billroth Ⅰ式胃十二指肠吻合术的并发症很明确。如果可以用胃底,就不应使用胃窦。应用胃段进行尿路重建的早期并发症包括胃无张力或吻合口水肿造成的胃潴留、出血(最常见于吻合口处)、继发于胃扩张的呃逆,以及术中损伤引起的胰腺炎和十二指肠瘘。远期并发症包括倾倒综合征、脂肪泻、小胃综合征、肠排空时间延长、胆汁性呕吐、输入袢综合征、低蛋白血症、巨幼细胞性贫血和缺铁性贫血。术后肠梗阻发生率为 10%(2/21)。曾经报道过胃十二指肠瘘和胃输尿管瘘,偶尔会危及生命。

在肠管长度不足的患者中使用肠管进行重建会造成严重营养问题,这时可以考虑用胃进行尿流改道术。腹腔严重粘连的患者中使用胃的一个优点是所在部位通常没有粘连,容易游离。使用胃的特殊并发症包括血尿 - 排尿困难综合征以及一些出血患者中出现的严重代谢碱中毒伴呼吸窘迫。

一般不用空肠进行泌尿系统重建,因为使用空肠可能造成严重的电解质紊乱。在极少数的情况下,空肠是唯一可用的肠管时,应该尽可能使用远端空肠,以尽量减轻电解质紊乱。

回肠和结肠是最常用于尿路重建的肠管。回肠有活动性好、直径小、血供恒定的特点,很适合替代输尿管和构建输出道。但回肠丧失较多会导致维生素 B_{12} 吸收不足而致营养不良,胆盐重吸收不足而造成腹泻,以及脂肪吸收障碍。有时肠系膜脂肪过多,可造成游离和吻合困难,而肠系膜太短则会使回肠难以游离到盆腔深处。

结肠用于尿路重建需要从其固定的位置进行游离。结肠比回肠的直径大,一般容易游离到腹腔和盆腔的任何区域。对于有盆腔放疗史者亦可使用右结肠、横结肠和降结肠。如果回盲瓣没有破坏,则切除结肠后对营养吸收的影响较切除回肠少。但是如果回盲瓣丧失,则可能出现腹泻、肠道细菌过度繁殖伴吸收障碍以及水和碳酸氢盐丢失。应用结肠的术后肠梗阻发病率为 4%,低于回肠。回肠和结肠会造成同样类型的电解质失衡,发病率也相似。使用结肠更容易采用黏膜下隧道法进行抗反流输尿管肠吻合术。一般来说,应用回肠和结肠重建尿路差别不大,除非特殊情况,否则不必费力争论选择哪种更好。

第七节 小 结

泌尿外科医生可采用多种技术将胃肠道并入泌尿道。泌尿外科医生经常处理的肠段包括胃、小肠和大肠。如前所述,在充分了解外科解剖和这些结构解剖变异的情况下,可以选择适当的胃肠段进行尿流改道术。

(徐万海 王科亮)

参考文献

［1］WILLIAMS P L, WARWICK R. Gray's Anatomy [M]. 36th ed. Edinburgh: Churchill Livingstone, 1980.

［2］LINDER H H. Clinical Anatomy [M]. New York: Appleton and Lange, 1989.

［3］ADAMS M C, MITCHELL M E, RINK R C. Gastrocystoplasty: an alternative solution to the problem of urological reconstruction in the severely compromised patient [J]. J Urol, 1988, 140 (5 Pt 2): 1152-1156.

［4］SKINNER D G, BOYD S D, LIESKOVSKY G. Clinical experience with the Kock continent ileal reservoir for urinary diversion [J]. J Urol, 1984, 132 (6): 1101-1107.

［5］THüROFF J W, ALKEN P, RIEDMILLER H, et al. 100 cases of Mainz pouch: continuing experience and evolution [J]. J Urol, 1988, 140 (2): 283-288.

［6］RAMON J, LEANDRI P, ROSSIGNOL G, et al. Orthotopic bladder replacement using ileum: techniques and results//WEBSTER G, KIRBY R, KING L, et al. Reconstructive Urology [M]. Boston: Blackwell Scientific Publications, 1993, 445-447.

［7］ WOODHOUSE C R, MALONE P R, CUMMING J, et al. The Mitrofanoff principle for continent urinary diversion [J]. Br J Urol, 1989, 63 (1): 53-57.

第三章

盆底和下尿路解剖学

第一节 概 述

　　了解盆腔的解剖是开展下尿路手术的基础,盆腔是由骨、肌肉、韧带围成的漏斗状腔隙,其上界为骨盆入口,下界为骨盆出口,为耻骨联合和尾骨之间肌筋膜性间隔所封闭。盆腔内包含众多的脉管和神经。膀胱、下段输尿管、直肠、女性的子宫为盆腔内主要器官。本章将主要叙述盆腔的重要解剖结构,以期为盆腔手术及尿流改道术提供解剖学基础。

第二节 骨 盆

一、骨盆骨

　　骨盆由左右两侧的髋骨,后方的骶骨、尾骨及其间的骨连接围成。髋骨由髂骨、耻骨和坐骨构成,在儿童期间凭借软骨相连,在成人,上述3骨完全融合。其中,骶骨岬,髂耻缘,耻骨联合上缘连线合围成环状的界线,将骨盆分为上方的假骨盆和下方的真骨盆。骨盆各骨间有韧带连接,其中有两条重要的韧带:

　　1. 骶结节韧带 连接骶尾骨与坐骨结节。

　　2. 骶棘韧带 连接骶尾骨与坐骨棘。

　　上述两韧带分别与坐骨大切迹和坐骨小切迹构成坐骨大孔和坐骨小孔,其间有重要的神经和血管通过。此外,骨盆前下方由坐骨支和耻骨支围成卵圆形的闭孔,闭孔为闭孔膜封闭,但其间留有一小孔,称为闭膜管,中间有闭孔神经、血管通过。

　　男性和女性的骨盆有明显的差别,一般来说,男性骨盆厚而重,女性骨盆宽而浅,男性真骨盆相比女性更深,耻骨下角更窄,因此,对于包含此类骨盆特点的患者,进行深部盆腔手术时会有一定的暴露困难。

二、盆腔肌肉

　　分为盆壁肌和盆底肌。盆壁肌包括闭孔内肌和梨状肌。闭孔内肌位于盆腔侧壁前分,起自闭孔膜内面及其邻近骨面,肌束汇集成腱,穿坐骨小孔止于股骨转子窝。梨状肌位于盆腔侧壁后分,起自骶骨前侧面,经坐骨大孔出盆腔,止于股骨大转子。将坐骨大孔分为梨状肌上孔和下孔两个间隙。

盆底肌包括肛提肌和尾骨肌,盆底肌与覆盖于肌肉上下的盆膈上下筋膜构成盆膈。肛提肌是盆底最大的肌肉,起于肛提肌腱弓,纤维行向内下,止于会阴中心腱、直肠壁、尾骨和肛尾韧带,呈漏斗状,是组成盆底的主要部分。肛提肌按照肌束走行和附着可分为四部分:前列腺提肌、耻骨直肠肌、耻骨尾骨肌和髂骨尾骨肌。

1. 前列腺提肌 肌束经前列腺两侧,向后止于会阴中心腱,起到悬吊固定前列腺的作用,女性为耻骨阴道肌,夹持阴道及尿道两侧。

2. 耻骨直肠肌 两侧肌束构成 U 形,向后围绕直肠肛管交界处,起到节制排便作用。

3. 耻骨尾骨肌和髂骨尾骨肌 都起自肛提肌腱弓中、后部,止于尾骨侧缘和肛尾韧带。

整个肛提肌作为整体,形成肌肉托支撑腹盆腔脏器,有助于脏器保持正常位置。尾骨肌起自坐骨棘,止于骶尾骨侧缘,紧贴骶棘韧带走行,组成盆膈的后部分(图 1-3-2-1)。

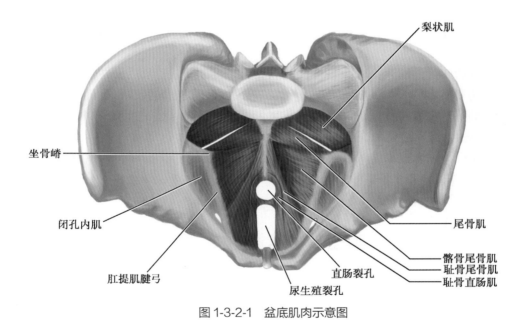

图 1-3-2-1 盆底肌肉示意图

三、盆筋膜

盆筋膜为腹内筋膜的延续,按照部位不同,可分为盆壁筋膜和盆脏筋膜。

(一) 盆壁筋膜

盆壁筋膜也称盆筋膜壁层,覆盖盆腔肌肉和骨的内表面,包括覆盖闭孔内肌内表面的闭孔筋膜,梨状肌表面的梨状肌筋膜,覆盖盆膈肌的盆膈筋膜也可隶属于盆壁筋膜。闭孔筋膜从耻骨体盆腔面到坐骨棘呈线性增厚,称为肛提肌腱弓,为肛提肌和盆膈上下筋膜的附着点。骶前筋膜位于骶骨前方,又称为 Waldeyer 筋膜,骶前筋膜与骶骨之间有骶正中动脉、骶外侧静脉和骶静脉丛,盆腔手术时如剥离撕破此筋膜,可能伤及静脉丛,引起难以控制的出血。

盆膈筋膜覆盖于盆膈肌,即肛提肌和梨状肌的上下表面,前方和两侧附着于肛提肌腱弓。盆膈上表面称为盆膈上筋膜,在临床上,又称为盆内筋膜。盆膈下表面为薄的盆膈下筋膜,向下与肛门外括约肌筋膜融合,构成坐骨肛门窝的内侧面。在肛提肌腱弓下方,盆膈上筋膜内有盆筋膜腱弓,是自耻骨联合下缘到坐骨棘的白色条带,与外侧膀胱固有韧带相附着。在前方,形成两条增厚的条带,在男性为耻骨前列腺韧带,连接耻骨体与前列腺鞘和膀胱颈,在女性则为耻骨膀胱韧带。在男性,盆筋膜腱弓位于盆腔侧壁和膀胱与前列腺之间陷凹的底部。背伸静脉丛外侧分支直接位于其下方,因此行前列腺癌根治时,盆内筋膜应该从这一标志的外侧打开。

(二) 盆脏筋膜

盆脏筋膜也称盆腔脏器筋膜,包绕盆腔脏器表面,是盆壁筋膜向脏器的反折延续。这些筋膜沿支配盆腔器官的血管和神经周围融合,在脏器周围分别形成筋膜鞘、筋膜隔及韧带(如膀胱侧韧带)等,具有支持和固定脏器的作用。

四、盆筋膜间隙

盆壁筋膜、盆脏筋膜和盆腔腹膜之间的疏松结缔组织,构成潜在的盆筋膜间隙。比较重要的有:

1. 耻骨后间隙 前界为耻骨联合,耻骨上支和闭孔内肌筋膜,后界在男性为膀胱和前列腺,女性为膀胱,两侧界为脐内侧韧带。上界为壁腹膜至膀胱的反折,下界在男性为盆膈和耻骨前列腺韧带,女性为盆膈和耻骨膀胱韧带。在经腹膜外途径行前列腺、膀胱手术时,均经此间隙进行,此时应避免伤及腹膜。

2. 骨盆直肠隙 位于盆底腹膜与盆膈之间,在直肠周围,借直肠侧韧带分为前外侧部与后部。此间隙宽大并充满结缔组织。

第三节 盆 腔 血 管

一、动脉系统

盆腔动脉由腹主动脉自第 4 腰椎水平分叉为左、右侧髂总动脉,沿腰大肌内侧斜行至外下,在骶髂关节前方分叉为髂内、外动脉。

髂外动脉沿腰大肌内侧下行,经腹股沟韧带中点深面至股前部,称为股动脉。髂外动脉在腹股沟韧带附近发出腹壁下动脉和旋髂深动脉。前者向内上方斜行入腹直肌鞘分布于腹直肌,并与腹壁上动脉相吻合;后者向外行分布于腹前外侧壁的肌肉和皮肤。有时腹壁下动脉可以发出耻骨支与闭孔动脉发出的耻骨支吻合,称为副闭孔动脉。有时此吻合支较粗大,而闭孔动脉较细,甚至闭孔动脉缺如,而仅有此吻合支,行盆腔淋巴结清扫时需注意,如不慎损伤会造成严重的出血。

髂内动脉在盆腔分支较多,其主干在坐骨大孔上缘处,分为前干和后干,后干按其走行,分支依次为：

1. 髂腰动脉　向后外方斜行，分布于髂骨、髂腰肌、腰方肌和脊髓等。

2. 骶外侧动脉　沿骶前孔内侧下行，分布于梨状肌、尾骨肌、肛提肌和骶管内结构。

3. 臀上动脉　为后干终末支，多在腰骶干与第 1 骶神经之间，向下穿梨状肌上孔至臀部，分布于臀肌及髋关节。

前干按其走行，分支依次为：

1. 闭孔动脉　起自前干，与同名静脉和神经伴行，沿盆侧壁经闭膜管至股部，分布于邻近诸肌及髋关节。

2. 脐动脉　远端闭锁，称为脐内侧韧带，近端开放，发出膀胱上动脉，可为 1 支或数支，分布至膀胱。

3. 膀胱下动脉　脐动脉稍下方发自髂内动脉，分布至膀胱底、前列腺及精囊腺。

4. 子宫动脉（女性）　从内下方穿经子宫阔韧带基底部，距子宫颈外侧约 2cm 处从输尿管末段的前上方越过达子宫侧缘。分离输尿管时注意避免损伤该血管。子宫动脉可继续分支向下分布于阴道，称为阴道动脉。

5. 直肠下动脉　由髂内动脉末端发出，经盆底筋膜行向内侧分布直肠末端。

6. 阴部内动脉　从梨状肌下孔出骨盆，下行贴骶棘韧带绕过坐骨棘进入坐骨小孔，再经坐骨肛门窝外侧壁的阴部管前行，分布至肛门、会阴及外生殖器。

7. 臀下动脉　起自前干，多在第 2、3 骶神经之间，向下穿梨状肌下孔至臀部，分布于邻近结构。

此外，腹主动脉分叉处，有骶正中动脉，在骶前间隙走行，分支与骶外侧动脉吻合（图 1-3-3-1，图 1-3-3-2）。

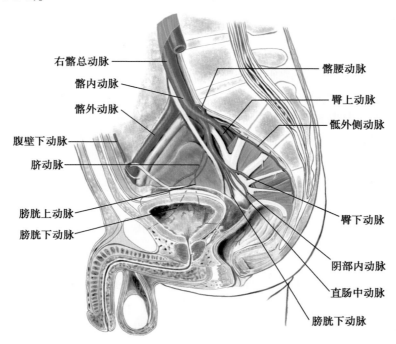

图 1-3-3-1　男性盆腔动脉示意图

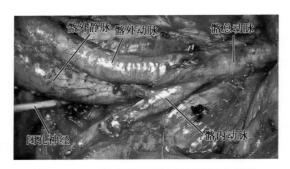

图 1-3-3-2　扩大淋巴结清扫后盆腔血管图

二、静脉系统

髂内静脉由盆腔内静脉汇聚而成,在骶髂关节前方与髂外静脉汇聚成为髂总静脉。髂内静脉分为脏支和壁支。壁支与同名动脉伴行,收集动脉分布区的静脉血。而脏支则起自盆腔内脏周围的静脉丛。盆腔各静脉丛之间吻合丰富,形成广泛交通,主要包括:

1. 前列腺静脉丛　阴茎背深静脉穿过耻骨弓和尿道括约肌后分为浅表层和左、右两侧静脉丛。浅表层为前列腺浅表静脉,在左右两侧前列腺耻骨韧带之间为单干,于膀胱颈处形成分支。两侧静脉丛主要分布于前列腺筋膜和包膜间 5 点、7 点方向,向后与膀胱静脉丛吻合。阴茎背深静脉与前列腺静脉丛构成了背侧静脉复合体(dorsal vein complex,DVC),行前列腺根治术时远端结扎该静脉复合体,可以减少术中出血。

2. 膀胱静脉丛　位于膀胱两侧,在前方与前列腺静脉丛相交通,汇入数支膀胱静脉,注入髂内静脉。

3. 子宫静脉丛和阴道静脉丛(女性)　位于子宫和阴道两侧,各自汇合成干注入髂内静脉。

4. 卵巢静脉丛(女性)　位于卵巢和输卵管周围的子宫阔韧带内,该丛汇聚成为卵巢静脉,伴同名动脉上行,左、右侧分别注入左肾静脉和下腔静脉。

5. 直肠静脉丛　位于直肠表面,其上部汇入直肠上静脉,经肠系膜下静脉汇入肝门静脉,其下部经直肠下静脉汇入髂内静脉,肛门部经肛静脉,通过阴部内静脉汇入髂内静脉。

6. 骶前静脉丛　位于骶骨前方和骶前筋膜之间,两侧连接骶骨外侧静脉,血液经骶外侧静脉汇入髂内静脉。

第四节　淋 巴 系 统

盆腔淋巴结按分群可分为髂总淋巴结,髂外淋巴结,髂内淋巴结和骶前淋巴结。

髂外淋巴结沿髂外动、静脉排列,可分为外侧、中间、内侧亚群,内侧亚群又称为闭孔淋巴结。收纳腹股沟浅、深淋巴结的输出管,部分盆内脏器,如膀胱、子宫、前列腺,脐以下腹壁的淋巴亦经此回流。

髂内淋巴结为沿髂内动、静脉及其分支排列的淋巴结。引流大部分盆壁、盆腔脏器以及会阴、臀部、股后部深层结构的淋巴,其输出淋巴管注入髂总淋巴结。

骶前淋巴结沿骶正中血管和骶外侧血管排列,引流盆后壁、直肠、前列腺或子宫等的淋巴。其输出淋巴管注入髂总淋巴结。

髂总淋巴结沿髂总血管排列,收纳以上三组淋巴结的输出淋巴管,并注入腰淋巴结。

盆腔器官淋巴回流有其特点,膀胱依据不同部位淋巴可回流入髂外、髂内、骶前或髂总淋巴结。前列腺的淋巴回流主要注入髂内淋巴结和骶前淋巴结群。而阴茎阴囊的淋巴结则首先注入腹股沟淋巴结,表层皮肤的淋巴回流注入腹股沟浅淋巴结,深层淋巴注入腹股沟深淋巴结或直接注入髂内、外淋巴结。因此,对于不同部位的肿瘤手术清扫淋巴结,其范围依据淋巴引流区域而定。

第五节　神　经　系　统

盆部的神经主要包括躯体神经(骶丛和尾丛)和自主神经系统的盆腔部分。

躯体神经系统中,来自腰丛的闭孔神经沿盆侧壁经闭膜管至股部,支配大腿内收肌群、闭孔外肌以及大腿内侧皮肤。如损伤后,会导致大腿内收外旋障碍。骶丛由第4、5腰神经和骶1~4神经前支组成,位于小骨盆后壁,紧贴梨状肌前面,其分支经梨状肌上、下孔出盆腔,分布于臀部、会阴及下肢。而尾丛由骶4、5神经及尾神经组成,位于尾骨肌上方,主要发出肛尾神经,穿过骶结节韧带后,分布于骶尾关节、尾骨及尾骨附近皮肤。

盆部的内脏运动神经可按功能分为交感神经和副交感神经系统。交感神经系统在盆腔为从腰交感干延续下来的骶交感干,沿骶骨盆面下行,位于骶前孔的内侧,两侧交感干在骨盆正中会合,形成奇神经节。骶交感干向骶丛发出节后纤维,作为交感神经支配下肢血管、毛发和汗腺。副交感神经系统为骶2~4脊髓节段发出的副交感神经节前纤维组成3支盆内脏神经,随盆丛分布至盆腔脏器。

而交感、副交感和内脏感觉神经在到达其支配脏器时往往交织成网。在盆腔为下腹下丛,又称为盆丛。是由上腹下丛向下发出左、右侧腹下神经,在第3骶椎水平,与盆内脏神经(副交感神经)和骶交感干的节后纤维(交感神经)共同组成的,伴随髂内动脉的分支分布于盆内脏器的两侧,组成直肠丛、子宫阴道丛、膀胱丛、前列腺丛等。

第六节　盆　腔　脏　器

盆腔脏器主要包括泌尿道,生殖道以及消化道的盆腔部分,具体分布为:前方为膀胱及尿道,中间为生殖器,后方为直肠。现将主要盆腔脏器叙述如下。

一、膀胱

膀胱位于小骨盆腔的前部,耻骨联合的后方。在膀胱底后方,男性与精囊、输精管壶腹和直肠相邻,女性与子宫颈和阴道相邻;膀胱底的下方,男性接前列腺,女性接尿生殖膈。空虚时膀胱尖不超过耻骨联合上缘。充盈时,膀胱尖高出耻骨联合上缘,此时膀胱前壁直接与腹前壁相贴。

血供:膀胱由髂内动脉分支的膀胱上、下动脉供血,膀胱静脉不与动脉伴行,在膀胱两侧的膀胱静脉丛,汇成膀胱静脉注入髂内静脉。

淋巴引流:膀胱顶壁的淋巴回流入髂外淋巴结,膀胱底部的淋巴回流入髂内淋巴结,而部分膀胱颈部的淋巴管注入骶前淋巴结或髂总淋巴结。

神经支配:膀胱的神经为内脏神经所分布,其中交感神经来自第 11、12 胸节和第 1、2 腰节,经盆丛分布至膀胱壁,作用是使膀胱平滑肌松弛,尿道内括约肌收缩而储尿。副交感神经为来自脊髓骶 2~4 节段的盆内脏神经,作用是支配膀胱逼尿肌,抑制尿道括约肌而排尿。膀胱排尿反射的传入纤维,也是通过盆内脏神经传入。

二、输尿管

在骨盆入口处,左侧输尿管跨过髂总动脉末端,右侧输尿管跨过髂外动脉起始端。在小骨盆入口处,经过髂内血管、腰骶干、骶髂关节前方下行,在闭孔血管内侧,达坐骨棘水平。男性输尿管走向前、内、下方,在输精管后外方与之交叉,从膀胱底外上角向内下斜穿膀胱壁。女性输尿管经过子宫颈外侧约 2cm 处,从子宫动脉后下方绕过,行向下内至膀胱底穿入膀胱壁内。

血供:来源于邻近血管,如腹主动脉、精索内动脉、膀胱下动脉的分支,在输尿管筋膜层上下沟通,交织成网。

三、前列腺

前列腺位于男性膀胱和尿生殖膈之间,表面包有筋膜鞘,称为前列腺包膜(capsule of prostate)。前列腺前方位于耻骨弓内,阴茎背深静脉和疏松脂肪组织将前列腺和耻骨弓分开。前列腺前面和侧面被来自盆内筋膜延续的筋膜所覆盖,称为前列腺筋膜(prostatic fascia)。前列腺后方与直肠之间被迪氏筋膜(Denonvillier's fascia)所隔开,尿道从前列腺中间穿过。

血供:前列腺血供来自膀胱下动脉,阴部内动脉和直肠下动脉分支,沿腺体后外侧膀胱前列腺沟进入。而前列腺静脉丛位于前列腺筋膜鞘的前分和外侧分。在前面接受阴茎背深静脉的回流,最后注入髂内静脉。

淋巴引流:主要回流入髂内和骶前淋巴结。

神经支配:前列腺的神经来自盆丛,大部分布于前列腺后外侧,尤其在 4~5 和 7、8 点方向。而支配阴茎的神经和血管也自此经过,形成神经血管束(neurovascular bundle, NVB)。

四、子宫

女性的子宫位于膀胱和直肠之间,前方为膀胱子宫陷凹,后方为直肠子宫陷凹。子宫与许多重要韧带相连,维持子宫的位置。包括:①子宫阔韧带:位于子宫两侧呈冠状位的双侧腹膜结构,可限制子宫向侧方移位。②子宫主韧带:位于子宫颈两侧,由阔韧带基底部反折处的纤维结缔组织和平滑肌纤维组成,是维持子宫颈正常位置的结构,在其内有子宫血管走行;③子宫圆韧带:起自子宫角,在阔韧带两层间循骨盆壁侧前行,经腹内环入腹股沟管,再出皮下环,分成多束纤维束,止于阴阜和大阴唇皮下,主要功能为维持子宫前倾。④骶子宫韧带:起自骶骨骨面,向前绕过直肠两侧,止于子宫颈和阴道上分的外侧壁并与盆膈上筋膜相融合。该韧带所顶起的八字形腹膜皱襞形成直肠子宫陷凹的外侧界,作用是向后上方牵引子宫颈,间接维持子宫前倾。

血供:子宫血供来自于髂内动脉发出的子宫动脉,行走在子宫阔韧带内,在子宫水平分支前跨过输尿管前方,发出分支分别沿着子宫侧面向上和向下走行。而子宫静脉行走在子宫阔韧带内,与动脉伴行,收集子宫的静脉血注入髂内静脉。

淋巴引流:子宫底和子宫体上部淋巴管沿卵巢血管注入肾血管的腰淋巴结,子宫角附近淋巴管沿子宫圆韧带注入腹股沟浅淋巴结,子宫体下部和子宫颈淋巴管注入髂外、髂内和骶前淋巴结。

神经支配:主要为盆丛的子宫阴道丛,位于阔韧带基底部伴随动脉走行。

五、直肠

直肠在第 3 骶椎与乙状结肠相延续,穿过盆膈后续为肛管。在临床上,把肛门向内约15cm 定义为直肠。在直肠上三分之一,前方及两侧均有腹膜包裹,中三分之一直肠仅前方包裹腹膜,腹膜向前在男性称为直肠膀胱陷凹,女性称为直肠子宫陷凹。在男性,直肠前方与膀胱前列腺相邻,女性直肠前方与子宫及阴道后壁相邻。而直肠两侧借直肠侧韧带与盆壁相连,其间有直肠下血管和盆内脏神经走行。直肠后方借疏松结缔组织与骶尾骨及梨状肌相邻,其间有直肠上血管,盆内脏神经,骶丛和盆交感干等结构。

血供:直肠由直肠上动脉,直肠下动脉和骶正中动脉供应。阴部内动脉分支供应肛管,称为肛动脉,也有资料将此称为直肠下动脉,而将前述直肠下动脉称为直肠中动脉,需注意区分。直肠静脉回流来源于直肠肛管静脉丛,发出同名静脉与动脉伴行,直肠上静脉注入肠系膜下静脉,回流入门静脉,而直肠下静脉和肛静脉均注入髂内静脉,回流入下腔静脉。

淋巴引流:直肠淋巴引流主要朝上,沿着直肠外、旁淋巴结注入肠系膜下淋巴结。而直肠下分和肛管的淋巴管可沿动脉走行注入髂内淋巴结。

神经支配:直肠和肛管齿状线以上为自主神经系统支配,其中交感神经系统来自上腹下丛和盆丛,副交感神经系统来自盆内脏神经,控制排便反射。

第七节　小　　结

　　盆腔解剖较为复杂,包含众多器官、血管、神经、筋膜以及解剖间隙,充分了解这些解剖结构间的关系是开展泌尿盆腔手术的基础。通过结合解剖图谱,对上述重要解剖结构形成正确认识和理解,并最终指导泌尿外科实践,是每个优秀泌尿外科医生的必经之路。

(姚旭东)

参考文献

[1] WEIN A J, KAVOUSSI L R, PARTIN AW, et al. Campbell-Walsh Urology [M]. 11th ed. Philadelphia: Elsevier, 2016.

[2] STANDRING S. Gray's anatomy: The anatomical basis of clinical practice [M]. 41th ed. Philadelphia: Elsevier, 2016.

[3] NETTER F H. 奈特人体解剖学彩色图谱 [M]. 7 版. 北京: 人民卫生出版社, 2019.

[4] 刘树伟, 李瑞锡. 局部解剖学 [M]. 8 版. 北京: 人民卫生出版社, 2013.

[5] 丁文龙, 刘学政. 系统解剖学 [M]. 9 版. 北京: 人民卫生出版社, 2018.

第四章

尿流改道术去管化与非去管化的机制及应用

第一节 概 述

1852 年，Simon 等首次报道了涉及肠道的尿流改道术。从此，使用肠道进行尿流改道便成了泌尿外科界研究的一大热点。1888 年，Tizzoni 和 Poggi 首次尝试在狗身上实施可控的尿流改道术。1912 年，Heitz-Boyer 和 Hovelaque 就提出了"人工膀胱"的三个目标，即：便于检查、排尿可控且尿流通畅。Tasker 等在 1953 年提出了将纵向切开的去管化肠管应用于尿流改道术。相较这类直接切开的方法，Goodwin 等在 1959 年提出采用更先进的折叠去管化肠管（"cup-patch"技术）来扩大膀胱容量的技术。1964 年，Ekman 和 Kock 首次比较了非去管化回肠袢和去管化回肠袢的腔内压力，并证明去管化回肠袢的腔内压力明显较低。随着研究进展，这两位学者在 1978 年首次报道了可控回肠尿流改道术的临床数据。相应地，Kock 储尿囊也成了第一项应用于临床的可控回肠尿流改道术。

生理情况下，肠道是密闭的管状结构。采用这种结构的肠管来代替膀胱，虽然可以实现正常排尿和较可靠的日间尿控，但存在夜间尿失禁的风险。夜间尿失禁主要由代膀胱充盈早期时发生的肠管收缩、蠕动引起。同时，由于睡眠时较低的自我意识水平，患者无法增加尿道括约肌压力来对抗这些收缩。另外，管状的代膀胱因有限的膀胱容量不足以储存整夜的尿液，即使在没有肠管收缩的情况下也会出现充溢性尿失禁。Kock 及同时代其他学者的工作，证明了早期可控尿流改道术后，令人不满意的尿失禁和慢性肾功能不全是由这些储尿囊腔内高压力造成的。

有趣的是，Kock 等对尿流改道术去管化原则和低压储尿囊理念的建立，以及 Lapide 等人对清洁间歇导尿术的推广，被视为对现代可控尿流改道术的发展至关重要的两项技术。

就术后尿流动力学改变而言，去管化肠管代膀胱尿潴留的发生率较高。据报道，在术后 6 个月和 1 年时，分别有 10% 和 25% 的患者术后残余尿量超过 100ml，需要进行自我导尿，而使用非去管化肠管代膀胱的患者均无尿潴留发生。究其原因，Ali-El-Dein 等通过影像尿流动力学和 MRI 发现：女性术后新膀胱 - 尿道连接部将向后成角或通过脱垂的阴道残端形成新的膀胱疝。相关作者提出，女性去管化肠管代膀胱发生慢性尿潴留最主要是解剖结构改变造成的，而非功能性或神经源性原因。无独有偶，陈志文等研究发现男性去管化肠管代膀胱术后梗阻发生率在 16%，所有尿潴留患者中，解剖因素造成梗阻的比例达 68%，其中最主要的原因是新膀胱 - 尿道吻合口狭窄。为了避免这类并发症，可对去管化肠管代膀胱的制作流程进行改良,如增加后方的支撑和顶部的悬吊等。国内学者通过随机对照临床试验提出:圆韧带悬吊新膀胱可明显降低女性患者术后尿潴留的发生率。

术后尿流动力学变化的另一项改变,就是尿控能力的变化。国内学者的荟萃分析表明,根据去管化肠管来源的差异,原位回肠新膀胱患者的日间尿控率约为80%~93.2%,而乙状结肠新膀胱组的日间尿控率在70%~90.9%。原位回肠新膀胱组的夜间尿控率约为60%~90.9%,乙状结肠新膀胱组约为6.3%~90%。即两组术后日间尿控水平基本相当,而夜间尿控方面原位回肠新膀胱组明显优于乙状结肠新膀胱组,这可能与结肠膀胱的顺应性更低有关。通过对术后患者尿动力学方面的评估,研究者提出决定日间尿控的主要因素在于尿道最大关闭压,但由于患者睡眠时较低的自我意识水平,夜间尿控主要受尿道最大关闭压、最大收缩波和中等容量基线压等共同影响。

第二节　重建新膀胱时的物理和生理考量

理想的肠代膀胱应是腔内压低、容积合理和顺应性高的膀胱,它需要为患者提供较好的自我控尿和排尿功能,并尽量不残留尿液。患者需要对代膀胱充盈时存在感知,以便在情况允许时排尿。此外,代膀胱还需对肾功能的保护有益,避免肠道吸收不良、水和电解质失衡、重吸收尿液溶质导致的长期代谢后遗症和晚期肿瘤性改变等情况的发生。目前,上述所有的要求并非都能同时被满足,需要在新膀胱的重建过程中寻找平衡。

一、几何形状

形态决定功能,这句话放在新膀胱重建时也不例外。理想的新膀胱应满足以下几个方面。

首先是拥有最大的容积 / 表面积比。球形新膀胱可使半径最大化。根据拉普拉斯定律(Laplace 定律,$P=2T/r$,即压力 = 张力 / 半径),最大的半径可最小化新膀胱的充盈压力。例如,将相同长度的肠管从不折叠到双交叉折叠成球形时,新膀胱的储尿容积较前者增大到 4 倍,腔内充盈压力为前者的 1/4。以一段 40cm 的小肠为例,单纯这一段肠管的直径为 1cm,容积约为 125ml。当将其沿对系膜缘剖开折叠去管化后,直径为 2cm,容积约 250ml。双交叉折叠成球形时,直径为 4cm,容积约 500ml(表 1-4-2-1)。在新膀胱壁表面张力一定的情况下,球形新膀胱体积大约是对折后圆柱形新膀胱的 2 倍,压力大约是后者的 1/2。

其次,管状肠段代膀胱会因蠕动产生高压,进而导致反复的尿失禁。新膀胱的去管化包括将肠管沿对系膜缘切开和交叉折叠两部分,以阻断新膀胱肠源性协调、同步收缩。因为,当一部分肠管收缩时,另一部分肠管可以因其弹性减低以抑制高压峰的形成。同时也避免了术后肠粘连导致的非去管化新膀胱协调收缩受阻,产生的压力累积问题。

表1-4-2-1 一段40cm的肠管经过折叠去管化后的管径和容积变化

肠管折叠方式	直径/cm	容积/ml
	1	125
	2	250
	4	500

实现这类效果最好的方式是应用四段去管化肠段,沿着两个相反的方向排列,交叉、折叠成新膀胱。值得指出的是,不同堆叠技术理论上并不会影响新膀胱容量。有实验表明,非去管化新膀胱中存在100ml尿液时,肠管收缩可产生10cmH_2O的排尿高压峰,而在去管化新膀胱中,产生相同的高压时新膀胱可以储存200~300ml的尿液。

最后,球形新膀胱在代谢方面也有优势:在给定体积的情况下,球形膀胱所需切除的肠管的长度和最后用于重吸收的肠黏膜面积都最小。

二、新膀胱容积与压力

必须强调的是,虽然新膀胱的功能会受到许多其他因素的影响,肠壁的延展性、平滑肌的张力及其对应的神经支配调节等,容积依然是影响其功能的主要因素。

表面上,所选取的肠管多5cm还是10cm,在交叉对折后对新膀胱容积的影响似乎也没那么明显,而且在实际手术时测量的肠段长度可能随肠道平滑肌张力的变化而变化,这种误差似乎是可以接受的。然而,由于肠段的长度增减会通过影响半径的增减进一步影响新膀胱的体积,而球体的体积与半径的三次方成正比,因此肠段的长度细微地变化,都会以立方的、非线性的方式显著影响新膀胱体积(容积)。例如,一段30cm长的肠管,折叠成新膀胱的半径约为4.2cm,那么根据数学计算可知其体积(容量)近似为300ml,而当选取长度为40cm的肠管时,对应新膀胱的半径约为4.9cm,对应体积约为500ml。将此选取长度放宽至60cm时,新膀胱半径仅仅增加了2cm,体积(容积)却增加到了900ml,达到了原来的3倍。手术中需要注意由于外部影响,如硬膜外麻醉中含有局部麻醉剂,造成肠段生理上发生的变化。这类情况下,在测量肠段长度前1h应该停止硬膜外麻醉。

同时,新膀胱的体积并非越小越好。事实上,新膀胱的体积过大或者过小,都将严重影响患者的生活质量。尿失禁的发生与膀胱内压高于膀胱颈出口压力有关。小膀胱的顺应性低,可能会导致膀胱内压大于膀胱颈出口,导致尿失禁的情况。另外,在扩张到预期容量前,小膀胱术后更易出现上尿路积水的问题。如果小膀胱随着时间的推移逐渐扩张变大,成为低压膀胱,这种术后较短且间歇性功能性出口梗阻不会对肾功能产生负面影响。但是,如果新膀胱过小,很长一段时间内新膀胱将处于持续高压状态,这对患者肾功能是有潜在危害的。

此外,在近似的压力下,较大的新膀胱半径会产生更大的膀胱壁表面张力,因此即使在较低的压力下,拥有较大的新膀胱的患者易产生"满胀感"。然而,在尿道口松弛后,新膀胱借由储尿过程中被动产生的压力作用下排空,而非与正常膀胱似的主动收缩排尿。因此,过大的新膀胱在壁内会存在持续的张力,即使膀胱已经排空,患者仍会有一种"膀胱是满的"的错觉。在排尿时,这类膀胱的驱动压力很低,存在排空不全的风险,即所谓的带有残余尿液的"软袋"。

综上,需要在新膀胱的体积大小、尿潴留、尿失禁之间找到一个平衡。临床经验表明,40cm 长的肠管做出的新膀胱,术后即刻的容量约为 150ml。通过逐渐增加排尿间隔训练,最终可以达到约 500ml 的容积,同时其顺应性好,重吸收相关代谢问题较少。

三、不同肠段的选择和生理结构

不同肠段对扩张的适应性不同。研究表明,回肠新膀胱可能比结肠新膀胱有更好的内脏弹性,由于新膀胱内压力随容积的增加而缓慢增加,在相同的容量下,回肠新膀胱内的压力要低于结肠,因此,回肠新膀胱患者在达到尿失禁压力点之前,能更长久地储存尿液。但这一现象与是否行去管化和交叉折叠的关系尚不清楚。在去管化的结肠新膀胱中,偶尔出现的尿失禁是否可以用少见的肠管大幅收缩来解释亦未可知。

另外,肠道生理学的基础节律电位源于纵行肌层,回肠和结肠中的电节律波是相似的,在产生后可迅速扩散到产生蠕动的环形肌层。如果对新膀胱不进行去管化及交叉折叠以阻断电位,这些电信号会造成肠管环形肌层收缩,在新膀胱内产生高压力峰,进而引发尿失禁。但这种电位产生的蠕动也有其积极的一面。一些研究证实,它产生的蠕动力可以被输尿管断端与新膀胱之间吻合口区域的肠段所利用,形成部分的抗反流效应。

在外科手术技术差异方面,因为结肠的血液供应因素和细菌含量不同,过去结肠切除吻合一直被认为比回肠切除吻合难度更大。目前,由于更好的术前肠道准备、常规应用抗生素、更好的吻合技术等原因,这种并发症差异已明显缩小。关于回肠新膀胱是否能在盆底水平与尿道行吻合的疑虑似乎是没有根据的。因此,从技术上讲回肠或结肠新膀胱都是可行的。

第三节　小　　结

去管化肠代膀胱虽然手术较非去管化代膀胱手术复杂,但这类膀胱可以较好地抵消肠管协调、同步蠕动时产生的高压力峰,进而减低尿失禁的可能性。同时也在相同长度下,最大化地扩展了膀胱容积。理想的去管化肠代膀胱应是具备合理的容积、较低的内压和较高的顺应性。临床经验表明,肠管长度选取为 40cm 左右时可以较好地实现以上优点。

(谢　燚)

参考文献

[1] SIMON J. Ectopia vesicae (absence of the anterior walls of the bladder and pubic abdominal parieties): Operation for directing the orifices of the ureters into the rectum, temporary success, subsequent death, autopsy [J]. Lancet, 1852, 568-570.

[2] TIZZONI G, FOGGI A. Die wiederherstellung der harnblase: experimentelle untersuchungen [J]. Zentralbl Chir, 1888, 15: 921-924.

[3] HEITZ-BOYER M, HOVELAQUE A. Création d'une nouvelle vessie et d'un nouvel urètre [J]. J Urol, 1912, 1: 237-258.

[4] TASKER J H. Ileo-cystoplasty: a new technique; an experimental study with report of a case [J]. Br J Urol, 1953, 25 (4): 349-357.

[5] GOODWIN W E, WINTER C C, BARKER W F. Cup-patch technique of ileocystoplasty for bladder enlargement or partial substitution [J]. Surg Gynecol Obstet, 1959, 108 (2): 240-244.

[6] STUDER UE, CASANOVA GA, ZINGG EJ. Historical aspects of continent urinary diversion//ROWLAND RG, PAULSON DF (eds): Problems in Urology [M]. Philadelphia: Lippincott, 1991, 5: 197-202.

[7] T EKMAN H, JACOBSSON B, KOCK N, et al. The functional behaviour of different types of intestinal urinary bladder substitutes [J]. Congr Int Soc Urol Lond, 1964, 2: 213-217.

[8] TRASTI H. Urinary diversion via a continent ileum reservoir. An experimental and clinical study [J]. Scand J Urol Nephrol Suppl, 1978 (49): 1-71.

[9] CAMEY M. Bladder replacement by ileocystoplasty following radical cystectomy [J]. Semin Urol, 1987, 5 (1): 8-14.

[10] ROEHRBORN C G, TEIGLAND C M, SAGALOWSKY A I. Functional characteristics of the Camey ileal bladder [J]. J Urol, 1987, 138 (4): 739-742.

[11] JAKOBSEN H, STEVEN K, STIGSBY B, et al. Pathogenesis of nocturnal urinary incontinence after ileo-caecal bladder replacement. Continuous measurement of urethral closure pressure during sleep [J]. Br J Urol, 1987, 59 (2): 148-152.

[12] COLDING-JøRGENSEN M, POULSEN A L, STEVEN K. Mechanical characteristics of tubular and detubularised bowel for bladder substitution: theory, urodynamics and clinical results [J]. Br J Urol, 1993, 72 (5 Pt 1): 586-593.

[13] PANNEK J, SENGE T. History of urinary diversion [J]. Urol Int, 1998, 60 (1): 1-10.

[14] STUDER U E, TURNER W H. The ileal orthotopic bladder [J]. Urology, 1995, 45 (2): 185-189.

[15] HINMAN F Jr. Selection of intestinal segments for bladder substitution: physical and physiological characteristics [J]. J Urol, 1988, 139 (3): 519-523.

[16] HAUTMANN R.[Urinary diversion 1989][J]. Urologe A, 1989, 28 (4): 177-182.

[17] STUDER U E, ACKERMANN D, CASANOVA G A, et al. Three years' experience with an ileal low pressure bladder substitute [J]. Br J Urol, 1989, 63 (1): 43-52.

[18] THOENY H C, SONNENSCHEIN M J, MADERSBACHER S, et al. Is ileal orthotopic bladder substitution with an afferent tubular segment detrimental to the upper urinary tract in the long term？[J]. J Urol, 2002, 168 (5): 2030-2034; discussion 2034.

[19] BOYD SD, LIESKOVSKY G, SKINNER DG. Kock pouch bladder replacement [J]. Urol Clin North Am,

1991, 18 (4): 641-648.

［20］ KREDER K, DAS A K, WEBSTER G D. The hemi-Kock ileocystoplasty: a versatile procedure in recon-structive urology [J]. J Urol, 1992, 147 (5): 1248-1251.

［21］ STUDER U E, SPIEGEL T, CASANOVA G A, et al. Ileal bladder substitute: antireflux nipple or afferent tubular segment？[J]. Eur Urol, 1991, 20 (4): 315-326.

［22］ BERGLUND B, KOCK N G, NORLéN L, et al. Volume capacity and pressure characteristics of the conti-nent ileal reservoir used for urinary diversion [J]. J Urol, 1987, 137 (1): 29-34.

［23］ HINMAN F Jr, OPPENHEIMER R. Functional characteristics of the ileal segment as a valve [J]. J Urol, 1958, 80 (6): 448-454.

［24］ GREGOIR W.[Physiology of the isolated loop in intestino-vesical surgery and in substitute bladder][J]. Acta Urol Belg, 1955, 23 (3): 236-245.

［25］ ALI-EL-DEIN B, GOMHA M, GHONEIM M A. Critical evaluation of the problem of chronic urinary retention after orthotopic bladder substitution in women [J]. J Urol, 2002, 168 (2): 587-592.

［26］ JI H, PAN J, SHEN W, et al. Identification and management of emptying failure in male patients with orthotopic neobladders after radical cystectomy for bladder cancer [J]. Urology, 2010, 76 (3): 644-648.

［27］ CHEN Z, LU G, LI X, et al. Better compliance contributes to better nocturnal continence with orthotopic ileal neobladder than ileocolonic neobladder after radical cystectomy for bladder cancer [J]. Urology, 2009, 73 (4): 838-843; discussion 843-844.

［28］ 王大川, 王璟琦, 许腾飞, 等. 原位回肠和原位乙状结肠新膀胱术后尿动力学检测和尿控水平对比的 Meta 分析 [J]. 现代泌尿外科杂志, 2019, 24 (8): 654-659.

第五章

尿液对肠道黏膜结构和功能的改变

第一节 概 述

尿液是人体产生和排泄的液体废物。由肾小球分泌,储存在膀胱中,通过尿道排出。其正常化学成分主要是水,含量约95%,其他成分含量较少。尿液中的氮主要以尿素形式排出,占总有机酸50%以上,其浓度约为9.3g/L。肌酐是尿液中另一种重要的含氮化合物,其浓度约为0.67g/L。硝酸盐是尿液中的第三种含氮化合物。由于肾脏肾小球的损伤或感染,其他物质可能通过尿液排出,从而改变肾单位重新吸收或过滤血浆不同成分的能力。

小肠是消化和吸收的主要部位,小肠黏膜分为上皮、固有层、黏膜肌层。小肠黏膜表面有许多细小的肠绒毛,是由上皮和固有层向肠腔突起而成。绒毛根部的上皮下陷至固有层,形成管状的小肠腺,小肠腺直接开口于肠腔。绒毛表面上皮主要由吸收细胞和杯状细胞组成,分别起消化吸收和分泌黏液、润滑保护的作用,此外还有少量内分泌细胞,负责协调胃肠道自身的运动和分泌功能。小肠腺上皮除上述细胞外,还有帕内特细胞和未分化细胞。帕内特细胞是小肠腺的特征性细胞,具有一定的灭菌作用。乙状结肠黏膜上皮为单层柱状上皮,由吸收细胞与大量杯状细胞组成。固有层内含有大量呈管状的大肠腺,腺上皮除吸收细胞和大量杯状细胞外,腺的底部有少量未分化细胞和内分泌细胞。肠上皮的组织学特性决定了其对尿液中的排泄废物具有一定的吸收能力。

原位新膀胱术(orthotopic neobladder)和回肠通道术(ileal conduit)是根治性膀胱切除术后主要的尿流改道术式,虽然尿流改道的手术技术已经十分成熟,但术后肠道相关并发症仍无法避免。回、结肠黏膜在尿液长期刺激下不仅会出现组织形态改变,肠道黏膜分泌、吸收和代谢等功能也会受到影响,同时尿液中代谢产物也可能诱导新膀胱肿瘤的发生。本节内容将着重从以上几个方面介绍尿流改道术后尿液对肠道黏膜的影响。

第二节 尿液对肠道黏膜的影响

一、尿液对肠道黏膜组织形态的改变

原位新膀胱术可选用的材料较多,常用的选材包括胃、回肠、乙状结肠等。其中,回肠由于其取材方便,去管化后形成的储尿囊具有顺应性好、压力低、容量高等优点,是目前使用最多的材料。而乙状结肠则由于其解剖上与膀胱及尿道距离近,储尿囊制作相对简便,且两者的神经支配具有一定同源性,因此成为另一种常用的选材。

由于新膀胱黏膜与尿液长期接触,回、结肠黏膜在尿液刺激下会出现一系列病理改变。小肠的主要功能是维持液体和电解质稳态、消化和吸收营养物质等,小肠表面的环状襞、绒毛及长绒毛增大了小肠的表面积并增强了吸收能力。文献显示,由于受到尿液的直接刺激,术后回肠新膀胱黏膜的厚度随时间持续而减小,且黏膜表面的绒毛及微绒毛呈现出进行性萎缩。光镜下表现为肠绒毛高度缩短,黏膜固有层出现炎性细胞浸润及局灶纤维组织形成,黏膜上皮细胞刷状缘形成不良等。有报道发现上皮细胞间的杯状细胞形态结构未见明显异常,但由于绒毛萎缩,杯状细胞总体数量减少,可能导致黏液分泌能力下降。而电镜下可见微绒毛水肿、变短甚至缺失,黏膜上皮细胞的部分细胞器出现肿胀。Di Tonno 等对 15 例回肠新膀胱术患者回肠黏膜的组织学改变进行了 24 个月的随访研究,结果显示,肠黏膜结构改变主要发生在术后 6~12 个月,6 个月时微绒毛的数量减少且高度显著降低,终末网被破坏,细胞边界弯曲。12 个月后微绒毛进一步缩短、融合,糖萼几乎全部消失。而在 18~24 个月后肠黏膜结构的改变基本稳定,微绒毛由于失去了终末网的支撑,可能出现弯曲或倒伏现象。研究者归纳这种肠上皮细胞质结构的改变为一种"去分化"改变,并且主要影响肠黏膜的吸收功能。

乙状结肠新膀胱术后储尿囊黏膜的改变与回肠新膀胱类似,黏膜改变往往发生在术后1~2 年。有学者随访了 10 例去带乙状结肠新膀胱术后患者的储尿囊黏膜变化,结果显示术后 6~12 个月时,黏膜上皮表面附着的黏液明显减少,绒毛稀疏,可见部分绒毛倒伏于黏膜表面,术后 24 个月后,以上改变进一步加剧,绒毛成片倒伏、弯曲,黏液进一步减少。术后12~24 个月时在光镜下可见上皮细胞线粒体、内质网肿胀、分裂象增加。另一项国内研究结果显示,乙状结肠新膀胱术后 36 个月时,新膀胱肠黏膜变薄、肠腺排列疏松、间质减少、单位腺体数目减少,这进一步证实尿液刺激下肠腺数量减少导致肠黏膜分泌功能下降及黏液减少,同时绒毛数量减少、缩短、倒伏可能导致吸收面积下降,而细胞水平出现炎性细胞浸润及线粒体、内质网肿胀表明上皮细胞的活力下降,因此可能伴有功能损失及生命周期缩短。总之,在尿液长期的作用下,回结肠新膀胱黏膜表现出一系列病理改变,导致肠黏膜吸收及分泌功能下降,新膀胱黏膜在功能和结构上向具有尿路上皮特性的方向转化,以适应比吸收更重要的被覆和保护功能。

二、尿液对肠道黏膜分泌功能的改变

正常的肠道黏膜具有吸收和分泌功能。小肠绒毛上皮由吸收细胞、杯状细胞及少量内分泌细胞组成。其中杯状细胞散在分布于吸收细胞之间，其细胞内富含分泌颗粒，可分泌碱性黏液，有保护和润滑小肠的作用。小肠上皮和腺体分泌的黏液包含 95% 的水，小于 10% 的黏液素，可透析盐、蛋白质、脂质、碳水化合物及核酸。在尿流改道术中，肠道作为膀胱的替代物被广泛地作为储尿囊使用。处于尿液环境中的肠道黏膜吸收尿液中的氯化物并将 HCO_3^- 排到肠腔中。

肠道长期与尿液相接触，可通过分泌黏液丢失一定量的 HCO_3^-，加之重吸收尿的 Cl^- 和 NH_4^+ 可导致代谢性酸中毒。Bejan 等观察到肠代膀胱术后尿中黏液随时间的推移而逐渐减少，显著减少时间大多为术后 1 年，此时行膀胱黏液冲洗的次数最少，这说明术后远期肠黏膜的分泌能力下降明显。研究认为发生这些改变的原因：一是随着术后时间的延长，尿中代谢产物对肠道黏膜的毒性作用不断增加，二是无正常肠道内容物的刺激，肠道黏膜出现失用性退化。RitaGatti 认为术后早期在尿液和缝合线等因素的刺激下，杯状细胞和腺体并没有萎缩和减少，相反有增加的趋势，此趋势在术后 18~24 个月停止，继而出现萎缩和减少。新膀胱的分泌能力减弱致使肠道环形肌退化，自主收缩能力减弱，肠上皮细胞之间保持稳定，新膀胱的功能逐渐接近生理性膀胱。

三、尿液对肠道吸收、代谢的影响

高氯性代谢性酸中毒是用肠道行尿流改道术的一种常见并发症，几乎所有使用回肠或结肠段进行尿流改道术的患者都会发生。在正常肠道内除了各种蛋白转运体外，还存在 Na^+-H^+ 反向转运体和 Cl^--HCO_3^- 反向转运体。当尿液存在于肠道中，尿 NH_4^+ 和 Na^+ 竞争 Na^+-H^+ 反向转运体。为了维持电中性，肠道在排出碳酸氢盐分子的同时，也会吸收氯分子。所以，NH_4Cl 的吸收和 $NaHCO_3$ 的丢失是发生酸碱失衡的主要原因。酸中毒的发生率取决于肠黏膜对尿液成分的吸收效率，主要的影响因素有肠黏膜与尿液的接触面积、肠黏膜的特性、接触时间和尿液的成分构成等。使用不可控尿流改道术和原位新膀胱术出现严重酸中毒的发生率为 26%~45%。

由于回肠黏膜的特性，体外实验显示回肠对尿液成分的吸收较结肠更加活跃，但是临床研究表明使用回肠通道与结肠通道代谢性酸中毒的发生率并无差距，其原因可能是肾脏在酸碱平衡方面起到了重要的纠正作用。因此当患者肾功能减退，酸碱调节面临失衡时，使用结肠改道更加安全。回肠通道术使用的肠道长度较短，并且没有储存尿液的功能，所以行回肠通道术的患者面临代谢相关的问题较少。一项对照研究显示，有 14.8% 的回肠通道术患者在术后 1 个月出现较为严重的代谢性酸中毒，而回肠新膀胱术后 1 个月代谢性酸中毒的发生率为 31%，明显高于前者；但是在术后 1 年，两者的发生率并无显著差别。可能由于长期暴露于尿液后回肠黏膜结构发生改变，如肠绒毛萎缩、绒毛减少、绒毛与隐窝比降低和黏膜纤维化等，最终降低了新膀胱中电解质的运输活动。纠正代谢性酸中毒可选择口服碳酸氢钠或枸橼酸钠加枸橼酸；钠、钾限制饮食的患者可服用氯丙嗪或烟酸，减少肠上皮细胞中环磷酸腺苷（cyclic adenosine monophosphate，cAMP）的合成，抑制 Cl^- 的吸收。

尿流改道术相关电解质异常可能包括低钾血症、低钙血症和低镁血症。使用结肠发生低钾血症的概率较高，其机制尚未完全阐明，似乎当高钾溶液与肠黏膜接触时，回肠比结肠能够更好地重新吸收该离子。另外在纠正酸中毒时，会加重体内钾的消耗，在纠正酸碱平衡时应口服钾剂避免缺钾。低钾血症的临床表现主要为肌无力，因此当尿流改道术患者出现肌无力的症状时，应考虑是否为钾离子缺乏引起。尿流改道术后的低钙血症是由肾功能减退和体内钙储备消耗引起的。慢性代谢性酸中毒持续被碳酸钙缓冲，碳酸盐的移动导致钙从骨中释放，多余的钙由肾脏排泄，而酸中毒和硫酸盐的存在进一步抑制钙的再吸收。

在生理或者病理情况下尿液中会分泌出许多物质。在尿流改道术后，它们有可能被接触尿液的肠管重新吸收。例如糖尿病患者的尿糖筛查可能由于葡萄糖的重吸收而不准确，因此，这类患者建议通过化验血糖筛查糖尿病。另外部分通过尿液排泄的药物可能经过肠道重吸收，改变这些药物的药代动力学，影响治疗效果，增加药物毒性。例如肠道尿流改道术增加了甲氨蝶呤的药物毒性，故行可控尿流改道术的患者在接受甲氨蝶呤治疗时应留置导尿，将会减少尿液与肠黏膜的接触时间。此外其他药物也会通过肠道重新吸收，临床医生在治疗时掌握比较困难，因为改道后的肠道吸收个体化差异较大，但是临床上应该注意到这些特殊条件下调整相关药物剂量的重要性。

四、尿液对新膀胱黏膜肿瘤发生的影响

尿流改道术后，新膀胱黏膜存在发生肿瘤的可能。尿粪合流的尿流改道术后肠腺癌的发生主要与高氨 - 亚硝基尿刺激、慢性炎症刺激、吻合口尿路上皮 - 肠黏膜上皮移行处细胞增生或患者具有某些肠道肿瘤相关易感基因等因素有关。而随着手术技术的发展，尿粪分流的原位新膀胱术现已逐渐成为主流，由于尿液不与粪便接触，因此不会产生高氨 - 亚硝基尿，目前罕有原位新膀胱术后肠道恶性肿瘤发生的报道。

尿粪合流的尿流改道术后，新膀胱的尿液中存在大量的二甲基联氨和 N-［4-(5- 硝基 -2 杂苯)-2- 噻唑］甲酰胺，这种高氨 - 亚硝基尿液的变化，是引起肠道肿瘤的重要因素。其主要原因为，粪便中存在大量的胺类物质，而尿液中的细菌感染可以产生硝酸根，从而促进胺类物质形成氨 - 亚硝基复合物。Nurse 等发现在新膀胱的尿液中，氨 - 亚硝基含量明显高于正常膀胱中的尿液。在众多细菌中，链球菌可以促进尿素形成硝酸根，在致癌过程中起到重要作用。但制成回、结肠储尿囊，尿粪分流后，肠腺癌发生率很低。

新膀胱的肠壁上皮细胞多出现萎缩和不典型增生，肠腺细胞生长活跃，DNA 双倍体增多，且距离吻合口越近，该现象越明显。Shimamoto 等对 37 例输尿管乙状结肠吻合术后患者的研究发现，71% 的病例于吻合口处出现炎性肉芽肿样改变。Azumuddin 等报道的输尿管乙状结肠吻合术后恶性肿瘤（以腺癌为主）的发生率为 2%~15%，肿瘤往往发生于尿粪合流的结肠黏膜吻合处。肠壁黏液蛋白是由肠腺的基底细胞分泌的，在新膀胱中，对肠壁深层组织进行免疫组化时，常提示黏液蛋白阳性。Strachan 在切除新膀胱腺癌标本后发现，肿瘤周围肠壁黏液蛋白均为阳性，不除外是一种癌前病变。

国内对原位新膀胱术后随访的报道较多，但对于术后肿瘤复发的报道往往是关于原发尿路上皮肿瘤的盆腔、尿道复发或远处转移，目前尚无新膀胱黏膜肿瘤发生的报道，这可能与术后随访时间较短有关，另外也可能因为国内近年的报道多为尿粪分流的术式，所以术后

新膀胱黏膜较少发生恶性肿瘤。据 Ueda 等回顾了日本本土因非肿瘤因素(膀胱挛缩或泌尿系结核等)行回肠膀胱扩大术的文献资料,截至 2009 年日本地区仅有 19 例回肠膀胱扩大术后发生腺癌的病例报道。Mammadov 等对 20 例因神经源性膀胱或膀胱外翻行膀胱扩大术(术后 1~23 年)的患者进行了病理活检,并研究了膀胱及肠上皮黏膜的病理改变,发现虽然 3 例出现膀胱黏膜化生(1 例鳞状上皮化生,2 例肠上皮化生),但所有病例均未发现肿瘤生长。由此可见,尿流改道术后新膀胱黏膜的肿瘤发生率并不高,且与手术方式有密切的关系。

第三节　小　　结

膀胱作为储尿器官,黏膜主要起到屏障和保护的作用,而肠道属于消化器官,具有吸收和分泌功能,因此回结肠储尿囊在长期与尿液接触过程中,会发生一系列病理改变,从而导致黏膜结构和功能的变化。从结构上来讲,小肠黏膜表面有许多肠绒毛,而绒毛上皮由吸收细胞和杯状细胞组成,分别具有消化吸收和分泌黏液的功能,绒毛能够增加肠道的面积,大大地增强肠道功能。而储尿囊在尿液刺激下,往往在术后 1~2 年出现肠绒毛萎缩,绒毛缩短、倒伏甚至缺失,且黏膜变薄,一般认为这种改变与尿液中代谢产物的毒性作用和肠管失用有关。肠黏膜上皮的病理改变直接影响其参与代谢吸收和分泌的能力,导致肠黏液分泌逐渐减少,电解质运输能力减弱,肠道环形肌退化和自主收缩能力减弱,致使新膀胱的功能逐渐接近生理性膀胱。电解质及其他代谢产物重吸收能力下降导致术后代谢并发症如代谢性酸中毒及离子紊乱发生的概率明显下降,肠黏膜结构和功能的改变在术后 18~24 个月趋于稳定,从而逐渐达到良好的储尿效果。

尿粪分流的原位新膀胱术后发生肠黏膜腺癌的报道较为罕见。近几年国内文献显示,原位新膀胱术后肿瘤复发主要表现为输尿管、尿道、盆腔复发及远处转移。但对于其他肠代膀胱的术式,如存在尿粪合流或肠道-膀胱吻合的术式,尿液对储尿囊的长期刺激可导致膀胱-肠黏膜化生及慢性炎症,反复的尿路革兰氏阴性菌感染可能产生亚硝胺,诱导肿瘤的发生。日本学者通过分析因非肿瘤因素(泌尿系结核等)行回肠膀胱扩大术或输尿管回肠吻合术后发生恶性肿瘤的病例资料认为,肿瘤更容易发生于肠-膀胱吻合口周围,且肠-膀胱吻合面积越大,发生肿瘤的风险越高。此外该研究认为,泌尿系感染产生亚硝胺可能是导致恶性肿瘤的机制之一,而泌尿系感染往往发生于吻合处,这可能也是吻合口更易发生肿瘤的原因之一。另外吻合口处膀胱尿路上皮细胞与肠上皮细胞紧密相邻,容易诱发尿路上皮细胞-肠上皮细胞化生,导致肿瘤的发生。该研究随访发现,术后出现恶性肿瘤的平均时间为 29.3 年,这说明术后局部理化因素刺激诱导癌变是一个漫长的过程。国内研究的随访时间普遍小于 10 年,因此可能需更久的随访以发现新膀胱的肿瘤发生。另外虽然原位新膀胱术的吻合口仅限于输尿管与新膀胱吻合处,面积较小,但在随访过程中仍需重视此处是否存在炎症、化生及癌变。

(毕建斌)

参考文献

［1］ 吴丽媛, 杨飞亚, 牟廉洁, 等. 完全腹腔镜根治性膀胱切除术＋邢氏原位回肠新膀胱的可行性和疗效 [J]. 中华泌尿外科杂志, 2020, 41 (2): 90-94.

［2］ 徐亚文, 刘春晓, 郑少波, 等. 去带乙状结肠新膀胱黏膜超微结构研究 [J]. 广东医学, 2003, 24 (11): 1213-1214.

［3］ DI TONNO F, SIRACUSANO S, CICILIATO S, et al. Morphological changes on the intestinal mucosa in orthotopic neobladder [J]. Urol Int, 2012, 89 (1): 67-70.

［4］ 夏维木, 刘定益, 王名伟, 等. Roux-y 乙状结肠新膀胱替代后肠黏膜组织学变化及对代谢的影响 [J]. 中国组织工程研究与临床康复, 2009, 13 (31): 6193-6196.

［5］ BEJANY D E, POLITANO V A. Modified ileocolonic bladder: 5 years of experience [J]. J Urol, 1993, 149 (6): 1441-1444.

［6］ N'DOW J, ROBSON C N, MATTHEWS J N, et al. Reducing mucus production after urinary reconstruction: a prospective randomized trial [J]. J Urol, 2001, 165 (5): 1433-1440.

［7］ CHO A, LEE S M, NOH J W, et al. Acid-base disorders after orthotopic bladder replacement: comparison of an ileal neobladder and an ileal conduit [J]. Ren Fail, 2017, 39 (1): 379-384.

［8］ NURSE D E, MUNDY A R. Assessment of the malignant potential of cystoplasty [J]. Br J Urol, 1989, 64 (5): 489-492.

［9］ SHIMAMOTO C, HIRATA I, TAKAO Y, et al. Alteration of colonic mucin after ureterosigmoidostomy [J]. Dis Colon Rectum, 2000, 43 (4): 526-531.

［10］ AZIMUDDIN K, KHUBCHANDANI I T, STASIK J J, et al. Neoplasia after ureterosigmoidostomy [J]. Dis Colon Rectum, 1999, 42 (12): 1632-1638.

［11］ STRACHAN J R, WOODHOUSE C R. Malignancy following ureterosigmoidostomy in patients with exstrophy [J]. Br J Surg, 1991, 78 (10): 1216-1218.

［12］ UEDA Y, SUZUKI T, JUN Q, et al.[An adenocarcinoma arising from the urinary bladder 37 years after bladder augmentation using the ileum][J]. Hinyokika Kiyo, 2009, 55 (3): 145-148.

［13］ MAMMADOV E, DERVISOGLU S, ELICEVIK M, et al. Transition to adulthood with a bladder augmentation: histopathologic concerns [J]. Int Braz J Urol, 2017, 43 (6): 1152-1159.

［14］ KOBAYASHI S, TSUKAMOTO T, TOHSAKA A, et al.[A case of adenocarcinoma of the urinary bladder arising 45 years after ileal replacement of ureter for tuberculous ureteral stricture][J]. Hinyokika Kiyo, 2008, 54 (3): 235-238.

第二篇　技　术　篇

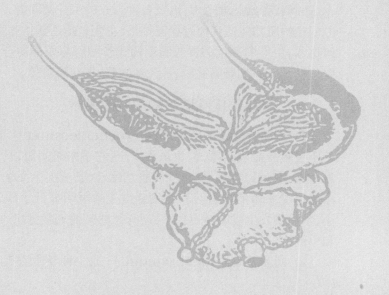

第六章

尿流改道术的命名分类与选择决策

第一节　概　　述

1852 年，Simon 首次报道了应用肠道进行尿流改道，从此拉开了尿流改道术的序幕。目前尿流改道术依据流出道的解剖位置不同，有经皮的尿流改道术、经肛门的尿流改道术，以及经尿道的原位新膀胱术。尽管很多在当时被认为是理想尿流改道术式的手术因为其繁杂的并发症而被弃用，前辈们在临床中的探索仍然对现在的手术选择产生了深远的影响。

第二节　尿流改道术的命名分类

根治性膀胱切除术是治疗肌层浸润性膀胱癌及高危非肌层浸润性膀胱癌的金标准，但切除膀胱后尿流改道术式的选择仍未统一。常见的尿流改道方式依据能否自主控制小便流出，分为可控尿流改道术和不可控尿流改道术。从解剖学的角度出发，目前可供选择的尿流改道术主要分为以下 3 类：第一类是经腹部皮肤造口的尿流改道术，主要有输尿管皮肤造口术、回肠或者结肠通道术，以及各种形式的可控储尿囊；第二类是经肛门的尿流改道术，利用肛门括约肌功能达到控制尿液排出，主要包括乙状结肠直肠膀胱术；第三类是经尿道的尿流改道术，由不同部位的胃或肠道构建新膀胱与尿道吻合，形成原位可控的尿流改道方式，主要包括 Studer 回肠新膀胱，邢氏新膀胱，胃新膀胱等。

一、经腹部皮肤造口的尿流改道术

1. 输尿管皮肤造口术（ureterocutaneostomy）　输尿管皮肤造口术是一种较为简单的不可控尿流改道术式，也最为安全，它手术时间短，且对消化功能影响较小。适用于预期寿命短、有远处转移、姑息性膀胱切除、因肠道疾患无法利用肠管进行尿流改道或全身状态不能耐受手术的患者。其并发症发生率虽明显低于回、结肠通道术，但因为输尿管的直径小，术后易发生皮肤造口狭窄，逆行性感染的风险更高。输尿管腹壁造口术可分为双侧造口和单侧造口。

2. 回肠通道术（ileal conduit）　是一种经典的不可控尿流改道方法，回肠通道术操作

简单、有效且适应证广泛。缺点是回肠通道术后腹壁造口,需要终身佩戴集尿袋。伴有短肠综合征、炎症性肠病或者回肠接受广泛放疗的患者无法采用该种术式。术后早期并发症包括泌尿系感染、输尿管吻合口漏或狭窄等。长期随访结果表明,主要远期并发症是造口相关并发症、上尿路的功能和形态学上的改变。随着随访时间的增加,并发症也相应增加。各种形式的肠道尿流改道中,回肠通道术的远期并发症要少于可控储尿囊或原位新膀胱术。对于无法采用回肠的患者,可采用结肠通道术(colon conduit)作为替代术式。对于进行过盆腔放疗或输尿管过短的患者可选用横结肠通道术。

3. 经皮可控尿流改道术(continent cutaneous urinary diversion)　此种术式从20世纪80年代兴起,由肠道去管化重建的高顺应性储尿囊、抗反流输尿管吻合和可控输出道组成,主要解决尿流改道术后佩戴集尿袋所导致的各种问题。常用术式包括:可控性回肠膀胱(Kock pouch)、可控性回结肠膀胱(Indiana pouch,Mainz pouch Ⅰ)、利用阑尾输出道的可控性回结肠膀胱术(Penn pouch)等。此种术式因需要频繁导尿、易引起逆行感染、复杂的手术技术、对较长肠管的需求以及术后输出道脱出等因素目前应用较少。

二、经肛门的尿流改道术

经肛门的尿流改道术分为尿粪合流及尿粪分流两种方式,尿粪合流方式起源于19世纪初,将输尿管直接吻合在乙状结肠上,称为输尿管乙状结肠吻合术,由于该术式有逆行感染、损伤肾功能、高氯性酸中毒等并发症,现已基本淘汰。尿粪分流方式是将输尿管种植在直肠上,将乙状结肠横断后从腹壁造口,用直肠代替膀胱,称为直肠膀胱术,该术式克服了尿粪合流的缺点,但由于未去管化的新膀胱存在内压高,部分患者存在不能完全控尿、逆行感染等并发症,同时还需行腹壁造口佩戴粪袋,影响术后生活质量等问题,未被广泛应用。但这类术式的改良术式如乙状结肠直肠膀胱术(Mainz pouch Ⅱ,又称 Mainz Ⅱ式储尿囊),根据可控膀胱的基本原理,取其精华去其糟粕,将部分乙状结肠和直肠去管化并折叠成形,使得新膀胱压力较低,利用肛门控制排尿,从而能达到相对尿粪分流的目的,较好地解决了储尿、控尿和保护上尿路功能的问题,因手术并发症较少,适用于不能采用原位新膀胱术的患者。

三、经尿道的尿流改道术

经尿道的尿流改道术即原位新膀胱术,严格意义上说尿流没有改道,应该称为尿流复道或者膀胱重建,但目前国际上也把这类术式归入尿流改道范畴。由于此类手术术后无腹壁造口,保证了患者的生活质量和形象,已逐渐成为根治性膀胱切除术后尿流改道术的主要方式,男性及女性患者均适用。根据采取的肠段不同分为胃新膀胱、回肠新膀胱、回结肠新膀胱、乙状结肠新膀胱等。

目前原位新膀胱术首选末段回肠去管化制作的新膀胱,包括 Studer 回肠新膀胱,M 形回肠新膀胱等。国内有报道显示去带乙状结肠新膀胱亦取得较好疗效,升结肠、盲肠、胃应用较少。也有报道顺蠕动双输入襻原位回肠新膀胱(邢氏新膀胱)、改良 U 形新膀胱等回肠新膀胱储尿囊的构建术式,但目前随访时间较短,长期效果还有待观察。构建原位新膀胱时应注意把握其原则:①充盈压较低,去管化折叠,使之形状接近球体;②新膀胱容量适中,取回肠约40cm或结肠约20cm;③输尿管与回肠吻合避免狭窄,减少反流。为实现折叠、去管化的作用应做到新膀胱尽量接近球形,使储尿囊容量增加,降低充盈压,符合几何原理。目前原位新膀胱术已经广泛地应用于男性和女性患者中,但即使是较大的中心也较少应用于年龄超过 80 岁的患者,术前应对患者的尿道括约肌功能进行评估。有经验的中心可获得满意的日间控尿率和夜间控尿率,但仍有尿失禁和排尿困难的风险,有些患者可能需要长期导尿或间歇性自我导尿。原位新膀胱术后并发症主要有日间和夜间尿失禁、输尿管肠道吻合口狭窄、尿潴留、代谢性疾病、维生素 B_{12} 缺乏等。原位新膀胱术后也有尿道肿瘤复发的风险,特别是膀胱内存在多发原位癌或前列腺尿道有侵犯时复发率更高。男性尿道前列腺部可疑组织术前可行活检,女性可行膀胱颈活检。术中可行冷冻切片,术后也需要定期行尿道镜检和尿脱落细胞学检查。由于回肠作为储尿囊失去正常的膀胱排尿反射,并且新膀胱的膀胱内压力不够持久、有效,患者术后需要通过增加腹压来帮助排尿。

采用原位新膀胱术作为尿流改道方式应满足以下条件:①尿道完整无损和外括约肌功能良好;②术中尿道切缘阴性;③肾脏功能良好可保证电解质平衡及废物排泄;④肠道无明显病变。术前膀胱尿道镜检查明确肿瘤侵犯尿道、膀胱多发原位癌、盆腔淋巴结转移、估计肿瘤不能根治、术后盆腔局部复发可能性大、高剂量术前放疗、复杂的尿道狭窄以及生活不能自理者为原位新膀胱术的禁忌证,女性患者肿瘤侵犯膀胱颈、阴道前壁亦为手术禁忌。存在膈肌裂孔疝、腹壁疝、盆底肌松弛、子宫脱垂等影响腹压的病变时应慎重选择该术式,必要时同时处理上述病变。在严格掌握适应证情况下,原位新膀胱术不影响肿瘤治疗效果。

第三节 尿流改道术的选择决策

随着微创技术的发展,有学者 1992 年报道了首例腹腔镜下膀胱切除术,2003 年报道了首例机器人辅助腹腔镜根治性膀胱切除术,微创时代的尿流改道术也因为各种手术技术的不断进步而慢慢发生着变化。但即使在根治性膀胱切除术开展数量很大的中心,对各种尿流改道术适应证的把握也不尽相同。

尿流改道术的选择应因人而异,从患者年龄、性别、肿瘤状态、伴随疾病与认知能力等具体情况出发,着重从保护患者肾功能、减少术中术后并发症、提高生活质量、延长生存时间等方面来选择适合的尿流改道术。原位新膀胱术和回肠通道术是根治性膀胱切除后尿流改道的经典术式,在条件允许的情况下应作为首选。原位新膀胱术首选末段回肠制作去管化折叠的新膀胱,若回肠无法使用可考虑结肠。输尿管皮肤造口术适用于年龄大、体质差、耐受力低、不能承受复杂手术的患者。不推荐常规选择经皮可控尿流改道术及利用肛门控尿术式。

微创时代根治性膀胱切除术后尿流改道术还有其特殊性,主要表现在以下几个方面:

一、腹腔内还是腹腔外尿流改道

根治性膀胱切除术是肌层浸润性膀胱癌以及高危非肌层浸润性膀胱癌治疗的金标准,

这一术式影响泌尿系统和消化系统,手术创伤大,术后并发症十分常见。一项关于根治性膀胱切除术的随机对照研究结果显示,开放手术总的术后并发症发生率为67%,严重并发症发生率高达22%。最常见的术后并发症为泌尿系感染和肠梗阻,此外还有结肠炎、败血症、急性肾衰竭等,也有研究发现,根治性膀胱切除术并发症高可能与尿流改道术有关。早在2002年Gill等进行了首例完全腹腔镜根治性膀胱切除原位新膀胱术,即完全在腹腔内完成尿流改道。国内黄健等随后也报道了完全腹腔镜根治性膀胱切除-乙状结肠新膀胱术。在缺乏机器人辅助的情况下,完全腹腔内尿流改道术时间长,手术难度大,未能广泛应用。因此现在多利用下腹壁取肿瘤标本的小切口进行尿流改道术,这样在没有增加手术创伤的情况下,避免长时间气腹,减少腹腔内污染,减少围手术期并发症。随着机器人辅助腹腔镜技术的应用,腹腔内完成尿流改道术的报道越来越多。2014年,国际机器人根治性膀胱切除联盟通过对18家成员单位的数据分析发现,腹腔内和腹腔外尿流改道两种术式在手术时间、出血量、住院时间等方面差异无统计学意义,虽然腹腔内尿流改道会增加手术难度,但并未影响术后90天内的总体并发症发生率。而且,根治性膀胱切除最常见的胃肠道和感染并发症在腹腔内完成尿流改道的患者中明显减少。完全腹腔镜下尿流改道可以减少术中非显性失水,避免过多牵拉和暴露肠道,从而减少术后的炎症反应,使肠道早期恢复。远期来看,体内构建新膀胱,可适当地保留远端输尿管的长度和血供,避免输尿管张力过高或输尿管过于冗长而导致上尿路梗阻。2018年,国际机器人根治性膀胱切除联盟再次对26家成员单位的2 125例机器人辅助腹腔镜根治性膀胱切除术患者资料进行了分析,发现腔内尿流改道术从2005年的9%增加至2015年的97%。腔内尿流改道术在手术时间、出血量、输血率等方面都优于腔外尿流改道术。腔内尿流改道术在高级别的并发症发生率方面多于腔外尿流改道术(13%与10%,$P=0.02$),但腔内尿流改道术并发症发生率逐年明显降低($P<0.001$)。腔内尿流改道术目前成为了国际上机器人辅助根治性膀胱切除术后尿流改道术的主要方式,在欧洲几乎100%的患者采用了腔内尿流改道术。但腔内尿流改道术也存在以下不足:未真正解决标本的取出问题、腹腔内肠内容物污染问题、手术技术要求高且手术费用明显增加等问题。

二、吻合器的使用

随着腔内尿流改道比例的增加,肠道吻合器的使用越来越多。在恢复肠道连续性方面,吻合器的应用可有效缩短手术时间,特别是对腔内尿流改道术有较大的帮助。在新膀胱制作方面,有学者认为用吻合器制作新膀胱具有安全可靠、所需肠管短、较手工缝合时间明显缩短、减少肠内容物污染手术区域、避免腹腔脏器在空气中暴露、肠道功能恢复快等优点。但目前国内外大部分学者认为,用吻合器构建新膀胱增加了手术费用,不符合外科基本原则,降低了新膀胱顺应性,增加了术后新膀胱感染率及结石并发症发生率,不宜推广应用。也没有研究结果显示肠道吻合器的使用能够减少肠道并发症的发生。相反,邵鹏飞等报道30例完全腹腔镜下利用吻合器制作新膀胱的病例,术后随访2例(6.6%)出现膀胱结石,部分吻合钉穿出了新膀胱黏膜。使用吻合器的长期随访结果显示,虽然其技术上是可行的,可以有效缩短手术时间,但其结石形成率(6%~16%)高于非吻合器构建的储尿囊(0~8%)。

三、原位新膀胱的构建方式

从机器人辅助腹腔镜技术开始应用以来,原位新膀胱术这一尿流改道方式应用的比例逐渐增加,甚至在一些根治性膀胱切除术完成量比较大的中心已经成为尿流改道的标准术式。由于新膀胱的构建方式多种多样,必须要明确的一点是新膀胱的构建要满足临床需求,具有合适的容量、低膀胱内压、高顺应性、能保护上尿路及具有良好的储尿、排尿功能。目前报道的机器人辅助腔内尿流改道术制作的新膀胱主要取末段回肠,有球形新膀胱、W形新膀胱、金字塔形新膀胱、U形新膀胱、三角形新膀胱及无定形新膀胱。经过去管化后多次折叠,成为半径更大、体积更大、压力更小的球形膀胱被认为最能遵循构建新膀胱的基本原则,符合生理及几何原理,最持久、有效、耐用。但由于目前缺乏不同新膀胱的前瞻性随机对照研究,因此也很难将来自不同中心的数据进行简单的对比来看孰优孰劣。

无论采用何种尿流改道方式,患者术后应定期复查,了解是否存在上尿路梗阻、感染以及结石情况,及时治疗以保护肾功能。接受原位新膀胱术的患者需要更密切地随访。

第四节　小　　结

不论是微创还是开放手术,复杂的尿流改道术由于手术难度大,常和术后并发症的发生密切相关。因此,需要根据患者的具体情况选择尿流改道方式,如年龄、伴随疾病、术前肾功能、预期寿命、盆腔手术及放疗史等,并结合患者的要求及术者经验慎重选择。医生术前应与患者充分沟通,告知患者不同的尿流改道方式及其优缺点,最终由患者决定。保护肾功能、提高患者生活质量是治疗的最终目标。

尿流改道术的发展至今已170年,目前各种尿流改道术及膀胱替代技术都已经相当成熟,在保护上尿路功能和控尿功能上亦趋于接近正常生理功能。随着科技的进步和长期的临床实践,微创时代的根治性膀胱切除术联合原位新膀胱术在肿瘤学和功能学方面都有着不错的预后,特别是机器人辅助技术出现以来,原位新膀胱术的比例逐渐上升,将有可能超过回肠通道术成为尿流改道的最主要方式。但肠道相关的代谢并发症、肠蠕动功能失调、结石形成甚至增加恶性肿瘤的风险等问题,都在促使我们寻找更加方便的、有效的尿流改道方式。

(黄 健 董 文 谢伟槟)

参考文献

[1] NIEUWENHUIJZEN J A, DE VRIES R R, BEX A, et al. Urinary diversions after cystectomy: the association of clinical factors, complications and functional results of four different diversions [J]. Eur Urol, 2008, 53 (4): 834-842; discussion 842-844.

［2］黄健, 董文. 微创时代根治性膀胱切除术后尿流改道的选择 [J]. 中华泌尿外科杂志, 2018, 39 (7): 489-492.

［3］谢尚训, 张士伟, 冯宝富, 等. 机器人辅助根治性膀胱切除加体内尿流改道术的临床应用 [J]. 现代泌尿外科杂志, 2021, 26 (9): 726-730, 804.

［4］GILL I S, KAOUK J H, MERANEY A M, et al. Laparoscopic radical cystectomy and continent orthotopic ileal neobladder performed completely intracorporeally: the initial experience [J]. J Urol, 2002, 168 (1): 13-18.

［5］黄健, 黄海, 郭正辉, 等. 腹腔镜下膀胱全切除-乙状结肠新膀胱术初步报告 [J]. 中华泌尿外科杂志, 2006, 27 (9): 584-586.

［6］AHMED K, KHAN S A, HAYN M H, et al. Analysis of intracorporeal compared with extracorporeal urinary diversion after robot-assisted radical cystectomy: results from the International Robotic Cystectomy Consortium [J]. Eur Urol, 2014, 65 (2): 340-347.

［7］黄健. 根治性膀胱切除术——从开放到腹腔镜到机器人 [J]. 中华泌尿外科杂志, 2017, 38 (8): 564-567.

［8］杨诚, 梁朝朝. 机器人辅助根治性全膀胱切除加体内尿流改道术的研究进展 [J]. 中华泌尿外科杂志, 2016, 37 (5): 395-397.

［9］HUSSEIN A A, MAY P R, JING Z, et al. Outcomes of Intracorporeal Urinary Diversion after Robot-Assisted Radical Cystectomy: Results from the International Robotic Cystectomy Consortium [J]. J Urol, 2018, 199 (5): 1302-1311.

［10］SHAO P, LI P, JU X, et al. Laparoscopic radical cystectomy with intracorporeal orthotopic ileal neobladder: technique and clinical outcomes [J]. Urology, 2015, 85 (2): 368-373.

［11］THRESS T M, COOKSON M S, PATEL S. Robotic Cystectomy with Intracorporeal Urinary Diversion: Review of Current Techniques and Outcomes [J]. Urol Clin North Am, 2018, 45 (1): 67-77.

第七章

肠管的选择及术前准备

第一节　概　　述

根治性膀胱切除后需要行尿流改道术,虽然可通过输尿管皮肤造口术实现,但是大多数情况下需要使用一段消化道。实际上,胃肠道的任何部位都曾被用于构建储尿囊或输出道,但没有任何一种技术适合所有的患者。术式的选择决定于所患的疾病、最理想的治疗方案、肾功能情况、解剖情况以及个人的喜好。一种理想的尿流改道术应该最接近正常的膀胱,具有抗反流、低压、可控和不吸收尿液等特点。

尿流改道术经过100多年的发展,可供选择的手术方法很多,目前主要的有以下三类:①经皮可控或不可控的尿流改道术(输尿管皮肤造口术、回肠或结肠通道术、可控的储尿囊);②经尿道的尿流改道术(原位新膀胱术);③经肛门的尿流改道术(直肠乙状结肠膀胱术)。目前应用最多的两种尿流改道方法是回肠通道术和原位新膀胱术。回肠通道术适用于绝大多数尿流改道的患者,该方法相对简单、安全、有效,主要缺点是需腹壁造口,终身佩戴集尿袋。而原位新膀胱术恰好能弥补这一缺点,可以使解剖和功能方面最接近正常膀胱,提高患者生活质量。

涉及肠管的尿流改道术式主要分两类:可控或不可控的尿流改道术。不可控尿流改道术主要包括回肠通道术和结肠通道术。可控尿流改道术主要包括原位新膀胱术、经皮可控储尿囊及输尿管乙状结肠吻合术等。这些术式均需采用一段肠管,对肠管有一定的要求。

第二节　肠管的选择

对于既往有腹部或盆腔的手术、放疗或系统疾病病史、肾功能不全、憩室炎、局限性肠炎、溃疡性结肠炎等病史的患者,选择尿流改道的方式要尤其注意。对于存在放射性肠炎、大便隐血或其他胃肠疾病病史的患者,术前应进行肠道的造影或纤维结肠镜检查。

回肠通道术是目前应用最多的尿流改道方式,大约33%~84%的患者采用此技术。回肠通道术最早是在1950年由Bricker报道,选用距回盲瓣15~20cm长的回肠作为通道。较短的通道能够减少尿液吸收,但肥胖患者需要长一些的通道。确定肠管的大致长度并进行离断,相近的和根部的肠系膜也需一起离断。分离的肠管用作尿流输出道,随后重建小肠的连续性,小肠的吻合口位于通道的上方。回肠通道术造口通常位于右下腹合适的部位,并且肠管是顺蠕动的方向。

空肠通道术已很少使用,仅用于回肠、结肠接受过放疗或有炎性病变的患者,其主要的并发症是电解质紊乱。

采用结肠作为输出道有诸多优点:抗反流的输尿管肠吻合更易操作;因为结肠直径较宽,造瘘口狭窄很少出现;电解质吸收较少;横结肠和乙状结肠的血供较好。根据输尿管的长短可在低位或高位建立结肠输出道。横结肠尤其适用于接受过广泛盆腔放疗、输尿管长段缺失者。横结肠的血供来自中结肠动脉。手术过程中,首先从横结肠上方打开大网膜,离断约15cm长的肠管备用。随后,适当游离远、近端结肠,无张力吻合以重建结肠的连续性。输尿管通过后腹膜的小切口与结肠通道近段吻合。造瘘口可酌情置于腹部左侧或右侧。乙状结肠通道术的方法与之类似,用于尿流改道的肠管应固定在乙状结肠的外侧。

原位新膀胱术多采用回肠构建新膀胱,不同的新膀胱构建形式主要区别是肠管折叠方式不同以及输尿管和储尿囊吻合方式不同。主要形式有 Studer 回肠新膀胱、Hautmann 回肠新膀胱、T 形回肠新膀胱、U 形新膀胱和邢氏新膀胱等。如果患者尿道括约肌功能良好,体力状况良好,年龄 ≤ 75 岁,无明显肠道病变或粘连,既往也没有肠道切除手术史,可以采用原位回肠膀胱术。Studer 回肠新膀胱是目前应用最广泛的构建方式。Studer 回肠新膀胱最早由 Studer 在 1989 年报道,采用一段未去管化的顺蠕动肠管作为输入袢以防止尿液反流。构建方法为截取 54~56cm 回肠,将远端 40~44cm 肠管去管化,先折叠呈 U 形缝合后,再翻折缝合呈球形储尿囊,取储尿囊的最远端与尿道吻合,将输尿管与近端 14~16cm 输入袢端侧吻合。

乙状结肠新膀胱也是目前采用较多的原位新膀胱术式,对于存在小肠切除或小肠病变史的患者尤为适用。采用小肠构建新膀胱后,多因为切除一部分小肠而出现影响消化道功能、贫血、水电解质平衡等并发症。乙状结肠新膀胱最早是由 Reddy 和 Lange 在 1987 年报道,构建方法为截取 35cm 降结肠和乙状结肠,两端 15cm 去管化后折叠呈 U 形,将最远端与尿道吻合,将输尿管与储尿囊吻合并做抗反流机制,最后缝合储尿囊。

有些患者因为尿道狭窄和尿道肿瘤等原因不适合做原位新膀胱术,但又不想长期佩戴尿袋,可采用经皮可控的储尿囊手术。选择的肠管可以为回肠、结肠或者回结肠。目前应用最多的术式是 Indiana 储尿囊,构建方法为截取升结肠及回肠末段,将升结肠去管化折叠成球形,回肠末段可作为输出道引出体外做造口,回盲瓣可作为抗反流机制。

输尿管乙状结肠吻合术最早是在 1852 年由 Simon 首次报道,最初由于没有增加抗反流机制,因粪便逆行感染引起肾盂肾炎导致很高的手术死亡率。外科医生将输尿管植入乙状结肠的方式改为抗反流方式之后,感染的发生率明显降低。由于患者要在直肠同时储存大量的粪便和尿液,对直肠括约肌功能的术前评估尤为重要。氨可以被肠黏膜吸收,肝病患者术后有增加肝性脑病的风险,因此不宜选用这一术式;有结肠原发病和广泛盆腔放疗的患者也不能选择此术式。目前应用比较多是 Mainz Ⅱ 式储尿囊,构建方法是将乙状结肠对系膜缘剖开 15~20cm,缝合后壁后,将两侧输尿管经结肠黏膜下引入乙状结肠,起到抗反流效果,最后缝合前壁。

第三节　术 前 准 备

一、术前评估

术前要进行全身和泌尿系的检查评估,了解机体重要器官的功能、认知状态、体力状态、进行肠道的评估及肿瘤临床分期。

术前行腹部增强 CT/MRI 充分评估膀胱肿瘤临床分期,肺部 CT、全身骨扫描评估远处转移情况。

结合肿瘤分期、年龄、体力状态、认知状态及术者经验选择尿流改道方式。如果行原位新膀胱术需要术前膀胱镜充分评估男性前列腺尖部尿道和女性膀胱颈口肿瘤情况,与患者充分沟通复发风险。如果采用胃结肠作为尿流改道的材料,需要术前行胃肠镜检查排除胃结肠肿瘤。对于行原位新膀胱术的患者,建议体力状况分级(ZPS)0~2 级,卡式(Kanofsky performance score,KPS)评分 ≥ 60,尿道外括约肌功能良好。年龄已经逐渐不再作为选择尿流改道方式的主要指标,之前 75 岁以上的患者不考虑原位新膀胱术作为尿流改道术式,现在大多中心以 80 岁作为相对限定年龄。

二、肠道准备

传统的肠道准备需要术前 2~3d 开始,从低渣饮食、半流食过渡到全流质饮食,口服肠道抗生素 3d,静脉补充营养。术前一晚及次日清晨清洁灌肠或术前清洁洗肠,术前留置胃肠减压管。

随着加速康复外科理念的引入及实施,诸多肠道准备方法被改进。研究表明结直肠手术可不需术前机械性肠道准备,且不会增加术后感染风险,并能够降低术后肠梗阻的发生率。因此,大多数情况下,术前肠道准备使用单纯无渣流食即可。

目前推荐的术前肠道准备从术前 1d 开始即可。术前 1d 早晨正常饮食,中午开始流食,口服泻药,不限制液体的摄入。可不用口服抗生素、肠外营养以及术前留置胃管。有顽固性便秘患者,可术前清洁洗肠或灌肠。来自国内膀胱癌协作组的一项多中心随机对照试验(randomized controlled trial,RCT)发现采用加速康复外科理念的患者术后肠道功能恢复更快,术后并发症并没有增加。目前加速康复外科理念在国内外大的医学中心被广泛应用,围手术期加速康复外科流程已经成为结直肠手术及泌尿外科尿流改道术常规流程。

三、造口位置

不合适的造口位置会造成患者不满。术前应分别对患者卧位、坐位和站位造瘘口的位置进行评估。造口应该高于或低于皮带线。最常用的造口位置是经腹直肌固定于前鞘,以防止造口疝的发生。如果经侧腹膜拉出体外的通道造口位置可适当偏外侧。理想的造口位置不应该有皱褶、反折、瘢痕,并且患者易于护理。对于肥胖或者肠系膜短的患者,造口可靠近肚脐或者右上腹。具体详见第三篇的第二十八章"尿流改道术围手术期护理及造口管理"。

第四节 临床现状与展望

一、回肠通道术对比原位回肠新膀胱术

回肠通道术和原位回肠新膀胱术后并发症是大家一直关心的问题,然而较多的研究尤其是倾向性匹配评分研究发现,回肠通道术与原位回肠新膀胱术围手术期并发症没有明显差异。一项回顾性研究比较回肠通道术和原位回肠新膀胱术对肾功能的影响,共纳入 1383 例患者,两组肾功能下降情况没有明显差异,结果显示只有年龄和吻合口狭窄是肾功能下降的主要影响因素。

目前研究普遍认为原位回肠新膀胱术后生活质量评分明显好于回肠通道术,尤其是对于年轻患者,并且原位回肠新膀胱术后花费要低于回肠通道术。Kern 等比较了回肠通道术、Indiana 储尿囊和原位回肠新膀胱术患者术后生活质量,共纳入 146 例患者,中位随访时间为 12.3 个月,83 例(56.8%)采用回肠通道术,31 例(21.2%)采用 Indiana 储尿囊,32 例(21.9%)采用原位回肠新膀胱术。三种术式生活质量评分没有明显区别,虽然回肠通道术需要造口,但是这类患者大多是年龄较大、合并症较多的患者,术后造口并没有明显影响生活质量。而在年轻患者占比多一些的 Indiana 储尿囊和原位回肠新膀胱术患者中,术后自身形象评分方面,原位回肠新膀胱术要优于 Indiana 储尿囊。

二、原位回肠新膀胱术对比乙状结肠新膀胱术

原位回肠新膀胱和乙状结肠新膀胱的对比研究较少。一项荟萃分析对比了原位回肠新膀胱和乙状结肠新膀胱两种术式,纳入了 12 项研究,乙状结肠新膀胱早期并发症更多。原位回肠新膀胱日间和夜间尿控率均优于乙状结肠新膀胱,尿动力学检查回肠新膀胱容量更大、压力更低、顺应性更好,然而残余尿更多。最大尿流率和尿量两组没有明显差异。

来自日本的一项回顾性研究比较了 90 例原位回肠新膀胱和 144 例乙状结肠新膀胱,两种术式并发症没有明显区别。1 年后的尿控和自主排尿情况没有明显差异,虽然最大尿流率和尿量无明显差异,但是乙状结肠新膀胱残余尿更少,并且功能更持久。两组生活质量评分没有明显差异。

第五节 小 结

国内膀胱癌协作组统计 2007—2012 年国内 44 家医疗中心共 14 260 例膀胱癌患者,不

同尿流改道术构成比例如下：原位新膀胱术占 44%，回肠通道术占 31%，输尿管皮肤造口术占 23%，其他的形式占比 2%。前三种尿流改道术也是目前国外最常用的三种形式，在较大医疗中心原位新膀胱术占比更多。Hautmann 等总结了 1970—2012 年国际上尿流改道方式发现：原位新膀胱术占 38%，回肠通道术占 42.2%，输尿管皮肤造口术占 10.4%，和国内数据有一定的差异，这与统计的时间段不同有一定关系。在近 10 年国内大的医疗中心原位新膀胱手术量逐年升高。国外大的医疗中心，原位新膀胱术占比也在增加，而总体上美国和欧洲原位新膀胱术比例略有下降，美国约占 29%，欧洲从 2006 年的 33% 降至 2014 年的 27%。因此，可以说没有任何一种技术适合所有的患者，而在尿流改道术的肠道选择中，除了考虑肾功能情况、解剖情况以及个人的喜好之外，还应该具有抗反流、低压、可控和不吸收尿液等特点。

（邢念增　王明帅）

参考文献

［1］ LIN T, LI K, LIU H, et al. Enhanced recovery after surgery for radical cystectomy with ileal urinary diversion: a multi-institutional, randomized, controlled trial from the Chinese bladder cancer consortium [J]. World J Urol, 2018, 36 (1): 41-50.

［2］ 瓦斯里江·瓦哈甫, 高建东, 刘赛, 等. 加速康复外科在腹腔镜根治性膀胱切除术围手术期应用的早期效果 [J]. 中华泌尿外科杂志, 2018, 39 (3): 178-182.

［3］ TYSON M D, CHANG S S. Enhanced Recovery Pathways Versus Standard Care After Cystectomy: A Meta-analysis of the Effect on Perioperative Outcomes [J]. Eur Urol, 2016, 70 (6): 995-1003.

［4］ LI K, LIN T, XUE W, et al. Current status of diagnosis and treatment of bladder cancer in China-Analyses of Chinese Bladder Cancer Consortium database [J]. Asian J Urol, 2015, 2 (2): 63-69.

［5］ HAUTMANN R E, ABOL-ENEIN H, DAVIDSSON T, et al. ICUD-EAU International Consultation on Bladder Cancer 2012: Urinary diversion [J]. Eur Urol, 2013, 63 (1): 67-80.

［6］ BACHOUR K, FAIENA I, SALMASI A, et al. Trends in urinary diversion after radical cystectomy for urothelial carcinoma [J]. World J Urol, 2018, 36 (3): 409-416.

［7］ GROEBEN C, KOCH R, BAUNACKE M, et al. Urinary Diversion After Radical Cystectomy for Bladder Cancer: Comparing Trends in the US and Germany from 2006 to 2014 [J]. Ann Surg Oncol, 2018, 25 (12): 3502-3509.

［8］ ANTONELLI A, BELOTTI S, CRISTINELLI L, et al. Comparison of Perioperative Morbidity of Radical Cystectomy With Neobladder Versus Ileal Conduit: A Matched Pair Analysis of 170 Patients [J]. Clin Genitourin Cancer, 2016, 14 (3): 244-248.

［9］ GERSHMAN B, EISENBERG M S, THOMPSON R H, et al. Comparative impact of continent and incontinent urinary diversion on long-term renal function after radical cystectomy in patients with preoperative chronic kidney disease 2 and chronic kidney disease 3a [J]. Int J Urol, 2015, 22 (7): 651-656.

［10］ ALI A S, HAYES M C, BIRCH B, et al. Health related quality of life (HRQoL) after cystectomy: comparison between orthotopic neobladder and ileal conduit diversion [J]. Eur J Surg Oncol, 2015, 41 (3): 295-299.

［11］ SINGH V, YADAV R, SINHA R J, et al. Prospective comparison of quality-of-life outcomes between ileal conduit urinary diversion and orthotopic neobladder reconstruction after radical cystectomy: a statistical model [J]. BJU Int, 2014, 113 (5): 726-732.

［12］ KERN S Q, SPEIR R W, TONG Y, et al. Longitudinal Health Related Quality of Life After Open Radical Cystectomy: Comparison of Ileal Conduit, Indiana Pouch, and Orthotopic Neobladder [J]. Urology, 2021, 152: 184-189.

［13］ TAO S, LONG Z, ZHANG X J, et al. Ileal versus sigmoid neobladder as bladder substitute after radical cystectomy for bladder cancer: A meta-analysis [J]. Int J Surg, 2016, 27: 39-45.

［14］ MIYAKE H, FURUKAWA J, SAKAI I, et al. Orthotopic sigmoid vs. ileal neobladders in Japanese patients: a comparative assessment of complications, functional outcomes, and quality of life [J]. Urol Oncol, 2013, 31 (7): 1155-1160.

第八章

输尿管吻合技术和抗反流技术在尿流改道术中的应用

第一节　概　　述

在尿流改道术中,输尿管吻合技术直接决定了术后输尿管狭窄、漏尿、肾功能受损等并发症的发生率。输尿管吻合的方式分为非抗反流式和抗反流式两种。非抗反流式的吻合步骤较为简单,更适合回肠通道术这种输尿管流出道压力较低的尿流改道方式;而对于可控尿流改道术或原位新膀胱术而言,由于储尿囊或者新膀胱内存在一定的压力,构建类似输尿管壁间段的抗反流结构从理论上来讲更接近于生理的排尿状态,可以尽量避免下尿路对上尿路的压力,从而减少手术后远期肾功能下降的比率和程度。对于吻合方式优劣的比较取决于该术式术后并发症的发生情况,几项大型临床研究显示尿流改道术后总体并发症的发生率高达60%,造口相关并发症以及随后发生的泌尿系感染是最常见的并发症之一。其中一些并发症可能发生在手术后数年,甚至术后20年,因此对尿流改道术后患者进行长期随访十分重要。

由于肠道和输尿管吻合的方法众多,目前尚缺乏长期大型的临床研究来比较各种方法的优劣。回肠通道术是最常见的尿流改道方式,回肠通道术中,两种吻合方式在临床效果上没有显著差异,其上尿路梗阻的发生率取决于输尿管狭窄、造瘘口狭窄的发生率。对于可控储尿囊或原位新膀胱术而言,上尿路功能受损的原因通常是输尿管蠕动减少、感染或结石,少数是输尿管肠吻合口梗阻,而尿液反流是否在肾功能受损发展中起决定性作用,目前并不十分明确。Kristjansson 等在长达16年的对根治性膀胱切除术后肾功能情况的随访中发现,回肠通道术组的平均肾小球滤过率(glomerular filtration rate,GFR)从88ml/min 降低至71ml/min,结肠通道组的平均 GFR 从84ml/min 降低至65ml/min,新膀胱组从100ml/min 降低至85ml/min,三组之间并没有显著性差异;采用非抗反流或抗反流式的吻合方法对肾功能几乎没有影响;但在他后续的研究中,抗反流吻合的肾脏瘢痕产生和上尿路细菌数要少于非抗反流式的吻合方法。Shigemura 的研究比较了采取不同吻合方式的 Studer 回肠新膀胱的反流情况,采用非抗反流式的 Wallace 组术后半年输尿管反流率为38.2%,而 Le Duc 抗反流组的输尿管反流率仅9.6%,但非抗反流组只有9%的患者出现肾积水,而抗反流组则高达18.8%。说明影响术后肾积水或者肾功能减退的决定性因素并不是尿液反流。综上所述,笔者建议输尿管肠吻合时首先应该选择比较熟悉的吻合方式进行手术,对于回肠通道术或可控储尿囊等术式而言,非抗反流式手术即可达到较好的临床效果,而并非需要一味追求常规进行抗反流吻合;对部分输尿管扩张明显的病例,可以考虑行抗反流吻合。在各种新膀胱术中,可以选择本中心较为熟练的方式进行抗反流吻合,但应注意避免输尿管狭窄、吻合口瘘等并发症的发生。

第二节　输尿管吻合技术的基本原则

输尿管肠道吻合术应当首先保证吻合口的通畅和手术的安全,尽量减少尿漏、肠梗阻等并发症。在此基础上,还应考虑到吻合后尿液自输尿管排出至肠道的阻力及是否具备防止尿液反流的类似括约肌的功能。目前已发展出多种吻合术式,但都应遵循以下一些基本原则。

一、保护输尿管组织的血运

输尿管在进行长段解剖游离时,不应过分地去除输尿管周围附着的组织,尽量保留其外膜的完整,避免强行剥离,止血时避免过度地烧灼。特别是在输尿管损伤及输尿管的二次手术中,输尿管的血供是否充分保留会影响手术的最终效果。输尿管吻合端的外膜组织不宜过多剥离,一般不超过 2~3mm。当输尿管断端存在病变时,需要剪裁至正常输尿管,而不能直接与肠道吻合,否则将导致术后尿漏或输尿管狭窄。

二、无张力吻合

术前需要通过各种影像学检查对重建形成的输尿管走行和对应的输尿管长度进行较为准确的评估,避免输尿管剪裁过短或过长。过短的输尿管使吻合口存在持续的张力,增加术后漏尿和狭窄的发生率;而过长的输尿管则会导致输尿管迁曲、成角,最终造成尿流梗阻。在实践中,常常遇到输尿管长度不够的情况,此时不应强行将输尿管牵拉至预先设计的肠吻合口处,而是需要将吻合的肠道通过合理设计、游离、成形等方式尽量贴近输尿管的吻合端。如果吻合口仍存在一定张力,可将吻合口附近的输尿管外膜与邻近组织缝合以减小吻合张力,这些组织包括腰大肌的腱膜、腹壁或盆腔的肌肉等。这种减张技术只能缝合输尿管外膜或肠壁浆膜层,不能贯穿肠壁和输尿管壁,以免造成狭窄和缺血坏死。

三、精细吻合

不论何种吻合术式,吻合口的口径需要基本一致。因为肠道和输尿管本身管腔差距较大,而输尿管的管腔因为扩张积水等因素差别也比较大,所以在设计吻合口时,应该根据术中情况,尽量保持两者一致。吻合前,需要将肠道和输尿管摆放至正常位置,合理定位吻合点以避免吻合后的输尿管发生扭转。尽可能采用无损圆针可吸收细线缝合,针距在 3~5mm为宜,避免过密或过疏。吻合时要对位准确,防止肠道及输尿管黏膜外翻脱出。在抗反流结构的构建中创建隧道或节段包埋时,需要注意输尿管走行区域的腔隙不宜过小以防止出现狭窄或缺血。在腹腔镜和机器人手术的吻合过程中,特别是机器人手术中缺乏力反馈的触感,注意避免对吻合口处组织的强力提夹造成组织缺血。

四、后腹膜化

在开放手术为主的时期,输尿管肠道吻合完成后,需要将输尿管和肠道复位摆顺,并利用周围残留的后腹膜或肠壁等结构将吻合口与腹腔内的肠道隔离,即将吻合口后腹膜化。近年来,腹腔镜或机器人辅助腹腔镜完成的手术中,吻合口的后腹膜化并非手术操作中的必需程序。后腹膜化能减少创面和吻合口渗出对肠道的刺激,当出现漏尿、感染等输尿管吻合并发症以及肠瘘、肠梗阻等肠道并发症时,后腹膜化可以降低处理并发症的难度,降低二次手术时副损伤的风险。

第三节 输尿管小肠吻合的方法

输尿管小肠吻合的方法包括非抗反流和抗反流两种方式。

一、非抗反流式吻合方法

(一)Bricker 吻合法

回肠通道术是最常用的不可控尿流改道方式,采用末端回肠构建输出道后在右下腹拖出体外进行腹壁造瘘。该术式简单易行,可在开放或腔镜下进行,术后早期和远期肾积水的发生率低,可以在基层医院开展。在行回肠通道术时,左侧输尿管经过骶前间隙牵拉至右侧后,输尿管和肠道多采用端侧吻合的方式。对于成功的腹壁造口,回肠通道内压力会很低,尿液自输尿管流入时一般不会产生梗阻和反流,所以该术式通常不进行抗反流结构的构建。一般的吻合步骤如下(图 2-8-3-1):双侧输尿管内置入单 J 导管,在输尿管浆膜层缝合一针以固定导管。使用卵圆钳自远端的造瘘口置入回肠通道内,距离回肠通道近端封闭处约 3cm 的位置切开全层肠壁,卵圆钳自切口将右侧输尿管内固定的单 J 管的远端夹住后拖出回肠通道,直至输尿管远端靠近肠道切口。在普通腔镜或机器人辅助腹腔镜操作时,一般采用连续缝合的方法吻合输尿管全层和回肠全层,开放手术也可以选择间断缝合的方式,随后,输尿管和肠道的浆膜层间断缝合数针以固定和减张;在右侧输尿管吻合口下方 2cm 用同样的方法吻合左侧输尿管。5-0 PDS(聚二氧六环酮)线组织相容性好,吻合后产生的

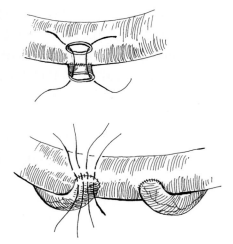

图 2-8-3-1 Bricker 吻合法
输尿管全层黏膜和回肠全层连续或间断吻合,输尿管外膜和肠道浆膜层间断缝合固定。

瘢痕较小,可以作为首选,也可以使用 5-0 的可吸收线代替。因为目前多采用腹腔镜下吻合或腹腔镜切除膀胱后小切口进行吻合,视野范围较过去的开放手术明显减小,需要在完成吻合后检查肠道是否嵌入输尿管和回肠通道间的夹角内,以避免造成肠梗阻甚至肠嵌顿坏死。

(二) Wallace 吻合法

属于非抗反流式吻合方法。多用于小肠,也可以用于结肠。与 Bricker 法不同的是吻合的位置在肠道的断端而非侧壁,是将两根输尿管用不同的方式合并后再和肠道做端端吻合。如图 2-8-3-2 所示,首先将两根输尿管沿对系膜侧切开约 2cm,输尿管合并的方法可以选择 Y 形、平行或反向交叉三种方式,三种方式的选择则根据手术中输尿管的走行和位置决定。这种缝合方法将两侧输尿管合并后扩大了吻合口面积,可以降低吻合口狭窄的风险。在所有的输尿管肠吻合术中,Wallace 吻合法的狭窄发生率最低,约为 3%,肾功能下降约 2%。其缺点是术后早期无法分别记录两侧肾脏的尿量;如果一侧输尿管发生病变,会影响双侧输尿管的尿液排出,例如一侧输尿管断端内有肿瘤复发,就会造成完全的双侧尿路梗阻;再行二次手术时需要重新将双侧输尿管进行吻合。

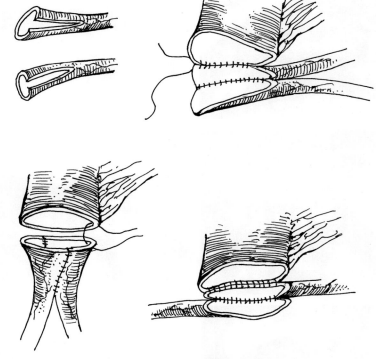

图 2-8-3-2　Wallace 吻合法
输尿管纵向剪开后进行合并,合并方式可以有以上 3 种,合并完成后再和小肠断端吻合。

(三) 邢氏吻合法

回肠通道术中输尿管回肠吻合口狭窄是非常棘手的并发症,严重影响患者的肾功能。目前常用的输尿管回肠吻合方法有 Bricker 法和 Wallace 法,开放手术的总体狭窄率在 3%~10%。邢念增教授在 2012 年首次介绍了输尿管回肠端端吻合法,即邢氏吻合法,吻合方法简单,狭窄率低,非常适合在体腔内尿流改道中应用。近期从 2018 年至 2022 年中国医学科学院肿瘤医院单中心 100 例邢氏吻合法回顾分析发现输尿管回肠吻合口狭窄率约 3%,不仅狭窄的发生率比文献报道传统的 Bricker 法和 Wallace 法要低,构建方法也比这两种方法简单。目前已经在国内多家医院推广应用,获得良好的效果。

邢氏吻合法为输尿管回肠端端非抗反流吻合法,具体方法是将两侧输尿管楔形切开 1.5~2cm,用一根长 15cm 的 4-0 可吸收线连续缝合左侧输尿管后壁和回肠袢后壁右半侧,继续用这根线连续缝合右侧输尿管后壁和回肠袢后壁左半侧(图 2-8-3-3A 和图 2-8-3-3B)。用超滑导丝置入两侧输尿管单 J 管后(图 2-8-3-3C 和图 2-8-3-3D),用另一根长 15cm 的 4-0 可吸收线连续缝合输尿管前壁和回肠袢前壁(图 2-8-3-3E 和图 2-8-3-3F)。缝合左侧输尿管前壁和回肠袢前壁后,需要将回肠袢前后壁缝合一针再继续缝合右侧输尿管前壁和回肠袢前壁,这样才能保证两输尿管之间吻合确切,并实现两侧输尿管管腔相互独立(资源 1 和资源 2)。

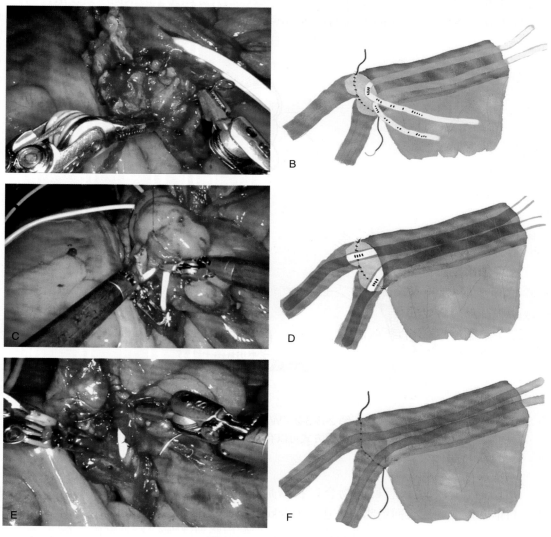

图 2-8-3-3 邢氏吻合法

　　在实施邢氏吻合法时做到以下几个方面可以预防输尿管狭窄,减少术后相关并发症的发生:①要充分保留输尿管血运,不要钳夹输尿管,采用轻挑的方式分离输尿管,避免紧贴输尿管。②左侧输尿管经乙状结肠系膜后拉至右侧时,要充分游离乙状结肠系膜间隙,避免张力过大压迫左侧输尿管。同时注意左侧输尿管不能有张力,不能扭转,也不能成角。③输尿管回肠吻合时,间断或连续缝合均可,缝合不用过于严密。吻合时前壁和后壁分开吻合,不要一根线连续吻合一圈。④在体腔内构建时,可以清晰看到输尿管的长度,在吻合前可以将两侧输尿管裁剪至合适长度,够长无张力即可。⑤吻合完后,需要将吻合口关闭至后腹腔,避免内疝的发生。

资源1　腹腔镜下邢氏吻合法

资源2　机器人辅助腹腔镜下邢氏吻合法

二、抗反流式吻合方法

(一)肠壁隧道法

　　由 Starrct 等在 1975 年提出,利用肠壁组织构建一小段潜行的隧道,使输尿管末段在隧道中走行,利用肠壁产生的压力压迫输尿管末段,从而达到抗反流的效果。常用的方法为黏膜下隧道法,具体过程如下(图 2-8-3-4):沿肠管纵向切开肠壁全层,做一略宽于输尿管直径的小切口作为吻合口,在其外侧约 3cm 处做另一等宽的切口作为隧道入口,注意此切口不要切开黏膜层,用止血钳在黏膜下层钝性分离形成两切口之间的黏膜下隧道,将输尿管末端拖入隧道内,并完成吻合,隧道入口处将输尿管外膜和肠道浆膜间断缝合几针以固定输尿管。这种术式简单易行,抗反流效果确切,但需要注意的几个问题是:分离形成隧道时避免暴力操作,以防止黏膜和浆膜损伤;输尿管拖入隧道时注意避免扭转或过度牵拉,避免出现吻合口狭窄;有病变的肠道,如广泛的肠炎或全腹部放疗后的肠道不适合做此类手术。

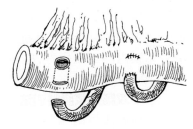

图 2-8-3-4　肠壁隧道法
做两个纵向的小切口,一个切口只切开浆膜层,另一个切口切开肠壁全层,在小肠黏膜下制作肠壁隧道,将输尿管自隧道牵入后与肠壁吻合,而后将输尿管外膜和肠壁浆膜层缝合固定。

(二)末端切开外翻性乳头法

　　利用输尿管自身反折形成乳头样结构也可以达到抗反流的效果。Griffiths 最先描述这一方法(图 2-8-3-5),在输尿管断端纵向切开输尿管,长度约为输尿管管径的 2~3 倍,输尿管自身袖套样反折并与输尿管外膜缝合固定形成输尿管乳头。在肠壁切开与乳头等宽的切口,将输尿管乳头置入肠腔内,乳头底部的输尿管外膜与肠壁全层缝合固定输尿管。这种方法也是常用的抗反流吻合法,抗反流成功率为 50%~80%,狭窄率约 7%。这种方法需要注意的是:不适合于输尿管明显扩张者,否则会导致抗反流的成功率大大降低;输尿管乳头的血供较差,因此构建的乳头

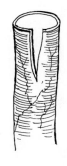
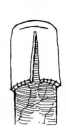

图 2-8-3-5　末端切开内翻性乳头法
输尿管末端纵向切开后袖套状外翻形成乳头样结构。

不宜过长,肠壁的切口不宜过窄,同时在游离和缝合时注意保护输尿管血供,否则容易出现乳头缺血坏死脱落等并发症。

(三) Le Duc 法

此方法由 Le Duc 在 1987 年首次提出,术中输尿管和肠道的走行相同,缝合操作在肠腔内进行,利用切开的肠道黏膜构建黏膜下隧道来防止反流。具体步骤如下(图 2-8-3-6):在肠壁切开 4~5cm 以暴露肠腔,在对侧切开肠壁黏膜约 3~4cm,仅在切口的近端作一小的肠壁全层切口,其他区域不切开浆膜;将输尿管自肠壁切口拖入肠道内,输尿管末端剖开约 1cm,并和肠道黏膜层吻合,沿黏膜切口将输尿管两侧的外膜和切开的肠黏膜缝合固定,这样就将输尿管嵌入在肠道黏膜内,达到抗反流的效果。因为需要在肠腔内操作,所以只能在肠道断端处吻合,同时由于需要切开肠道才能进行吻合,因此会增加肠道缝合的手术时间,使这种吻合方法只在特定的一些手术中使用。其抗反流效果较为确切,由于黏膜内隧道血供好,亦不容易出现漏尿、缺血、狭窄等并发症。

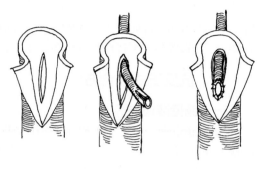

图 2-8-3-6 Le Duc 法
纵向切开肠壁在肠腔内作两个小切口,制作黏膜下隧道,将输尿管牵入隧道内吻合固定。

(四) 双肠外浆膜隧道法

这种方法将两端并行肠管的浆膜层缝合共同构建肠壁外隧道来实现抗反流的效果,一般用于可控尿流改道术中去管化小肠与输尿管的吻合(图 2-8-3-7)。对小肠进行 W 形折叠去管化并缝合形成新膀胱后,将肠道近端和远端的管状肠道分别与球形新膀胱之间的浆膜层缝合共同构建成两个肠道外的隧道,输尿管自隧道顶部穿入后先末端植于隧道底部的肠腔内,再自底部向上将输尿管外膜与隧道四周的肠道浆膜层吻合固定。这种方式与自然的输尿管膀胱解剖位置完全相同,构建的抗反流结构也与自然的输尿管膀胱连接结构接近。但手术操作较为烦琐,只能用于 W 形新膀胱术中,因此只在个别有经验的医疗单位中开展。

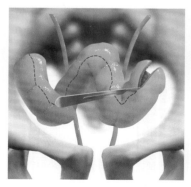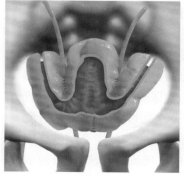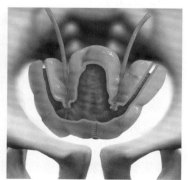

图 2-8-3-7 双肠外浆膜隧道法
在肠壁外利用两根并行的肠壁浆膜层相互缝合形成隧道,将输尿管牵入隧道内,末端与隧道底部的肠壁全层吻合,将输尿管外膜和隧道四周的肠道浆膜层缝合固定。

（五）肠道抗反流瓣法

以上几种术式是利用输尿管间或输尿管和肠道之间的吻合来达到抗反流的目的。除此之外还可以利用肠管预先制作抗反流瓣，再将输尿管吻合在抗反流瓣上，一般用于尿粪合流手术中。肠道抗反流瓣的构建主要包括制作缩窄的瓣环和肠道套叠两部分，过程较为复杂，主要涉及肠道手术技术，在目前以泌尿外科专科医生为主导的手术中，处理复杂的肠道构建问题时的经验相对不足，因此推荐在新开展此类手术时，应联合胃肠外科医生共同手术以达到更好的手术效果。同时，与目前主流的原位新膀胱术相比，这种方式患者术后生活质量不高，而肾积水、肾盂肾炎的并发症发生率又显著高于回肠或结肠通道术，当抗反流瓣失效或狭窄时，双侧输尿管均会受累，因此目前临床上已较少使用。常见的抗反流瓣包括回盲肠套叠、回肠套叠和植入的回肠乳头瓣。

1. 套叠的回盲肠瓣利用回盲部的单向结构作为缩窄的瓣环，末端回肠套叠后制成单向活瓣。方法：测量距离回盲部约8~10cm的回肠，回肠近端切断后将其系膜结扎切除，制成完全光滑的肠管；沿回盲部附近的结肠带切开盲肠，牵开肠壁显示肠腔，直视下将回肠自回盲瓣拉入盲肠内制成套叠，将拉入的肠管横行切开数个切口，在套叠靠近盲肠的部位也作数个切口，将两段肠管的黏膜层和肌层互相缝合固定以避免套叠恢复，两者的浆膜层间断缝合加固，最后将结肠切口缝合关闭。

2. 套叠回肠瓣利用切割吻合器将肠腔缩窄制成抗反流瓣环，利用此结构将回肠套叠制成回肠瓣。步骤如下：选择长度约8~10cm的末端回肠，将系膜结扎切除形成圆形光滑的肠管，在对系膜缘切开远端，置入肠钳将近端的回肠壁拉回，将回肠制成套叠，要达到比较理想的抗反流效果需要至少5cm的套叠，直线切割吻合器将套叠的两个肠管缝合固定，每1/4圆周固定3~4行，最终形成一缩窄的瓣环。切开套叠的回肠以及其附近的回肠黏膜，用3-0可吸收线将两端肠管的黏膜层和肌层对位缝合，再将浆膜环形缝合以固定套叠，最后缝合关闭各肠管的切口。这种肠瓣可以成功地预防90%的反流。并发症发生率约为10%，主要为吻合钉结石（5%），狭窄（4%）和脱垂（1%）。

3. 外翻乳头瓣同样选择长度8~10cm的末段回肠构建（图2-8-3-8），去除其系膜，远端6cm肠管的浆膜层切开后，将肠管自身外翻反折形成乳头，乳头长度至少4~5cm，乳头底部和自身肠壁间断缝合固定。在结肠带上作与乳头直径接近的全层切口，将乳头拖入结肠，突入肠腔内，将乳头底部边缘的回肠浆肌层和结肠切口的肠壁全层缝合以固定乳头。

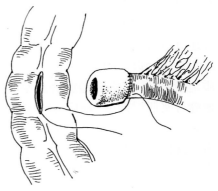

图 2-8-3-8　外翻乳头瓣

将回肠外翻反折形成乳头样结构，将乳头置入结肠内吻合固定，输尿管和回肠吻合后利用乳头瓣可以起到抗反流作用。

第四节　输尿管结肠吻合的基本方法

结肠肠腔宽大,用来构建新膀胱时可以制成容量更大的球形膀胱,对于小肠和结肠构建新膀胱的比较,在其他章节进行讨论。在输尿管肠吻合方面,结肠的肠壁更厚,拥有十分坚固的浆膜层,还有结肠带等结构可以帮助构建抗反流结构,因此无论是难度还是效果,输尿管结肠吻合的抗反流有效率优于输尿管回肠吻合。但结肠内细菌较多,尿液的反流除了引起肾积水外更会引起严重的急性肾盂肾炎,甚至菌血症、感染性休克等并发症。因此在做输尿管结肠吻合时,一般采用抗反流的吻合方式。现介绍几种比较常用的方法:

一、Leadbetter-Clarke 法

结肠带下隧道法,构建结肠带黏膜下隧道并建立抗反流的输尿管结肠吻合。基本方法和小肠黏膜下隧道法相似,具体步骤如下(图 2-8-4-1):选择接近系膜的结肠带,注射器在黏膜下注入盐水以分离黏膜和黏膜下的肠壁,在此处的结肠带上作一长度约 3~5cm 的纵向切口,沿切口用止血钳在黏膜下分离形成黏膜下隧道,在隧道远端切开黏膜进入肠腔。纵向剖开输尿管断端 5~8mm 形成椭圆形吻合口,将输尿管拖入隧道内,在结肠黏膜切开处间断或连续缝合输尿管和肠壁全层,然后将结肠的浆肌层单针缝合以关闭隧道,这里需要注意的是结肠带质地较韧,不宜将隧道缝合过窄,只需要较为松弛地缝合浆肌层即可;最后将输尿管外膜与隧道四周的浆膜缝合,这样输尿管就被固定于黏膜下的隧道内。这种吻合方法尿漏发生率 2.5%,肾功能下降比例占 4.5%~25%,狭窄发生率为 8%~14%。

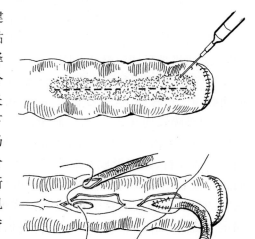

图 2-8-4-1　Leadbetter-Clarke 法
切开结肠带,在其下方作两个切口,制作黏膜下隧道,输尿管和结肠肠壁吻合后,将外膜与结肠浆膜层缝合固定。

二、Goodwin 法

结肠内的肠壁黏膜下隧道法,同样是构建黏膜下隧道,与 Leadbetter-Clarke 法不同的是,该方法是切开结肠显露肠腔,在结肠内部自内向外构建隧道和完成吻合,因此隧道的外层不需要缝合,这种方式在腹腔镜或机器人手术中较难操作,一般多用于开放手术(图 2-8-4-2)。先切开结肠前壁全层 5~8cm 以显露结肠肠腔和后壁,在结肠后壁黏膜上切开一小口,用弯钳从内向外斜行将黏膜层和黏膜下层分开,这里同样可以采用预先在黏膜下注水的方法来扩张分离黏膜和黏膜下层,隧道在黏膜下穿行 3~4cm 后切开浆膜,将输尿管自浆膜切口牵入隧道内,注意牵入输尿管时不能成角且保持吻合口无张力,将输尿管的末端全

层与结肠的黏膜层间断缝合,缝合时可以连带肠道的肌层以避免撕脱,随后在隧道最远端即浆膜切口处将输尿管的外膜与肠道浆膜缝合固定,最后分层缝合关闭肠管。

三、Strikler 法

这种方法由 Strikler 提出,亦是在结肠外建立黏膜下隧道完成抗反流的输尿管结肠吻合。和 Leadbetter-Clarke 法的不同点在于它是在结肠带的侧方构建隧道,输尿管和结肠带不一定平行,因此输尿管和肠壁的相对位置比较自由,吻合后输尿管完全恢复至原来的走行方向,减少了迂曲、折叠造成的狭窄梗阻。具体方法如下(图 2-8-4-3):在结肠带边缘做 1cm长的肠壁全层切口,止血钳垂直于结肠带或呈一定角度在浆肌层下向两侧分离,形成约 3cm长的隧道,操作过程中可以通过注入生理盐水帮助分离,避免黏膜或浆膜穿孔;随后在隧道远端切开浆膜层,将输尿管末端引入隧道内,输尿管纵向切开扩大吻合口面积,将输尿管全层与隧道近端切口处的肠黏膜做连续或间断缝合,肠壁浆膜层和输尿管外膜间断缝合数针以关闭切口,最后将输尿管外膜和隧道远端的结肠浆膜层缝合固定。

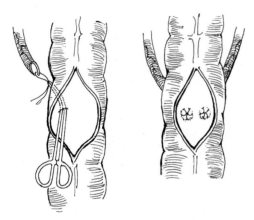

图 2-8-4-2 Goodwin 法
切开结肠前壁全程显露肠腔,在结肠后壁作两个切口构建黏膜下隧道,将输尿管吻合固定于隧道内,而后缝合关闭结肠前壁。

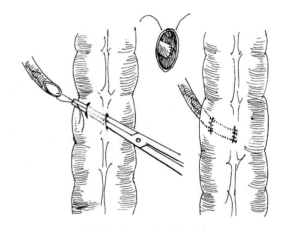

图 2-8-4-3 Strikler 法
在结肠带边缘作两个切口,分离形成黏膜下隧道,将输尿管牵入隧道后与结肠壁吻合,然后将输尿管外膜和结肠浆膜层缝合固定。

四、Pagano 法

同样是构建结肠黏膜下隧道来完成抗反流吻合,由 Pagano 首先提出,这种方法和 Leadbetter-Clarke 法相似,也是切开结肠带建立黏膜下隧道,不同的是隧道并不位于结肠带下方,而是走行于肠管的斜侧壁,因此吻合时并不要求输尿管和肠道走行一定保持平行。具体步骤如下(图 2-8-4-4):结肠带下方注入生理盐水分离结肠黏膜和黏膜下层,沿结肠带切开结肠浆膜层 5~8cm,利用止血钳在切口两侧分离黏膜和黏膜下层,分离 3~5cm 达到肠系膜水平形成隧道,远端切开浆膜层后分别将双侧输尿管牵入隧道内,切口近端在黏膜层做圆形切口,在此处将输尿管末端全层与肠黏膜层间断或连续缝合。关闭肠壁浆膜层,并和输尿管外膜缝合固定,将输尿管末端埋藏固定于肠壁内的隧道中。

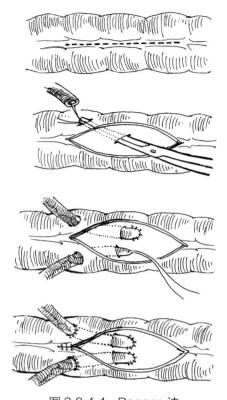

图 2-8-4-4 Pagano 法
切开结肠带,在结肠带处和斜侧方肠壁作两个切口,分离形成黏膜下隧道,
将输尿管牵入隧道内与肠壁吻合,而后关闭结肠带处的浆膜层以固定。

第五节 输尿管肠吻合术的并发症

一、尿漏

一般发生于术后 4~10 天,发生率为 3%~9%。主要由于吻合口缝合欠佳、术中损伤输尿管末端或肠管导致局部组织缺血坏死所致。低蛋白血症、营养不良、组织水肿、负压引流吸力过大等因素所致的吻合口愈合不良,也是引起尿漏的重要原因。尿液会引发输尿管周围纤维化和瘢痕形成,导致吻合口狭窄。术中应用支架管、精细缝合,术后加强营养、补充白蛋白等支持治疗可以降低发生率。尿漏如果不严重可以通过延长支架管留置时间来解决,如果长时间不能自愈需再次手术。

二、狭窄

大多数发生在术后 1~2 年内,发生率为 2%~15%,一般由吻合口缺血、尿漏、感染、吻合口张力高、放疗等因素引起。抗反流的各种吻合方法都有较高的吻合口狭窄发生率。此外，输尿管外膜剥离太多及输尿管行程中成角亦可引起狭窄。对于狭窄的治疗，传统手术主要采用输尿管狭窄段切除并联合输尿管输出道或新膀胱再植术，手术远期成功率为68%~93%，由于是再次手术，技术难度较大，后期仍有再狭窄的可能。随着腔内技术的发展，球囊扩张及狭窄段内切开等腔内技术的运用，避免了许多开放手术，具有创伤小、操作简单、恢复快等优点。

三、肾盂肾炎

急性肾盂肾炎在术后早期和远期均可发生。早期多表现为发热、腰痛、尿常规异常等情况，继续发展可能出现高热、寒战、中毒等症状，如果处理不及时，可能造成全身菌血症甚至死亡。对于急性肾盂肾炎的治疗，尽早进行病原体的培养和药敏试验，在药敏结果明确之前，一般可使用三代头孢或喹诺酮类抗生素进行经验治疗，对于出现休克症状的患者，及时地补液、应用血管活性药物可以提高抢救休克的成功率。

四、肾功能减退

尿流改道术后肾功能受损的发生率为10%~60%，这种差异可能是一些研究将术前有肾功能异常的病例包括在内所致。Fujiwara等的研究发现，有22.7%的患者在术后1年出现肾功能下降，术后早期肾积水是肾功能下降的独立危险因素。Narita T等将新膀胱术后1个月肾积水的程度进行分组，却没有发现各组间术后1年肾功能存在明显差异。因此，根治性膀胱切除术后患者肾功能减退的原因和结局是复杂的，目前尚无大型的临床研究来评估肾功能减退的原因和程度。如果肾功能受损是由梗阻所致，应及时行双肾穿刺造瘘，对于吻合口狭窄导致的肾功能受损可以选择二次手术治疗。

第六节　小　　结

本章阐述了输尿管的各种吻合技术在尿流改道术中的应用。输尿管吻合的效果对于患者术后早期及远期并发症的发生具有重要影响，文中所述的各种吻合方式具有不同的特点，并没有哪一种吻合方式在所有方面都具有绝对的优势。当患者出现输尿管狭窄、输尿管反流等并发症时，会造成泌尿系梗阻、感染等不良结果，而这些并发症一旦出现往往难以纠正，二次进行探查及重新吻合的风险高、难度大。因此，应结合尿流改道的方式选择安全可靠的吻合方式进行输尿管肠道吻合。对于回肠通道术而言，其输尿管反流的风险较低，因此可采用邢氏吻合法、Bricker法、Wallace法等方法，笔者认为邢氏吻合法便于腹腔镜下操作，且术后狭窄率较低值得推广。输尿管回肠吻合口狭窄是非常棘手的并发症，邢氏吻合法操作简单，术后狭窄的发生率低，很好地解决了这一难题，非常适合在体腔内尿流改道中应用。对于可控或原位新膀胱术，要根据患者输尿管情况、肠道情况等综合考虑采用哪一种吻合方式，不必过分追求使用抗反流式的吻合方法，这样反而增加了狭窄、尿漏的风险；如果选择使用抗反流吻合法，建议选择本中心较为熟悉和成熟的方法。

（秦卫军 王明帅 荆玉明 曲孟泰 秦荣良 马帅军 焦建华 王国辉 李泽宇）

参考文献

［1］ AMINI E, DJALADAT H. Long-term complications of urinary diversion [J]. Curr Opin Urol, 2015, 25 (6): 570-577.

［2］ HAUTMANN R E, HAUTMANN S H, HAUTMANN O. Complications associated with urinary diversion [J]. Nat Rev Urol, 2011, 8 (12): 667-677.

［3］ SIDDIQUI K M, IZAWA J I. Ileal conduit: standard urinary diversion for elderly patients undergoing radical cystectomy [J]. World J Urol, 2016, 34 (1): 19-24.

［4］ LEE R K, ABOL-ENEIN H, ARTIBANI W, et al. Urinary diversion after radical cystectomy for bladder cancer: options, patient selection, and outcomes [J]. BJU Int, 2014, 113 (1): 11-23.

［5］ KRISTJáNSSON A, WALLIN L, MåNSSON W. Renal function up to 16 years after conduit (refluxing or anti-reflux anastomosis) or continent urinary diversion. 1. Glomerular filtration rate and patency of uretero-intestinal anastomosis [J]. Br J Urol, 1995, 76 (5): 539-545.

［6］ SHIGEMURA K, YAMANAKA N, IMANISHI O, et al. Wallace direct versus anti-reflux Le Duc ureteroileal anastomosis: comparative analysis in modified Studer orthotopic neobladder reconstruction [J]. Int J Urol, 2012, 19 (1): 49-53.

［7］ STEIN R, WIESNER C, BEETZ R, et al. Urinary diversion in children and adolescents with neurogenic bladder: the Mainz experience. Part III: Colonic conduit [J]. Pediatr Nephrol, 2005, 20 (7): 932-936.

［8］ CHEN Z, LU G, LI X, et al. Better compliance contributes to better nocturnal continence with orthotopic ileal neobladder than ileocolonic neobladder after radical cystectomy for bladder cancer [J]. Urology, 2009, 73 (4): 838-843; discussion 843-844.

［9］ KRANZ J, SCHMIDT S.[Urinary diversion and bladder reconstruction/replacement using intestinal segments for intractable incontinence or following cystectomy][J]. Urologe A, 2015, 54 (4): 548-552.

［10］ FUJIWARA M, KAWAMURA N, OKUNO T. Renal function outcomes in the early and intermediate phases after radical cystectomy by ileal conduit [J]. J Rural Med, 2020, 15 (4): 178-182.

［11］ NARITA T, HATAKEYAMA S, KOIE T, et al. Presence of transient hydronephrosis immediately after surgery has a limited influence on renal function 1 year after ileal neobladder construction [J]. BMC Urol, 2017, 17 (1): 72.

［12］ 邢念增, 宋黎明, 牛亦农, 等. 一种新的输尿管肠管吻合方法及其在尿流改道中的应用 [J]. 中华医学杂志, 2012, 92 (2): 114-116.

第九章

可控尿流改道术

第一节　概　　述

　　根治性膀胱切除术联合盆腔淋巴结清扫术是治疗肌层浸润性膀胱癌的标准术式,手术可以减少局部复发和远处转移,提高患者生存率。根治性膀胱切除术后尿流改道术的选择目前尚无标准方案,应以解剖学、肾脏功能保护、患者意愿、对手术的耐受性以及术者习惯为基础,手术最终目的为替代切除的膀胱、保护肾功能、提高患者生存质量。临床常用术式包括可控尿流改道术和不可控尿流改道术。

　　可控尿流改道术有三大类,自原尿道排尿的原位新膀胱术;利用肛门括约肌来控制排尿,如直肠膀胱术、乙状结肠膀胱术;由肠管重建的低压储尿囊与可控尿的腹部造口组成的经皮可控尿流改道术。输尿管乙状结肠吻合术是最早的可控尿流改道术,由 Simon 于 1852 年报道,曾一度被作为尿流改道的主要术式。直到 100 年后 Bricker 提出的回肠通道术,其由于操作简单且并发症少而一直沿用至今。Mainz Ⅱ式储尿囊对传统的输尿管乙状结肠吻合术做出了改进,降低了储尿囊的压力,术后控尿能力得到改善,重新受到术者及患者重视。临床研究发现,该手术方式仍存在输尿管结肠吻合口发生腺癌、电解质紊乱、大小便失禁的风险。

一、可控尿流改道术的发展及现状

　　经皮可控尿流改道术是泌尿外科重要的手术方法之一。它利用一段肠管制成储尿囊,通过一定的可控输出道开口于腹壁,当储尿囊充盈时患者通过自家导尿完成排尿过程。可控输出道要满足防止尿液外溢和便于插管导尿的要求,它的构建是整个手术成败的关键。目前存在多种可控输出道的制作方法,可归纳为三类:①液压阻力控尿机制;②乳头瓣控尿机制;③阀门瓣控尿机制。Gilchrist 等人于 1950 年首次利用回盲瓣和蠕动的回肠作为控尿机制实施可控尿流改道术,但疗效不佳,未获临床推广。Kock 可控性回肠膀胱(又称 Kock储尿囊)是由 Kock 设计,1982 年应用于临床,其基本方法是截取一定长度的回肠,通过去管化构建储尿囊,两端分别套叠形成乳头瓣,近端植入输尿管,远端用于建立输出道。该手术的控尿和抗反流机制有赖于套叠的乳头瓣,1982—1988 年 Skinner 等人完成 Kock 储尿囊手术 600 余例,临床报道乳头瓣控尿的失控率为 10%~15%。1977 年 Mansson 等人提出以升结肠构建储尿囊,后期命名为 Lundiana 储尿囊,是应用套叠回肠乳头瓣和回盲瓣作为

控尿机制,并将输尿管以黏膜下隧道法与储尿囊吻合,之后陆续出现了 Mainz、Riedmiller、Indiana、Florida、Miami 等多种经皮可控尿流改道术。

经皮可控尿流改道术相对于新膀胱需增加一条完整的输出道,这就需要有更多用于重建的肠段及更长的手术时间,可能造成严重的消化道及代谢并发症,这曾一度制约了经皮可控尿流改道术的发展。但近年对大量病例的长期随访发现可控输出道的并发症在一个可以接受的范围内。Webster 等对 179 例行结肠储尿囊可控输出道的患者长达 11 年以上的随访发现,常见的并发症包括输尿管梗阻、可控输出道特有的插管困难及控尿不满意的发生率分别仅为 5%、6.7% 和 1.4%。与不可控尿流改道术相比,经皮可控尿流改道术后患者不需要使用集尿袋,生存质量显著提高。虽然原位新膀胱术更容易被患者接受,但在手术疗效、并发症以及术后生活质量方面,原位新膀胱术和经皮可控尿流改道术之间并无明显差异。经皮可控尿流改道术虽然存在一定比例的并发症,但仍然是泌尿外科医师进行下尿路重建的主要术式之一。但目前尚未找到一种普遍适用于各种储尿囊的输出道。随着手术技术的不断创新和改进,以及对这项手术方式认识的不断深入,经皮可控尿流改道术在下尿路重建中会发挥更大作用。

原位新膀胱术是将肠道对系膜缘切开并折叠成大容量、低压力的储尿囊,与尿道残端吻合,使新膀胱接近于正常膀胱的生理特性。原位新膀胱术实行原位重建、保留尿控并给患者带来较高的生活质量,在临床上备受推崇。Camey 和 Le Duc 于 1979 年报道了他们在男性膀胱癌患者中应用原位膀胱替代的临床经验。常见的原位尿流改道术式有 Camey Ⅱ 回肠新膀胱、W 形回肠新膀胱、Studer 回肠新膀胱、半 Kock 储尿囊、乙状结肠新膀胱以及 T 形回肠新膀胱等。对于行原位新膀胱术患者,需考虑以下禁忌:①压力性尿失禁;②尿道外括约肌受损或不适合行原位新膀胱术的尿道;③肾功能损害(血肌酐>176.8μmol/L 或者 2mg/dl);④严重肝功能损害;⑤严重小肠疾病(例如克罗恩病、短肠综合征等);⑥肿瘤侵犯男性前列腺尿道远端或者女性膀胱颈;⑦精神疾病患者。膀胱外和淋巴结转移不是行原位新膀胱术的绝对禁忌证。术中冷冻切片示尿道切缘阳性,说明肿瘤在尿道处复发风险高,则不适合行原位新膀胱术。此外,无法行自我导尿的患者不适合行原位新膀胱术。

目前主要利用回肠去管化或乙状结肠去带行膀胱成形术,末端回肠是原位新膀胱术最理想的肠段。回肠适用于原位新膀胱术的一个重要原因是其黏膜会逐渐萎缩,从而减少对氢和氯离子的重吸收,但在结肠该病理变化不明显。同时与近端回肠、空肠相比,末端回肠可以最大限度避免由于肠壁分泌及尿液重吸收导致的代谢紊乱。Schrier 等比较了乙状结肠新膀胱和原位回肠新膀胱尿动力学的差异,发现乙状结肠较回肠顺应性差,储尿期新膀胱压力较高,而原位回肠新膀胱具有容量大、压力低和顺应性好等优点。

原位新膀胱术是泌尿外科最大、手术步骤最复杂、围手术期并发症最多的手术,远期并发症以感染、肾积水、尿失禁最为常见。原位新膀胱术的代表为 Studer 回肠新膀胱,它用去管化回肠作为储尿囊,随后储尿囊与原位尿道行端侧吻合的尿流改道术,这种术式是不抗反流的,尿液反流可引起肾盂肾炎、肾功能不全等并发症。而 Kock 储尿囊、T 形回肠新膀胱等采用了抗反流的技术,但抗反流的术式易引起输尿管狭窄、上尿路扩张积水等并发症。据报道原位新膀胱术患者中,输尿管肠吻合口狭窄或乳头狭窄占 3%~10%,有继发上尿路梗阻、肾功能损害的风险。输尿管末端与新膀胱吻合是否应使用抗反流术式一直存在争议,使用抗反流手术可避免尿液反流导致的肾功能损害,但远期可能发生吻合口狭窄。目前尚缺乏有力证据证明孰优孰劣。从远期疗效来看,原位新膀胱术患者间歇导尿的比例越来越高,反复导尿可能继发细菌感染,因此抗反流术式有可能一定程度上避免上尿路感染。

综上所述,原位新膀胱术接近于正常膀胱生理特性,但与回肠通道术相比,在生存方面无明显优势。随着时间的考验,患者及医生已达成共识:在改善患者生存率的同时,创建一个接近正常生理功能的新膀胱(低压、大容量、无反流);能经原尿道自然排尿、自主控尿;外观没有缺陷,能保证较高的生活质量。在一些医疗中心,根治性膀胱切除术后回肠通道术逐渐被原位新膀胱术所取代,前者的比例在当时一度达到82%。

二、可控尿流改道术的临床展望

随着分子生物学技术的发展和研究的深入,组织工程膀胱已完成动物实验并进行了临床试验。20世纪90年代初开始,众多学者进行了大量组织工程膀胱的基础研究,研究的焦点主要集中在种子细胞、支架材料、组织工程膀胱的构建。种子细胞是构建组织工程膀胱的基本材料,包括膀胱移行上皮细胞、膀胱平滑肌细胞、膀胱移行上皮和平滑肌混合细胞等。细胞重编程、核转移等多种生物技术的发展,大大地拓展了种子细胞的来源,加速了膀胱组织工程的研究进程。支架材料也是构建组织工程膀胱的关键。2006年Atala等首次将组织工程膀胱应用于7例脊髓脊膜膨出伴膀胱功能异常的患者。膀胱镜下观察组织工程膀胱与原膀胱无明显差异,显微镜下见移行上皮、黏膜下层和肌层3层正常结构,免疫组织化学染色观察示膀胱平滑肌和移行上皮表型正常,这一研究为组织工程膀胱应用于临床奠定了基础。迄今为止,膀胱组织工程还有大量的问题期待解决,如:膀胱血供、神经支配以及适应证等,临床实践结果不理想,仍有膀胱破裂、膀胱结石、输尿管反流、肾盂积水等并发症。

组织工程学技术为进一步探寻膀胱替代物提供了新思路,但其距大规模应用于临床实践仍有较长的道路要走。随着科学技术的进步,尤其是材料学、工程科学以及生命科学的进步与相互交叉,这些问题终将被解决并给终末期膀胱疾病患者带来福音。

三、小结

尿流改道术已有170余年的历史,迄今为止上至胃、下至直肠几乎任何部位的消化道都被用作膀胱替代成形的材料,新技术、新术式层出不穷,各种手术方式对改善预后、提高患者生活质量都大有裨益,自身组织器官(肠管)制作储尿囊仍将为较长时间尿流改道术及膀胱重建的主要材料。目前原位新膀胱术被认定为膀胱重建的"黄金术式",但需根据患者身体状况、主观需求以及外科医生的技术水平选择合适的患者。目前的手术方式都有各自的不足之处,因此需要泌尿外科医生在临床工作中进一步改进和创造更加完美的尿路重建方法。随着研究的深入、技术的提高以及经验的积累,组织工程学材料有望成为膀胱替代的理想材料,可能成为解决膀胱缺失的最终途径。

(王　科　张宗亮)

第二节　原位新膀胱术

一、概述

根治性膀胱切除术 + 尿流改道术是治疗肌层浸润性或高危难治性非肌层浸润性膀胱癌的标准术式。最常用的尿流改道方式是回肠通道术,其次为原位新膀胱术。原位新膀胱术最常采用的是原位回肠新膀胱和乙状结肠新膀胱。

原位新膀胱术(orthotopic neobladder)的禁忌证包括尿道切缘阳性、肠管长度不够、肠管无法使用、无法自家导尿、无法进行新膀胱功能训练、肾功能不全等。一般认为,男性前列腺尖部尿道侵犯或者女性膀胱颈侵犯是原位新膀胱术的禁忌证。虽然前列腺部尿道肿瘤是尿道复发的危险因素,但有研究认为术中如果尿道切缘阳性,也可以考虑采用原位新膀胱术。一项系统评价和荟萃分析显示膀胱癌尿道复发率大约 4.4%,前列腺尖部尿道侵犯不是尿道复发的危险因素。Labbate 等人发现 357 例行原位新膀胱术的患者术中未行尿道断端冰冻,随访 27 个月仅有 6 例(1.6%)患者出现了尿道复发,并且术后病理尿道切缘阳性对患者总生存无明显影响。

原位新膀胱的构建需要将肠管去管化,降低肠管收缩压。推荐构建较大直径的储尿囊,因为这类储尿囊的体积更大、内压更小。原位新膀胱术可以用小肠、结肠或二者结合构建。尽管膀胱替代被认为是较复杂的操作,但研究已证明对于有经验的外科医师,这种手术的并发症和再次手术的概率并不比回肠通道术高。长期随访证明原位新膀胱有良好的功能,男性日间尿控率约 87%~100%,女性日间尿控率约 82%~100%,夜间尿控率分别为 86%~94% 和 72%~82%。几乎全部的男性患者都能完全排空尿液,约 25%~50% 的女性患者需要通过间歇导尿来完全排空尿液。

(一)临床现状

1. 原位回肠新膀胱　原位回肠新膀胱构建形式有很多种,如 Hautmann 回肠新膀胱、Studer 回肠新膀胱、T 形回肠新膀胱、U 形新膀胱、邢氏新膀胱等。理想的肠代膀胱要符合人体生理排泄功能,具有足够的容量、良好的顺应性、较低的膀胱内压力,具备抗反流作用,且构建简便易于推广。不同的新膀胱构建形式,主要区别是肠管折叠方式不同以及输尿管和储尿囊吻合方式不同。

Hautmann 回肠新膀胱是在 1988 年由 Hautmann 首次报道的。构建方法为截取 70cm 回肠后,选取与尿道吻合最佳位置并标记;在对系膜缘去管化肠管,将肠管折叠呈 W 形或 M 形,用可吸收线将肠管的边吻合;在标记点切除部分肠管并与尿道吻合;在储尿囊后壁选取两处位置,切开后与输尿管吻合,并做抗反流机制;最后将储尿囊前壁吻合。最开始输尿管与储尿囊吻合方式采用的是类似 Le Duc 抗反流方法,后来发现此方法的狭窄率较高,他们改进吻合方法直接将输尿管分别与储尿囊端侧吻合,明显降低了狭窄率。Hautmann 回肠新膀胱的优点是膀胱容量大、球形、输尿管原位吻合,但其缺点是构建较复杂,储尿囊采用肠管较长,后期容易发生尿潴留、新膀胱失代偿和电解质失衡,而且此储尿囊需要较长的输尿管,一旦需要切除末端输尿管,可能输尿管长度不够。Sevin 改进了 Hautmann 回肠新膀胱,采用 40cm 回肠段构建,改善了 Hautmann 回肠新膀胱容量过大的弊端,取得了良好临床效果。Hollowell 等也改进了 Hautmann 回肠新膀胱,通过延长一侧或两侧的 W 末端,将短的输尿管与 W 末端吻合,从而解决了 Hautmann 回肠新膀胱的另一个弊端。

Studer 回肠新膀胱是目前应用最广泛构建方式。Studer 回肠新膀胱最早是 Studer 在 1989 年报道,采用了一段未去管化的顺蠕动肠管作为输入袢以防止尿液反流,Studer 认为一段合适的顺蠕动回肠输入袢能够有效防止患者腹压排尿时尿液反流。这种术式构建方式因更加简单有效、可以不用吻合器、能够适用较短的输尿管,逐渐成为美国应用最广泛的原位新膀胱构建方式。构建方法为截取 54~56cm 回肠,将远端 40~44cm 肠管去管化,先折叠呈 U 形缝合后,再翻折缝合成球形储尿囊,取储尿囊的最远端与尿道吻合,将输尿管与近端 14~16cm 输入袢端侧吻合。最早 Studer 回肠新膀胱输入袢长约 20cm,后来 Studer 改进术式认为 15cm 左右的输入袢抗反流效果相当。然而 Studer 回肠新膀胱是单输入袢,左侧输尿管需要充分游离之后经骶前移至右侧与输入袢吻合。在 2013 年,Studer 团队回顾分析了 74 例单侧或双侧输尿管回肠输入袢吻合口狭窄的病例发现,左侧吻合口狭窄率是右侧的两倍,这与左侧输尿管血供受损以及左侧输尿管受压长期慢性缺血有关。

针对单输入袢的一些弊端,国内出现了双输入袢的新膀胱,新膀胱有左右两个输入袢,两侧输尿管与相应输入袢吻合,避免过度游离左侧输尿管,也不必将左侧输尿管经骶骨前拉至右侧,降低了左侧吻合口狭窄的风险。然而国内外的双输入袢新膀胱为左侧顺蠕动,右侧逆蠕动,右侧不符合人体动力学特点。为了解决这个问题,邢念增教授在 2012 年设计了一种双输入襻顺蠕动新膀胱即邢氏新膀胱,构建时将左侧 10cm 肠管移至右侧作为右侧输入袢,这样两侧输入袢均为顺蠕动。两侧顺蠕动输入袢能够更加有效的防止尿液反流对上尿路的损害,尤其在早期新膀胱容量和顺应性不够的情况下。邢氏新膀胱特点:①双侧输入袢均以顺蠕动的形式与储尿囊结合,抗反流作用更好;②输尿管可以原位分别与输入袢进行端端吻合,使操作更适用在腹腔镜下完成且降低了吻合口狭窄的发生率。邢氏新膀胱的具体构建方法为:距回盲部约 25cm 向近端截取回肠段约 60cm,回肠断端吻合恢复肠道连续性。将已截取肠袢远端 40cm 去管化并折叠成 U 形,再对折形成球形储尿囊,将近端的 20cm 回肠一分为二,再将输入端的 10cm 回肠移至右侧顺向与储尿囊吻合,形成顺蠕动双输入襻原位回肠新膀胱。双侧输尿管末端均纵向剖开 1.5~2.5cm,原位不动于两侧分别与两个输入袢端端吻合,输尿管内放置输尿管支架管作内引流,支架管的一端位于肾盂内,另一端经储尿囊由尿道引出。

还有相对构建更为简单的 U 形或 Y 形新膀胱,构建方法为截取 60cm 回肠,将中间 40cm 肠管去管化折叠呈 U 形缝合,将两侧输尿管与两侧输入袢端端吻合或者端侧吻合。整个构建过程简单,输尿管不用过度游离,也不需要较长的输尿管,但是存在的问题是储尿囊不是球形,右侧输入袢是逆蠕动的,不符合人体动力学。然而有动物实验研究表明,双输入袢 U 形新膀胱的容量不亚于 Studer 回肠新膀胱,顺应性也很好。临床研究显示早期双输入袢 U 形新膀胱容量偏小,但 3~6 个月后新膀胱容量可以达到理想的状况,然而右侧输入袢为逆蠕动,需要进一步改进。

2. 结肠新膀胱　目前结肠代膀胱用得比较多的是乙状结肠,对于存在小肠切除或小肠病变史的患者尤为适用。采用小肠构建新膀胱后,多因为切除一部分小肠后会影响消化道功能,导致贫血、水电解质紊乱等并发症。乙状结肠新膀胱最早是由 Reddy 和 Lange 在 1987 年报道,构建方法为截取 35cm 降结肠和乙状结肠,两端 15cm 去管化后折叠呈 U 形,将最远端与尿道吻合,将输尿管与储尿囊吻合并做抗反流机制,最后缝合储尿囊。国内刘春晓教授在 Alcini 等基础上改进的去带乙状结肠新膀胱术也取得了良好的临床疗效。构建方法为截取 15~25cm 乙状结肠,保留完整的系膜血供;于截取的乙状结肠肠祥两端后外侧各留长约 2~3cm,宽 0.5cm 结肠带用于吻合输尿管,于中点留下直径约 1.5cm 的结肠带,用于吻合尿道;剔除剩下的所有独立带、对系膜缘带及两结肠带间浆膜层和环形肌层,最后仅保留黏膜和黏膜下层,此方法可以使乙状结肠长度增加 0.5~1 倍,直径增加 1 倍,同等压力下容量增加 5~6 倍。

3. 输尿管与输入祥吻合方式　关于输尿管与输入祥的吻合有很多种方法,主要有两类:一类是抗反流术式,如:Le Duc 法,输尿管末端乳头法等;一类是非抗反流术式,如:Bricker 法,Wallace 法等。到底采用抗反流还是非抗反流的手术方式,学术上尚有争论。通常认为,抗反流吻合在高压力储尿囊中是有意义的。但随机对照研究表明抗反流吻合方式对上尿路保护没有明显优势,反而增加了输尿管狭窄率及相关并发症。Hautmann 等人 10 年随访研究发现采用 Le Duc 抗反流吻合方法的狭窄率约 20.6%,而采用非抗反流方法 Wallace 法狭窄率仅约 7%,明显降低。由于狭窄和梗阻所带来的危害是显而易见的,而抗反流吻合所带来的益处又不确定,在低压储尿囊前提下,抗反流吻合后期吻合口狭窄对上尿路的危害实际上超过了其抗反流作用对上尿路的保护价值。因此,非抗反流的直接吻合法更受推崇。笔者采用输尿管和肠祥端端吻合的方式即邢氏吻合法,前期文章报道邢氏吻合法患者均未出现输尿管狭窄。即使远期出现输尿管狭窄,输尿管镜探查更加容易找到对应输入祥及输尿管肠祥吻合口。

4. 尿失禁和肾功能　夜间尿失禁大多发生在原位新膀胱术后,发生率大概为 20%~50%。日间尿失禁发生率明显低,大概在 10%~33%。文献报道尿控率差异较大,与尿控的界定有关。随着新膀胱容量的增加,尿控率会提高,术后 2 年的日间尿控率能达到 92%,夜间尿控率 80%。新膀胱容量逐渐增加至 450ml 以上,尿控也会逐渐提高。有一小部分患者会出现尿不尽情况,需要长期自家导尿解决。一项长期随访研究表明术后 10 年、15 年和 20 年日间尿控率大概是 92%、90% 和 79%,夜间尿控率大概为 70%、65% 和 55%。

Hautmann 等随访 259 例行原位新膀胱术的患者长达 35 年,发现患者血肌酐并没有明显升高,血肌酐的部分升高与患者年龄相关,说明排除梗阻的因素,原位新膀胱术对肾功能影响较小。梗阻的部位大多在输尿管与肠祥吻合处,非抗反流吻合法狭窄率较低,现在已经成为主流。然而目前并没有一项高证据等级的研究表明非抗反流吻合法比抗反流吻合法好。此外,术中过度游离输尿管导致血运受损、输尿管张力过大、过多钳夹输尿管等都会增加吻合口狭窄的风险。因此,临床实践表明术中尽量避免这些操作,采用更为简单的非抗反流吻合方式能够降低吻合口狭窄概率。

(二)展望

随着机器人辅助腹腔镜技术的发展日益成熟,体腔内完成尿流改道术的报道越来越多。

2002 年 Gill 等首先报道了体腔内 Studer 回肠新膀胱,机器人辅助体腔内原位新膀胱术最早报道于 2003 年。国内殷长军教授较早报道了体腔内构建原位新膀胱,采用 U 形新膀胱,虽然构建简单,但存在一些不足,如非双侧顺蠕动、非球形、早期新膀胱容量较少等。目前国外报道机器人辅助体腔内原位新膀胱手术形式有 Studer 回肠新膀胱、USC(南加州大学)新膀胱、W 形新膀胱、Padua 新膀胱等,但是构建都比较复杂。Studer 回肠新膀胱和 USC 新膀胱均是顺蠕动单输入袢,W 形新膀胱为双输入袢但是右侧为逆蠕动,Padua 新膀胱没有输入袢。邢氏新膀胱构建简单有效,非常适合在体腔内构建,前期研究结果非常令人满意。后续将开展大样本、多中心、长期随访的临床随机对照研究证实邢氏新膀胱的疗效。

虽然体腔内尿流改道术要求更高、手术时间及学习曲线更长,但是当前研究表明体腔内尿流改道术后患者肠道功能恢复快、胃肠道并发症更少。目前许多大型医疗中心开展了机器人辅助 / 腹腔镜下体腔内原位新膀胱术。然而哪种构建方式更适合体腔内手术,目前国内外大的医疗中心尚在探索中。

(邢念增　王明帅)

二、原位新膀胱的构建原则及患者选择

(一)概述

尿流改道术的演化经历了漫长的过程,外科医生在对尿流改道方式进行探索过程中,不断创新,完善术式,弥补不足,使之更加符合人体解剖生理特点,不断提高患者生活质量。1852 年 Simon 完成了第一例输尿管乙状结肠吻合术,20 世纪 50 年代以来,尿流改道术分为三种类型,经皮的不可控尿流改道术,经皮或者经肛门的可控尿流改道术,以及原位新膀胱术。

原位新膀胱术最大限度地模拟了人体生理排尿模式,利用肠道重建储尿囊,将储尿囊与尿道残端直接吻合,利用尿道括约肌复合体控尿,通过增加腹压,松弛括约肌经尿道自由排尿。患者经过一定的排尿训练,只需要有意识地增加腹压(瓦氏动作,Valsalva maneuver)和放松盆底肌肉,即可完成经尿道的自主排尿,在储尿、控尿、排尿等生理功能方面与人体自身的膀胱近似,不需要借助外力或器械。该术式避免了腹壁造口,术后不用佩戴集尿袋,也不需要经皮造口自家导尿或者经肛门排尿,给患者的日常生活带来了很大的方便,提高了患者的术后生活质量,可以帮助患者尽快回归社会。

鉴于上述优势,原位新膀胱术迅速激起了泌尿外科医师们的兴趣。新颖的术式层出不穷,人们也在大量的临床实践中摸索出构建原位新膀胱应当遵守的一些基本原则。同时在实践过程中,泌尿外科医生也同样发现原位新膀胱术的一些弊端,例如构建难度大、手术时间长、肿瘤复发影响新膀胱功能时难以处理、术后出现尿失禁、排空不全、代谢性并发症等,这就需要严格遵循构建原位新膀胱的基本原则,严格选择患者,在术前和患者充分沟通,审慎定夺,尽可能降低相关风险。

(二)原位新膀胱的构建原则

最早的原位新膀胱重建的概念可以追溯到 1888 年,Tizzoni 和 Poggi 在狗的体内截取一段回肠,将输尿管吻合到回肠,肠袢远端吻合至尿道残端。1913 年 Lemoine 首次在人体截取一段乙状结肠,远端吻合至尿道残端,将输尿管乙状结肠吻合改造成为原位尿流改道。

1979 年 Camey 和 Le Duc 报道截取一段回肠,将完整的回肠袢缝合于输尿管和尿道残端,但是这种管状的储尿囊存在严重的腔内高压和尿失禁;之后的 Camey Ⅱ 回肠新膀胱构建过程中引入了将截取肠管剖开去管化的做法。其他类型的新膀胱重建术也陆续报道,比如 Hautmann 回肠新膀胱,半 Kock 储尿囊,Studer 回肠新膀胱,T 形回肠新膀胱,邢氏新膀胱,Padua 新膀胱,盲肠与回盲部新膀胱,乙状结肠新膀胱,去带乙状结肠新膀胱等,对肾功能的保护和尿失禁的情况都得到了很大改善,原位新膀胱术的应用迅速超过经皮或者经肛门可控膀胱。从 20 世纪 90 年代中期起,原位新膀胱术由男性患者逐渐扩展到女性患者。2000 年以后,随着技术和设备的进步,尤其是机器人辅助腹腔镜技术的开展,有报道原位新膀胱术的占比升高,在个别医学中心甚至一度达到 55%~90%,同时国内外开展体腔内原位新膀胱术的医院越来越多。笔者团队完成腹腔镜体腔内尿流改道术 83 例,其中体腔内回肠通道术 51 例,体腔内原位新膀胱术 32 例。对数据进行分析显示,对于经验丰富、操作熟练的术者,体腔内原位新膀胱术与开放手术或者腹腔镜结合小切口手术相比,除了创伤小、美容优势外,也不会明显增加手术时间、术中出血量和术后并发症。但同时也有报道,2010—2015 年原位新膀胱术占比明显下降,这个时期正是机器人手术快速发展的阶段,可能跟微创手术比较长的学习曲线和技术难度有关,尤其是体腔内的原位新膀胱术。在一项 2 125 例的报道中,22% 的患者接受了原位新膀胱术;虽然体腔内尿流改道术的数量大幅度增加,但是多数为体腔内回肠通道术。

在此过程中,泌尿外科医生逐渐摸索出构建原位新膀胱应该遵循的一些基本原则:①具有健全的外括约肌功能和健康的尿道,能够自主地控尿和经尿道排尿;②通过肠道去管化和折叠,构建高顺应性球形储尿囊,能够在储尿过程中维持低压;③选择合适长度的肠袢,使新膀胱有足够的容量(300~500ml),排尿间隔时间适当;④维持良好的上尿路形态及功能;⑤可接受的早期与远期并发症;⑥尽量减少尿中代谢产物的重吸收,避免发生严重的代谢问题。以原位回肠新膀胱为例,回肠的延展性大于结肠,采用 44cm 长的回肠袢剖开并折叠,构建球形新膀胱,在表面积相同的情况下达到最大容积,初期能够达到接近 200ml 的容量,由于流出道的阻力,一年后新膀胱能够逐渐扩张到 500ml 左右,而且能够在灌注过程中维持低压,腔内压力小于 15cmH$_2$O。这样的球形新膀胱消除了节律性肠蠕动产生的腔内压力,能够较好地保护上尿路功能,同时避免了由于压力增高导致的尿失禁,而且在相同容量的情况下减少了储尿囊与尿液的接触面积,降低了代谢产物的重吸收,减少代谢性并发症。不推荐截取过长的肠袢及构建容积过大的储尿囊,术后易发生排尿不尽需要间歇导尿,也容易发生代谢紊乱与反复感染。

(三)患者选择

原位新膀胱术适用于大多数行根治性膀胱切除术的患者,有报道适用于 80% 的男性和 65% 的女性患者,其绝对禁忌证比较少,比如严重尿道狭窄、严重的括约肌功能损害、肿瘤侵犯尿道或者术中尿道切缘阳性,严重的肝肾功能损害,广泛的炎性肠病,因体力或者精神问题不能自理,无法自家导尿等。相对禁忌证包括高龄、多发或者严重合并症、肠道疾病,尿道狭窄,括约肌功能减弱,术前有一定程度的尿失禁,神经源性膀胱伴随尿失禁,局部晚期肿瘤,术后盆腔放疗以及术后辅助化疗等。单纯从医学的角度考虑,由于原位新膀胱术的优势以及术后生活质量的改善,多数患者可能会倾向于将该术式作为首选。术前医生需要跟患者及家属进行充分沟通,将各种尿流改道术的优点和缺点,风险和获益,予以充分告知,避免因为医生的偏好影响患者的选择。患者最好咨询具有各种类型尿流改道术经验的医生,以获得全面的信息,在此基础上医患双方进行充分、全面的沟通,确定最适合患者的尿流改道术。影响尿流改道方式选择的因素包括肿瘤学因素和患者相关的因素。

(四) 肿瘤学因素

前尿道和膜部尿道肿瘤是原位新膀胱术的禁忌证。术中快速病理检查是必要的,且检查切缘的重要性要高于术前列腺部尿道活检。术中快速病理检查提示切缘肿瘤阳性为原位新膀胱术的禁忌证。对男性来讲,尿道复发率为2%~5%,多因素分析显示肿瘤累及前列腺部尿道是术后尿道肿瘤复发的高危因素,而膀胱原位癌或者肿瘤多发对尿道复发的影响尚未得到证实;尿道复发率与肿瘤侵犯前列腺的范围相关,侵犯前列腺间质的肿瘤复发率(18%)高于原位癌或黏膜侵犯和/或导管侵犯者(12%);而且肿瘤侵犯前列腺间质多伴有盆腔淋巴结转移,这也提示对这类患者进行新辅助化疗与免疫治疗的必要性。在与累及前列腺部尿道的患者进行沟通的过程中,要充分告知尿道复发的高风险,要与保留尿道行原位新膀胱术所带来的优势进行权衡,坚持原位新膀胱术的患者要行新辅助治疗,否则建议术中切除尿道,选择其他尿流改道方式。

对于女性患者,尿道受累的概率较低,高危因素包括高分级、高分期和淋巴结侵犯,但不包括膀胱原位癌。膀胱颈阳性和侵犯阴道及子宫颈是尿道肿瘤复发的高危因素,膀胱颈阳性的患者约半数伴发尿道肿瘤。术前活检提示膀胱颈部无肿瘤及术中快速病理提示近端尿道无肿瘤的女性患者,可以保留尿道,行原位新膀胱术。

局部晚期肿瘤并不是原位新膀胱术的绝对禁忌证,但是对于晚期肿瘤侵犯盆壁、广泛淋巴结转移,或者广泛的阴道侵犯且触诊可及肿块的患者,不适合原位新膀胱术。对于局部晚期肿瘤,医患双方会比较犹豫是否进行新膀胱重建,会担心肿瘤局部复发影响新膀胱的功能,或者远处转移影响患者预期寿命,因此不能从新膀胱重建获益。Stein 等人报道 T₃ 期以上或者局部淋巴结阳性的患者,盆腔局部复发率为13%;膀胱外侵犯的患者5年无瘤生存率仍有50%,局部淋巴结阳性的患者5年随访仍有30%无瘤存活,而且即使局部复发,大部分新膀胱也可以维持正常的排尿功能,仅有很少的病例需要切除新膀胱。对于强烈要求新膀胱重建的患者,可以做术中快速病理检查,确定尿道或者盆壁盆底切缘是否为阳性,以协助决策。

(五) 患者相关因素

选择最适合的尿流改道术,需要充分考虑患者相关因素,包括:患者一般身体状况和所处社会环境,基线肝肾功能,有健康的尿道及健全的括约肌功能,上肢和手活动不受限,还有既往病史如盆腔放疗史、前列腺手术史或者肠切除等手术史。同样重要的是面对术后尿失禁、由于排空不全可能需要自家导尿,术后代谢问题比如代谢性酸中毒、维生素 B_{12} 缺乏等风险的情况下,患者所持的态度和所做的选择。对于高龄、身体情况差、手术风险高、社会环境困难、认知能力差的患者,通常选择回肠通道术。

1. **年龄**　年轻、身体条件好的患者更倾向于选择原位新膀胱术。但年龄并不是原位新膀胱术的禁忌证,需要更多地考虑年龄以外的其他因素,有活力、身体健康、独立的高龄患者,也可以考虑施行原位新膀胱术。笔者团队对本组 83 例腹腔镜体腔内尿流改道术患者进行分析,体腔内回肠通道术患者和体腔内原位新膀胱术患者存在明显年龄差异,前者平均年龄为 65 岁,后者则为 57 岁($P<0.001$),尽管是回顾性研究,并且存在一定的选择偏倚,但从中也可以看出,原位新膀胱术对于年龄的要求会更加严格。一方面,高龄患者的合并症较多,术后出现并发症的风险较高、恢复时间更长;另一方面,随着年龄的增加,尿道外括约肌的功能逐渐下降,更容易出现轻度的压力性尿失禁,患者会需要更长的时间来恢复控尿功能,但最终会恢复得比较好,跟其他相对年轻患者相似。

2. 体型 肥胖不是原位新膀胱术的禁忌证,对于腹壁较厚的肥胖患者,术者可能面临肠系膜肥厚、新膀胱与尿道残端吻合难度增加等困难,不过可能仍然比经皮造口的回肠通道术更容易完成。随着设备和技术进步,一些大型医疗中心能熟练地使用腹腔镜和机器人手术进行根治性膀胱切除术和尿流改道术,在一定程度上降低了肥胖患者的手术难度。笔者团队分析本组腹腔镜根治性膀胱切除术 + 体腔内尿流改道术患者,根据身体质量指数(body mass index,BMI)是否超过 24kg/m² 分为两组,结果显示,超重或肥胖(BMI ≥ 24kg/m²)对手术时间、术中出血量、术后进食时间、住院时长、并发症发生率等指标没有明显影响。

3. 肝脏功能 严重的肝功能损害是原位新膀胱术的禁忌证。如果肝脏功能损害,不能处理尿液中重吸收的氨,会引起血氨升高,导致相关并发症。

4. 肾功能 肾功能不全是原位新膀胱术的重要禁忌证。原位新膀胱术后可能存在尿液反流、泌尿系感染、尿路梗阻等并发症,会影响上尿路形态及功能;肠道吸收尿液中的电解质导致肾脏负荷增加;因此在施行原位新膀胱术之前,需要对患者的肾功能进行充分的评估。以小肠为例,小肠黏膜接触尿液,尤其是原位回肠新膀胱具有储尿功能,接触尿液的时间更长,面积更大,会重吸收尿素、钾离子、氯离子,排泌钠离子和碳酸氢根离子,如果肾脏功能不能代偿,体内过多的酸离子聚集,就会产生高氯性代谢性酸中毒、电解质紊乱、脱水、尿毒症和钙质流失等。考虑行原位新膀胱术的患者应具备足够的排泄代谢废物、酸化尿液和浓缩尿液的功能,一般来讲血肌酐要小于 176.8μmol/L(2mg/dl),或者评估的 GFR 大于 40~50ml/min。永久性肾功能不全是原位新膀胱术的禁忌证。术前因肿瘤导致的急性梗阻,造成暂时性上尿路积水和肾功能受损的患者,尿流改道术后梗阻解除,肾功能会有所恢复。如果梗阻时间长,程度较重,对术后肾功能恢复程度没有把握,但又有强烈意愿行原位新膀胱术的患者,也可以先行经皮肾穿刺造瘘术,持续引流尿液,观察肾功能的恢复情况,然后决定下一步的治疗策略。

5. 尿道疾病及括约肌功能损伤 严重的尿道狭窄是原位新膀胱术的禁忌证。外括约肌功能差但手术意愿强烈的患者,男性患者可以同期或者分期进行人工括约肌置入,女性尿失禁患者可采用尿道悬吊术,但可能会导致原位新膀胱术后排空不全,需要通过间歇性自家导尿来排放尿液。

6. 盆腔放疗史 因盆腔肿瘤有盆腔放疗病史的患者,对原位新膀胱术后并发症发生率的报道并不一致。Hautmann 等和 Eisenberg 等的研究表明,根治性膀胱切除术前有盆腔放疗史会明显增加术后的并发症,但与尿流改道方式没有明显相关性。Hautmann 认为,有盆腔放疗史的患者需要谨慎选择,需具备以下条件方考虑行原位新膀胱术,即术前控尿功能良好,没有尿道狭窄,没有窦道形成,小肠放射损伤较轻等。前列腺或者宫颈癌放疗对外括约肌的影响要大于膀胱癌或者其他盆腔肿瘤的放疗,前列腺粒子植入经常会导致括约肌周围区域的严重纤维化,从而对尿控产生不良影响。尿流改道术前需要详细评价,谨慎选择,由经验丰富的医生在术中再次充分评价外括约肌、尿道、输尿管和肠道条件,对于判断是否选择原位新膀胱术非常重要,一定要在术前与患者及家属进行充分沟通和告知。

7. 腹盆腔手术史　腹腔和盆腔手术史会给原位新膀胱术增加技术难度,既往前列腺癌根治术和肠切除术为相对禁忌证。有既往前列腺根治性切除术的患者,在分离膀胱尿道吻合口和近端尿道时会非常困难。对这类患者,术前和术中要仔细评价近端尿道的状况和控尿能力,对于尿控良好的患者,行原位新膀胱术后可望获得较好的尿控。对于术前尿控差但强烈要求行原位新膀胱术的患者,可以同期或者分期进行人工尿道括约肌置入术。对于有小肠切除手术史,尤其是多次切除的患者,如果再截取 45~60cm 的肠襻构建新膀胱,容易导致腹泻,甚至短肠综合征,这种情况下可选择乙状结肠构建新膀胱。对有小肠切除史的患者行原位回肠新膀胱重建,务必彻底松解粘连,解剖出原吻合口并尽量以此作为构建新膀胱所要肠襻的一端,以避免造成肠缺血坏死、肠瘘。

8. 由于身体或者精神问题不能自理,或者心理上不愿意进行自家导尿　患者身体和心理状态较好,术后能有足够的腹压,有能力进行排尿训练,能够严格定时排尿,才能逐渐扩大膀胱容量,实现良好的顺应性、尿控和自由排尿。原位新膀胱术后 10%~20% 的男性患者和30%~60% 的女性患者会发生排尿困难,甚至发生尿潴留,需要偶尔甚至长期进行自家导尿。术前医生很难锁定术后需要自家导尿的患者,也不好预测术后什么时间会发生排尿困难或者尿潴留,所以要在术前确定患者愿意而且有能力在需要时能够进行自家导尿。尤其对于女性患者,需要自家导尿的情况更为多见,而且操作难度可能比男性更大。

此外,还要综合考虑患者身体状态、社会环境等各种因素,必须有条件进行严密地术后随访。原位新膀胱术步骤烦琐,手术时间长,对于年老体弱以及合并症较多的患者,需要全面评估心肺功能,能否耐受长时间麻醉和手术,避免患者术后因伴随疾病引起各种并发症。另外需要注意,由于新膀胱依赖腹压排尿,对于术前存在膈肌、盆底肌和腹壁肌薄弱,存在各种疝和子宫等盆腔器官脱垂的患者,需要谨慎选择,必要时可术中一并处理。

尿流改道术后患者的生活质量也是需要考虑的一点,随着手术方式的日趋成熟和围手术期管理质量的逐渐提高,原位新膀胱术的应用范围也越来越广泛,并发症率也能控制在可接受的范围内,因此,术后生活质量开始逐渐成为大家关注的焦点。受限于患者选择、方法学等因素,目前关于何种尿流改道术能带来最佳的生活质量仍有争议。近年的研究带来一些新观点,2016 年的两项荟萃分析显示,原位新膀胱术患者的生活质量优于回肠通道术,且在情绪状态和身体外观方面优于经皮造口的尿流改道术,其中男性患者更能从中获益。2019 年 Kretschmer 等报道了一项前瞻性队列研究,他们通过倾向性匹配,纳入原位新膀胱术和回肠通道术患者各 67 例,结果显示术后两年前者的生活质量明显高于后者,尤其在身体和社会角色两个方面更具优势。近期的几项研究发现,与术前基线值相比,原位新膀胱术后患者的生活质量会有短暂的下降,但最终会逐渐恢复,甚至在某些指标上超过基线水平。影响生活质量的因素主要是术后尿失禁和性功能方面的问题。根据目前的文献和经验来看,对于年轻、社会活动多、社交范围广泛、对生活质量要求较高的患者,原位新膀胱术可能会带来更多的便利,具有更多的优势。

除了患者方面的因素,外科医生的经验也是决定是否选择原位新膀胱术的重要因素。

经验丰富的医生能减少尿失禁等术后并发症发生率,提高患者生活质量。近十几年,随着微创手术,尤其是机器人手术快速发展,原位新膀胱术占有率反而有所下降,可能跟微创手术比较长的学习曲线和技术难度有关,尤其是体腔内的原位回肠新膀胱术。这就造成了一个不良循环,医生训练的机会减少,原位新膀胱术占有率就会相应减少。因此应该在患者流量大,医生训练机会多,操作经验丰富的大型综合性医院开展原位新膀胱术,尤其是体腔内的原位新膀胱术。

在施行手术之前,医生有责任将各种尿流改道术的优势和不足告知患者。大多数患者可能会选择原位新膀胱术,主要的原因就是能够自由控制排尿,且避免腹壁造口,患者在心理上更容易接受,也能更方便地回归社会,这些优势是回肠通道术和经皮可控尿流改道术所不具备的。但同时要让患者清醒地认识到,并有勇气面对可能发生的尿失禁和自家导尿。在充分尊重患者意愿的前提下,医患双方根据具体情况进行充分沟通,综合判断,确定最合适的手术方式。

(六) 小结

本章主要介绍了构建原位新膀胱的原则和如何把握适应证,选择合适的患者进行原位新膀胱构建。简而言之,对于拟施行原位新膀胱术的患者,需要综合考虑肿瘤复发风险等肿瘤学因素,以及患者相关因素如年龄、体型、肝肾等脏器功能、既往手术史或放疗史、患者的认知能力、自理能力以及对术后生活质量的要求。构建原位新膀胱需要遵循以下原则:患者尿道外括约肌功能良好,做到随意控尿,自由排尿,通过肠道去管化加折叠的方式构建低压、高顺应性、容量适当的新膀胱,充分保护上尿路形态与功能,尽可能地规避手术相关的风险,提高生活质量,增加患者获益。

(牛亦农 魏后忆)

三、保留术后控尿功能的关键解剖及手术技术

(一) 概述

根治性膀胱切除术是肌层浸润性膀胱癌治疗的主要手术方式,并且在临床中应用非常广泛。在根治性膀胱切除的同时,需进行尿流改道术,包括原位新膀胱术、回肠通道术、输尿管皮肤造口术等方式。而原位新膀胱术由于无腹壁造口、保持自身形象、可自行排尿、更高的生活质量等优势,正逐渐成为主流术式。原位新膀胱术早期并发症主要包括尿失禁、排尿困难、吻合口狭窄、代谢性疾病、维生素 B_{12} 缺乏等,其中尿失禁对患者的生活质量影响尤为严重。针对原位新膀胱术后尿失禁,近年越来越多的解剖结构研究和新型手术技术开始出现,随着手术经验的积累和新技术的出现,新膀胱术后控尿功能将得到明显改善。

(二) 影响术后控尿的关键解剖

人体的控尿机制非常复杂,目前认为其主要依赖主动的括约肌收缩和被动的解剖结构支撑的联合作用。与控尿相关的括约肌包括膀胱颈内括约肌和盆底尿道周围的横纹括约肌;被动的解剖结构主要是指尿道的支撑结构,包括耻骨前列腺韧带、肛提肌以及尿道周围的筋膜和纤维肌性组织等。膀胱颈内括约肌是一个功能学上的概念,结构上主要由膀胱颈的平滑肌及周围弹性纤维组成。盆底尿道周围的横纹肌即外括约肌,包含快速型和缓慢型两种收缩纤维。缓慢型肌纤维主要是长时间保持括约肌张力,而快速型肌纤维则在腹内压

力增加时快速增加括约肌张力发挥控尿功能。形态学上,男性的尿道外括约肌覆盖在前列腺尖部的腹面,近精阜端呈月牙形,远离精阜端呈马蹄形,在尿道球部又呈月牙形。

女性尿道外括约肌呈马蹄形覆于尿道腹面。阴部神经属躯体运动神经,起源于第2~4骶髓前角运动神经元,支配尿道外括约肌,可随意控制外括约肌的舒缩。阴部神经兴奋使尿道外括约肌收缩,防止尿液漏出。阴部神经分支走行于尿道近端两侧,鉴于男女外括约肌的不同解剖结构特点,男性前列腺尖部和女性膀胱颈处的分离很重要,应避免损伤括约肌及支配括约肌的阴部神经及分支。

耻骨前列腺韧带是起源于盆内筋膜脏层的伴行纤维束,在前列腺远端三分之一处进入,将前列腺、尿道、膀胱稳定于耻骨,被认为是尿控机制的重要组成部分,对维持尿控功能非常重要;肛提肌是盆底的组成部分,对盆腔脏器起重要的支撑作用,对维持尿道的稳定性也起一定作用。肛提肌前内侧肌肉群包含尿道提肌、前列腺提肌和耻骨尿道提肌,其快速收缩机制可使尿道在耻骨直肠肌拉伸下发生前后移动而闭紧,进而终止尿流,是尿控的重要组成部分。肛提肌筋膜可以保护肛提肌和肛门括约肌及其神经分布,对维持尿控有重要意义。

盆筋膜、背侧静脉复合体(DVC)、迪氏筋膜和尿道筋膜可能作为横纹括约肌的支点而存在。盆筋膜、DVC和尿道筋膜、耻骨前列腺尿道肌、横纹括约肌、会阴体、尿道及尿道平滑肌,可能作为“控尿复合体”共同做功达到控尿的目的。背侧静脉复合体是由阴茎背深静脉(deep dorsal vein of penis)穿过尿生殖膈后演化而来,位于前列腺前面左右耻骨前列腺韧带之间,耻骨前列腺韧带前列腺附着部可作为确定DVC位置及范围的解剖标志。背侧静脉复合体分成三个主要分支:浅表支及左、右侧静脉丛,与远侧的前列腺静脉和阴茎背深静脉组成了背侧静脉复合体。

与控尿和性功能相关的神经血管束(NVB)位于前列腺固有包膜外,在前列腺尖部水平分布于前列腺和尿道的后外侧,在3~5点、7~9点方向穿出尿生殖膈,走行于肛提肌筋膜、前列腺筋膜和迪氏筋膜之间,支配阴茎海绵体、前列腺、尿道内括约肌和外括约肌中的平滑肌,负责勃起、射精和控尿功能。

(三) 保留术后控尿的关键手术技术

根治性膀胱切除术加原位新膀胱术后尿失禁的病理生理学机制目前仍未完全阐明,最关键的部分是尿道外括约肌和支配尿道外括约肌的阴部神经及其分支。传统的根治性膀胱切除术,由于术中盆丛神经和盆底张力等结构的损伤,常常导致术后尿失禁,特别是术后早期尿失禁。目前泌尿外科手术的总体趋势是在不影响肿瘤结局的情况下尽可能尝试保留正常的器官和组织。选择合适的患者,通过改进手术技术,包括保留更多的正常组织结构和盆底重建,可使患者术后更快地恢复控尿。对于男性患者,保留正常组织结构的技术包括保留神经血管束、前列腺包膜、精囊等。其中,对于外括约肌、筋膜组织和相应神经支配进行精细解剖和保护对减少术后尿失禁是尤为重要的。例如在游离耻骨前列腺韧带并分离DVC时,应避免过度切除,在保证前列腺尖部充分游离的同时保留足够的耻骨前列腺韧带。同时应注意外括约肌及其支配神经的保护,术中应对前列腺尖部、盆底进行精细解剖,避免过深缝合DVC和盆底肌,以防止损伤盆底肌和神经丛而影响尿控功能,但在不同的研究中保留NVB是否有助于控尿功能恢复的结论并不一致。

对于女性患者,应该保留完整的盆底筋膜,避免盆底肌的损伤,包括保留神经、阴道前壁、子宫等。除此之外,子宫及阴道周围的支持结构保留对于术后尿控功能的保留也有一定作用。例如在切除子宫以后,在后方填塞大网膜并固定于尿道两侧,可防止膀胱阴道瘘的发生,同时还可以对新膀胱有支持作用,防止新膀胱后倾。阴道残端也可通过固定于圆韧带、骶岬等位置,防止阴道脱垂,保持盆底张力。子宫及其支持韧带的保留可加快术后尿控的恢复。自主神经的保留对尿控的意义尚无定论。然而虽然保留功能的手术对于术后生活质量有较大改善,但由于浸润性膀胱癌的高度侵袭性,肿瘤学结果仍然是最重要的,应该作为最重要的决策因素。因此,在为患者做出决策时,外科医生必须了解这些肿瘤学影响并与患者充分沟通并充分知情同意。

1. 保留正常结构组织的根治性膀胱切除术

(1) 保留神经血管束的男性根治性膀胱切除术(筋膜内切除法)(资源3):前列腺周围神经血管束的生理学功能并未清晰阐明,目前比较明确的是保留神经血管束可明显改善术后性功能,但对于是否加快术后控尿功能的恢复则在不同的研究中显示出不一致的结果。一篇纳入13项研究的荟萃分析显示,保留神经血管束可改善术后的日间和夜间尿控而不影响肿瘤学结果。因此,对于经过筛选的患者,可以选择保留神经血管束的根治性膀胱切除术。

手术适应证:满足根治性膀胱切除手术指征的同时还需满足:肿瘤未侵犯前列腺;既往无前列腺癌家族史及前列腺癌病史;术前性功能及控尿功能正常;术前 PSA<4ng/ml;术前直肠指诊、影像学等检查未提示合并前列腺癌或者肿瘤侵犯前列腺,必要时前列腺穿刺活检排除前列腺癌可能。

手术操作要点:

1) 盆腔淋巴结清扫后,将膀胱底部向前上牵拉显露直肠膀胱陷凹,横行切开腹膜,显露输精管及精囊,向前上方牵拉精囊,切开迪氏筋膜,游离前列腺后方,沿前列腺包膜与迪氏筋膜之间间隙分离,紧贴前列腺后方游离至前列腺尖部。在前列腺侧后方,即为与术后控尿和性功能恢复密切相关的神经血管束。此步骤应避免损伤位于迪氏筋膜与盆筋膜移行区的神经血管束。在处理前列腺后方、精囊床等部位小出血点时,避免使用电凝和大块组织的结扎。

2) 在膀胱上方切开盆腔腹膜,离断脐正中和旁正中韧带,与两侧已切开的腹膜切口汇合。钝性和锐性分离结合,游离膀胱前间隙,显露耻骨前列腺韧带及盆内筋膜反折,切开两侧盆内筋膜反折和耻骨前列腺韧带。暴露前列腺尖部两侧,用 2-0 可吸收倒刺缝线 8 字缝扎背侧静脉复合体,离断耻骨前列腺韧带和背侧静脉复合体。

3) 应用 Hem-o-lok 夹闭并用冷刀离断膀胱侧血管蒂。游离至前列腺基底部时,在贴紧前列腺侧后方包膜和精囊处钳夹、切断,寻找前列腺包膜,在前列腺包膜表面通过钝性将前列腺侧血管蒂向后外方推离(筋膜内法),至前列腺尖部,显露尿道。以同样方法完成另一侧。

4) 夹闭尿道后切断,将前列腺翻起,紧贴前列腺切断尿道直肠肌,将膀胱前列腺完整游离切除。

(2) 保留前列腺包膜的根治性膀胱切除术(资源4):保留前列腺包膜和保留神经的根治性膀胱相比,保留了更多的神经血管束以及与控尿相关的

资源3 保留神经血管束的男性根治性膀胱切除术(筋膜内切除法)

盆底支撑结构,可以更好地改善排尿和勃起功能。部分泌尿外科医师认为此手术方式可能会违背肿瘤手术的无瘤原则,增加局部复发以及前列腺残留癌的可能,影响长期生存率。但大部分学者认为,通过术前严格的筛选,包括询问前列腺癌家族史、术前直肠指诊、检查血清前列腺特异性抗原(prostate-specific antigen,PSA),前列腺多参数磁共振成像等检查,可以识别潜在的有临床意义的前列腺癌,而不影响肿瘤学结果。保留前列腺侧包膜或仅保留前列腺尖部部分包膜的技术,可在保证控尿功能和性功能的前提下,进一步减少前列腺偶发癌的残留。

手术适应证:满足根治性膀胱切除手术指征的同时还需满足:肿瘤未侵犯前列腺部尿道及术中尿道切缘阴性;未合并原位癌;年轻患者(一般小于50岁);有强烈性需求;术前PSA<4ng/ml;术前影像学未提示前列腺占位病变(包括前列腺彩超、前列腺磁共振成像),必要时前列腺穿刺活检排除前列腺癌可能。

保留前列腺侧包膜手术操作要点:

1)双侧盆腔淋巴结清扫后,将输尿管游离至输尿管膀胱移行处,将双侧输尿管远端夹闭并横断,断端送术中冷冻病理检查。

2)向头侧牵拉直肠,同时将膀胱推向前方,显露直肠膀胱陷凹,横向切开腹膜,找到输精管,沿膀胱与输精管之间平面分离解剖,向精囊方向解剖直到显露精囊,再游离至前列腺底部。

3)沿前腹壁与膀胱之间的腹膜反折上方切开腹膜,分离膀胱前间隙以及游离膀胱两侧血管,显露耻骨前列腺韧带及盆内筋膜反折。切开两侧盆筋膜反折以及耻骨前列腺韧带,显露前列腺侧方。

4)在前列腺前侧方切开前列腺表面,寻找前列腺外科包膜,通过锐性分离将前列腺内腺体与前列腺包膜分离,直至尖端汇合。显露尿道,夹闭尿管,切断尿道,将尿管向头侧牵引,逆行切除将膀胱前列腺完全游离,取出标本。

资源4　保留前列腺包膜的根治性膀胱切除术

(3)保留自主神经及阴道前壁的女性根治性膀胱切除术:部分女性患者在接受传统根治性膀胱切除术后,由于来自盆丛的自主神经损伤,导致失去自主神经支配的盆底功能失调,术后常常发生性功能及控尿异常。盆丛的自主神经,包括交感和副交感神经,可以调控阴道润滑度及尿道平滑肌张力。除自主神经外,来源于会阴神经的躯体神经,对于外括约肌的支配,也对尿控产生影响。盆丛发出的神经纤维分布于阴道两侧的9点钟和3点钟方向,同时在邻近膀胱颈时发出终末分支并穿入盆筋膜和肛提肌,分布于尿道和阴蒂。此外,在盆筋膜深面,阴部神经发出会阴神经(躯体神经)与上述自主神经分支共同支配尿道括约肌及阴蒂。阴部神经分支发出的对尿道括约肌横纹肌的神经支配是原位新膀胱术患者保留控尿功能最重要的因素。在不违背肿瘤切除的原则下,尽可能保留阴道两侧的自主神经束,对于保留阴道和分泌功能的根治手术,研究显示可以明显提高性生活的满意度,此外控尿功能也得以更好保留,更容易被患者接受。

手术适应证:满足根治性膀胱切除手术指征的同时还需满足:①肿瘤未侵犯膀胱颈部、三角区及尿道,未合并原位癌;②肿瘤未侵犯阴道及子宫;③保留性功能及控尿功能意愿强烈。

手术操作要点：

1）先行盆腔淋巴结清扫术，分离输尿管，并于靠近膀胱处将输尿管切断，结扎远端，取输尿管断端送冷冻病理。

2）用抓钳提起子宫角，在输卵管伞及卵巢外侧切开卵巢韧带。如需保留卵巢，则在卵巢的内侧游离阔韧带，并保留卵巢的血供，将卵巢向上翻起。结扎子宫动脉，切开阔韧带并离断主韧带及骶韧带。将膀胱及子宫向前上方提起，显露直肠子宫陷凹。横行切开腹膜，沿子宫后壁游离至阴道后壁。

3）将腹腔镜视野移至前腹壁，可见脐正中韧带及其两侧的旁正中韧带，切断脐正中韧带、旁正中韧带及腹膜反折，结扎并离断子宫圆韧带，打开阔韧带从而扩大术野，与两侧已切开的腹膜会合。向下钝性分离膀胱前间隙，显露盆筋膜反折。将膀胱拉向对侧，显露膀胱侧血管蒂，用 Hem-o-lok 及剪刀在近膀胱处离断膀胱侧血管蒂。牵拉气囊导尿管、判断膀胱颈位置。拔除导尿管，在膀胱颈远端 0.5cm 处应用 Hem-o-lok 夹闭尿道后离断。该步骤注意仔细辨认并远离膀胱颈分离，保持盆底筋膜的完整，避免盆底肌损伤，同时避免在盆内筋膜深面的肌肉内剥离尿道，可以有效保护神经的终末分支。将膀胱向头侧牵引显露膀胱后方，锐性分离阴道前壁和膀胱后壁。助手可用卵圆钳及纱布球从阴道插入至后穹窿，向头侧抬高，将阴道壁抬起，从而抬高前穹窿，辨认阴道前壁顶部及前穹窿。在子宫颈下方依次横向切断阴道前后壁，此处注意于阴道 10 点钟至 2 点钟方向之间紧贴膀胱壁游离可避免神经损伤，自主神经多分布在阴道两侧。若创面出血较多，可用可吸收缝线缝合止血，尽量避免使用电凝止血。

4）离断后，膀胱及子宫完整切除并可从阴道取出标本。可吸收线缝合阴道残端。

（4）保留阴道、子宫、附件的根治性膀胱切除术：标准的女性根治性膀胱切除术包括膀胱、尿道、盆腔淋巴结、子宫、双侧附件以及部分阴道前壁。然而，标准的根治手术对女性患者术后的性功能、生育功能及控尿功能影响较大。阴道和子宫的保存可将阴道侧壁的自主神经完整保存，而这部分自主神经主要对尿道括约肌产生支配作用，同时保留子宫可防止新膀胱后倾而导致排尿障碍，因此在术中保留女性生殖器官可以明显改善术后控尿情况。但需要注意的是，保留生殖器官的手术存在肿瘤复发及合并生殖系统肿瘤的潜在风险，因此术前严格的筛选尤为重要。在不影响肿瘤控制的情况下，对于符合适应证的患者可以考虑保留生殖器官，因此需严格把握手术适应证并长期随访观察。

手术适应证：$T_{2b}N_0M_0$ 或更早期的膀胱癌；三角区及膀胱颈经膀胱镜活检阴性；术前严格影像学评估，肿瘤未侵犯子宫、子宫附件及阴道且生殖器无其他病变；相对年轻女性患者（通常小于 55 岁）；术前性活跃或有明显生育需求。

手术操作要点：

1）完成双侧盆腔淋巴结清扫。将膀胱两侧输尿管在靠近膀胱壁处结扎并切断，将输尿管断端送冷冻切片。而远端输尿管前方与之交叉的子宫血管将完整保留。

2）找到膀胱子宫陷凹，在陷凹前上方横行切开腹膜，沿子宫前壁游离直至阴道前壁，将膀胱后壁与子宫及阴道前壁分离。将腔镜视野移至前腹壁，可见脐正中韧带及其两侧的旁正中韧带，切断脐正中韧带、旁正中韧带及腹膜反折，与两侧已切开的腹膜会合。向下钝性分离膀胱前间隙，显露盆筋膜反折。将膀胱拉向一侧，显露膀胱侧血管蒂，用 Hem-o-lok 及剪刀在近膀胱处离断膀胱侧血管蒂。保留起自髂内动脉到达阴道旁组织的血管以及卵巢血管。来自盆丛的自主神经位于直肠的后外侧,沿阴道侧壁,到达膀胱颈和尿道;沿着阴道侧壁、膀胱颈和近端尿道分离时注意保护,可以将大部分这些神经纤维保留。

3) 牵拉气囊导尿管、判断膀胱颈位置。向远端游离尿道至外括约肌上方,不需要打开盆筋膜,避免损伤盆底肌。拔除导尿管,应用 Hem-o-lok 夹闭,以防尿液流出,切断尿道。取出完整标本。

2. 盆底结构重建的根治性膀胱切除术加原位回肠新膀胱术 尿道前悬吊技术及后重建技术最早在根治性前列腺癌切除术中提出,也称尿道周围结构重建。根治性手术后尿失禁可能的机制包括盆底解剖结构的损伤、盆腔神经的损伤以及尿道支撑结构的破坏。该技术的主要目的在于为括约肌提供额外的前部及后部支撑,为膀胱和括约肌提供支撑平面,使括约肌稳定于盆底的正常解剖结构位置,从而改善术后控尿。该技术不涉及手术范围内的器官组织的保留,相较于保留神经、前列腺包膜、生殖器官等手术方法,此类技术并不会增加肿瘤局部复发的风险。此外在前悬吊及后重建同时还可以进行保留神经血管束或保留前列腺外科包膜等,通过多种技术联合进一步提高患者术后控尿功能。据笔者经验和病例随访结果及其他团队报道,此技术在根治性膀胱切除术加原位新膀胱术中可明显改善患者术后早期尿控,特别是术后 3~6 个月尿控,但目前还缺少大宗病例的前瞻性研究证据。

手术操作要点:

(1) 尿道前悬吊技术(资源 5):游离耻骨后前列腺前间隙,显露背侧静脉复合体及耻骨前列腺韧带后,缝扎阴茎背侧静脉复合体,打结后不需要剪线,将缝合针向上穿过耻骨后方盆内筋膜壁层和骨膜后拉紧,将背侧静脉复合体以一定张力向上牵拉,最后将缝线以一定张力打结或 Hem-o-lok 夹固定于耻骨后方。

资源 5 尿道前
悬吊技术

(2) 后方重建技术(资源 6):在完成膀胱及前列腺切除后,使用可吸收缝线或倒刺线将迪氏筋膜及其邻近腹膜与尿道后方的肌性和纤维组织部分以连续缝合的方式相互牵拉对合。缝合完成后可进行新膀胱重建及新膀胱尿道吻合,以维持正常解剖结构,保持张力。

(四) 小结

了解尿道、盆底神经支配、盆腔脏器等相关解剖结构对于原位新膀胱术后保留控尿功能是至关重要的。在此基础上,基于解剖结构和手术无瘤原

资源 6 后方重
建技术

则开发出的一系列手术技术都是在保证肿瘤控制的前提下,最大化保留正常控尿功能和性功能。随着近年来患者对于术后性功能、生育功能、控尿功能的期待越来越高,保留正常控尿和性功能的一些新型术式在临床的应用也越来越广泛。随着各类新型手术方式的出现和手术经验的积累,患者术后的生活质量将进一步提高。

(黄 健 何 旺)

四、回肠储尿囊术式

(一) Hautmann 回肠新膀胱

1. 概述 几十年来,回肠通道术一直是全世界根治性膀胱切除后最常见的尿流改

道术式。许多患者因为不能接受术后长期戴尿袋生活而拒绝或延迟手术,最终死于肿瘤转移。回肠新膀胱的发展使许多患者和医生能够接受这种手术,并在癌症有机会治愈时进行手术。

对于熟悉原位重建的外科医生来说,几乎每个患者都是候选人,只有少数存在绝对禁忌证。然而,对于患者和外科医生来说,选择哪种尿流改道方式是一个复杂的决定,需要考虑多种因素,这些因素可分为患者相关因素和肿瘤相关因素。

2. 患者相关因素

(1)绝对禁忌证:可控尿流改道术的绝对禁忌证是肾功能差和没有可用的肠道构建新膀胱。通常,行原位重建手术要求血肌酐水平应不低于 176.8μmol/L(2mg/dl)或评估的 GFR 至少为 40~50ml/min。但应该考虑到因尿路梗阻导致的肾功能处于临界状态的患者可能手术后肾功能会有所改善。然而,当不能确定时,应在手术前放置肾造瘘管以保护梗阻肾脏的功能。

既往多次肠切除或有炎症性肠病史的患者不适合行可控尿流改道术,但如果病变仅影响结肠并且患者已处于缓解期,则可以考虑,这种情况还是很少见的。

(2)相对禁忌证:需要外科医生判断的最常见的相对禁忌证是患者的合并症和一般健康状况。实际年龄本身不应被视为禁忌证。在任何年龄,患者的身体和认知功能都存在巨大差异。许多 75 岁以上的男性和女性都有良好的功能,但进行原位新膀胱术的老年人术后可能需要更长的时间才能恢复尿控。大部分久坐的虚弱老年患者可能无法从原位新膀胱术中受益。患有严重认知功能障碍或日常活动需要协助的患者最好使用回肠通道术,这对护理人员来说更容易管理。

接受原位尿流改道术的患者也应该愿意并且能够自家导尿,尤其是女性。根据笔者的经验,只有不到 10% 的男性患者需要自家导尿。

女性患者可能更需要自家导尿,高达 60% 的女性患者在某些时候必须这样做。关于这种情况的原因有多种理论,但到目前为止,还没有任何技术可以显著降低这种情况的发生率。一些合并症值得特别注意,如心功能差、严重 COPD 或严重外周血管疾病的患者可能无法很好地耐受膀胱切除术,对这些患者进行最简单、最快的尿流改道术是更好的选择。肝硬化患者更应注意,因为通过肠壁从尿液中吸收的过量氨会使患者陷入失代偿性肝功能衰竭,即使回肠通道术也是如此。

盆腔高剂量放疗史是原位新膀胱术的相对禁忌证。尿道周围瘢痕的数量和括约肌的损伤取决于剂量和辐射区域。男性的高剂量前列腺放疗和女性的宫颈放疗可能对尿道外括约肌和近端尿道损伤最严重。

有严重尿道狭窄的男性和有压力性尿失禁的女性不适合行原位新膀胱术。后者可以同时行尿道悬吊手术进行治疗,但这会导致自家导尿的风险明显增高。患有神经源性膀胱的患者应接受正规的尿动力学检查,以确定尿道外括约肌的功能状态和自主控尿能力。

之前接受过根治性前列腺切除术患者的尿流改道术是一重大挑战。这些患者膀胱尿道连接处的解剖非常困难。如果患者在前列腺切除术后具有良好的控尿能力,经过仔细解剖,原位新膀胱术有望获得良好的功能效果。

3. 肿瘤相关因素 有几个肿瘤相关因素是原位新膀胱术的绝对或相对禁忌证。但有强烈手术意愿的患者仍然是可控尿流改道术的潜在候选人。原位新膀胱术的主要肿瘤学禁忌证是膀胱切除术中冷冻切片示尿道切缘存在尿路上皮癌。在男性中,这通常与广泛的原位癌(carcinoma in situ,CIS)相关,尤其是在前列腺部尿道。即使尿道切缘阴性,前列腺尿道受累的患者随后尿道复发的风险仍然增加,特别是当有间质浸润时。

对于女性,已经有许多针对同时接受膀胱切除术和尿道切除术的病理学研究,并确定了预测尿道受累的临床危险因素。膀胱颈的肿瘤是主要的预测因子。在女性行原位新膀胱术时,尿道在膀胱颈的远端离断,因为该位置的肿瘤容易复发。

4. Hautmann 回肠新膀胱原理及手术技术　在 1888 年 Tizzoni 和 Poggi 提出这一想法后整整一个世纪,一些关键技术如去管化、折叠、非抗反流机制的出现使得现代原位新膀胱术成为可能。直到 1987—1988 年 Hautmann、Ghoneim 和 Studer 提出他们的技术来构建可控的原位新膀胱,这个过程大概持续了将近 1 个世纪。

来自德国乌尔姆大学的 Hautmann 回肠新膀胱可以展示这些原理和技术。所有呈现的图片以及视频(资源 7)都是相同的步骤。因此,可以使用这些图片比对视频中显示的动态过程进行深入研究。

资源 7
Hautmann 回肠
新膀胱

理想情况下,回肠新膀胱在解剖学上取代原生膀胱(位于盆腔腹膜外),回肠 - 输尿管和回肠 - 尿道吻合位于腹膜外。根据肿瘤分期和位置,这一目标可以很容易地通过从内脏盆腔腹膜获得两个大的腹膜瓣来实现。

在通过下腹正中线切口进行标准开腹手术后,进入膀胱前间隙,打开膀胱和髂血管之间的侧间隙。腹膜从前腹壁、回肠 - 腰大肌区域和内环处分开。分离出精索并用血管钳提起,剥离至足够远,并切除靠近腹股沟管的 Cloquet 淋巴结。

分离至旋髂静脉,切除髂总静脉和髂外静脉后外侧组织。向内侧牵拉膀胱分离闭孔周围组织,轻轻分离出重要的淋巴组织和脂肪,清楚地暴露闭孔血管和神经。将腹膜直接向头侧方向移动,以暴露输尿管的前表面。

(1)游离输尿管:不要使用乙状结肠系膜外侧的标准纵向切口。游离两侧的腹膜,继续在腹膜外定位输尿管,要注意在暴露过程中它可能会移位,因为它会黏附在腹膜上。在左右两侧向头侧游离具有足够外膜的输尿管。

在输尿管和膀胱侧韧带之间建立一个平面。将输尿管和膀胱向内侧牵拉,可以充分暴露膀胱侧韧带。最后,在远端离断输尿管。然后向近端游离输尿管,大概 6~9cm 即可。

制作较大的腹膜瓣,用于随后的回肠新膀胱腹膜外化。

根据肿瘤的分期和位置,膀胱完全腹膜外化。腹膜在膀胱顶壁被一分为二。如果不能安全完成,就在膀胱底部的高处做一个腹膜切口,在膀胱后壁留下一个腹膜补片。

(2)准备回肠袢

1)选择 60cm 长的回肠段(远端离回盲瓣 20cm,最好 30cm)。最主要的部分通常是右 U 形底能够下至尿道。这保证了最后储尿囊能够顺利吻合(图 2-9-2-1)。

2)肠痉挛或粗短肠系膜可能导致肠道过多,从而增加储存容量。因此对于正确的回肠长度,在测量肠长度前 1h 停止硬膜外麻醉,比如在淋巴结清扫后停止用药。由于交感神经的阻滞,硬膜外麻醉会导致小肠收缩。如果在这种情况下测量回肠长度,则会切除过长的肠段。该段最远端部分应该足够长,以达到皮肤水平的耻骨联合顶部并用缝合线标记该点。

这种操作保证了储尿囊容易吻合至尿道。在预期的切除线处放置两条临时缝合线可以多次移动调整肠系膜后方的角度。

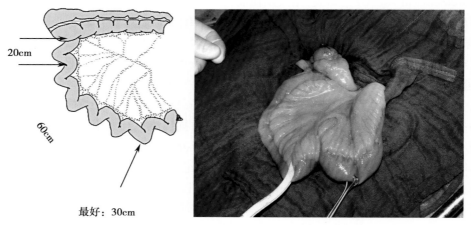

图 2-9-2-1 选择距回盲部 30cm 的 60cm 回肠段

沿着回结肠动脉和肠系膜上动脉末端分支之间的无血管区域的肠系膜分离,远心端应分离至肠系膜底部,便于提供最大的流动性和足够的长度以到达尿道。近心端肠系膜的切口尽可能短,以保留回肠段最大的血管供应(图 2-9-2-2)。

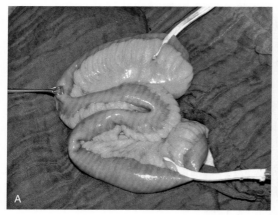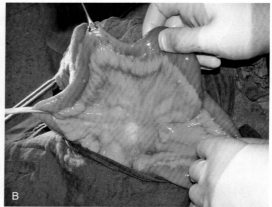

图 2-9-2-2 选取的肠段

3)然后用肠夹将回肠离断进行标准肠吻合术,并关闭肠系膜裂孔。用盐水或碘伏彻底清洁或冲洗分离的肠段(图 2-9-2-3,图 2-9-2-4)。

(3)新膀胱构建和去管化

1)尽量避免反复操作,提前计划好新膀胱的构建过程。用固定缝线来协助 W 形新膀胱构建。第一点固定缝合线应距回肠袢末端 4cm 处,末端 4cm 肠袢为右侧输入袢;第二点位置在第一点向头侧 12cm 处;第三点固定缝线位于第二点近心端 7~10cm 处;第四点位于近心端输入袢 4cm 处;近心端 4cm 为左侧输入袢(图 2-9-2-5)。

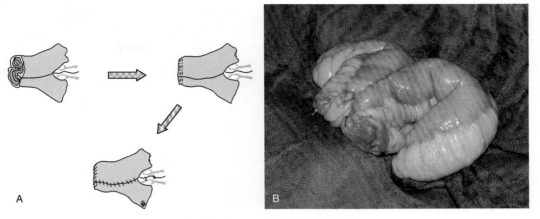

图 2-9-2-3 吻合回肠,关闭系膜

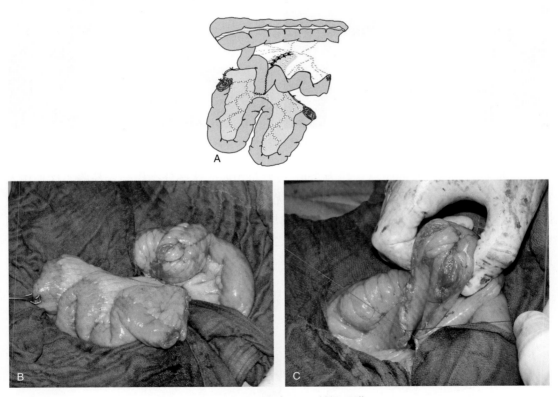

图 2-9-2-4 吻合回肠,关闭系膜

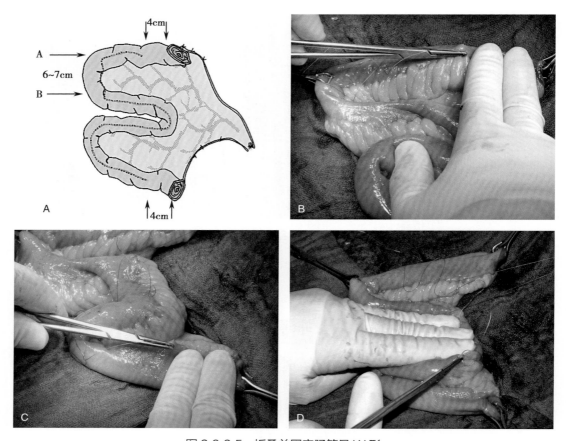

图 2-9-2-5 折叠并固定肠管呈 W 形

2）两个输入袢之间的距离选择为 7cm，最好是 10cm，这部分操作会容易些。这种输入袢简化提高了该程序的灵活性，主要有两个优点：如果患者因狭窄或肿瘤引起的输尿管梗阻需要手术，则新膀胱额外的输入袢可以与输尿管吻合，抗反流和非抗反流吻合技术均可实施。固定缝线点 2 和 3 详细确定了两输入袢之间的距离（图 2-9-2-6）。这种缝合线和回肠可以根据需要移动。

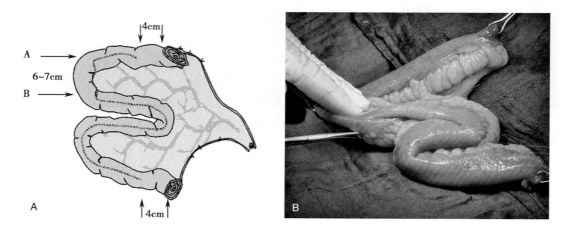

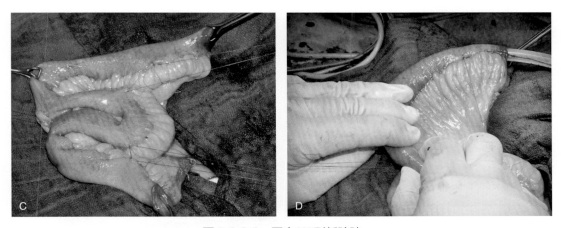

图 2-9-2-6　固定 W 形新膀胱

3）回肠袢插入 24~30F 硅胶或橡胶管。除了两个输入袢外,回肠袢在对系膜缘(电刀、剪刀、刀)打开,右侧打开形成 U 形,在 U 形底部可以与尿道吻合。通常首先对右边 U 侧进行去管化、止血,然后构建 W 形的左侧 U 形(图 2-9-2-7,图 2-9-2-8)。

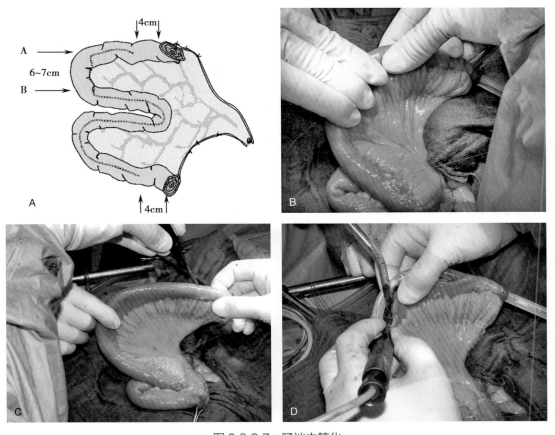

图 2-9-2-7　肠袢去管化

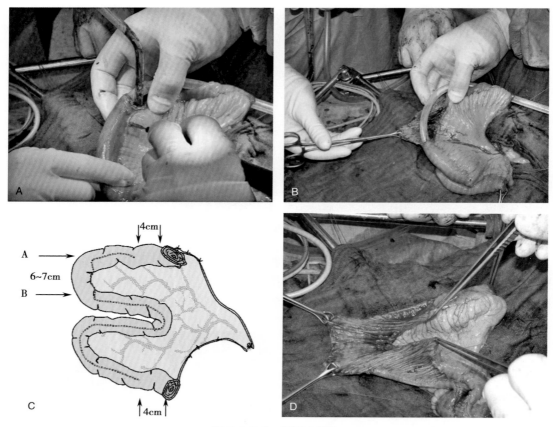

图 2-9-2-8 肠祥去管化

4）有两种类型的回肠 - 尿道吻合术。在 99.9% 的情况下，非管状技术是可取的。非管状技术，新膀胱出口平放在盆底；管状技术中，存在扭转和尿潴留的风险（图 2-9-2-9）。

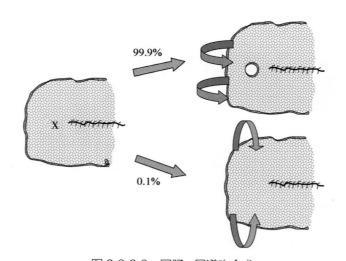

图 2-9-2-9 回肠 - 尿道吻合术

5)储尿囊的壁很容易构建,缝合从尾部开始向头侧缝合。为了加快缝合速度,连续缝合线可以在第 3 次时收紧,并使用直针缝合。储尿囊壁缝合完成后,构建 U 形皮瓣用于吻合尿道(图 2-9-2-10,图 2-9-2-11)。

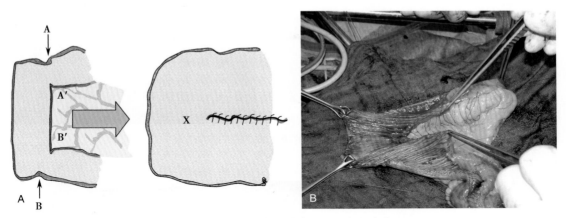

图 2-9-2-10　非管状技术回肠尿道吻合术

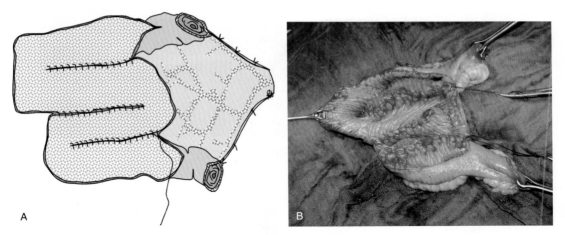

图 2-9-2-11　管状回肠尿道吻合术

(4)回肠尿道吻合术(经典)

1)这些图片尽可能地显示了笔者喜欢的经典回肠 - 尿道吻合术。在右侧最远端开一小口,一根 22F 的导管穿过此孔。在吻合时,使用 6 根先前留置的缝合线,使用 3-0 可吸收线吻合尿道。缝线穿过新膀胱出口而不缝回肠,缝合尿道后再返回缝合回肠出口壁,缝合点距出口外侧 5~8mm(图 2-9-2-12,图 2-9-2-13)。

2)新膀胱前壁的下半部分 4~5cm 横行闭合,形成一个小漏斗(图 2-9-2-14)。

3)这保证了宽阔、理想、漏斗形的吻合,使黏膜与尿道上皮直接接触。接下来,在经尿道导尿管的轻柔牵引下,将回肠袢向下牵拉至尿道,并将线结系在储尿囊内。安全到达盆底的技巧是:①松开腹壁牵拉器,放松腹壁;②调平手术床,移除骶垫,骨盆底向上移动;③游离降结肠和盲肠。

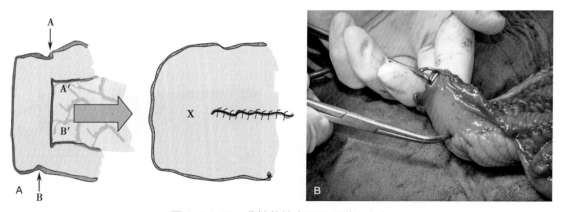

图 2-9-2-12　非管状技术回肠尿道吻合术

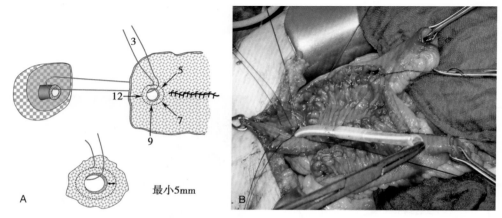

图 2-9-2-13　回肠尿道吻合方法

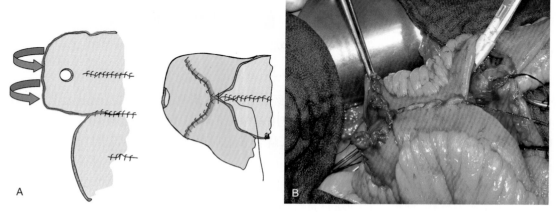

图 2-9-2-14　新膀胱前壁吻合方法

　　将 U 形回肠袢上的孔移近尖端。如果失败,则进行端端(直接)吻合(图 2-9-2-15)。

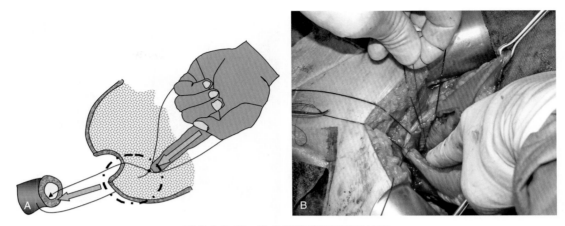

图 2-9-2-15　吻合新膀胱和尿道的技巧

4）回肠尿道吻合术（可选择）。①这里展示了一个简单的替代类型，这是许多外科医生的首选。回肠祥底部简单地缠绕在导管周围，并形成一个新膀胱出口。②随后仅闭合新膀胱前壁的下半部分。③这种改良类型的吻合术以端端吻合的方式完成。先前放置在尿道中的 6 根双臂缝合线用于打结。和上述方法一样，内线以"内 / 外"的方式放置在新膀胱侧并系好（图 2-9-2-16）。

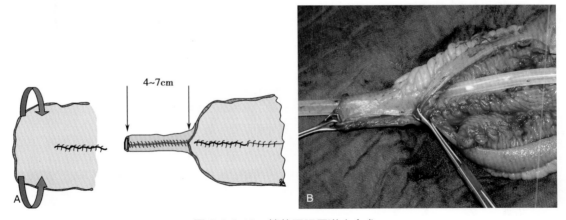

图 2-9-2-16　管状回肠尿道吻合术

5）关闭新膀胱前壁部分（图 2-9-2-17，图 2-9-2-18）。

（5）回肠祥输尿管吻合术

1）回肠祥 - 输尿管吻合术是在腹膜外和髂总血管上方使用 Wallace 技术端端吻合（图 2-9-2-19，图 2-9-2-20）。

①这里的关键是将输入祥到输尿管对接，而不是游离输尿管移到输入祥处。第一条缝线应以"由外向内"的方式，输尿管楔形劈开。输入祥的缝合线"由内向外"缝合。②一旦后壁吻合完成，放置输尿管支架。③可吸收缝线用于将支架固定到新膀胱以防止移位。

2）T 形关闭新膀胱前壁（图 2-9-2-21）。

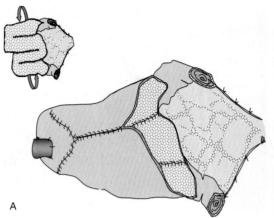
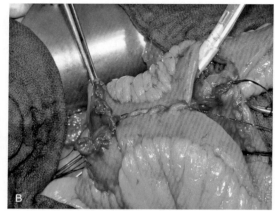

图 2-9-2-17 关闭新膀胱前壁

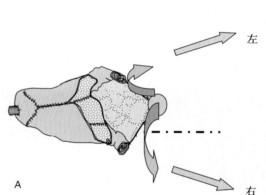
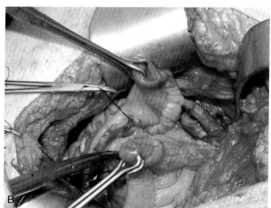

图 2-9-2-18 关闭新膀胱前壁

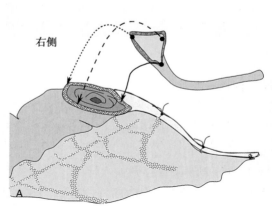
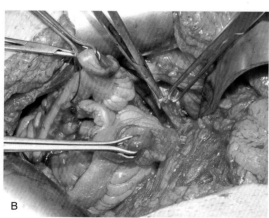

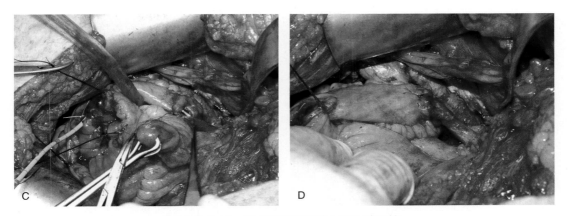

图 2-9-2-19 吻合右侧回肠输入袢和输尿管

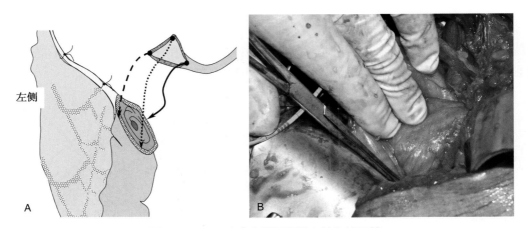

图 2-9-2-20 吻合左侧回肠输入袢和输尿管

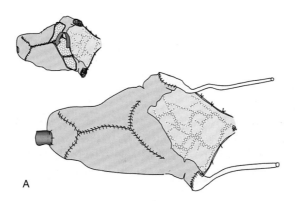

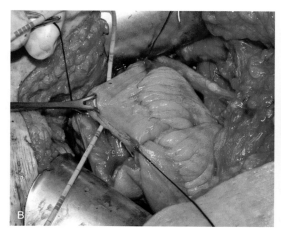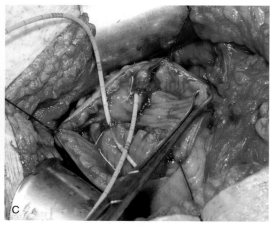

图 2-9-2-21 T 形关闭新膀胱前壁的方法

（6）腹膜外化：使用来自内脏盆腔腹膜的两个大腹膜瓣对包括回肠 - 输尿管吻合在内的新膀胱进行腹膜外化，可以很容易地完成。两个腹膜瓣缝合在一起，除了新膀胱的肠系膜穿过它们，也可以将腹膜瓣缝合到新膀胱的后壁（图 2-9-2-22，图 2-9-2-23）。

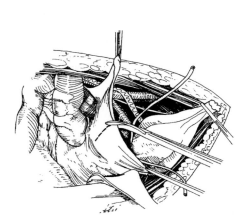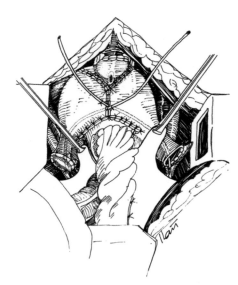

图 2-9-2-22 腹膜外化新膀胱   图 2-9-2-23 腹膜外化新膀胱

（7）术后处理：回肠新膀胱过多的黏液可能会阻塞尿管，影响术后恢复。因此，从术后第 5 天开始，每天两次用 50~100ml 盐水通过膀胱造瘘管冲洗回肠新膀胱。通常会在术后第 7 天和第 14 天之间拔除输尿管支架。

一旦尿液与回肠新膀胱黏膜接触，就会发生尿液电解质的重吸收。因此，在术后前 4 周每周检查一次电解质，之后每月检查一次。大约 50% 的患者需要临时碱化治疗。

在膀胱造影显示回肠 - 尿道吻合口完全愈合后，术后第 14 天和第 21 天之间拔除尿管。极少数情况下，吻合口仍有尿漏。当发生这种情况时，可通过延长导管引流时间来治疗，直到尿漏自发闭合。

（Richard E. Hautmann　邢念增）

（二）Studer 回肠新膀胱

1. 概述　原位新膀胱术是通过将肠管去管化后重新缝合成储尿囊,手术的目标是构建一个低压力、高容量、具有良好顺应性的储尿囊。回肠是目前原位新膀胱术比较理想的、使用最广泛的肠管材料。

Studer 回肠新膀胱利用了一段距离回盲瓣 25cm 的 54~56cm 的末段回肠,近端 14~16cm 回肠作为输入袢,远端 40~44cm 回肠去管化构建储尿囊。该技术结合了 Kock 储尿囊与 Camey 回肠新膀胱两者的优势,形成了一种与尿道吻合的、抗反流低压储尿囊。2006 年,Studer 等人报道了该中心 20 年 482 例回肠新膀胱术的手术经验,其中男性 442 人,女性 40 人,至术后 9 年平均膀胱容量稳定在 450ml,末次随访时 93% 的患者可以自主排尿。世界上多家中心报道了 Studer 回肠新膀胱的应用,展现出了良好的功能学预后,是目前使用最广泛的原位新膀胱术式之一。

在 Studer 回肠新膀胱基础上,笔者团队对储尿囊的构建进行了改良,即北京大学泌尿外科研究所原位新膀胱（institute of urology Peking University pouch, IUPU pouch）。该术式截取距回盲瓣 25cm 的 54cm 末段回肠,去管化折叠缝合后构建为一个具有 15cm 输入袢的类球形膀胱。改良术式参照了 Studer 回肠新膀胱的特点,采用同向蠕动肠管进行抗反流,在去管化折叠方式上对 Studer 回肠新膀胱进行了简化,并在输尿管新膀胱吻合方式上采用改良 Wallace 法的吻合方式。相较于 Studer 回肠新膀胱,改良术式在折叠缝合方式上实现了简化,进一步节约了手术时间。在去管化后重建的储尿囊外观上呈类球形,可获得足够的膀胱容量。

本节将重点讨论 Studer 回肠新膀胱及改良的 IUPU 新膀胱的技术要点、术后管理和注意事项等。

2. 手术适应证及禁忌证　回肠新膀胱术作为一种可自主排尿的尿流改道方式,经过四十余年的发展,手术适应证、禁忌证也在发生着变化,更多的患者获得了在根治性膀胱切除术后行回肠新膀胱术的机会。

年龄以及美国麻醉医师协会分级（American Society of Anesthesiologists physical status classification）一直是影响尿流改道方式选择的因素。我国多中心调查显示膀胱癌患者平均年龄在 63.5 岁。Nielsen 等人报道高龄与不良的肿瘤预后相关。同时,随着年龄的升高,围手术期死亡率以及并发症的发生率也会相应升高。功能学方面,高龄患者可能更容易出现术后日间控尿率与夜间控尿率情况不佳。对于大于 80 岁的患者,不建议进行回肠新膀胱术,原因除了手术风险外,老年人的尿道外括约肌比年轻人的薄弱以至于需要更长时间获得满意的控尿能力。

对于局部进展和 / 或区域淋巴结阳性的膀胱癌,医生可能由于患者术后较高的局部复发率放弃行回肠新膀胱术。但是目前研究结果表明,对于局部进展的膀胱癌,回肠新膀胱术是安全的。既往报道根治性膀胱切除回肠新膀胱术后局部肿瘤复发率约在 4.7%~14%,回肠新膀胱术不增加根治术后膀胱癌局部复发率。对于不影响回肠新膀胱功能的局部肿瘤复发,可以保留新膀胱,患者可以获得长期良好的新膀胱功能。即使患者需要进行二次尿流改道术,回肠新膀胱术可以改为输尿管皮肤造口术、回肠通道术等术式。

目前回肠新膀胱术的手术适应证较为广泛,对于可行根治性膀胱切除术+尿流改道术的患者,均可经综合评估后考虑行回肠新膀胱术。

回肠新膀胱术公认的禁忌证包括:①在男性中,肿瘤侵犯尿道前列腺部,在女性中,肿瘤侵犯膀胱颈;②肾功能不全;③肝功能不全;④炎症性肠病(如克罗恩病)。

部分研究者报道的禁忌证包括:①无法行保留神经的根治性膀胱切除术;②盆腔放疗病史;③基础疾病较多;④压力性尿失禁病史;⑤尿道功能不全、尿道外括约肌受损等。

此外,由于回肠新膀胱术后需要长期的管理,患者的意愿、执行力以及依从性需要评估。对于依从性不高的患者、术后不能规律随访、术后无法行或不愿行间断清洁导尿、认知水平较低以及自主意愿不强的患者不适合行回肠新膀胱术。

3. 手术步骤与要点解析

(1)Studer 回肠新膀胱:选取距回盲部 25cm 的 54~56cm 的保留系膜的末段回肠,关闭系膜裂孔。沿肠管中央对系膜缘纵向切开,保留近端约 14~16cm 肠管作为输入袢,输尿管末端吻合于输入袢近端中央。将去管化的肠管 U 形折叠并进行邻边缝合,短边对折缝合。再将 U 形肠管对折 180° 缝合成球形,储尿囊最低点剪开 5~6mm 与尿道吻合,最终形成一个具有输入袢的类球形新膀胱。

资源 8 IUPU 回肠新膀胱储尿囊构建

(2)IUPU pouch:手术步骤示意动画见资源 8

根治性膀胱切除术后,距回盲瓣 20cm 取一段长约 54cm 末段回肠。吻合器侧侧吻合两侧小肠断端后吻合器关闭小肠断端(图 2-9-2-24,图 2-9-2-25),关键部位浆肌层包埋吻合口,连续缝合关闭肠系膜裂孔。

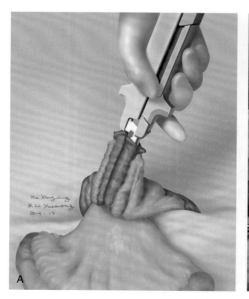
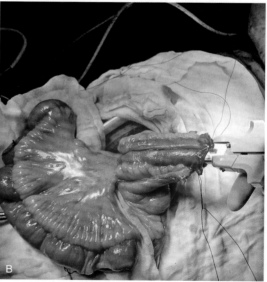

图 2-9-2-24 吻合器侧侧吻合两侧小肠断端

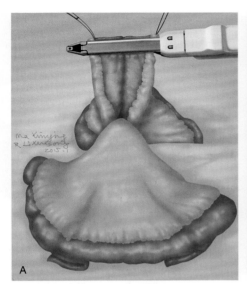
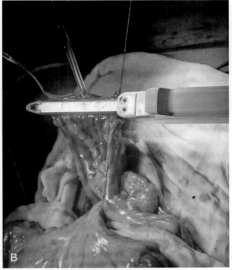

图 2-9-2-25 吻合器关闭小肠断端

将 54cm 回肠按逆肠蠕动方向行 12cm，12cm，15cm，15cm 的长度标记（图 2-9-2-26）。稀释碘伏水冲洗肠袢，近端 15cm 肠管作为输入袢，对肠系膜缘切开远端 39cm 肠管，远端开始由 2/3：1/3 切开肠管，切至远端 24cm 处逐步过渡至 1/2：1/2 切开肠管（图 2-9-2-27）。

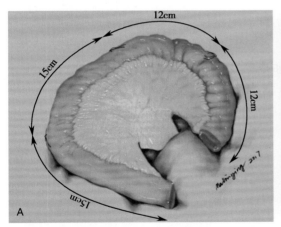
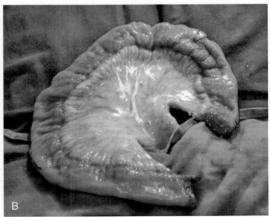

图 2-9-2-26 将 54cm 回肠按逆肠蠕动方向行 12cm，12cm，15cm，15cm 的长度标记

首先将最远端 12cm 肠管与第二段 12cm 肠管折叠连续缝合（图 2-9-2-28），随后顺时针旋转肠管，与第三段 15cm 肠管对齐再向上做第二次折叠连续缝合，完成原位新膀胱后壁重建，形成螺旋形状新膀胱后壁（图 2-9-2-29）。最后连续缝合关闭原位新膀胱前壁（图 2-9-2-30），最下方留一宽约 2cm 的小口留作与尿道吻合。最后形成一个具有回肠输入袢的类球形储尿囊（图 2-9-2-31）。

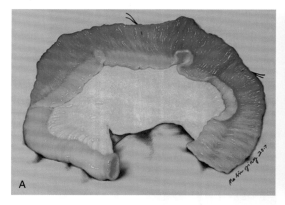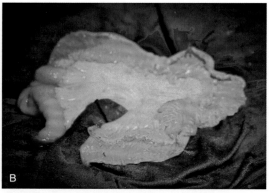

图 2-9-2-27　对肠系膜缘切开远端 39cm 肠管

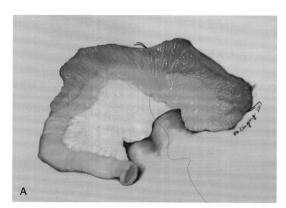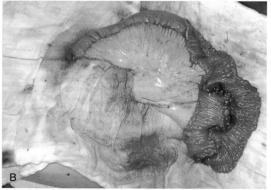

图 2-9-2-28　连续缝合折叠最远侧的肠管 12cm

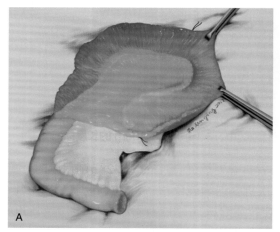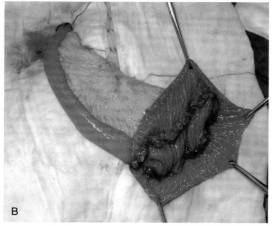

图 2-9-2-29　顺时针旋转肠管,向上做第二次折叠连续缝合

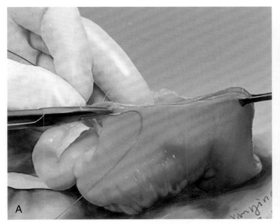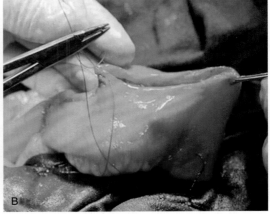

图 2-9-2-30 连续缝合关闭原位新膀胱前壁

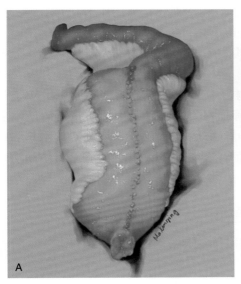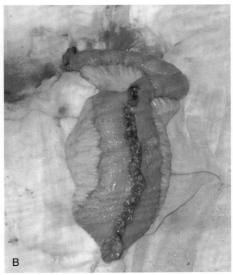

图 2-9-2-31 储尿囊最终形态

双侧输尿管与新膀胱吻合采用笔者中心改良的 Wallace 法,将双侧输尿管并腔缝合,并腔缝合时背侧较腹侧长约 2cm,以形成宽阔的吻合平面(图 2-9-2-32)。输尿管内置入 7F 输尿管支架管(单 J 管),将双侧输尿管支架管引入新膀胱内,留置原位新膀胱造瘘,将造瘘管与输尿管支架管缝合固定,连续缝合输尿管末端与原位新膀胱输入袢。新膀胱与尿道吻合方式采用倒刺线无张力连续缝合。

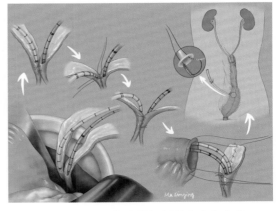

图 2-9-2-32 输尿管与新膀胱吻合方式

4. 术后管理

(1)短期管理:术后第 1~2 天开始予以生理盐水冲洗新膀胱至出院,每日 4~8 次,每次 60~120ml。术后 3 周行膀胱造影,若新膀胱已愈合,可拔除尿管,并夹闭膀胱造瘘管。练习每 2h 排尿 1 次,每次排尿后,都打开造瘘管,记录残余尿量,如果残余尿量连续小于 150ml,1~2 周后即可拔除造瘘管。

拔除尿管及膀胱造瘘管后,嘱患者定期排尿。术后 1~2 个月嘱患者间隔 1~2h 定时排尿并记录每次排尿量,排空尿液后行提肛运动锻炼盆底肌以恢复新膀胱控尿功能,2 个月后可逐步增加至 3~4h 定时排尿。坚持每日写排尿日记。

(2)排尿功能康复锻炼

1)盆底肌训练:患者取坐位,两腿略分开,背部直立,上身可略前倾,尽可能放松盆底肌(感觉盆底向下延伸)。嘱患者收缩肛门 5s,放松 20s,每次约 5~10min。

2)腹式呼吸训练:指导患者有规律地锻炼腹肌,仰卧位屈髋屈膝,双手放在肚脐下方,鼻子吸气时将腹部慢慢鼓起(想象肚子是一个气球,逐渐把气充满),缩唇吐气时收缩腹肌,维持 3~5s,吸气时放松,每日 4~6 次,每次 5~10min。

3)排尿训练:在放松盆底肌的基础上,做腹式呼吸,在呼气末端大声咳嗽两次,达到快速增加腹内压的作用,促进排尿。

(3)长期随访:术后常规建议患者 2 年内每 3 个月进行复查,2 年后每半年于门诊进行复查,术后随访内容包括肿瘤学、回肠新膀胱相关检查以及生活质量调查。术后常规检查包括:血常规、肾功能、尿常规、动脉/静脉血气分析、泌尿系增强 CT、胸部 CT、泌尿系超声(包括膀胱容量与残余尿量测定)、尿流率、盆腔动态磁共振检查。具体随访内容见表 2-9-2-1。

表 2-9-2-1 Studer 回肠新膀胱术后随访表

术后时间 / 月	血常规、血生化尿常规	动脉 / 静脉血气分析	尿流率	泌尿系超声	泌尿系增强 CT、胸部 CT	盆腔动态磁共振
3	√	√	√	√		
6	√	√	√	√	√	
9	√	√	√	√		
12	√	√	√	√	√	√
15	√	√	√	√		
18	√	√	√	√	√	
21	√	√	√	√		
24	√	√	√	√	√	
30	√	√	√	√	√	

5. 并发症及处理 回肠新膀胱术后早期并发症的发生率在 12%~58%。术后 90d 并发症以感染、泌尿系统并发症、消化系统并发症以及伤口并发症最为常见。远期并发症的发生率在 12.4%~32%，包括输尿管新膀胱连接部狭窄、新膀胱尿道吻合狭窄、新膀胱内结石、泌尿系感染等。

由于回肠本身的性质，营养及代谢并发症是不可忽视的问题之一。不同节段的肠管具有不同的功能，末段回肠在吸收维生素 B_{12} 与胆汁酸具有关键的作用。回肠新膀胱术通常选用距离回盲瓣 15~25cm 的 40~60cm 末端回肠作为新膀胱制作材料以预防切除末端回肠造成的吸收障碍。Thorstenson 等人报道 28 例回肠新膀胱术后有 25% 的患者经历日常性腹泻，研究者表明可能是由于胆汁酸吸收障碍造成的胆汁酸盐诱导性腹泻。相对于膀胱，回肠新膀胱可对尿液中的离子进行回吸收从而造成代谢性酸中毒，部分患者需要长期口服碳酸氢钠进行治疗。此外，回肠新膀胱术后患者的肠道吸收功能低于正常人。

术后规范、规律地管理可以有效减少术后并发症的发生。消化系统并发症是根治性膀胱切除术后常见的并发症，而在根治性膀胱切除术后应用加速康复外科（enhanced recovery after surgery，ERAS）能够有效减少术后消化道并发症的发生率。新膀胱功能方面，术后早期需要予以定期冲洗新膀胱防止黏液堵塞。拔除尿管后早期，患者需要每隔 2~3h 定时排尿，新膀胱的容量需要以逐步增长的方式，从 150ml 到达目标的 400~500ml，一旦发生尿潴留需要及时进行自家清洁导尿。

此外，近些年如动态磁共振、三维重建等新兴检查手段应用到了回肠新膀胱术后检查中，可清晰地展示回肠新膀胱术后患者新膀胱的形态及功能，有望在未来成为原位新膀胱术后的常规检查。

6. 术式评述 与回肠输出道相比，回肠新膀胱具有明显的优势。随着手术技术和麻醉学的进步，回肠新膀胱重建可以改善生活质量和性功能，并且获得不错的生存率。现有报道的原位新膀胱技术和类型多种多样，但没有对最佳类型达成共识。许多外科医生根据自己的经验改进了新膀胱的制作技术。

构建回肠新膀胱的手术技术应具有以下特征：①安全且可重复的；②具有足够的容积和排尿功能；③围手术期和长期并发症的发生率低；④自主日间控尿。与结肠和盲肠相比，回肠具有更小的收缩性和更好的顺应性。因此，由回肠制成的新膀胱具有更低的压力和更低的尿失禁率。

Studer 回肠新膀胱相当于四段肠管构建的储尿囊，二次折叠充分去管化方式使得 Studer 回肠新膀胱具有最大的容量以及尽可能低的储尿囊内压力。IUPU 新膀胱在 Studer 回肠新膀胱的基础上进行了改进。与 Studer 回肠新膀胱结构相比，IUPU 新膀胱所用的回肠更短，制作流程更加简化。此外，输尿管 - 回肠吻合术和新膀胱 - 尿道吻合术也有所不同。IUPU 新膀胱和 Studer 回肠新膀胱之间的差异详见表 2-9-2-2。

随着微创技术的进步，越来越多的外科医生能够成功完成腹腔镜手术和机器人手术。与开放式相比，腹腔镜和机器人的优点包括切口更短、创伤更小、恢复更快。对于新膀胱的构建，体外操作方便，更容易学习，手术时间更短，同时可降低去管化过程中肠内容物污染的风险。体内构建新膀胱的创伤更小，对术者腹腔镜和机器人操作的熟练度要求较高。

表 2-9-2-2　IUPU 新膀胱和 Studer 回肠新膀胱之间的差异

	IUPU 新膀胱	Studer 回肠新膀胱
制作储尿囊的回肠长度 /cm	39	40~44
用于输入袢回肠长度 /cm	15	14~16
制作储尿囊步骤	邻边旋转两次	对折两次
输尿管储尿囊吻合	将两输尿管侧侧并腔吻合,再端端吻合于输入袢	分别端侧吻合于输入袢
新膀胱尿道吻合	第二次邻边缝合时预留开口	储尿囊最低处开口

　　根据笔者的经验,总结了关于回肠新膀胱构建的技术要点。首先,截取适当长度的回肠对于构建新膀胱十分重要。由于回肠的吸收功能,过长的肠管可能导致代谢性酸中毒和维生素 B_{12} 缺乏等并发症。长期缺乏维生素 B_{12} 会导致血液系统和神经系统疾病。切除超过 60cm 的回肠或切除末端回肠及回盲瓣的患者更容易缺乏维生素 B_{12}。再者,IUPU 新膀胱技术只需将回肠折叠两次,缝合 2 对平行边即可,易于完成且节省时间。凭借其更简单的缝合,IUPU 新膀胱也更适用于体内构建。其次,由于输入袢的蠕动可提供天然抗反流作用,不需要再进行额外抗反流处理。最后,输尿管回肠吻合是关键步骤。IUPU 新膀胱输尿管回肠吻合技术使吻合口的宽度增加,降低吻合口狭窄的风险。

(李学松　李新飞)

(三) 邢氏新膀胱

　　1. 概述　邢氏新膀胱(Xing's neobladder)是邢念增教授于 2012 年提出的一种新型的适合腹腔镜下构建的原位回肠新膀胱,即采用一段去管化的回肠构建顺蠕动双输入襻的球形原位回肠新膀胱。笔者团队通过近十年的临床实践和不断改进,现已形成规范化的操作流程。

　　早在 1993 年,Hohenfellner 等研究犬类的内脏平滑肌发现回肠比结肠伸展性更好。早期的尿动力研究表明回肠构建新膀胱比结肠和胃顺应性好、压力低,在同样的最大容量下,回肠储尿囊内压力明显更低,而且回肠储尿囊中黏膜萎缩比大肠更明显,减少了尿液成分的吸收。同时结肠及胃均存在肿瘤生长的风险,因此笔者团队选择回肠作为邢氏新膀胱材料。

　　原位新膀胱构建原则是储尿囊有充足的顺应性,在充盈尿液的时候保持低压的状态。为了达到这个目的,目前主流做法是将回肠去管化,再折叠呈球形。这个概念最早是在 1959 年 Goodwin 提出的,后来 Kock 进一步行动物实验验证。研究表明两组均用 40cm 回肠构建成球形,一组去管化,一组没有去管化,去管化后新膀胱内压力明显低,没有去管化的新膀胱随着尿液增加,膀胱内压力上升明显;将肠管去管化后构建成球形,折叠得越多,越接近球形的容量,容积越大。因此,笔者团队在构建邢氏新膀胱时采用去管化,然后折叠呈球形。

　　Studer 回肠新膀胱最早是 Studer 在 1989 年报道,应用了一段未去管化的顺蠕动肠管作为输入袢以防止尿液反流,Studer 认为一段合适的顺蠕动回肠输入袢能够有效防止患者腹压排尿时尿液反流。这种术式构建方式因更加简单有效、可以不用吻合器、能够适用较短的输尿管,逐渐成为美国应用最广泛的原位新膀胱构建方式。最早 Studer 回肠新膀胱输入袢长约 20cm,后来 Studer 改进术式认为 15cm 左右的输入袢抗反流效果相当。笔者在构建邢氏新膀胱时也采用输入袢作为抗反流机制,然而不同的是,邢氏新膀胱采用两个顺蠕动输入袢。采用双输入袢后,术中可以不用过度游离左侧输尿管,左侧输尿管可以与输入袢原位吻合,可以更好地保护左侧输尿管血供。在 2013 年,Studer 团队回顾分析了 74 例单侧或双侧输尿管回肠输入袢吻合口狭窄的病例发现,左侧吻合口狭窄率是右侧的两倍,这与左侧输尿管血供受损以及左侧输尿管受压长期慢性缺血有关。笔者团队前期文章报道,邢氏新膀胱术患者均无输尿管狭窄。

关于输尿管与输入袢的吻合有很多种,主要有两类:一类是抗反流术式,如:Le Duc 法,输尿管末端乳头法等;一类是非抗反流术式,如:Bricker 法,Wallace 法等。到底采用抗反流还是非抗反流的手术方式,学术上尚有争论。通常认为,抗反流吻合在高压力储尿囊中是有意义的。Studer 等发现影像学上的尿液反流在无菌的低压储尿囊和感染的高压储尿囊中所产生的后果不同,并且由于排尿时腹压同时作用于肾盂、输尿管和储尿囊,可以使压力平衡抵消,其实际的反流率要比影像学上的低。而且抗反流吻合口的狭窄发生率比直接吻合法高出 2 倍多。由于狭窄和梗阻所带来的危害是显而易见的,而抗反流吻合所带来的益处又不确定,在低压储尿囊前提下,抗反流吻合后期吻合口狭窄对上尿路的危害实际上超过了其抗反流作用对上尿路的保护价值。因此,非抗反流的直接吻合法更受推崇,邢氏新膀胱在构建时采用输尿管与输入袢端端吻合的方式。笔者团队前期文章报道患者均无输尿管狭窄,即使远期出现输尿管狭窄,输尿管镜探查更加容易找到对应输入袢及输尿管肠袢吻合口。

术后患者尿控对新膀胱功能尤为重要,与新膀胱术后患者生活质量息息相关。术后尿控与尿道外括约肌及神经密切相关。术中需要避免损伤尿道外括约肌及周围神经,尽量保留足够长的尿道。并且有研究表明保留勃起神经不仅能够保留患者性功能,还能改善患者夜间尿控,明显提高了患者生活质量。为了能够更好地保护尿道外括约肌功能,笔者团队采用保留前列腺尖部包膜的方法,与保留前列腺尖部的方法不同。大约 4% 的膀胱恶性肿瘤合并前列腺癌,因此在采用这种方法之前需要严格筛选患者。术前查PSA、肛诊、前列腺磁共振,必要时行前列腺穿刺检查。

邢氏新膀胱的具体构建方法如图2-9-2-33,距回盲部约 25cm 向近端截取回肠段约 60cm,回肠断端吻合恢复肠道连续性。将已截取肠袢远端 40cm 去管化并

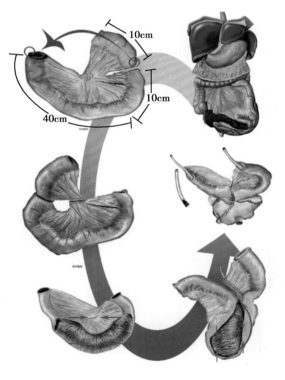

图 2-9-2-33 邢氏新膀胱构建示意图

折叠成 U 形,再对折形成球形储尿囊,将近端的 20cm 回肠一分为二,再将输入端的 10cm 回肠移至右侧顺向与储尿囊吻合,形成顺蠕动双输入襻原位回肠新膀胱。双侧输尿管末端均纵向剖开 1.5~2.5cm,原位不动于两侧分别与两个输入襻端端吻合,输尿管内放置输尿管支架管作内引流,支架管的一端位于肾盂内,另一端经储尿囊由尿道引出或穿过储尿囊壁从下腹壁引出。

邢氏新膀胱保持了输尿管及新膀胱的生理解剖位置,维持了膀胱的低压及顺应性,具备较好的抗反流作用,简化了手术流程,降低了手术难度,缩短了学习曲线。通过上述实施和改进,邢氏新膀胱旨在探索操作简便、功能良好的原位新膀胱,以便于适合完全体腔内的新膀胱构建,这也是近十年国内外在尿流改道领域关注的重点和难点。

2. 手术适应证及禁忌证 手术适应证和禁忌证与传统根治性膀胱切除术 + 原位回肠新膀胱术类似,对肿瘤分期、患者体力状态、病史有一定要求。

(1)适应证:①病理确诊有肌层浸润的局限性尿路上皮癌、复发性 T_1G_3 尿路上皮癌、原位癌以及膀胱非移行细胞癌等;②尿道残端无肿瘤侵犯;③无前尿道狭窄,尿道括约肌及盆底肌功能正常;④年龄 ≤ 75 岁,体力状况分级(ZPS)0-2 级,KPS 评分 ≥ 60。

(2)禁忌证:①术前膀胱镜检查提示男性前列腺尿道有肿瘤、女性膀胱颈口及以下有肿瘤;②局部晚期膀胱肿瘤;③有膈肌裂孔疝、腹壁疝、腹壁肌松弛、盆底肌松弛等影响腹压的病变;④前尿道狭窄;⑤有明显肠道病变或粘连,既往有肠道切除手术史等。

3. 手术步骤与要点解析

(1)操作步骤

1)操作示意动画见资源 9。

资源 9 邢氏新膀胱动画

2)距回盲部约 25cm,用标尺量 60cm 回肠并截取。为了能够更加准确地截取指定长度的肠管,量取 10cm 的 10 号丝线作为标尺。截取时用另一套腹腔镜光源在远心端照射肠系膜血管,能够看清楚肠系膜血运,可以有效避免损伤肠系膜动脉。采用超声刀慢挡处理肠系膜,能够有效地闭合肠系膜血管,防止肠系膜出血。截取肠管后,用庆大霉素盐水冲洗肠管,可以有效清除肠内容物及细菌,降低术后感染发生率(资源 10)。

资源 10 背侧光源查看肠系膜血管

3)恢复肠管连续性之后,取其中 10cm 近心端肠襻,用超声刀截取后移至远心端,以顺蠕动的方式与远端回肠襻端端吻合,3-0 倒刺线单层吻合,作为右侧输入襻(图 2-9-2-34)。

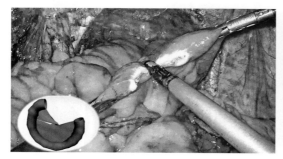
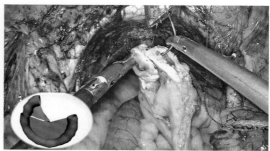

图 2-9-2-34 构建右侧输入襻

4）预留近心端 10cm 回肠作为左侧输入袢，将其余 40cm 肠管用超声刀去管化或用吸引器在肠管内支撑后用电钩切割也能较为迅速地去管化。去管化的位置多选择对系膜缘（图 2-9-2-35）。

5）将去管化的肠袢对折呈 U 形，用 3-0 倒刺线连续缝合储尿囊后壁。缝合储尿囊时，每 20cm 肠管用 3-0 可吸收线间断缝合 4~5 针，然后由助手提起两端缝线，使之有一定张力，再用 3-0 倒刺线连续单层缝合即可。每缝 4~5 针时收紧缝线，这样既可缝合得严密，又节省时间。用 2-0 可吸收线也可以缝合，但不如倒刺线缝合严密，且长距离缝合容易松，推荐采用 3-0 倒刺线缝合（图 2-9-2-36）。

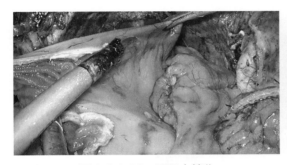

图 2-9-2-35　回肠去管化

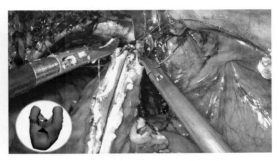

图 2-9-2-36　缝合储尿囊后壁

6）将前壁反折叠缝合使储尿囊呈球形，并吻合右半部分（资源 11）。

7）将储尿囊左半部分牵拉至尿道，将后壁与尿道或前列腺尖部包膜后壁吻合（图 2-9-2-37）。

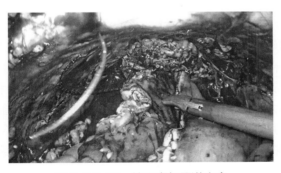

图 2-9-2-37　储尿囊与尿道吻合

资源 11　构建球形储尿囊

8）将尿管和 7F 输尿管支架管经尿道拉至体内，并经储尿囊将输尿管支架管置入两侧对应输尿管内（图 2-9-2-38）。

9）将两侧输尿管末端楔形劈开 2cm 与对应输入袢做端端吻合。吻合时采用 4-0 可吸收线两侧连续缝合（资源 12）。

10）将储尿囊左前半部分与尿道吻合，并用 3-0 倒刺线连续缝合彻底关闭储尿囊（图 2-9-2-39）。

资源 12　输尿管与输入袢端端吻合

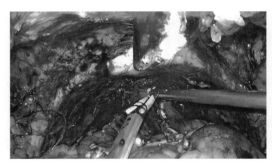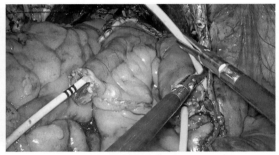

图 2-9-2-38　置入输尿管支架管

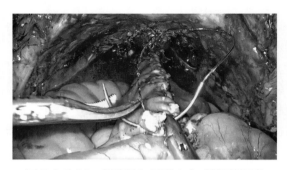

图 2-9-2-39　新膀胱与尿道吻合，关闭储尿囊

（2）要点解析

1）在构建右侧输入袢时，为了达到顺蠕动的目的，需要将截取的 60cm 肠袢近心端 10cm 移至肠袢末端并端端吻合，这也是邢氏新膀胱的核心。

2）两侧输尿管不用过度向近心端游离，并且游离输尿管时远离输尿管，避免损伤输尿管血运。为了防止输尿管与输入袢吻合口狭窄，便于体腔内吻合，采用端端吻合方式。

3）储尿囊后壁吻合之后，需将前壁反折缝合，使储尿囊呈球形，增加容量和顺应性。

4）如果储尿囊与尿道张力大，可将中间 40cm 回肠折叠呈 U 形，再和尿道吻合。

5）恢复肠管的连续性可采用 3-0 可吸收线连续缝合或用吻合器侧侧吻合。要注意吻合口要足够通畅，否则术后会出现不全肠梗阻。腹腔镜下用吻合器吻合时，要尽量向上提拉肠管，也可用吻合器连续切割两次，以保证吻合口足够大。

4. 术后管理

（1）采用加速康复外科流程管理：术后不需要去枕卧位；术中术后均不需要留置胃管；术后镇痛避免采用阿片类药物，视觉模拟评分法（visual analogue scale，VAS）超过 4 分给予非甾体抗炎药静脉滴注；术后 4h 缓慢坐起，嘱咀嚼口香糖，每次 30min，每天 3 次，至术后排气；术后 6h 开始饮水，50ml/h；术后第一天可改为 100ml/h，排气后进流食，逐渐改变饮食至普食；术后当天补液量控制在 ≤ 30ml/kg，避免过量补液；术后第一天尽量下地，正常下地活动后摘除抗血栓梯度压力带，术后 24h 开始予以低分子肝素抗凝；术后抗生素可根据血常规结果停用（≤ 术后 3 天）。

（2）盆腔引流管视引流量拔除（200ml 以下），术后 3 周拔除双侧输尿管单 J 管。

（3）原位新膀胱术后，应注意术后第三天开始冲洗储尿囊，每日3~4次，以避免肠黏液阻塞尿管，采用生理盐水交替膀胱冲洗，间隔6~8h。

5. 并发症及处理

（1）出血和感染：伤口感染可能与肠内容物污染切口、胃肠胀气、围手术期营养不良等相关，注意术中无菌原则，纠正围手术期营养状况，必要时持续胃肠减压并给予肠外营养支持。若发生切口裂开，应急诊行切口重新减张缝合。

（2）急性肠梗阻：术后感染，腹膜后血肿或者术中过度操作可能导致肠麻痹和肠胀气，这类麻痹性肠梗阻在影像学上多表现为阶梯状积液积气，而因内疝或吻合口不通畅造成的机械性肠梗阻多表现为多处气液平面，还可能有孤立的扩张肠袢，胃肠减压可以缓解梗阻，但缺血和梗阻的风险存在，应早期手术探查。

（3）吻合口漏：包括尿漏和肠道吻合口漏。①尿漏可能是由于输尿管游离不充分（张力过大），过度游离（缺血和扭转）或者没有进行黏膜对黏膜的吻合。由于术中放置输尿管支架管，可以考虑保守治疗，充分引流局部尿液，使吻合口愈合，如果保守治疗不成功，可以考虑再次手术治疗。②肠道吻合口漏多见于系膜的边缘，主要是离断肠管时对肠系膜过度的分离和剥光，导致吻合口缺血。其他原因包括吻合技术差，局部血肿和感染，肠道病变，远端肠梗阻或便秘等，常表现为发热，腹痛，白细胞升高，肠麻痹，肠梗阻或肠瘘。对于局部缺血引起的早期肠瘘和临床症状严重者，应采取早期探查，切除病变肠段，再吻合。

6. 术式评述　邢氏新膀胱术的创新点：①术中不需要将输尿管穿过骶骨岬前与输入袢吻合，输尿管可以原位分别与输入袢进行端端吻合，这样手术较简便。②双侧输入袢均以顺蠕动的形式与储尿囊结合，有一定抗反流的作用，防止尿液逆流致肾积水及肾盂感染，能维持正常的上尿路形态与功能。③由于末端输尿管剖开后直接与肠管吻合，吻合口较宽敞，有效地避免了吻合口狭窄。邢氏新膀胱近似球形，维持了膀胱的低压和顺应性。虽然邢氏新膀胱在构建时，需要将输入袢的10cm回肠从左侧移至右侧，但此过程无论开放手术还是腹腔镜手术只需10min左右的时间，而由于输尿管保持在原位，简化了手术流程，降低了手术难度，更适合腹腔镜下操作。

开放手术时，很容易通过无影灯观察到肠系膜血管弓，在腹腔镜下肠系膜血管则很难观察。笔者在术中创新性地采用另一套腔镜光源系统在背侧照射肠系膜，将腹腔镜光源调暗，则能够清晰地看见肠系膜动脉。超声刀在处理肠系膜血管中有独特优势，能够闭合血管，用慢档效果更好。为清除肠管内的细菌，可向肠管内注入庆大霉素生理盐水或甲硝唑注射液。

原位回肠新膀胱手术过程经常遇到困难，如遇储尿囊与尿道吻合口有张力情况，可将回肠系膜根部的腹膜打开，向上游离松解系膜。在腹腔镜手术时可通过降低气腹压力，如降至8mmHg，来减轻吻合的张力。如果依然存在储尿囊与尿道张力大的情况，可将中间40cm回肠折叠呈U形，再和尿道吻合。术前排除合并前列腺癌的男性患者，可保留前列腺尖部的包膜，将储尿囊直接与前列腺包膜吻合，这样不但降低了吻合难度，同时也有利于保留尿道外括约肌与神经血管束，对术后尿控功能及性功能的恢复有好处。如术中发现所截取的肠管血运不好，要仔细观察其蠕动情况，也可用剪刀剪去一小块组织，观察是否有新鲜血流出。若证实血运确实不好时，要果断地切除，以防术后新膀胱缺血坏死。

完全体腔内原位新膀胱术是安全可行的,创伤更小、胃肠道并发症更少。将来可能会成为大型医疗中心首选的手术方式。然而哪种原位新膀胱构建方式更适合体腔内路径,围手术期并发症更少,肿瘤学和生活质量更好,仍需要多中心、前瞻性、随机对照研究以及长期的随访来进一步加以证实。

(邢念增 王明帅)

(四)M 形新膀胱

1. 概述 在过去的数十年中,报道了各式各样的原位回肠新膀胱术,这些不同技术均是将去管化后的回肠重新构建成不同的形状,例如"U"形、交叉折叠"U"形,"W"形、"M"形(M-shaped neobladder)以及"V"形等。虽然构建方法不同,但目前比较公认的重建膀胱的原则是:构建的储尿囊需具有高容量、高顺应性,低储尿压力,允许足够的储尿时间间隔和自主排尿,并且重吸收氢和氯的能力低。

笔者自 2002 年开始采用改良的"M"形原位回肠新膀胱术。该方法仅需截取 40cm 末段回肠,将去管化后回肠"M"形折叠,缝合构建成近球形的新膀胱。球形新膀胱的优点是:对于给定长度的肠管,储尿容量最大;由于肠管去管化并重新折叠缝制,导致肠段蠕动无效,新膀胱充盈期间压力增加缓慢,构建的新膀胱顺应性高。笔者改良的"M"形回肠新膀胱所需截取的肠管最短,最大限度降低了营养吸收障碍导致的腹泻和维生素缺乏的发生机会,同时也降低新膀胱重吸收尿液导致的电解质紊乱的发生率。笔者同时改良了输尿管 - 回肠新膀胱吻合方法——采用劈开乳头式吻合法。该吻合法可有效降低肾输尿管反流的发生率。笔者在 2018 年曾报道了"劈开乳头式与直接吻合式输尿管 - 肠道新膀胱吻合方法的前瞻性临床随机对照研究",结果显示劈开乳头式吻合法的肾输尿管反流率更低(分别为 8.6% 和 30.0%),而在吻合口狭窄率、肾积水、分侧 GFR,以及急性肾盂肾炎、结石和尿瘘等并发症方面,两者无明显差异。本中心统计分析了早期完成的 327 例"M"形回肠新膀胱的尿流动力学特性,其回肠新膀胱构建时的容量仅为 50~100ml,而术后 3 个月时,新膀胱平均功能性容量增至 229ml,多数可达到日间控尿,但此时夜间控尿率仍较低,约 30%。至术后 6 个月日间和夜间控尿率分别可达到 90.7% 和 82.6%。随着时间的延长,膀胱容量逐渐增加,术后 2 年时,平均容量可增加到约 390ml。原位回肠新膀胱术较传统的不可控尿流改道术改善了患者术后对自身形体的自信以及生活质量。近年来,在一些大的医疗中心采用原位回肠新膀胱术式的比例达到 39.1%~74%。原位回肠新膀胱术逐步成为根治性膀胱切除术后首选的尿流改道方式。笔者改良的 M 形回肠新膀胱术可为患者带来良好的控尿功能和生活满意度。

2. 手术适应证及禁忌证

(1)手术适应证:随着原位回肠新膀胱术的成熟,所有符合根治性膀胱切除条件的患者都应被视为原位尿流改道术的可能候选人。原位回肠新膀胱术的选择依赖患者的意愿和临床指标,患者在医疗团队的帮助下,必须充分了解到各种式式潜在的优势、缺点及功能预后。医生必须在手术前充分了解患者对于尿流改道的期望。选择原位回肠新膀胱术的患者必须具有理解新膀胱的排尿机制和能够在必要时进行自我间歇清洁导尿的能力。

回肠新膀胱手术适应证的选择非常重要,应综合考虑每个患者独特的肿瘤学、功能学、解剖学和代谢的因素。符合以下条件者方可选择新膀胱手术:

1）无前尿道狭窄；

2）尿道括约肌功能良好，术前无压力性尿失禁；

3）术前无影响腹压的病变，如膈肌裂孔疝、腹壁疝、腹壁肌松弛、盆底肌松弛等；

4）尿道断端 2cm 内无肿瘤，即男性膀胱颈以下无肿瘤，女性膀胱三角区以下无肿瘤；

5）无明显肠道病变，无肠切除史；

6）肾代偿功能良好；

7）术中作病理冷冻切片检查，证实尿道远侧断端无肿瘤。

（2）手术禁忌证：原位回肠新膀胱术存在绝对禁忌证和相对禁忌证。

1）绝对禁忌证：①术中尿道切缘阳性；②无法或拒绝行新膀胱功能锻炼；③缺乏足够长度的回肠，或存在肠道病变；④尿道括约肌功能障碍，影响术后控尿功能。

2）相对禁忌证：①肿瘤分期 T_4 或伴有盆腔淋巴结转移；②前列腺尿道受累（男性）；③膀胱颈受累（女性）；④高龄或神经认知功能障碍；⑤盆腔放疗史；⑥身体活动能力受限。

选择合适的患者进行原位回肠新膀胱术对取得最佳的新膀胱效果和提高患者术后生活质量至关重要。对于前列腺部尿道受累的患者，如果术中冷冻病理显示肿瘤未侵犯前列腺尖部尿道残端，患者有强烈意愿时，仍可行原位新膀胱术。年龄被认为是影响围手术期并发症的重要因素之一。然而，对于身体和认知能力仍然良好的高龄患者，也可能耐受原位新膀胱术。多数报道认为，血肌酐水平超过 176.8μmol/L（2mg/dl）或评估的 GFR 低于 60ml/min 是原位新膀胱术禁忌证。慢性肾衰竭患者发生代谢性酸中毒和电解质失衡的风险更高。然而，有研究显示轻度至中度肾功能不全（评估的 GFR：40~60ml/min）进行原位回肠新膀胱术，术后患者能够耐受回肠新膀胱并维持电解质平衡。"M"形回肠新膀胱截取的肠管更短，更有利于轻、中度肾功能不全患者对回肠新膀胱的耐受。

3. 手术步骤与要点解析 腹腔镜或机器人辅助腹腔镜下完成盆腔淋巴结清扫及膀胱切除后，在体外构建"M"形回肠新膀胱（资源 13）。

资源 13 "M"形回肠新膀胱的构建

（1）标本取出及输尿管的处理：于下腹正中作 5~6cm 切口，逐层切开进入腹腔，置入切口保护套，将切除的膀胱和前列腺标本连同输尿管从切口提出至体外。在靠近膀胱壁处，分别离断双侧输尿管下段。切取少许双侧输尿管残端组织送术中冷冻切片病理检查，以确保输尿管末端未受肿瘤侵犯。分别将双侧输尿管末端纵向剖开 0.5cm，将 8F 单 J 管置入肾盂，将输尿管末端外翻并用 4-0 可吸收线缝合固定 2~3 针形成乳头，以备输尿管 - 回肠新膀胱再植。缝制输尿管乳头时注意输尿管末端的血供，对于血供不佳的末端应予剪除。用可吸收缝线于输尿管末端缝针固定单 J 管，以免滑脱，并可做牵引输尿管之用。

（2）回肠段的截取：在作下腹正中切口前，提前在腹腔镜下找到回肠末段，用腔镜的持针器夹住回肠末段的部分肠系膜，以便在标本取出后，经下腹正中小切口快速定位，并将末段回肠提出切口外。在距回盲部 15~25cm 的近侧，截取 40cm 回肠段（图 2-9-2-40）。于截取的回肠下方端端吻合回肠断端（肠道吻合也可使用肠道吻合器完成），恢复肠道连续性。于对系膜缘处用电刀纵向切开截取的回肠段，将回肠段去管化形成肠片（图 2-9-2-41）。此步骤关键是注意保留截取回肠段的血供，在切开截取肠管的肠系膜时，将手术灯由术者对面照向提起的肠系膜，可清晰显示肠系膜血管走行，有利于保留截取肠管的血供。

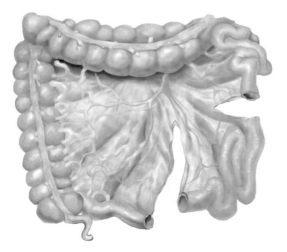

图 2-9-2-40 回肠段的截取
在距回盲肠交界 15~25cm 的近侧，
隔离 40cm 回肠段。

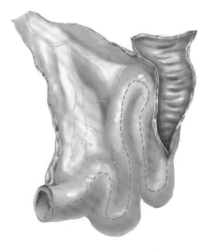

图 2-9-2-41 回肠段去管化
于对系膜缘处用电刀纵向切开隔离的
回肠段形成肠片。

（3）回肠储尿囊的形成：将去管化后的回肠"M"形折叠（图 2-9-2-42），笔者常用 5 条 3-0 可吸收缝线，分五步缝合肠片形成储尿囊。第一步，首先将肠片的一端边缘缝合于肠片内侧边缘的中点，连续缝合"M"形的内侧边；第二步，同法将肠片的另一端边缘缝合至肠片中点，连续缝合"M"形的另一内侧边（图 2-9-2-43）；第三步，由肠片中点处开始，缝合"M"形的两外侧边约 5~6cm，至此从肠片黏膜面看，缝合的肠壁边缘呈倒"T"字形（图 2-9-2-44）；第四步，从肠片缝合中点的对侧开始，连续缝合肠壁边缘 7~8cm，预留部分肠壁不缝合，由未缝合的肠片开口处将回肠黏膜面翻转至内侧，至此缝合形成了回肠储尿囊，前壁靠上方留有 4~5cm 的开口（图 2-9-2-45）。此步骤的关键是去管化后回肠"M"形折叠的缝合顺序，初学者可能发生缝合顺序错误，从而导致缝制的肠管不能翻转形成储尿囊。当学习者理解了"M"形新膀胱折叠缝合步骤后，"M"形新膀胱并不比其他方式复杂，熟练的术者完成此步骤的时间可在 15~20min 内。

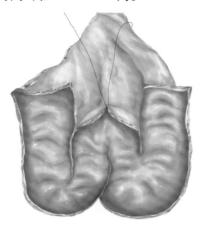

图 2-9-2-42 将回肠段折叠成
"M/W"形

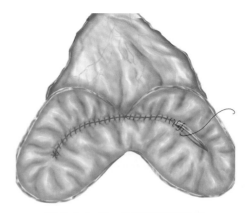

图 2-9-2-43 构建回肠新膀胱
首先将肠片的一端边缘缝合于肠片内侧边
缘的中点，连续缝合"M"形的内侧边。

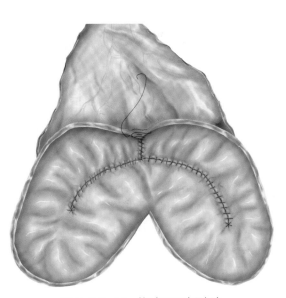

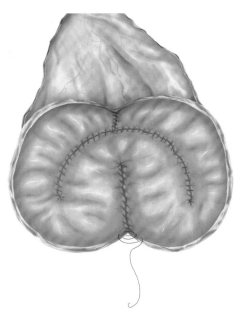

图 2-9-2-44　构建回肠新膀胱
由肠片中点处开始，缝合"M"形的两外侧边
5~6cm。

图 2-9-2-45　构建回肠新膀胱
从肠片缝合中点的对侧开始，连续缝合肠壁
边缘 7~8cm，预留部分肠壁不缝合。

（4）输尿管 - 回肠储尿囊的吻合：在回肠储尿囊的上方两侧，用电刀分别切开浆肌层和黏膜组织约 0.5~0.8cm，将内置有单 J 管的输尿管乳头置入该肠壁切口 0.5cm，用 4-0 可吸收线固定 4~6 针。两侧输尿管内单 J 管由储尿囊前壁预留的开口引出储尿囊，并由套管切口引出腹壁并于皮肤固定，再用 3-0 可吸收线缝合关闭储尿囊前壁开口。此步骤的关键是用血管钳夹住输尿管末端的固定线（步骤 1 中固定单 J 管的缝线），将输尿管乳头完全牵引入储尿囊内，在储尿囊内侧面将输尿管乳头的边缘与肠壁全层吻合固定。

（5）回肠储尿囊 - 尿道的吻合（资源 14）：于回肠储尿囊的最低处切除一块直径约 1cm 的圆形浆肌层和黏膜组织，用 3-0 可吸收线沿切开的圆孔连续缝合一周，以减少吻合口撕裂的风险（图 2-9-2-46）。将回肠储尿囊回纳腹腔，关闭下腹正中切口。在机器人辅助或腹腔镜下行回肠储尿囊 - 尿道吻合。用 5/8 圆的 2-0 可吸收单股薇乔可吸收性外科缝线（vicryl），从 3 点钟位置开始，连续吻合回肠储尿囊和尿道。在吻合尿道的过程中，为了方便辨认尿道残端的边缘，可通过尿道外口插入尿管，通过尿管头在尿道残端的进退，以便于吻合。吻合完成后，行膀胱注水 50~80ml 测漏，若仅有小的渗漏，可通过术后尿管牵引愈合。进行回肠储尿囊 - 尿道吻合时，笔者选择使用单股薇乔缝线，以连续

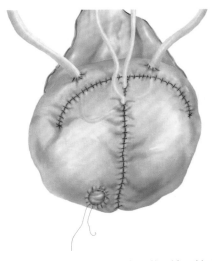

图 2-9-2-46　回肠新膀胱尿道及输尿管吻合

缝合的方式进行,将 5/8 圆缝线置入腹腔时线尾保留在套管外,以便后续牵拉。5/8 圆单股薇乔缝线的优点是比较柔顺光滑,连续缝合数针后抽拉调整更加方便,且不易撕裂吻合口边缘。

资源 14 机器人辅助腹腔镜下回肠新膀胱 - 尿道吻合术

4. 术后管理

(1)肠道功能管理:一般术后 2~3 天肠蠕动开始恢复,传统观念一般建议患者在有肛门排气排便后方可开始进食。随着快速康复外科理念的提出,笔者所在中心,患者术前不常规进行灌肠或服用泻药,术中不留置胃管,术后第 1 天即给予患者少量流质饮食,这样可明显改善患者术后感受及肠道功能恢复,且并不增加围手术期并发症。术后前 3 天可给予患者适量的肠外营养,术后 3~5 天可给予患者半流质饮食,加强肠内营养。监测和补充白蛋白,能够减轻肠道吻合口水肿,从而减少术后不完全性肠梗阻的发生。

(2)各引流管道的管理:原位回肠新膀胱术后患者留有导尿管、由皮肤引出的双侧输尿管内支架管以及盆腔引流管,注意保持各引流管通畅。术后第一天即开始定期用生理盐水手动冲洗导尿管,以便冲出回肠新膀胱内分泌的肠黏液,可防止导尿管堵塞。如回肠新膀胱尿道吻合口缝合不够理想或有张力,术后 1~2 天内可作导尿管牵引,但牵引力不能过大,既往一般用 300~500g 重物悬挂于导尿管牵引,这样牵引不利于患者术后活动,增加下肢静脉血栓形成的风险。笔者对术后导尿管牵引做了改进,可以通过将导尿管向腹壁上方牵引,胶布固定导尿管于前腹壁,或者在保持尿道一定张力时,在尿道外口缠绕纱块以固定牵引导尿管。腹壁输尿管支架管可在术后 10 天左右拔除。导尿管可在术后 10~14 天拔除,但必须首先排除吻合口漏。尿漏可能是由任何已完成的吻合口破裂造成,包括输尿管 - 新膀胱吻合口漏、新膀胱 - 尿道吻合口漏或新膀胱自身漏。尿漏可以通过盆腔引流管排出量增加和监测的尿量减少来确定。可以通过检测盆腔引流液肌酐浓度来确认尿漏。此外,还可以进行膀胱造影以确保新膀胱愈合充分。如果拔除导尿管后没有问题,可以随后拔除盆腔引流管。

(3)新膀胱功能训练:"M" 形回肠新膀胱早期容量仅 80~100ml,患者在术后 2 周左右拔除尿管时,基本都存在尿失禁。拔除导尿管即可持续进行新膀胱功能康复训练以达到最佳功能效果。嘱患者行盆底肌功能锻炼,并学习新膀胱排空技巧,以及间歇性自我导尿术。由于新膀胱无法像天然膀胱一样收缩,因此可以通过执行伴随盆底放松的瓦氏动作来实现排尿,并可以通过轻轻手动按压耻骨上区域或通过体位(例如坐下或前倾)来增加腹内压力以辅助排尿。术后新膀胱功能训练还包括训练新膀胱缓慢增加它可以承受的膨胀量,以增加储尿囊的容量,这可以通过缓慢降低排尿频率来实现,排尿频率最初可能是每 2~3h 一次,在成功排尿 2~3 周后可延长 4~5h 一次。一般在 1~2 个月后患者可恢复控尿能力。应监测新膀胱容量和排尿后残余尿量,以确定患者的最佳排尿频率,从而避免充溢性尿失禁。不会随着时间的推移而改善的高残余尿量,可能需要患者进行间歇性自我导尿。除上述新膀胱特异性要点外,还应建议患者在 2~3 个月内避免驾驶、提重物以及任何性活动。术后 1 个月左右作泌尿系 B 超、静脉肾盂造影或膀胱造影检查,以了解双肾有无积水,有无输尿管反流及新膀胱尿瘘等,发现问题应予及早处理。

5. 并发症及处理 根治性膀胱切除术 + 原位回肠新膀胱术是泌尿外科操作最为复杂

的手术,发生术后相关并发症的风险较高。回肠新膀胱术的并发症可分为早期(术后 3 个月内)和远期并发症。其中,早期并发症主要发生在围手术期,如尿漏,肠梗阻等;而远期并发症包括尿失禁、性功能障碍、膀胱输尿管反流、肾积水、肾功能不全、泌尿系感染、肠梗阻等。一项研究报道,在 1013 例接受回肠新膀胱术患者中,587 例(58%)在手术后 90 天内经历了至少 1 种并发症。感染性并发症最常见(24%),其次是泌尿生殖系统(17%)、胃肠道(15%)和伤口相关(9%)并发症。在一项中位随访时间为 72 个月(范围 3~267 个月)的 923 例接受回肠新膀胱术患者的研究中,总的远期并发症发生率率为 40.8%。肾积水、切口疝、肠梗阻以及泌尿系感染分别占 16.9%、6.4%、3.6% 和 5.7%。根治性膀胱切除和原位回肠新膀胱术后良好的远期疗效需要患者术后严密地随访,对上尿路进行持续监测,以确定和纠正可能的输尿管狭窄,这是导致肾功能恶化的最主要原因。严密监测最大尿流率、排尿量和残余尿量是确定和纠正可能发生的回肠新膀胱尿道吻合口狭窄的必要条件,而尿道吻合口狭窄是引起新膀胱失代偿和排尿功能障碍的最主要原因。此外,虽然新膀胱的回肠段较短(40~45cm),但必须定期进行血电解质检查,以早期发现代谢异常。

(1)肠道及营养并发症:由于需要隔离回肠肠段,进行回肠吻合术,术后可能发生肠瘘、吻合口狭窄以及粘连性肠梗阻等并发症,同时应注意回肠穿过输尿管与新膀胱之间的间隙所引起的内疝。肠梗阻是回肠新膀胱术后最常见的并发症,其发生率高达 14.8%,可于围手术期或术后 3 个月以后出现,不完全性肠梗阻可先采用胃肠减压以及禁食的保守治疗,若不能缓解则需手术松解和复位肠道。如发生肠瘘应引流盆腔及腹腔,同时应用生长抑素,禁食及肠外营养,如果 3~4 周不能自行愈合者,应行肠瘘修补术治疗。肠管内疝可同时引起肠梗阻及输尿管梗阻,应及时进行再次手术复位。部分患者还可能出现特定的营养相关并发症,例如维生素 B_{12} 及叶酸缺乏,可能是由于残余回肠末端缩短,导致胆汁酸重吸收减少,引起脂肪性腹泻和脱水以及吸收维生素 B_{12} 和叶酸的能力下降。这意味着还必须采取适当的营养补充,以避免微量营养素缺乏的后果。

(2)新膀胱尿道吻合口漏:尿道吻合口漏多发生在术后早期,如发现盆腔引流液多,尿量减少,可通过检测盆腔引流液肌酐浓度或膀胱造影来确诊吻合口漏,多数患者可通过牵引气囊导尿管,通畅尿管引流而自行愈合,不需要再次手术治疗。

(3)输尿管并发症:输尿管回肠新膀胱吻合可能发生尿漏、梗阻及反流等并发症,输尿管尿漏常发生在早期,可能是因为输尿管新膀胱吻合口张力过大致吻合口撕裂或输尿管末段血供不足致术后吻合口组织坏死引起,一般通过 CT 尿路成像(CT urography,CTU)或排泄性静脉肾盂造影诊断,多数可以通过延长输尿管支架管留置时间,自行愈合。输尿管梗阻通常无明显症状,常由于随访期间血肌酐升高或影像学检查发现,主要表现为肾积水、肾功能损害,可通过输尿管球囊扩张或输尿管支架管置入缓解,对于内镜治疗失败的患者可以再次行输尿管新膀胱再植术治疗。对于末端输尿管梗阻的患者,需要注意肿瘤复发可能,再次行输尿管新膀胱再植术治疗时,可行输尿管残端切除术中冷冻病理检查。轻度新膀胱输尿管反流不需特殊处理,如因反流导致反复泌尿系感染、肾盂输尿管扩张积水、肾功能损害等,应再次做抗反流吻合。防止新膀胱输尿管反流最有效的方法就是保持新膀胱低张力,目前有多种输尿管抗反流方式在临床上应用,但由于出现术后吻合口狭窄的风险较高,抗反流吻合方式未得到广泛认同。笔者在 2018 年曾报道了"劈开乳头式与直接吻合式输尿管 - 肠道新膀胱吻合方法的前瞻性临床随机对照研究",结果显示劈开乳头式吻合法的肾输尿管反流率更低(分别为 8.6% 和 30.0%),而在吻合口狭窄率、肾积水、分侧 GFR,以及急性肾盂肾炎、结石和尿漏等并发症方面,两者无明显差异。

(4)泌尿系感染:回肠新膀胱术后菌尿的发生率很高,3%~34% 的患者尿培养阳性。尽管如此,菌尿很少有全身感染的症状。菌尿症有多种原因,回肠上皮对细菌黏附的抑制作用较弱,削弱了泌尿系统抗感染能力,细菌更易在肠上皮定植;新膀胱存在残余尿也促进泌尿系感染的发生,完全或几乎完全排空的患者,菌尿率要低得多。因此,定期规律地排空新膀胱是预防泌尿系感染的重要措施,对于有明显残余尿的患者建议行间歇自我导尿处理。回肠新膀胱患者的无症状菌尿是否应该治疗一直存在争议。一些作者建议对复发性泌尿系感染患者推荐预防性应用抗生素,但大多数作者认为对于无排尿症状的阳性菌尿患者无需治疗。

(5)电解质酸碱紊乱:对于行回肠新膀胱术患者,需要注意术后电解质酸碱紊乱的出现,特别是术前存在肾功能受损及糖尿病的患者。由于肠黏膜对电解质的渗透性更大,新膀胱允许尿液中电解质的代谢变化增加,这些电解质可能被吸收进入全身。钾、氢和氯离子的吸收可能导致高氯性高钾性代谢性酸中毒。应在整个术后随访期间监测是否有电解质紊乱及代谢性酸中毒,因为大约一半的患者可能在术后 1 个月确诊为代谢性酸中毒。慢性代谢性酸中毒可能包括钙吸收和循环磷酸盐水平降低,导致骨软化和骨质疏松症。继发于代谢性酸中毒的高尿钙也可能使患者易患尿路结石。术后应尽早识别代谢性酸中毒,然后及时处理以避免并发症。治疗方案主要针对纠正电解质异常,每日口服碳酸氢钠可用于纠正酸中毒,多达 33% 的患者可能需要长期补充碳酸氢盐。此外,保证规律排尿及排空尿液,治疗现有的尿潴留也有助于预防电解质酸碱紊乱。

(6)控尿功能障碍:尿失禁仍然是原位新膀胱术后最重要的并发症,术后控尿能力主要影响患者的生活质量——影响睡眠、情绪、个人幸福感和社交生活。不同中心报道的尿失禁发生率可能有很大差异。笔者所在中心统计结果显示,术后 6 个月的日间控尿率达 90.7%,夜间控尿率达 82.6%。从长远来看,患者的控尿功能可能会在几年内得到大大提高。有报道术后 10、15 和 20 年的日间控尿率分别高达 92%、90% 和 79%。而夜间控尿率分别为 70%、65% 和 55%。影响尿失禁的因素很多,包括保留的尿道长度和尿道括约肌神经支配。因此,术中应避免沿盆底进行大面积解剖,以保持最大的尿道横纹括约肌功能,如能保留神经,尤其是保留前列腺的膀胱切除术可以预防尿失禁。如有尿失禁的发生,应指导患者进行盆底肌训练,即反复收缩及松弛包括括约肌在内的盆底肌,达到增强外括约肌收缩力,改善尿失禁目的。经数月的训练多数患者能够恢复控尿功能。夜间尿失禁率较高的原因是大脑缺乏神经反馈回路、括约肌 - 逼尿肌反射以及夜间横纹括约肌张力降低。应建议尿失禁患者夜间定闹钟起床排尿 2~3 次,以减少夜间尿失禁。

(7)尿潴留:据报道,原位新膀胱术后男性患者发生残余尿或尿潴留需要导尿的发生率为 4%~25%,尿潴留在女性中更为常见,其长期发生率为 21%~61%。尿潴留风险因素主要包括使用肠道长度过长(>60cm 回肠)、膀胱出口成角弯曲(尤其是肥胖患者)以及新膀胱尿道吻合口瘢痕性狭窄。此外,无法承受腹部张力以及腹股沟疝,会产生排尿后残余尿和尿潴留的风险。一些研究者推测女性的尿潴留是由于尿道内腔的改变或骨盆底不能放松所致。另一方面,大多数研究者认为女性尿失禁的主要原因是储尿囊回落到盆腔,导致尿道吻合口成角和梗阻。影像尿动力学显示,膀胱切除时保留子宫及阴道前壁,术后的盆底重建增加了新膀胱的背部支持,这可能减少尿潴留的发生。对于发生尿潴留的患者,应指导患者进行间歇性自我导尿,如果是新膀胱尿道吻合口狭窄引起,可以行吻合口狭窄内切开术治疗。

(8)性功能障碍:勃起功能障碍是根治性膀胱切除术后常见的并发症,性功能障碍是降低患者术后生活质量评分的独立影响因素。保留神经血管束的根治性膀胱切除术有助于保留勃起功能,效力可达60%。选择合适的患者也可以考虑使用保留前列腺的膀胱切除术,患者的性功能和身体功能可能会得到改善,其保存率可达80%~100%,而不会影响肿瘤结果。对于女性患者,保留子宫和保留阴道前壁的膀胱切除术可以改善患者术后性功能。

6. 术式评述 原位尿流改道术能够改善患者术后的生活质量及身体形象,逐渐成为根治性膀胱切除术后首选的尿流改道方式。"M"形回肠新膀胱具有所需肠管更短,最接近自然膀胱的球形,具有良好的充盈顺应性,术后对营养及代谢影响极小等特点,是目前原位尿流改道的理想术式。笔者采用"M"形回肠新膀胱术近20年,体会到"M"形回肠新膀胱术式的主要优点有:首先,取材方便,截取距离回盲部15cm的末段回肠,仅需40cm肠管,不仅对肠道营养吸收功能影响较少,构建的新膀胱对尿液的吸收也更少。因此,"M"形回肠新膀胱对患者的营养及电解质平衡影响更小,适用患者更广。其次,操作方便,末段回肠的肠系膜长度足够,构建新膀胱时可以在腹腔外或腹腔内进行,并且绝大部分患者的储尿囊均可下拉至盆腔,与尿道吻合无张力。第三,形状及功能接近正常解剖膀胱。肠管"M"形折叠缝合后重建的新膀胱最接近球形,容量最大,顺应性好,患者术后恢复控尿功能良好。笔者早期完成的"M"形回肠新膀胱患者,其新膀胱在使用10余年后仍能保持良好的控尿功能。第四,输尿管反流并发症更低,采用输尿管劈开乳头式吻合,具有良好的抗反流功能,不增加输尿管狭窄率。总体上,术后膀胱功能造影显示,"M"形回肠新膀胱基本接近正常解剖膀胱的形状和功能,值得推广应用。

随着科技和医疗技术的发展,未来尿流改道术的发展可能存在三个方向:第一,随着微创技术的发展,机器人手术系统和器械的进步,以及各种术中显示试剂的发展,例如术中实时显示血管神经组织,可以帮助术者更好地保护血管神经组织,更加精细地完成手术,提高手术效果,减少术后并发症。第二,随着生物材料和组织工程领域的最新进展,为开发具有替代膀胱的潜在应用的仿生和功能组织提供了新的机会。各种胚胎或成体干细胞和祖细胞群已被研究作为组织工程的有用细胞来源,未来有可能开发出全假体膀胱以避免使用肠管替代膀胱,从而进一步减少对人体的损害。第三,随着膀胱癌保膀胱疗法的发展和改进,如化疗、放疗、免疫治疗及其联合治疗,已经展现出良好的肿瘤控制效果,使得保留膀胱成为可能,从而不需要行尿流改道术。

总之,目前仍没有最为理想的尿流改道方式。在设计出更好的解决方案之前,原位回肠新膀胱术仍然是患者膀胱切除术后尿流改道术的理想选择。

(黄 健 朱定军 谢伟槟)

(五) 其他

1. 概述 其他的回肠储尿囊术式新膀胱包括 T 形回肠新膀胱、Camey Ⅱ 回肠新膀胱以及半 Kock 储尿囊等。其中 Camey 术式最早于 1958 年提出，后经过改良形成 Camey Ⅱ 回肠新膀胱，术式相对简单。半 Kock 储尿囊是 Skinner 等学者将 Kock 储尿囊应用于原位新膀胱的一种抗反流的尿流改道术式。T 形改良回肠新膀胱是基于 Kock 储尿囊改良，避免了Kock 回肠输入道套叠乳头时使用金属吻合钉导致后期结石形成。

2. 其他回肠储尿囊术式

(1)T 形回肠新膀胱：又称 T 形储尿囊（T pouch），是 Stein 等于 1998 年提出，这之前Stein 所在的南加州大学诺里斯综合癌症中心泌尿外科以开展 Kock 储尿囊为主。由于Kock 储尿囊在形成抗反流乳头时使用金属吻合钉，其远期发生乳头狭窄、输入道内结石以及输入袢脱垂等并发症概率较高。为了能够保持抗反流机制并降低这些并发症，Stein 等对术式进行了一些改进，同时借鉴 Abol-Enein 与 Ghoneim 将输尿管包埋在浆膜外隧道而形成抗反流机制的原理，提出了 T 形回肠新膀胱。2004 年 Stein 等报道了 209 例患者根治性膀胱切除术后应用 T 形回肠新膀胱的经验总结。术后 33 个月的中位随访结果显示，早期术后并发症发生率为 30%，其中 10 例（5%）与尿流改道相关，主要为尿漏（6 例）；38 例患者（18%）发生远期尿流改道相关并发症，主要为储尿囊内结石（17 例）和输尿管 - 新膀胱连接处梗阻（9 例）。10% 的患者出现了输尿管反流情况，但术后 96% 的患者肾功能稳定，甚至有所改善。患者新膀胱白天及夜间尿控状况良好，分别达到了 87% 和 72%。2009 年，国内学者报道了T 形回肠新膀胱技术，通过 Wallace 吻合法以及保留输入袢浆膜隧道原有管腔的大小等技术防止术后的吻合口狭窄。

T 形回肠新膀胱构建主要步骤为距回肠末端 15~20cm 处向近端截取 44cm 回肠段用于构建储尿囊，再向近端截取 10cm 回肠段用于构建抗反流输入道（图 2-9-2-47A）。输入道远端的肠系膜应充分打开，以取得充分的游离度，近端的肠系膜打开约 5cm 并注意保护肠袢的血供。将远端 44cm 的肠管折叠成 U 形，再将输入道远端 5cm 置于 U 形肠管两臂之间，在输入道远端 5cm 肠系膜切开若干个 Deaver 窗（图 2-9-2-47B）。储尿囊 U 形肠管的两臂浆肌层用丝线缝合在一起，并将丝线穿过输入道的 Deaver 窗以固定输入道。用切割吻合器将包入 U 形段的输入道进行缩窄处理，使其仅容 30F 尿管通过（因考虑到狭窄可能，后期已不再选择缩窄远端输入支）（图 2-9-2-47C）。在肠系膜的对侧缘剖开 44cm 肠管，用可吸收线连续缝合两臂相邻的切缘，输入道的远端和 U 形臂切开的边缘缝合（图 2-9-2-47D、E）。将 U形肠管的底部向上折叠，可吸收线缝合使其形成球形的储尿囊，并使输入端远端的 5cm 肠管包埋于储尿囊之中。储尿囊最下端的 2cm 边缘不做缝合，留作新膀胱颈与尿道吻合之用（图 2-9-2-47 F、G）。将游离的双侧输尿管以 Wallace 法与输入道近端做端侧吻合，吻合过程放置双侧单 J 管，并经尿道外口引出，最后新膀胱颈口与尿道连续吻合。

2015 年 Skinner 等报道了一项比较 T 形回肠新膀胱和 Studer 回肠新膀胱的单中心随机对照研究，结果显示跟 Studer 回肠新膀胱相比较，T 形回肠新膀胱的抗反流机制并没有更好起到对肾功能的保护作用，反而导致需要处理的尿流改道相关并发症的发生风险升高。因而，抗反流机制在新膀胱中的重要作用受到了欧洲尿流改道专家的质疑，越来越多的学者认为保持新膀胱的低压更为重要。

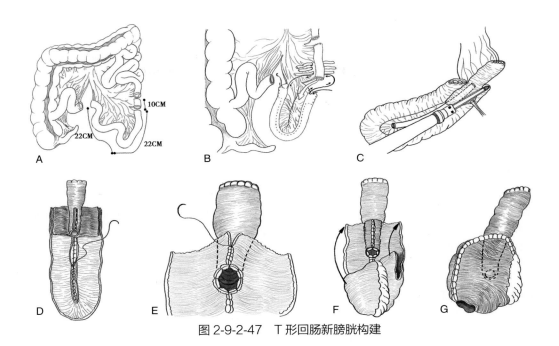

图 2-9-2-47　T 形回肠新膀胱构建

A. 从回盲部向近端 15~25cm 处向近端截取 44cm 回肠段；B. 将 44cm 长肠管折叠成 U 形，两支各约 22cm，再向近端截取约 10cm 肠管作为 T 形输入道，输入道远端 5cm 肠系膜切开若干个 Deaver 窗，用以固定输入道和储尿囊；C. 用切割吻合器将包入 U 形段的输入道缩窄处理，使其仅容 30F 尿管通过；D~E. 沿肠系膜对侧打开 44cm 长 U 形肠管，可吸收线连续缝合相邻的肠管作为储尿囊后壁，将输入道的远端和 U 形臂切开的边缘缝合；F~G. 将 U 形肠管的底部向上折叠，可吸收线缝合使其形成球形的储尿囊，并使输入道远端的 5cm 肠管包埋于储尿囊之中。储尿囊近端预留 2cm 边缘作为新膀胱颈口，与尿道吻合。

（2）Camey Ⅱ回肠新膀胱：Camey 等学者在 1958 年完成了首例 Camey Ⅰ回肠新膀胱术，即截取 40cm 的回肠段，两端闭合后分别和两侧输尿管吻合，回肠段中段下移至盆腔与尿道吻合。1984 年，Camey 等报道了对该术式的 25 年随访结果，患者白天的控尿率可以达到 90%。然而，该术式和输尿管以及尿道吻合的肠管，没有去管化，新膀胱无法达到低压，尿液经输尿管反流导致感染以及肾功能损害等并发症的发生率较高。随后，Camey 等对术式进行改良为 Camey Ⅱ回肠新膀胱，通过去管化以及"U"形折叠管腔以消除肠蠕动来达到低压储尿囊。具体手术步骤为：游离截取长度 65cm 的回肠段（图 2-9-2-48A），选定部分区域为肠道 - 尿道无张力吻合区。恢复肠道连续性，闭合系膜。沿系膜对侧切开游离的肠腔，避开选定的肠道尿道吻合区。将切开的回肠横置成 U 形，内侧缘以可吸收线连续缝合。在选定的肠道尿道吻合区，靠近肠系膜处切开指头大小，作为储尿囊颈口。将整个储尿囊下移至盆腔，连续缝合吻合储尿囊颈口和尿道。然后采用 Le Due 法进行输尿管和回肠的吻合（图 2-9-2-48B）。最后以可吸收线连续缝合折叠回肠形成储尿囊（图 2-9-2-48C）。U 形的储尿囊可缝合固定于盆壁以减少吻合口张力。Mirni 等学者 1996 年报道了 100 例采用该术式的患者随访资料，结果显示患者术后输尿管反流率为 6.8%，输尿管 - 肠管吻合口狭窄率为 8.6%，术后即刻获得白天尿控达到 64.2%，术后 3 个月的白天尿控率达到 80%。

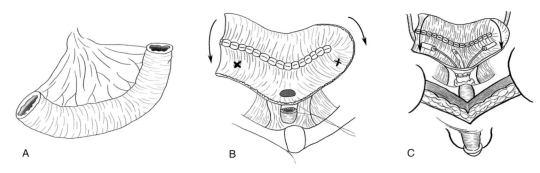

图 2-9-2-48 经典 Camey Ⅱ 回肠新膀胱的构建

A. 游离截取长度 65cm 的回肠段；B. 选定部分区域为肠道 - 尿道无张力吻合区，将肠管横置成 U 形，沿系膜对侧缘剖开肠管，可吸收线缝合相邻的肠管边缘，形成储尿囊后壁，将整个储尿囊下移至盆腔，连续缝合吻合储尿囊颈口和尿道。采用 Le Due 法行输尿管和回肠的吻合；C. 最后以可吸收线连续缝合折叠回肠形成储尿囊。

1996 年，Barre 和 Camey 报道了 Camey Ⅱ 回肠新膀胱的改良术式。术中将截取的肠管进行三次折叠形成 "Z" 形，对系膜缘切开后，连续缝合切开的回肠形成储尿囊，吻合方法同传统 Camey Ⅱ 回肠新膀胱，其优点在于截取的肠管较短，但是增加了储尿囊的容积，加强了排尿的可控性（图 2-9-2-49）。据 Barre 等报道，采用改良 Camey Ⅱ 回肠新膀胱患者术后 12 个月的夜间尿控率达到 82%。

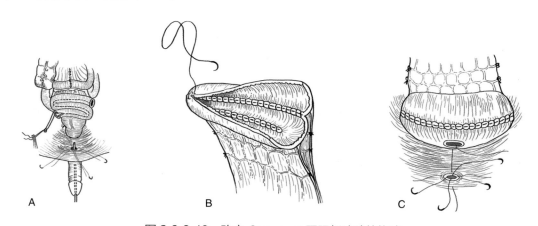

图 2-9-2-49 改良 Camey Ⅱ 回肠新膀胱的构建

A. 游离截取长度 65cm 的回肠段；B. 将截取肠管进行三次折叠形成 "Z" 形，对系膜缘切开后，连续缝合切开的回肠形成储尿囊后壁，再折叠缝合形成储尿囊前壁；C. 预留的新膀胱颈口和尿道吻合（同 Camey Ⅱ 回肠新膀胱）。

2012 年，Porena 等学者对 Camey Ⅱ 回肠新膀胱也做了改良，提出了 "Y" 形膀胱。在术中游离截取 45cm 回肠，去管化后，将肠管垂直排列成 "Y" 形，两臂与输尿管吻合，最低部与尿道吻合。其优点在于截取的肠管更短，储尿囊容积较小，Y 形的形态，更利于术后的膀胱排空，减少尿潴留，见图 2-9-2-50。作者报道的 237 例患者，术后均能完全排空膀胱，白天和夜间的尿控率分别达到 93.5% 和 83.9%。

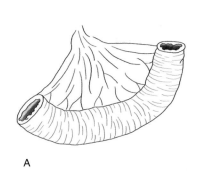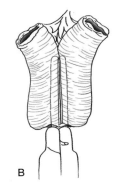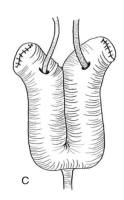

图 2-9-2-50　改良 Camey Ⅱ(Y 形)回肠新膀胱的构建

A. 游离截取长度 45cm 的回肠段；B. 将游离肠管垂直排列成纵 "Y" 形，经最低点应用直线切割吻合器将肠管去管化并吻合成储尿囊；C. "Y" 形两臂与两侧输尿管分别吻合，储尿囊最低点和尿道吻合。

(3) 半 Kock 储尿囊(Hemi-Kock pouch)：经皮可控性回肠膀胱又称为 Kock 储尿囊，是 1982 年 Kock 等学者首次报道。Kock 储尿囊术式同时构建了回肠输入道及输出道的抗反流套叠乳头瓣。1991 年 Skinner 等学者报道了将 Kock 储尿囊应用于原位新膀胱术，保留了输入道的套叠乳头瓣用来阻止尿液反流，并和输尿管吻合，流出道和尿道直接吻合，因此又称为 Hemi-Kock 储尿囊，或者半 Kock 储尿囊。随后也有学者对半 Kock 储尿囊做了改进，形成了 S 形改良储尿囊。Skinner 和 Elmajian 等学者报道了超过 500 例的半 Kock 储尿囊手术的结果，显示该术式具有良好的尿控率和较低的输尿管 - 回肠吻合口狭窄率(<3%)。然而，随着随访时间的延长，该术式相关的远期并发症逐渐显露，这些并发症主要和输入肠道套叠的抗反流乳头有关，包括储尿囊内吻合钉上结石的形成(5%)以及输入道乳头口狭窄导致的双侧肾积水和肾功能损害(4%)，有些患者甚至发展至肾衰竭。2003 年 Shaaban 等学者也报道了 353 例患者采用了半 Kock 储尿囊，其远期随访白天和夜间控尿率分别为 93.7% 和 63.9%，然而 16.3% 患者出现了储尿囊内金属材料上形成结石，5.3% 的患者出现了肾功能损害。因此，随着输尿管抗反流技术的改良以及其他新膀胱技术的提出和发展，采用套叠乳头瓣形成抗反流的术式已逐渐被淘汰。

半 Kock 储尿囊构建的主要步骤为距回肠末端约 20cm 处向近端取 47~61cm 肠管，将远端 15~22cm 的两个肠段折叠排列成 U 形，将肠管于靠近系膜处切开，可吸收线连续缝合 U 形肠管切开的内侧缘形成储尿囊后壁，近端的 17cm 肠管用于制作输入道套叠乳头瓣。用 Allis 钳将输出道套叠形成 5~7cm 的抗反流乳头瓣，在套叠的瓣叶上打两排钉以固定输出道，从储尿囊外部打一排钉子将套叠瓣固定于储尿囊后壁。输出道制作完成后，将肠管折叠，可吸收线缝合，在最低点预留尿道吻合口，完成储尿囊制作。在套叠乳头瓣近端肠系膜切开做一个 Deaver 窗，注意保护肠管血供，经 Deaver 窗穿过 2cm 宽的双层聚乙醇酸网状补片，环绕乳头瓣肠管后行间断缝合以保持套叠形成的乳头瓣形态，松紧以输入道可容 30F 尿管通过为宜。将游离的双侧输尿管以 Wallace 法与输入袢近端做端侧吻合，吻合过程放置双侧单 J 管，并经尿道外口引出，最后连续缝合储尿囊颈口与尿道，图 2-9-2-51。

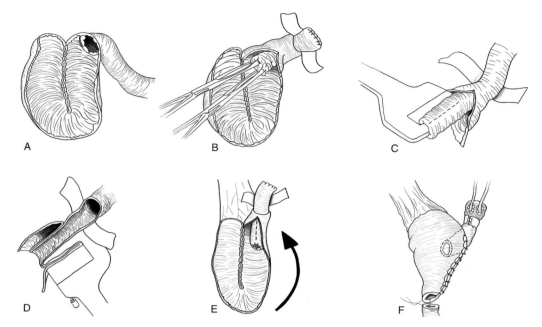

图 2-9-2-51 半 Kock 储尿囊（Hemi-Kock 储尿囊）

A. 距回肠末端约 20cm 处向近端取 47~61cm 肠管，将远端 15~22cm 的两个肠段折叠排列成 U 形，靠近系膜处切开肠管。相邻肠管边缘连续缝合形成储尿囊后壁；B. 用 Allis 钳将输出道套叠形成 5~7cm 的抗反流乳头瓣；C、D. 套叠的瓣叶上打两排钉以固定输出袢，从储尿囊外部打一排钉子将套叠瓣固定于储尿囊后壁；E、F. 将肠管向上折叠，可吸收线连续缝合形成储尿囊，在最低点预留尿道吻合口，输入道和两侧输尿管吻合。

3. 小结 如上所述，Camey Ⅰ回肠新膀胱因术中肠管没去管化，新膀胱无法达到低压状态，患者远期因输尿管反流导致肾功能损害的发生率较高，目前该术式基本不再使用，取代它的是去管化的 Camey Ⅱ回肠新膀胱术。虽然半 Kock 储尿囊和 T 形改良回肠新膀胱都采用了抗反流机制，但远期并发症较多，且抗反流机制并没有更好起到保护肾功能的作用。近年来，越来越多的学者认为保持新膀胱的低压比抗反流机制更为重要，随着其他术式的改良和应用，这些术式已基本被弃用。

（吕 强 曹 强）

五、胃、结肠和回肠储尿囊术式

（一）乙状结肠新膀胱

1. 概述 因靠近膀胱且肠腔容量大，乙状结肠是理想的膀胱替代物。早在 1852 年，Simon 就对膀胱外翻术后的患者做了输尿管乙状结肠吻合术，开创了肠道应用于尿流改道术的先河。随着原位新膀胱术的出现，Reddy 和 Lange 在 1987 年首先报道应用乙状结肠进行原位尿流改道术，术后获得满意效果。最近，Nicita 等报道了改良乙状结肠新膀胱术的远期结果。该研究术后平均随访时间为 6.8 年，白天和夜间的完全控尿率达到了 45%，膀胱平均容量为 433ml，平均膀胱内压为 17cmH_2O，平均最大尿流率为 9.14ml/s。国内王剑松团队改良的乙状结肠新膀胱在远期效果上和回肠新膀胱相当，白天控尿率达 89.7%，夜间控尿率为 81%，膀胱平均容量为 420ml，平均膀胱内压为 2.9kPa，平均最大尿流率为 17.5ml/s。

因此,乙状结肠新膀胱是一种可靠的尿流改道方式,但是没有一种可控尿流改道术能适用于所有患者,在诊疗过程中应该综合术前术中的情况和患者意见来权衡利弊,选择个体化的治疗方案。

2. 手术适应证和禁忌证

(1)适应证:①病理确诊的器官局限性疾病;②患者自愿进行手术。

(2)禁忌证:①因长期梗阻或慢性肾衰竭导致的肾功能不全;②结肠功能受损,例如炎症性肠病、结肠肿瘤、严重便秘、结肠手术后等;③因原发肿瘤需要切除尿道,建议做术中冰冻切片明确尿道切缘是否受侵犯;④尿道括约肌功能障碍,反复发生尿道狭窄;⑤患者无法接受术后尿失禁等并发症;⑥高龄患者(≥75 岁)、生活无法自理患者、侵犯膀胱颈或阴道的女性患者、侵犯前列腺的男性患者、膀胱多发原位癌、盆腔淋巴结转移、复发风险高或无法切除的膀胱癌患者在选择原位尿流改道术时需要慎重。

3. 手术步骤与要点解析

(1)手术步骤

1)根治性膀胱切除术和盆腔淋巴结清扫,在该过程中注意充分游离输尿管,保护输尿管和乙状结肠血供。

2)解剖游离乙状结肠及肠系膜,评估乙状结肠长度以及评估新膀胱和尿道切缘是否能低张力吻合,图 2-9-2-52。

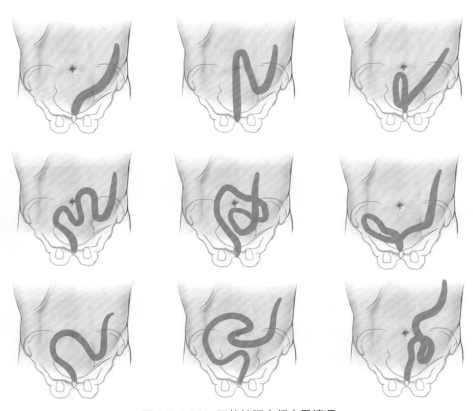

图 2-9-2-52　乙状结肠走行变异情况

3）截取 25cm 左右乙状结肠（图 2-9-2-53），两端肠钳夹闭肠管后用电刀切断肠管和肠系膜，必要时结扎缝合，防止肠系膜出血。注意乙状结肠新膀胱的供血动脉为肠系膜下动脉和直肠上动脉，可以在腹腔镜光源下观察肠系膜血管走行，避免损伤血管。使用碘伏棉球对截取的肠管进行清洗。

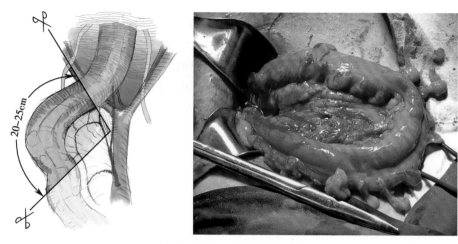

图 2-9-2-53　截取乙状结肠

4）使用肠道直线切割吻合器（或 2-0 薇乔线）进行侧侧无张力吻合，恢复结肠连续性，注意避免吻合口狭窄。

5）将截取的乙状结肠放置成 U 形，自折叠的肠管两端开口导入直线吻合器，在肠管的对系膜缘（尽可能远离肠系膜）使用吻合器构建储尿囊，亦可用 2-0 可吸收线连续内翻缝合 U 形肠管，制作成球形储尿囊。在储尿囊最低点切开一小口作为储尿囊 - 尿道吻合口，形成球形储尿囊（图 2-9-2-54）。使用吻合器制作新膀胱时注意不要将肠系膜夹入吻合器以致储尿囊的血管损伤。

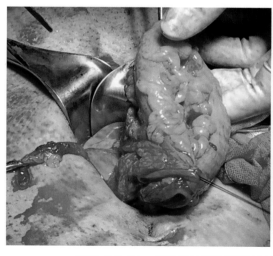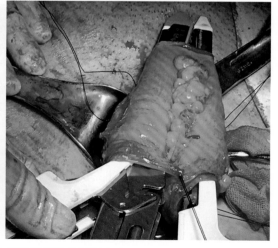

图 2-9-2-54　将乙状结肠放置呈 U 形，利用肠道直线切割吻合器进行去管化

6）充分游离输尿管，使用长弯血管钳经储尿囊后壁打孔，经过储尿囊后壁全层进入肠系膜内，于直视下在肠系膜浆膜下向肠系膜根部走行 6~8cm 后穿出形成隧道，采用直接插入吻合法（dipping technique）将输尿管经肠系膜浆膜下隧道拖入储尿囊后壁，肠系膜浆膜下的隧道具备一定的抗反流功能，同时由于腹腔内没有游离的输尿管，因而可以避免内疝形成。在储尿囊后壁打孔时注意两侧对称并尽量还原输尿管开口的位置关系，避免将来做膀胱镜复查时找不到输尿管开口（图 2-9-2-55）。

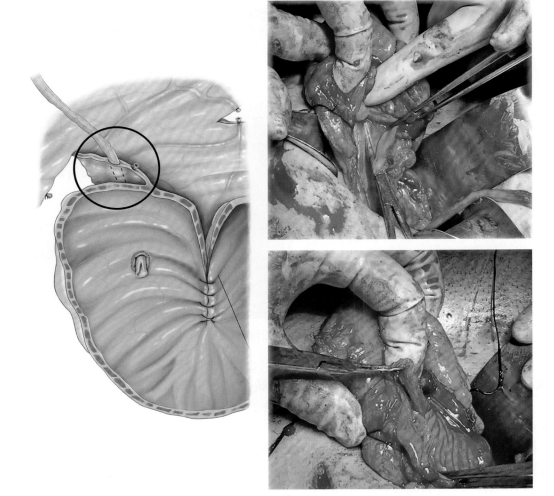

图 2-9-2-55　肠系膜浆膜下隧道输尿管抗反流技术

7）修剪切除输尿管末端送病检，用 4-0 薇乔线将输尿管间断缝合固定于膀胱黏膜，然后沿一侧剪开输尿管末端，展开后形成扇形。在输尿管扇形的顶点处使用 4-0 薇乔线与储尿囊后壁黏膜间断吻合，使得重建的输尿管开口更符合生理状态，可以有效预防输尿管吻合口狭窄。输尿管吻合在尿道吻合前完成，因此要保证足够的输尿管长度以避免储尿囊 - 尿道吻合时张力过大（图 2-9-2-56）。

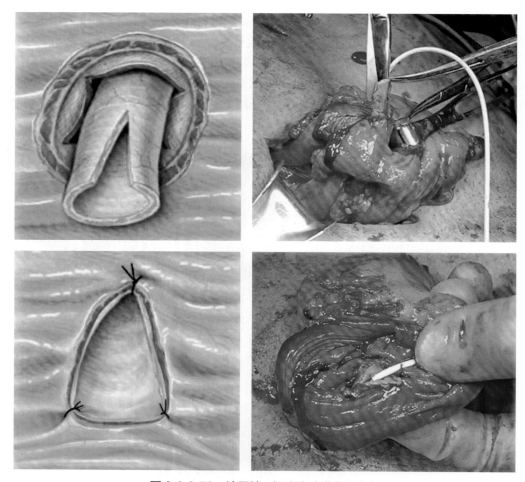

图 2-9-2-56　输尿管 - 新膀胱黏膜扇形吻合

8）通过导丝引导在输尿管内放置 6F 支架管，由储尿囊前壁引出。使用直线切割吻合器（或 2-0 薇乔线）关闭储尿囊顶壁（即 U 形乙状结肠袢的两侧断端）。

9）重建膀胱颈：在储尿囊最低点的开口处 3 点钟、6 点钟、9 点钟和 12 点钟围绕吻合口作 4 针间断缝合（距离储尿囊底部开口约 0.5cm，缝合应贯穿新膀胱全层），通过该方法可形成新膀胱的膀胱颈，延长了后尿道，并可作为储尿囊与尿道吻合时的锚定点，避免吻合时新膀胱颈口的撕裂，更利于和尿道吻合。

10）储尿囊 - 尿道吻合：经尿道插入 24F 导尿管至储尿囊内，此时不打水囊，以便在缝合时导尿管可内外移动。使用 2-0 薇乔线进行储尿囊和尿道吻合，分别在 5 点钟、7 点钟、11 点钟、1 点钟处留置缝线（4 针），这些缝线都应带入黏膜和肌层，另外需要注意进针和出针方向。在确认导尿管没有被缝合后，充盈水囊，一个助手向外牵拉导尿管，另一助手将储尿囊轻柔推向尿道，同时主刀医生在直视下小心完成打结，使新膀胱与尿道完美吻合。充盈膀胱，观察是否漏尿，若漏尿则继续用 2-0 薇乔线缝合。

11）在储尿囊 - 尿道吻合口、肠道吻合口处分别放置盆腔负压引流管和腹腔引流管，经腹壁引出。两根输尿管支架管由两侧腹壁引出并固定。检查后分层关闭腹壁切口（图 2-9-2-57）。

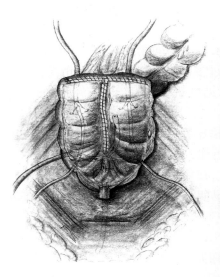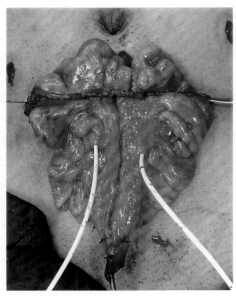

图 2-9-2-57 构建好的乙状结肠新膀胱

（2）要点解析

1）使用直线切割吻合器辅助进行储尿囊吻合，极大程度缩短手术时间，保证吻合口整齐，使得储尿囊保持较好的形态，降低术后并发症发生率。

2）笔者在改进输尿管 - 储尿囊吻合的过程中，摒弃了传统的黏膜下隧道，改为在储尿囊外的肠系膜浆膜下隧道，这样可以显著降低输尿管吻合口狭窄的发生率，还可以保证抗反流效果，同时可以避免内疝形成。

3）在输尿管开口的重建上要注意以下几点：①注意两侧对称并尽量还原输尿管开口的位置关系，避免将来做膀胱镜时找不到输尿管开口；②将输尿管末端剪开呈扇形与新膀胱黏膜吻合，使得重建的输尿管开口更符合生理状态，可以有效预防输尿管吻合口狭窄；③输尿管吻合在尿道吻合前就需要完成，因此要保证足够的输尿管长度以避免储尿囊 - 尿道吻合时张力过大。

4）在储尿囊 - 尿道吻合前需要重建膀胱颈，围绕膀胱颈间断 4 针缝合形成管道，以便和尿道吻合，重建膀胱颈或许可改善术后控尿情况。

4. 术后管理

（1）术后监测：呼吸道和腹部症状体征、生命体征、SpO$_2$、排气排便情况、引流情况、伤口、尿管通畅情况、血常规、生化功能、凝血功能、感染标志物、心肌损伤标志物等；

（2）抗感染：根据术前尿培养结果使用抗生素，持续至术后第 3 天，根据患者症状、体征和血常规结果决定是否停用抗生素；

（3）补液和营养支持：术后禁食，根据术后排气情况进食，由流质饮食逐渐改为正常饮食。根据术后血白蛋白变化情况进行补充。进行肠外营养（卡文 1440）直至患者开始流质饮食，开始流质后可使用肠内营养制剂或静脉补充氨基酸脂肪乳进行营养支持。术后按照体重补液（约 50ml/kg），根据进食情况逐渐减量；

（4）进行下肢深静脉血栓（deep venous thrombosis，DVT）风险评估，术后 24h 后即可选择性给予低分子肝素预防性剂量皮下注射；

（5）膀胱冲洗：持续膀胱冲洗至术后 24~48h，后改为间断冲洗，并且使用膀胱冲洗注射器手动反复冲洗膀胱（每天 1~3 次），对于黏液过多的患者可用碳酸氢钠溶液冲洗或口服碳酸氢钠片，手动冲洗持续至拔除导尿管，乙状结肠新膀胱相较回肠新膀胱的黏液已明显减少；

（6）拔管和拆线：术后 2 周可先后拔除两侧输尿管支架管，17~18 天左右拔除尿管，最后拔除负压引流管。术后 7~9 天切口愈合后间断拆线；

（7）出院后教导患者定时排尿（白天 3h 一次，夜间定闹钟起床排尿 2 次），下蹲、压腹、弯腰辅助小便，记录排尿日记，术后 1~3 个月监测早期并发症，根据危险分层定期随访。

5. 并发症及处理

（1）早期并发症

1）吻合口相关并发症：主要包括吻合口漏（尿漏）和吻合口狭窄（输尿管 - 新膀胱吻合口狭窄、新膀胱 - 尿道吻合口狭窄）。尿漏的主要原因是吻合技术欠佳、吻合口愈合不良以及术后引流不畅，早期表现为盆腔引流量增多或腹胀、腹腔积液，后期为水样腹泻和代谢性酸中毒，收集引流液肌酐检测升高（>1 000mmol/L）即可确诊，膀胱造影和静脉泌尿系造影可以明确尿漏部位。尿漏的预防和治疗主要包括术中适当减小缝合间距，保持吻合口良好的血供，术后改善患者的营养状况，避免肠黏液分泌堵塞引流管，保持引流管通畅等。吻合口狭窄的原因包括缝合技术欠佳、炎症、吻合口纤维化和肿瘤复发等。若狭窄程度轻，可再留置输尿管支架管或尿管，并延长留置时间；若狭窄程度重，置管失败，则需行手术治疗。

2）感染：感染是乙状结肠新膀胱术后最常见的并发症之一，包括泌尿系感染、伤口感染和全身感染，大肠埃希菌是最常见的病原菌。患者主要表现为寒战、高热，严重者还会出现感染性休克的症状。输尿管狭窄和残余尿增多是术后泌尿系感染的独立危险因素，此外，肥胖和糖尿病患者更容易发生术后感染。做好术前评估和术前准备，精细化手术操作，预防性使用敏感抗生素和保持引流通畅是预防术后感染的主要方法。

3）胃肠道相关并发症：主要包括肠瘘和肠梗阻。肠瘘是乙状结肠新膀胱术后最严重的并发症之一，其发生原因主要为吻合口缝合不规范，吻合口处血运差，缝合张力过高等。目前对于肠瘘多采取维持生命体征、控制腹腔感染以及营养支持等对症治疗，但效果往往不佳，条件允许下需行手术探查处理瘘口。乙状结肠新膀胱术后多为麻痹性肠梗阻，少数为机械性肠梗阻，其发生与肠管断端吻合处狭窄、吻合口水肿以及术中肠道保护不佳等有关。主要症状为腹痛、腹胀、恶心、呕吐、肛门停止排气排便。腹部立位平片可以明确诊断，表现为肠胀气和高低不等的阶梯状气液面。围手术期加强营养支持，鼓励患者早期下床活动可预防术后肠梗阻的发生，若术后发生肠梗阻，予以禁食、胃肠减压、完全胃肠外营养等对症处理后均能逐渐恢复，若梗阻严重，可以考虑进行肠镜检查，直视下检查吻合口情况，部分患者可以经肠镜置管引流治愈，少部分经保守治疗无效者，应尽早行手术探查。

（2）远期并发症

1）肾功能不全：泌尿道吻合口狭窄、尿液反流、肿瘤复发均可造成肾积水，最终损伤肾功能。目前一般认为安全膀胱的压力阈值为 40cmH$_2$O，当膀胱储尿期压力大于这一阈值时，肾损伤的可能性将大大增加。选择合适的吻合方式,肠管的去管化或去带是保证低压膀胱的关键,也是预防肾功能不全的有效方式。术后拔除支架管或尿管后应密切监测患者症状体征和肾功能,必要时进行影像学和尿动力学检查,有利于早期发现肾积水及其原因。对于肾积水患者应再次置管,必要时行手术治疗。

2)尿失禁:肠道在被制作成储尿囊后仍会继续保存其独特的生理特性,例如分泌消化液、非自主节律性蠕动、容量刺激下的不可控收缩等,这会对新膀胱患者的术后控尿功能产生不良影响。其次,新膀胱的最大尿道闭合压通常较低,有效控尿长度较短,这些因素与术后压力性尿失禁有关。此外,若手术导致尿道内括约肌功能丧失可造成夜间尿失禁。预防尿失禁的措施包括:①术中保护外括约肌、盆底肌及韧带等控尿结构,尽量保留功能性尿道长度;②肠管去管化或去带,去除或减弱肠段的定向收缩;③选取足够长的肠段制作新膀胱,保证新膀胱容量和血供;④重建膀胱颈,确保储尿囊与尿道无张力吻合;⑤术后排尿训练是促进尿控功能恢复的关键,术后定时排尿、辅助排尿、记录排尿日记、锻炼盆底肌对于患者的尿控能力恢复非常重要。

3)结石形成:结石产生主要与反复泌尿系感染、肠黏液积存、残余尿量过多、吻合钉裸露等有关。预防措施包括:①保证足够的新膀胱容量;②保证尿液排出通畅;③预防和及时治疗泌尿系感染;④尽早去除梗阻因素;⑤保证每日水摄入量;⑥强调早期随访并复查膀胱镜,去除部分裸露的吻合钉并及时处理结石。

6. 术式述评　乙状结肠新膀胱是一种非常有吸引力的原位尿流改道方式。有经验的外科医生知道,乙状结肠因病变被切除后并不引起肠道吸收代谢紊乱及排便紊乱,而且作为膀胱的理想替代物,乙状结肠提供了合适的长度和厚度、恰当的解剖位置、与膀胱相近的神经支配以及与尿道吻合简便等良好条件,并且可实施效果较好的抗反流输尿管再植。

在选择用哪一肠段构建储尿囊时,需要了解不同肠段的优势和劣势。回肠有吸收脂溶性维生素(如维生素 B_{12} 及叶酸)和胆汁酸的功能,使用长段的回肠制作新膀胱很可能引起这些物质的吸收障碍,导致继发性代谢并发症,而使用乙状结肠构建新膀胱则几乎不用考虑这些继发性代谢并发症。此外,由于骶神经节段 S_{2-4} 支配部分乙状结肠和膀胱的平滑肌,而且乙状结肠肠管壁较回肠厚,再加上乙状结肠在解剖位置上与膀胱接近,更容易与尿道吻合。因此接受乙状结肠新膀胱的患者在自主排尿方面表现较好,而接受回肠新膀胱的患者更容易出现排尿困难,随着时间延长,回肠新膀胱的收缩能力下降更明显。同时也要认识到,新膀胱的夜间控尿能力都不如日间控尿能力,而这种差异在乙状结肠新膀胱中尤为明显。Laguna 等的研究发现,89% 的乙状结肠新膀胱患者在术后第二年能达到理想的日间控尿效果,但达到理想夜间控尿的患者仅为 10%。另一项队列研究显示,90% 原位回肠新膀胱患者和 85% 乙状结肠新膀胱患者能达到理想的日间控尿效果,60% 原位回肠新膀胱患者能达到理想的夜间控尿效果,而仅有 9% 乙状结肠新膀胱患者能达到理想的夜间控尿效果。Tao 等的系统综述提示,乙状结肠新膀胱和原位回肠新膀胱的最大尿流率和排尿量无差异,后者顺应性更好,最大内压较低,而乙状结肠新膀胱残余尿量更少。此外,乙状结肠新膀胱比原位回肠新膀胱更易出现早期并发症(例如感染和尿漏等),而在远期并发症(例如吻合口狭窄、切口疝、结石和肠梗阻等)发生率上无差异。无论用哪种方式进行原位尿流改道术,需要积极对患者进行尿动力学分析监测,了解新膀胱在储尿期的压力状态,并根据结果指导患者选择合适的排尿时间及排尿容量,争取达到有效控尿与保持新膀胱压力处于安全范围内的平衡。

抗反流技术对于原位尿流改道术的成功非常关键,它的主要目的是降低新膀胱压力,减少反流,保护上尿路。要实现输尿管抗反流通常需要在输尿管 - 储尿囊吻合时构建"瓣膜(flap-valve)"。目前在输尿管 - 结肠吻合中应用的输尿管抗反流技术包括黏膜下通道技术(例如 Goodwin 技术和 Pagano 技术等)、浆肌层下通道技术(例如 Leadbetter-Clarke 技术和 Strickler 技术等)、回盲瓣通道技术。由于输尿管斜行穿行经过新膀胱壁,随着新膀胱内压力增大,受压的新膀胱壁将被动压迫输尿管,实现抗反流效果。在临床观察中,无论将抗反流通道构建在黏膜下或是浆肌层中,都会导致不同程度的输尿管吻合口狭窄,可能引起继发的肾积水和肾功能不全。笔者团队改良的输尿管抗反流技术在肠系膜浆膜下构建抗反流通道,这样可以在保证抗反流效果的同时降低输尿管吻合口狭窄的发生率。由于没有输尿管在腹腔内的游离走行,因而可以避免内疝形成。

任何可控尿流改道术成功的关键在于高容量、低压力、无尿液反流,乙状结肠新膀胱在这些方面均表现出良好的效果。若再加上肠道吻合器、肠系膜浆膜下隧道、输尿管开口重建、膀胱颈重建、机器人辅助、完全体腔内新膀胱等技术的辅助,可以进一步缩短手术时间,减少手术创伤,降低并发症发生率。然而这些新技术对膀胱癌患者生活质量、肿瘤复发进展和患者生存期的影响仍需要长期随访和随机对照研究来进一步证实。

(王剑松)

(二)去带乙状结肠新膀胱

1. 概述 根治性膀胱切除术后的尿流改道术式有多种,如:输尿管皮肤造口术、回肠通道术、可控尿流改道术(经皮和经肛门)和原位新膀胱术等。输尿管皮肤造口术不动用肠管,但远期输尿管乳头易坏死、回缩,导致贴袋困难、泌尿系感染、慢性肾功能损害;经肛门可控尿流改道术,将输尿管再植于乙状结肠,采用肛门括约肌控制排尿,易发生泌尿系感染,有学者发现术后远期乙状结肠癌的发生率较高;回肠通道术,截取末段 15~20cm 回肠做输出道,因术式相对简单被广泛采用,但需要终身佩戴积尿袋,生活质量受累;经皮可控尿流改道术,是指利用肠管做成储尿囊,利用抗溢流措施控制输出道,经腹壁(常为肚脐)输出道,经皮可控膀胱术是尿流改道术和膀胱重建技术的一种重要方法,目前主要的术式有可控性回肠膀胱术(Kock pouch,又称 Kock 储尿囊)、可控性回结肠膀胱术(Indiana pouch,又称 Indiana 储尿囊)等,但因手术复杂,且不能正位排尿,近年来临床应用逐渐减少。

Kock 是最早介绍把肠管做"去管化"处理(将肠管沿长轴纵向剖开,然后再缝合折叠)构建低压储尿囊(Kock pouch),从而使尿流达到可控的泌尿外科医师之一。"去管化"方法的优点是使肠道环状肌收缩蠕动功能丧失或减弱,增加储尿囊容积,使其形成低压,但需要经腹部造口插管排尿,很显然,这并不是理想的尿流改道方法。

经尿道自然排尿的原位新膀胱术因大幅提高患者的生活质量受到患者和外科医生的青睐,近 20 年来已成为尿流改道的主要术式。学者们利用"去管化"重建原理,采用末段回肠、回结肠及结肠构建新膀胱,最知名的术式有 Hautmann 回肠新膀胱(图 2-9-2-58)和 Studer 回肠新膀胱。

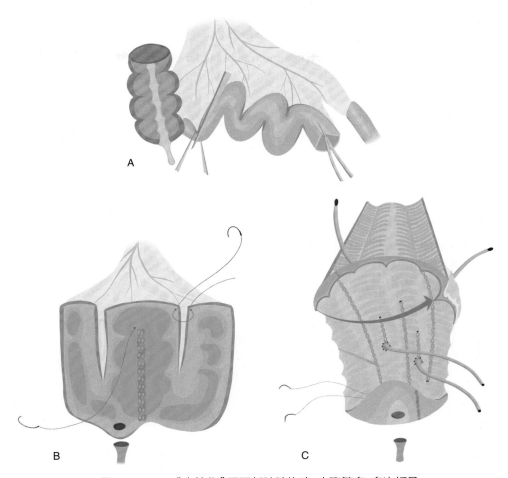

图 2-9-2-58 "去管化"回肠新膀胱构建,步骤繁多,多次折叠

1990 年意大利学者 Alcini 另辟蹊径,采用在结肠带上间隔 3~4cm 作横向切口间断切断结肠带深达黏膜下层的方式构建大容量低压回盲肠新膀胱术(图 2-9-2-59),保留了肠管的完整性,避免了繁复的肠管"去管化"及折叠步骤,简化了手术操作。受此启发,刘春晓教授于 20 世纪 90 年代末设计了非去管化"去带盲升结肠可控膀胱术"(图 2-9-2-60),并在此基础上于 2000 年更进一步,除输尿管吻合和尿道吻合的部分外,将乙状结肠对系膜缘带和独立带以及两者之间的浆肌层完全去除,创新性设计了"去带乙状结肠新膀胱术"(图 2-9-2-61),迄今已在笔者所在中心施行该术式超过 600 例,手术患者年龄跨度 9 个月~88 岁,患者有成年男性、女性,亦有复发性小儿膀胱横纹肌

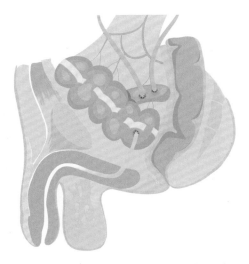

图 2-9-2-59 回盲肠结肠带间断切开法构建新膀胱

肉瘤,临床效果好,并发症较少,广受患者和医生喜爱,该技术已在国内百家医疗机构推广。2018 年 9 月 11 日笔者所在中心成功施行了全世界第一例完全腹腔镜去带乙状结肠新膀胱术(intracorporeal laparoscopic detaenial sigmoid neobladder),打破了完全腔镜下新膀胱构建全部采用回肠这一技术壁垒,相关研究成果 2020 年 11 月首发于泌尿外科 *European Urology* 期刊(图 2-9-2-62)。

2. 手术适应证及禁忌证

(1)适应证:①膀胱尿路上皮癌;原位癌、T_1G_3;②肌层浸润性膀胱尿路上皮癌(T_2/ $T_3N_{0\sim1}M_0$),根据指南建议行新辅助化疗后再行手术;③经新辅助化疗和 / 或免疫治疗后未能达到完全缓解的膀胱尿路上皮癌;④复发性膀胱尿路上皮癌;⑤膀胱鳞癌、腺癌;⑥经系统治疗无效或复发的小儿膀胱 / 前列腺横纹肌肉瘤。

(2)禁忌证:①膀胱癌已发生多发盆腔淋巴结转移(N_2)或远处转移(M_1);②膀胱恶性肿瘤侵及前列腺部尿道(男性)或膀胱颈(女性);③尿道外括约肌严重受损;④严重尿道狭窄; ⑤肾功能损害,血肌酐 $>200\mu mol/L$;⑥乙状结肠严重病变或乙状结肠长度不足;⑦严重心肺疾病,或其他系统严重疾病者。

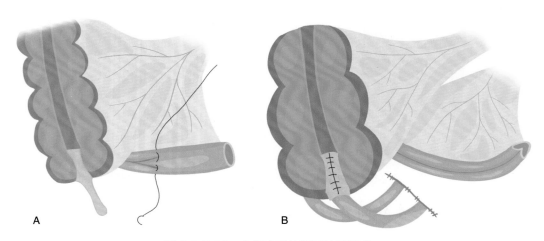

图 2-9-2-60 去带盲升结肠可控膀胱术

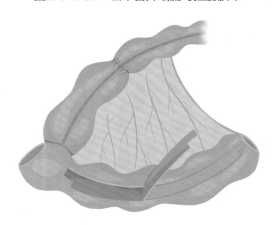

图 2-9-2-61 刘氏"去带乙状结肠新膀胱术"

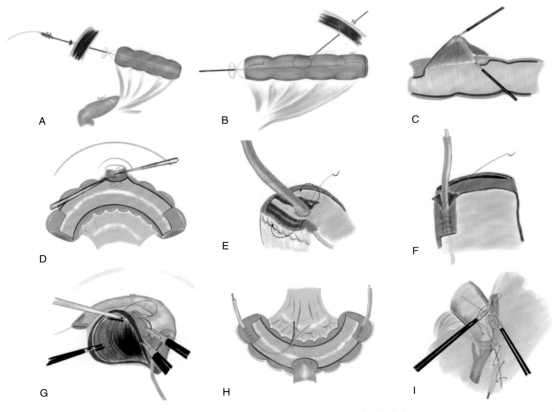

图 2-9-2-62 完全腹腔镜去带乙状结肠新膀胱术

3. 手术步骤与要点解析

（1）体位：分腿低截石位，臀部垫高并超过床沿（利于后续肠道吻合器的操作），上肩托，建议下肢穿弹力袜。

（2）麻醉：腹腔镜手术推荐静吸复合全麻，开放手术可采用腰硬联合麻醉。留置颈内或锁骨下深静脉管，必要时行桡动脉穿刺测压。

（3）先行根治性膀胱切除术＋双侧盆腔淋巴结清扫术，尿道断端、输尿管断端、盆腔淋巴结送冰冻病理检查，阴性者适合行去带乙状结肠新膀胱术。

（4）尿道挂线：取下腹正中切口长约 8cm，切开皮肤、皮下，沿腹白线进入腹腔，用盐水纱布卷将小肠推向腹腔头侧，暴露盆腔，取出膀胱标本。2-0 单乔可吸收性外科缝线（monocryl）于尿道断端外进里出 6 点钟（12、2、4、6、8、10 点钟）"挂针"，把针留在尿道腔一侧备用，尿道断端以 16F 气囊尿管暂时压迫止血。

（5）游离乙状结肠：游离一段长约 20cm 乙状结肠（必要时需游离降结肠至结肠脾曲），保留其系膜及血供，作为新膀胱储尿囊。以经直肠管形吻合器（具体型号视乙状结肠肠管直径决定）行肠端端吻合术恢复肠管连续性。

（6）乙状结肠储尿囊"去带"（图 2-9-2-63）：稀释的碘伏溶液清洗新膀胱储尿囊腔。保留拟行新膀胱输尿管吻合（位于储尿囊两端后外侧）和新膀胱尿道吻合处（中点或吻合张力最小部位)完整结肠带,前者长、宽分别为 2cm、1cm,后者为直径 1.5cm 的圆形,其余对系膜结肠带、独立结肠带及其间的浆肌层完全剥离。肠钳封闭储尿囊两端,注入生理盐水充盈新膀胱,测定新膀胱容量,并进一步间断切开独立结肠带的边缘,使储尿囊充分舒展。出血点可用双极电凝进行止血。经"去带"处理后,储尿囊容量明显增大,内压明显降低,符合理想新膀胱的要求。"去带"操作过程一般不超过 10min。

(7)输尿管新膀胱吻合(图 2-9-2-64):右输尿管的末端纵向劈开 0.5cm,扩大输尿管口,向输尿管近端插入 7F 单 J 管入肾盂作为支架,4-0 薇乔间断缝合使输尿管末端外翻形成小乳头,同时固定输尿管支架管。纵向切开预留用于输尿管吻合的结肠带形成黏膜下隧道,隧道顶点切穿作为新输尿管口,采用 Leadbetter-Clarke 法将右侧输尿管与新膀胱吻合,4-0 关闭黏膜下隧道,包埋并固定输尿管。同法行左侧输尿管新膀胱吻合。2-0 荷包缝合封闭新膀胱储尿囊两端。

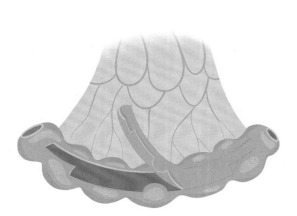

图 2-9-2-63 乙状结肠储尿囊的"去带"

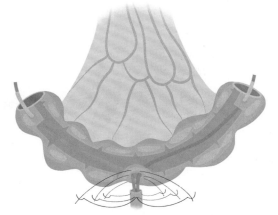

图 2-9-2-64 输尿管 - 新膀胱的吻合,尿道 - 新膀胱的吻合,管道放置图

(8)新膀胱后尿道吻合(见图 2-9-2-64):切开预留的直径 1.5cm 的乙状结肠肠壁中点全层(中点或吻合张力最小部位)作为新膀胱颈口,将 16F 尿管头端通过此口引入储尿囊腔,左、右侧单 J 管经膀胱颈口伴行尿管自尿道外口引出(早期笔者也将单 J 管自新膀胱前壁引出,最后自下腹皮肤戳孔引出固定)。将尿道预挂线的 6 根单乔于新膀胱颈口对应位置缝针里进外出,尿管气囊内注入 8ml 生理盐水,向外轻轻牵拉导尿管,6 根挂线逐一打结完成新膀胱尿道吻合。两根单 J 管固定于尿管上。尿管注水证实吻合口无明显渗漏。将尿管用丝线妥善固定于包皮系带(男)或阴唇(女)。

(9)新膀胱腹膜外化:留置盆腔引流管 1 根,1 号丝线间断缝合关闭盆腹膜,覆盖髂血管、输尿管,保持腹膜腔完整,防止形成内疝,将新膀胱裸区置于腹膜外(腹膜外化),并将新膀胱的左右侧 U 形臂的顶端固定悬吊于盆腹膜。清点敷料、器械无误后,逐层关闭切口,妥善固定各引流管道。详见资源 15。

资源 15 去带乙状结肠新膀胱构建

4. 术后管理

(1)加速康复外科：术后予以充分止痛治疗,鼓励患者早期下床活动。不需要留置胃管,排气前每日行人工扩肛,降低肠吻合口张力。一般术后2~4天恢复排气,随后全流饮食,如无不适,2天后改半流,有正常排便后可拔除盆腔引流管,然后带尿管出院。

(2)管道管理：输尿管支架管保持通畅,避免打折。尿管固定通畅,持续开放。去带乙状结肠新膀胱术后新膀胱黏液一般不多,可不冲洗,不定时捏挤尿管利于黏液排出,必要时使用2.5%碳酸氢钠行新膀胱冲洗,冲出较稠的黏液分泌物。盆腔引流管固定通畅,观察引流液的性质和量,因根治性膀胱切除时行盆腔淋巴清扫,术后可能发生淋巴漏,盆腔引流管宜分次退管,以免发生淋巴囊肿。深静脉置管,早期方便观察中心静脉压和进行胃肠外营养支持治疗,但留置时间长易引起导管源性感染,因此在患者恢复饮食后应尽早拔除。

(3)营养支持：患者未恢复饮食前,根据营养师的建议进行经深静脉胃肠外营养。及时补充白蛋白,纠正负氮平衡。根据复查化验结果补充电解质和纠正水电酸碱平衡紊乱。

(4)抗生素：建议选用广谱抗生素(或根据药敏结果选用),抗生素不宜使用太长时间,如引流通畅、感染指标正常,应尽早停用,避免菌群失调。

(5)呼吸道管理：患者多为老年,还可能合并基础肺部疾病,术后可给予雾化吸入、化痰等积极干预,病情许可情况下尽早下床活动,减少坠积性肺炎的发生。

(6)新膀胱训练：去带乙状结肠新膀胱不需要行膀胱功能训练,患者会自行恢复排尿,白天尿控率较高,夜间建议定时闹钟唤醒。

(7)随访间隔及要点：一般术后4周返院行新膀胱造影,如无明显渗漏,可拔除双侧输尿管单J管,后再拔除尿管。术后第1年每3个月返院随访复查,第2年每半年复查,之后每年复查1次,应终身随访,复查内容包括肿瘤学指标、尿控情况、上尿路情况、性功能情况、电解质、血气分析等。

5. 并发症及处理

(1)早期并发症(术后90d内发生的并发症)

1)肠梗阻：表现为痛、吐、胀、闭,多数为麻痹性肠梗阻,经胃肠减压、营养支持、纠正低钾、维持水电酸碱平衡,多能自愈。少数为机械性肠梗阻,需要再次手术干预。

2)尿漏：表现为盆腔引流量持续增多,性状近乎尿液,新膀胱造影可确认,也可同时取盆腔引流液和尿管引流液查肌酐,如两者数值近似,可帮助诊断。处理上,首先要保持输尿管支架管通畅,使尿液不要聚集于新膀胱腔内,降低新膀胱内压,尿管也需充分引流,经保守治疗尿漏多可自愈。

3)乙状结肠吻合口瘘：表现为盆腔引流管引出黄色粪渣,有时尿管中亦可见粪渣,可有发热、下腹痛,肠道造影或肠镜下注射亚甲蓝有助于明确诊断。乙状结肠吻合口瘘为低位肠瘘,如瘘口不大,全身情况良好,可先尝试保守治疗,禁食水,加强营养支持、抗感染,必要时可放置肛管,可能自愈。如保守治疗不成功,行横结肠单口造口术,使粪便改道,3个月后行结肠镜检查,明确乙状结肠瘘口愈合后,再行横结肠造口还纳术恢复肠道连续性。

4)出血：盆腔引流管持续引流出血液,患者血红蛋白持续下降,严重时生命体征不稳定。处理上可先保守治疗,输血、抗休克,如不改善,必要时需手术探查寻找出血点。

5)便血：表现为大便带血,鲜血为主,如出血量多可能导致休克。多数为吻合口出血,建议 EEA 吻合器完成乙状结肠吻合后,可间断全层加针,降低吻合口出血概率。

6)下肢深静脉血栓(DVT):表现为单侧下肢肿胀,行下肢静脉彩超检查可确诊。一旦确诊,患者需立即卧床、患肢制动,避免血栓脱落引起致命性的急性肺栓塞,尽快请血管外科会诊,指导药物溶栓或手术取栓治疗。患者原发疾病为膀胱恶性肿瘤、盆腔淋巴清扫、手术时间久、腹腔镜气腹的压力和术后卧床等因素都增加了 DVT 发生的风险。本病重在预防,术前应行双侧下肢动静脉彩超检查,排查潜在的 DVT。手术台上和术后下肢着弹力袜,有学者建议术前使用低分子肝素,根据笔者经验这样可能加重术中出血风险,需权衡利弊。笔者单位术后常规监测患者血红蛋白变化,如出血风险低,积极使用预防剂量的低分子肝素(4 000IU 皮下注射,1 次 /d)。术后卧床期间可行双下肢气垫主动按摩,尽早下地活动有助于降低 DVT 的发生。

7)肺部感染:气管插管、手术后卧床,均可能增加罹患肺炎的概率,术前应禁烟、进行吹气球训练、化痰治疗,术后雾化吸入、止咳化痰、拍背排痰,尽早下地活动均可降低肺部感染发生率。一旦发生肺部感染,积极抗感染治疗,在呼吸科会诊指导下进行相关治疗。

(2)远期并发症(术后 90d 后发生的并发症)

1)尿失禁:术后控尿恢复时间一般在 1~3 个月,少数到 6 个月才恢复,年轻患者、无糖尿病病史患者似乎尿控恢复较快,多数患者反馈排尿时的尿意与术前自体膀胱排尿感觉近似,这可能与构建新膀胱的乙状结肠与自体膀胱的副交感神经支配同为骶 2~4 有关。术后新膀胱尿道吻合口瘘的发生会使尿控恢复延后。随访数据显示去带乙状结肠新膀胱术后白天控尿率高(80% 以上),夜间控尿率偏低(60% 左右),建议夜间设置唤醒闹钟。女性控尿率较男性低。

2)输尿管新膀胱吻合口狭窄:表现为腰痛、腰胀,肾盂积水和同侧输尿管全程扩张,新膀胱造影排除输尿管反流可确诊。诱因包括:吻合口缺血、尿瘘、感染及输尿管末端乳头坏死,此外输尿管外膜剥离太多或输尿管成角也可导致。狭窄发生后,如肾积水程度较轻可动态观察,或尝试经尿道内镜下逆行置入双 J 管(输尿管末端乳头有助于输尿管口的定位)。如肾积水加重、肾皮质变薄,先尝试经尿道内镜下置入双 J 管,如失败则改行肾造瘘,引流肾积水改善肾功能,后续行肾盂造影并同期行新膀胱造影,进一步明确狭窄部位和程度,再考虑双镜联合手术治疗,大部分病例可获成功。如仍不能成功,需要行腹腔镜或开放输尿管新膀胱再植术,因手术难度大,建议在经验丰富的中心进行。

3)尿道新膀胱吻合口狭窄:多继发于尿瘘、吻合口张力过大。术中应评估新膀胱尿道吻合口张力,必要时充分松解减轻吻合张力。输尿管单 J 管引流要充分,避免尿瘘发生。狭窄发生后可采用经尿道内镜下狭窄切开术治疗,必要时定期尿道扩张或需重复切开。

4)代谢性酸中毒:去带乙状结肠新膀胱术后代谢性酸中毒偶有发生,轻度可口服碳酸氢钠、排空新膀胱,严重者应经静脉补充碳酸氢钠,同时留置尿管,注意纠正电解质紊乱,多可治愈。预防方法在于口服碳酸氢钠(尤其在术后早期),定期监测血电解质水平,调整碳酸氢钠用量。

5)输尿管反流:少见,可导致肾盂肾炎、肾积水等,应防止新膀胱压力过高,必要时重新行输尿管新膀胱抗反流吻合。

6)泌尿系感染:新膀胱术后尿常规中出现白细胞、蛋白,但如无发热、腰痛,不能认为是泌尿系感染,一般不需要特殊处理。

7) 新膀胱结石:表现为血尿、尿痛,多继发于黏稠的黏液尿不能排尽,影像学检查(X线、CT)可确诊,结石可单发,亦可多发。可采用经尿道内镜下弹道或钬激光碎石术处理,结石核心多数为黏液栓。少数大直径结石需要分次内镜下碎石或必要时行开放手术取石。

8) 新膀胱阴道瘘:女性患者根治性膀胱切除术中切除子宫和阴道前壁,后行阴道残端封闭,由于新膀胱尿道吻合口邻近阴道残端,如术后发生尿瘘易引起新膀胱阴道瘘。术中可使阴道前壁切缘位于尿道断端近心端,缝合时错开平面,可能有助于降低新膀胱阴道瘘的发生率。笔者认为术后保持输尿管单J管充分引流,避免尿瘘对预防新膀胱阴道瘘很重要,当然保护阴道血运也很关键。有学者认为采用带蒂大网膜填塞于新膀胱尿道吻合口后方(阴道残端前方)有助于减低新膀胱阴道瘘的发生。另有部分学者在根治性膀胱切除术中保留子宫和阴道,能够避免新膀胱阴道瘘的发生。

9) 尿路上皮癌复发:尿路上皮癌术后随访,如果出现血尿应警惕肿瘤复发可能,复发部位多数位于上尿路或尿道,笔者团队逾 600 例病例未见新膀胱乙状结肠原发恶性肿瘤。增强 CT、脱落细胞学、荧光原位杂交(FISH)有助于明确诊断,必要时行 PET-CT 检查。上尿路肿瘤按照相关诊疗指南进行,但需综合考虑肾功能等因素制订治疗方案。尿道肿瘤可行内镜下电刀或激光切除术,有时尿道肿瘤为多发,可同期切除。如尿道肿瘤复发或浸润深部组织,需行全尿道切除,同时行尿流改道术。

6. 术式评述　笔者于 2000 年发明了"去带乙状结肠新膀胱术",采用非去管化的处理技术,较"去管化"回肠新膀胱术手术操作简单,术后管理方便,不需要行新膀胱功能训练,围手术期并发症发生率低,适合成年男性和女性患者,小儿患者效果也同样满意,在国内超过百家医院推广应用。2018 年 9 月开始,笔者团队采用完全腹腔镜下构建去带乙状结肠新膀胱术,取得成功,相关研究成果发表于 2020 年 11 月 *European Urology* 期刊。

去带乙状结肠新膀胱与其他新膀胱术式一样,夜间(睡眠状态下)控尿率偏低,对于新膀胱神经支配的研究仍很欠缺,尤其是清醒和睡眠状态下排尿、储尿的机制仍需要更多的深入,如果这个领域有突破可能使新膀胱获得更多患者和医生的接纳。另外如何进一步减少创伤、简化手术步骤、减少住院时间和医疗费用、降低并发症都是值得外科医生持续用心探索的。

(刘春晓　徐啊白　许　鹏)

(三) 胃新膀胱

1. 概述　根治性膀胱切除术后常采用回肠通道术、原位新膀胱术或各种可控储尿囊行尿流改道。采用胃、肠道构建新膀胱与尿道残端吻合,通过尿道外括约肌自然控制排尿,是最接近理想状态的膀胱重建方式。

回肠新膀胱应用最多,但其有两点不足:一是术后回肠新膀胱无收缩力,患者通过腹压排尿,相当于人造神经源性膀胱,与神经源性膀胱相似的远期并发症难以避免;二是肠道黏膜具有吸收功能,易导致术后高氯血症性酸中毒、电解质紊乱、逆行感染、肾功能受损等较严重的并发症。胃与膀胱一样,是具有低压储存、间歇排空的肌性器官,胃壁平滑肌具有与膀胱平滑肌相似的弹性纤维组织,伸展性和顺应性良好,且收缩力强。当尿液增加使胃新膀胱内压增高时,即可刺激胃壁产生有力收缩,使尿液迅速经尿道排空,符合排尿生理,术后生活质量高。此外,胃黏膜为非吸收性黏膜,术后不发生高氯性酸中毒。胃液中的胃酸和溶菌酶可以降低泌尿系感染的发生率,减少肾功能损害的发生。

早在 1956 年,Sinaiko 就设计了胃代膀胱术并进行动物实验,提示胃代膀胱术可应用于临床。随后,Leong、胡礼泉、Mitchell 等学者均报道了胃可用于膀胱替代,多用于膀胱扩大术或作为新膀胱的一部分(复合式)。但开放胃代膀胱手术切口大、范围广、操作复杂,因此,完全用胃做成新膀胱并没有被广泛接受。

腹腔镜技术既可减少切口创伤,又能同时完成上腹部和盆腔手术。王行环于 2009 年首次报道腹腔镜下根治性膀胱切除 + 胃新膀胱术(gastric neobladder),已成为膀胱癌患者根治性膀胱切除术后尿流改道术的一种新的选择。目前,国内外有关胃新膀胱术的研究报道日益增多,得到了许多学者的认可和推崇。笔者采用部分胃体 - 窦部行腹腔镜下胃新膀胱术,可保留 2/5 的胃窦部,兼顾了胃及膀胱的生理功能,减少了术后并发症,相关生理指标接近正常,且患者术后生活质量良好。本节重点阐述腹腔镜下部分胃体 - 窦部胃新膀胱术。

2. 手术适应证及禁忌证

(1)适应证:①无远处转移、局部可切除的肌层浸润性膀胱癌或高危的非肌层浸润性膀胱癌,包括复发或多发的 T_1G_3 肿瘤、伴发原位癌的 T_1G_3 肿瘤、卡介苗(Bacillus Calmette-Guérin,BCG)治疗无效的肿瘤、膀胱非尿路上皮癌等;②尿道残端无肿瘤侵犯;③胃新膀胱术尤为适合于合并肾功能不全、骨盆区接受过放疗和短肠综合征而需要行膀胱切除的患者。

(2)禁忌证:①术前膀胱镜检查男性膀胱颈及以下有肿瘤,女性膀胱三角区及以下有肿瘤,或术中尿道切缘冷冻切片检查阳性;②局部晚期或转移性膀胱恶性肿瘤;③前尿道狭窄;④既往胃癌病史或胃食管 / 胃十二指肠手术史者;⑤经上消化道造影、胃镜检查,胃容量较小,合并多发息肉、严重溃疡性病变,或胃位置较高,考虑血管蒂较短者;⑥有严重合并症(心、肺、肝、脑、肾等疾病)不能耐受手术者。

3. 手术步骤与要点解析

(1)操作步骤

1)测量和标记游离胃体 - 窦部的部位:测量从胃网膜左动、静脉起始部沿胃大弯至幽门窦部远端切线的长度,与其至盆底的长度相比较,标记胃网膜左动脉需要游离的高度和胃窦部幽门端的切断水平(距幽门括约肌约 4.0cm)(图 2-9-2-65)。

2)胃体 - 窦部血管的游离:在胃体 - 窦部贲门端大弯侧切线上方的胃网膜血管弓内,自右下向左上方游离胃网膜左动、静脉,切断由此进出胃壁的分支,直至切断 1~2 支胃短动、静脉。在胃体 - 窦部幽门端切线处切断胃网膜右动、静脉及胃右动、静脉(资源 16)。

资源 16　游离胃体 - 窦部血管

3)于标记的切线处用腔镜用直线切割吻合器离断近端胃体部、超声刀切断远端胃窦部。于胃结肠韧带的右侧胃网膜右动脉切断处,向下方剪开大网膜使其仅保持与游离胃段及血管的连接,使血管蒂得到大网膜的支持。截取的约 8cm 长的胃体 - 窦部,将其从肠管前方下迁至盆底,并将血管蒂与大网膜展平(资源 17)。

资源 17　切取部分胃体 - 窦部

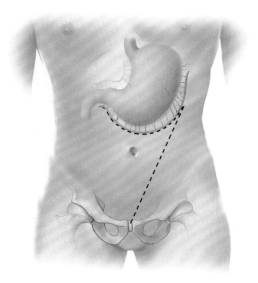
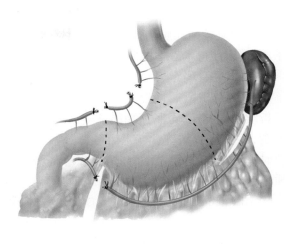

图 2-9-2-65 标记胃体 - 窦部

4)残胃按照 Billroth Ⅰ式法恢复其连续性,并放置鼻胃管。

5)游离胃段远端幽门与后尿道端端吻合,必要时进行裁剪以缩小幽门出口口径。用 2-0 可吸收双头倒刺线缝合后壁全层,从尿道后壁 6 点钟位置开始,分别顺时针、逆时针缝合。留置三腔导尿管后再连续缝合前壁内层和外层浆肌层。缝合浆肌层时可将其与尿道周围组织,包括迪氏筋膜、耻骨前列腺韧带等间断固定数针,以重建尿道前、后支持组织(资源 18)。

资源 18 胃新膀胱与尿道吻合

6)双侧输尿管与新膀胱胃壁的适当位置行插入式乳头法再植。胃新膀胱壁全层切开约 1.0cm,置入输尿管支架管,将输尿管末端插入约 1.0~1.5cm,用 4-0 肠线或可吸收线将输尿管外膜肌层与胃壁全层作间断吻合 4~6 针(资源 19)。

资源 19 输尿管胃新膀胱再植

7)仔细检查移植胃段(尤其小弯侧)的色泽、血管分支的充盈及搏动情况。冲洗腹盆腔,置盆底橡皮引流管,逐层关腹。胃新膀胱术示意图(图 2-9-2-66)。

(2)要点解析

1)截取部分胃体 - 窦部时注意保护胃的血管供应,胃网膜左动、静脉的近心端不能切断。若遇有胃网膜血管弓不完整者,可以选择胃网膜右动脉为血管蒂。

2)游离截取的部分胃体 - 窦部下迁至盆底时,注意保持胃网膜血管蒂无张力。若游离胃段的远端(幽门端)开口与膀胱颈或后尿道合拢后仍有张力,可继续在大弯侧的左上方游离胃网膜左动、静脉,直到该血管的起始部。

3)截取胃段的大小与术后胃新膀胱的容量密切相关。为了保证术后胃新膀胱的容量足够大,建议截取至少 1/2 的胃重建膀胱。新膀胱的胃窦部受到碱性尿液刺激及反复充盈扩张,促胃液素和胃酸分泌增加,导致新膀胱的胃穿孔以及胃酸刺激腐蚀尿道黏膜导致尿痛 - 血尿综合征,因此在选材时应以胃体为主。

4)基于笔者对根治性前列腺切除术后即刻尿控的体会,术中最大限度地减少了手术操作对盆底结构和前列腺周围组织的干扰,通过钝性分离盆内筋膜、前列腺包膜,不缝扎背侧静脉复合体,保留完整的耻骨前列腺韧带,重建尿道前、后支持组织等手段,可以使得术后早期恢复尿控成为现实。

4. 术后管理

(1)麻醉清醒后将患者置于半卧位。禁食、留置胃管持续胃肠减压,至肠道功能恢复后拔除胃管,开始进流食,逐步过渡到普食。术后静脉补液,补充营养(必要时输注脂肪乳、氨基酸、白蛋白或输血),维持水、电解质平衡。对于高风险手术患者推荐目标导向性液体治疗(goal directed fluid therapy,GDFT),人工胶体平衡盐溶液在有效维持循环容量、减少总入液量、实现围手术期液体零平衡、减少术后并发症等方面具有优势。使用广谱抗生素预防感染,同时预防性使用组胺 H_2 受体阻滞剂,如雷尼替丁。

(2)术后镇痛推荐采用非阿片类多模式镇痛方案。阿片类药物、非甾体抗炎药、罗哌卡因切口局部浸润麻醉、椎管内镇痛、神经阻滞等均是多模式镇痛的组成部分。对于腹腔镜手术后早期恢复饮食的患者,可采用口服药物镇痛。

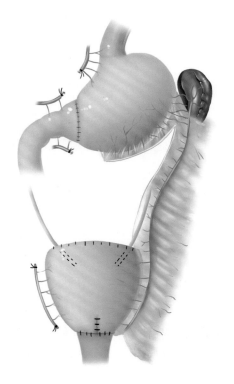

图 2-9-2-66　胃新膀胱示意图

(3)术后输尿管支架管、导尿管及盆腔引流管接抗反流无菌引流袋,妥善固定,注意引流通畅,避免翻身、活动时压迫移位,甚至脱落,并详细记录各引流管引流量及引流液性质(如是否血性、混浊等)。

术后冲洗胃新膀胱,保持导尿管引流通畅。术后 2~3 天内胃新膀胱分泌较多的黏液,需及时冲洗、抽吸,每次冲洗液(常用生理盐水或呋喃西林溶液)量不超过 50ml;待黏液及血性液减少后可改为间断冲洗至每日 2 次。术后如无吻合口瘘、尿漏、淋巴漏等情况,且每日引流量<200ml 时,可拔除盆腔引流管。如留置输尿管支架管外引流,术后无吻合口瘘,1~2 周拔除;如采用输尿管支架管内引流,术后 1 个月左右拔除。根据胃新膀胱与后尿道吻合情况及冲洗需要,术后 1~2 周拔除导尿管。

(4)患者术后恢复清醒即可采用半卧体位或进行适量床上活动,不需要去枕平卧 6h。若患者体能许可,术后第 1 天即可下床活动,设立每日活动目标,逐日增加活动量。术后佩戴弹力袜或间歇性压力梯度仪治疗预防血栓形成,对于易于发生血栓的高危人群,术后 24h 开始使用低分子肝素预防血栓形成。

(5)拔除导尿管后,患者开始训练胃新膀胱功能。体会新膀胱充盈感觉,排尿时除胃新膀胱自主收缩有尿意外,配合增加腹压,尽量排空新膀胱。规律进行提肛锻炼,促进尿道外括约肌功能恢复,有助于增加尿道闭合压,减少夜间遗尿及尿失禁。

(6)术后定期随访,检查肾功能、血电解质、二氧化碳结合力、血清促胃液素、尿常规等,必要时行泌尿系造影及尿流动力学检查。

5. 并发症及处理

(1) 胃术后并发症：文献报道幽门窦部膀胱成形术后发生倾倒综合征，主要是由于丧失了幽门的调节作用，食物迅速进入空肠，在站立位时出现症状，进食后平卧症状即可消失。de Toledo 等报道 50 例"球形"胃新膀胱（截取约 50% 胃体），术后 7 例出现胃排空延迟。笔者采用部分胃体 - 窦部，保留 2/5 胃窦部，兼顾了胃的生理功能，尚未见倾倒综合征、胃排空延迟等并发症发生。此外，术前有胃溃疡者，术后可能溃疡复发，故有溃疡病史者，经确定后宜按溃疡病的标准外科手术方法截取胃段。

(2) 代谢性低氯性碱中毒：胃黏膜分泌与排出氯离子和氢离子，正常情况下不引起电解质紊乱，是由于尿液中某种成分抑制胃窦部促胃液素分泌和肾脏具有调节血氯、血氢离子的能力。慢性肾功能不全少尿者，肾脏丧失此种功能后则易发生低氯性电解质紊乱。文献报道代谢性低氯性碱中毒发生率约 2%，多无症状。对于代谢性碱中毒的诊疗主要有静脉或口服氯化钠、氯化钾及 H_2 受体阻滞剂，如西咪替丁、雷尼替丁等。

(3) 尿痛 - 血尿综合征：尿痛 - 血尿综合征（dysuria-hematuria syndrome）为胃新膀胱术后所特有的并发症，主要表现为不伴感染的血尿，会阴部疼痛或皮肤过敏。症状通常是间歇性、自限性的，并随着时间的推移可逐渐改善。严重程度可以从间歇性尿痛和茶色尿液到罕见的溃疡形成和膀胱穿孔。病因可能是由于胃段分泌盐酸刺激和尿液的缓冲作用减弱，也可能与感染幽门螺杆菌有关。大多数患者可通过间歇性使用 H_2 受体阻滞剂、碳酸氢钠溶液膀胱冲洗或口服碳酸氢盐治疗得到控制。

(4) 尿失禁：原位重建后的排尿可控性受新膀胱特点（大容量、低压力）以及出口（可控性）的影响。笔者团队早期部分患者出现术后夜间遗尿，考虑与尿道括约肌功能不全及胃新膀胱功能不稳定有关。近十年，基于对盆底和前列腺周围组织的解剖认识，笔者改良手术方式，最大限度保留前列腺周围神经、血管、肌肉及盆底筋膜尿道支持系统，并保证采用胃段容量足够大，行胃新膀胱术后控尿恢复快，可以达到术后早期恢复控尿的良好效果。

(5) 高促胃液素血症和胃新膀胱消化性溃疡：关于高促胃液素血症和胃新膀胱溃疡，文献报道多不一致。尿液扩张刺激胃新膀胱可使血中促胃液素升高，但较少出现高促胃液素血症。术后大量补充液体，增加尿量以稀释尿液，减轻炎症反应，必要时加用 H_2 受体阻滞剂或质子泵抑制剂，可以预防和治疗。

6. 术式评述　对于原位新膀胱术的最佳替代材料，众多学者对小肠、结肠及胃等消化道均进行了深入的评估，目前回肠被认为是最佳替代材料而在临床广泛使用。但是，各种肠代膀胱均存在一定的病理生理缺陷，如回肠新膀胱无收缩力、术后电解质紊乱、泌尿系感染、肾功能减退等。胃代膀胱术从实验设计到临床应用，至今已有半个多世纪的历史。胃与膀胱均为低压储存、间歇性排空的肌性器官，伸展性和顺应性良好，且收缩力强。胃黏膜为非吸收性黏膜，避免了术后高氯性酸中毒的发生；且胃液中的胃酸和溶菌酶可以降低泌尿系感染的发生率，减少肾功能损害的发生。对于肾功能不全、骨盆区接受过放疗和短肠综合征的患者，采用胃替代膀胱尤为合适。

原位新膀胱术是最接近理想状态的膀胱重建方式。笔者团队采用部分胃体 - 窦部行腹腔镜下胃新膀胱术，可保留 2/5 的胃窦部，兼顾了胃及膀胱的生理功能，减少了术后并发症。2009 年，笔者团队报道了 9 例男性膀胱癌患者行腹腔镜下根治性膀胱切除 + 部分胃

体 - 窦部胃新膀胱术。所有患者平均随访 22 个月,1 例术后出现输尿管狭窄,需要行输尿管镜扩张。无胃溃疡、厌食、倾倒综合征、胃排空延迟、尿痛 - 血尿综合征、高促胃液素血症或低钠低氯性碱中毒等胃和胃新膀胱相关并发症。尿流动力学检查胃新膀胱容量平均可以达到 430ml,残余尿量 0~20ml,最大尿流率 19.2ml/s,新膀胱无意识收缩的平均压力峰值为 23cmH$_2$O。日间及夜间尿失禁发生率分别为 11.1% 和 44.4%。自 2010 年起,笔者所在中心开展了基于对盆底及前列腺周围组织精细解剖新认识的技术创新,实现了根治性前列腺切除术后即刻尿控。笔者团队将该技术应用到腹腔镜根治性膀胱切除 + 胃新膀胱术中,目前已完成 13 例手术,术后尿控恢复满意,术前 8 例有勃起功能,术后仍有勃起功能者 6 例;术后出现胃新膀胱结石 1 例,输尿管狭窄肾衰竭 1 例,均经手术治愈。

近期,巴西学者 de Toledo 等报道了 91 例胃新膀胱术,时间跨度从 1988 年到 2013 年,分别采用了胃窦部新膀胱(4 例)、楔形胃体新膀胱(4 例)、去管化胃新膀胱(33 例)及球形胃新膀胱(50 例),认为截取约 50% 胃体的球形胃新膀胱的临床效果更好,但总体并发症发生率高达 58%。在对其的编辑述评中,德国乌尔姆大学的 Hautmann 认为,胃新膀胱术虽然在手术操作、术后代谢、并发症等方面具有一定优势,但其临床效果并非十分满意,如术后尿控并不优于回肠新膀胱。因此,在成年人中不推荐常规使用胃新膀胱术,仅在某些特殊情况下,如肾功能不全或肠道长度不足时作为可以选择的方式。但是,目前仍有理由相信,胃新膀胱具有的很多独特的内在特点,使其在临床仍将被继续使用。

(王行环 黄 兴)

(四) Le Bag 回结肠新膀胱

1. 概述 目前已经有非常多种类的尿流改道术式,如 Hautmann 回肠新膀胱、Studer 回肠新膀胱、VIP 新膀胱、邢氏新膀胱等,但无明确数据说明哪一种尿流改道术更有优势。要结合患者的具体情况,在多种尿流改道术中选择最适合的改道方式。

对于普通的需要进行原位新膀胱术的患者,在新膀胱肠管的选择上,回肠因其具有较好的延展性,吻合方便,泌尿外科医师对回肠解剖较熟悉等原因,其在尿道改道术中应用较多。但回肠在人的消化和吸收功能中具有重要的作用,其可以吸收脂溶性维生素、叶酸、胆汁酸,如截取过多回肠,可能会引起相应物质的吸收不足。用回肠制备新膀胱后,回肠的黏膜直接接触尿液,会吸收尿液中的电解质等物质,易引起人体的电解质紊乱和酸碱平衡失调。此外因回肠管腔较小,如需构建一定体积的新膀胱,需截取较多的回肠(圆柱体体积 $V=\pi r^2 l$)。因此仅选择回肠作为新膀胱制备的材料,有一些不可忽视的缺点。而盲肠及结肠管腔大,在体积一定的情况下,如选择较粗的结肠和盲肠制备新膀胱,仅需取较短的一段肠管,且结肠新膀胱对吸收影响较小,因其纵向排列的结肠带等原因,几乎不发展成为巨膀胱,其远期对于膀胱的自发性排空更加有利,因此盲肠及结肠应用于新膀胱的构建也有很多优于回肠的地方。但泌尿外科医生对盲肠和结肠的手术处理较少,对其解剖及相关处理并不熟悉,手术过程中松解大网膜及肠管粘连,恢复大肠的延续性以及人工构建回盲瓣等会使手术更加复杂,手术时间也更长。因此,对于新膀胱肠管的选择也需结合术者的经验及技术等情况。对于吸收功能不佳的患者尽量选择结肠构建新膀胱。而对于结肠病变的患者更多倾向于应用回肠构建新膀胱。对于部分患者,可选择使用结肠加小肠制成复合型新膀胱的方式。此种新膀胱的重建方式缩短了截取回肠的长度,一般仅需 20cm,同时截取部分盲肠和升结肠制备新膀胱,新膀胱容量大、对吸收影响较小、不容易发展成为巨膀胱以及可以完成具有抗反流结构的输尿管植入等,如 Le Bag 回结肠新膀胱术。

2. 手术适应证及禁忌证

(1)肌层浸润性膀胱癌,神经源性膀胱,难治性间质性膀胱炎等。

(2)手术禁忌证:肿瘤侵犯尿道,局部浸润性膀胱癌(T_3-T_4 期),淋巴结转移的患者。对于神经源性肠道或者肛门括约肌功能失调以及因既往肠管切除术大便性状改变者不宜行此手术,术后可能导致大便失禁进一步加重。

3. 手术步骤与要点解析

(1)患者取仰卧位,从耻骨联合延伸至脐上方的腹部正中切口,行根治性膀胱切除术,男性膜性尿道的处理与根治性前列腺切除术一样,即在肿瘤控制的前提下尽量保留尿道,合适的患者可保留神经血管束。根据需要松解肠道粘连,再次确定盲肠及升结肠无病变。切开从盲肠至肝曲的侧腹膜反折,分离部分大网膜,充分松解盲肠及升结肠,如有需要,可进行阑尾切除术。

(2)截取约 20cm 盲肠及升结肠,以及相应血管蒂支配的末端回肠。行回肠升结肠造口术,恢复肠管的延续性,注意吻合口需无张力。沿着对系膜缘切开回肠、盲肠及升结肠(图 2-9-2-67A、B)。

(3)将剖开的升结肠与回肠对折并将切缘边对边吻合。回肠对系膜缘切开的位置应距回肠断端约 2cm,保留部分回肠的完整性,有助于减少新膀胱出口的重建工作。并有利于新膀胱尿道的吻合口的愈合(图 2-9-2-67C)。

(4)将构建的新膀胱在无张力状态逆时针旋转 180°,确保出口与尿道对合无压力。在无压力状态下将输尿管与新膀胱采用黏膜下抗反流技术进行吻合,将双侧输尿管植入新膀胱后壁的两个不同位置(图 2-9-2-67D)。

(5)关闭新膀胱(图 2-9-2-67E)。

(6)使新膀胱出口与尿道断端对合。予以可吸收线缝合新膀胱出口及尿道(图 2-9-2-67F)。

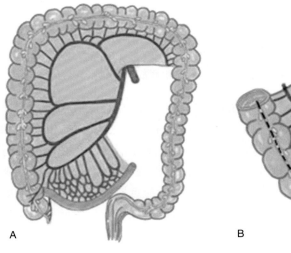

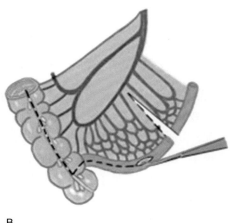

A B

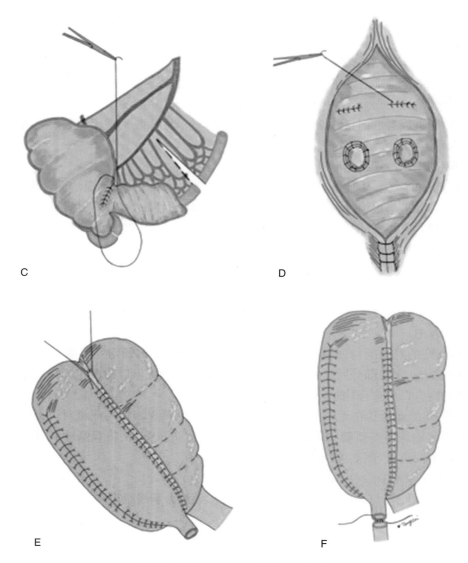

图 2-9-2-67　Le Bag 回结肠新膀胱术

A、B. 截取回盲肠,出口端保留肠管结构; C. 构建新膀胱; D. 利用抗反流技术将
输尿管再植于新膀胱; E. 关闭新膀胱; F. 新膀胱与尿道吻合。

4. 术式评述　由于各种原因,目前 Le Bag 回结肠新膀胱在临床应用较少。原位新膀
胱术的手术效果一般参考以下几个方面:①对上尿路功能及形态的影响;②日间和夜间排
尿间隔情况;③尿控及尿失禁情况;④能否自行排尿。因尿控情况及是否能够自行排尿的
影响因素较多,如术中是否保留自主神经、尿道括约肌损伤与否、结肠松解是否足够使吻合
口无明显张力等。因此,对于新膀胱手术效果的评估除了与选取哪段肠管制备新膀胱相关
之外,更多的是受到术中其他因素的影响。回盲肠新膀胱术发生输尿管肠壁吻合处狭窄可
达 7%,日间尿控率为 75%~88%,夜间尿控率为 67%。

目前新膀胱的做法多样,但尚无明确数据说明哪一种尿流改道术更有优势。对于特定

的患者 Le Bag 回结肠新膀胱仍然是可选择的手术方式。但是目前仍缺乏对此种手术方式的围手术期并发症、尿控、远期并发症的多中心、前瞻性、随机对照研究。术者可结合个人经验及患者的情况,制定具体的新膀胱手术方案。

(罗光恒)

第三节　经皮可控尿流改道术

一、可控性回肠膀胱术

(一) 概述

由于回肠通道术简便易行,在一段时间内成为最流行的尿流改道术式。但是随着人们对生活质量要求的提高,间歇导尿的概念为越来越多的人所接受,经皮可控尿流改道术的手术方式逐渐得到了发展。在 1982 年,Kock 等人首次报道了 12 例患者的临床结果,在前期试验研究的基础上首次开展了可控性回肠膀胱术(continent ileal reservoir),即 Kock 储尿囊(Kock pouch),并取得了成功,其术式逐渐为临床接受和改良。

Kock 储尿囊主要利用肠管开展。首先取一段带系膜的回肠,在其两端分别建立抗反流机制。远端用于抗尿液溢出体外,近端用于输尿管植入,防止尿液向肾脏逆流。所游离回肠可分为四部分,双侧输尿管游离后与近端回肠吻合;中间段两部分回肠对折形成 U 字形,通过侧侧吻合形成储尿囊,将远端部分回肠行腹部造口。手术完成后尿液在储尿囊内暂存,依靠患者自行插管排尿。该术式有回肠袋压力低、容量大、引流方便、患者生活质量较高等优点。但是与非可控回肠通道术相比,Kock 储尿囊需要更长的麻醉及手术时间,其并发症的发生率更高,也要求患者能够自我插管导尿。

对于尿道有肿瘤侵犯、尿道括约肌功能失调首选经皮可控尿流改道术。对于女性患者,首先推荐经皮可控尿流改道术。文献报道接受原位新膀胱术的女性患者尿失禁的比例较高,而且治疗的选择较为有限。经过腹壁进行插管导尿相比经尿道插管排尿要更为简单。

综合来说,对于经过正确选择的患者,Kock 储尿囊提供了一种代替原位新膀胱术和非可控性回肠膀胱术的方法。虽然其并发症发生率相较其他的尿流改道方式要高,但是其对于排尿的良好自控能力仍然使得它成为一种有吸引力的尿流改道方式。

(二) 手术适应证和禁忌证

1. **适应证**　①因膀胱、尿道或者女性生殖系统恶性肿瘤需行根治性膀胱切除术者;②已行其他尿流改道术,改行 Kock 储尿囊手术者;③严重神经源性膀胱或者膀胱挛缩,膀胱无功能者;④某些无法修复的下尿路先天性畸形或者严重创伤者。

2. **禁忌证**　①基础情况较差、肝肾功能不全患者。特别是慢性肾功能不全的患者,血肌酐大于 176.8μmol/L(2mg/dl) 的患者,不适宜行任何类型的可控尿流改道术,推荐不可控尿流改道术。部分由于肿瘤压迫引起血肌酐升高的患者,在手术解除梗阻之后肾功能可能恢复,可以在术前行经皮肾穿刺造瘘进一步明确肾功能不全原因。②无法提供足够长度可用小肠患者。由于 Kock 储尿囊需要使用较长的一段回肠,故存在炎症性肠病、肠粘连、肠道手术的患者不适宜选择本手术方式。③存在泌尿系统感染、上尿路结石或肿瘤等疾病的患者。

除此之外,患者的年龄和依从性也是很重要的一个方面。患者需要具有一定的学习能力,能够进行自我插管导尿。不能或者不愿意进行自我导尿的患者可能导致穿孔、结石等并发症。对于手部灵活性受损或者是患有严重阿尔茨海默病等疾病的患者,推荐进行不可控尿流改道术。高龄和接受过放疗并不是本手术方式的绝对禁忌证,但是需要考虑放疗对肠道的影响。

(三) 手术步骤和要点解析

1. 术前准备 包括全身准备、心理准备、泌尿系统准备和肠道准备。

全身准备需要对包括心肺功能、肝肾功能、凝血功能、血压、血糖、电解质等在内的指标进行检测。对于存在高血压、糖尿病、心律不齐、肺部感染、肺功能不全、肝肾功能不全、凝血功能障碍或者贫血的患者,尽量予以纠正。对已有电解质紊乱和酸碱平衡失调者,应积极予以纠正,同时应纠正贫血和低蛋白血症,将人血白蛋白和前白蛋白恢复到适当水平。术前应给予抗生素抗感染治疗,尤其是已有泌尿系感染者更应加强抗感染治疗,待感染控制后再行手术治疗。术前还需备血 600~1 000ml。

心理准备主要是进行医患沟通。术前需要向患者和家属详细地说明手术方式的优缺点、麻醉和手术风险、术中可能出现的问题和对应的解决方案。向患者充分说明尿液分流对日常生活可能造成的影响以及远期可能出现的并发症。术前医师应该在腹壁造口位置上进行标记,通过照片、视频对患者进行集尿袋使用、插管导尿等教育。考虑到尿流改道术对患者生活的影响,应当注意对患者术后康复进行管理。可以通过成立病友群、鼓励患者和已经手术的患者进行沟通等方式使其对将要接受的手术有更加清晰的认识。

泌尿系准备应常规行尿路平片和静脉尿路造影检查,也可行泌尿系 CTU 检查,了解肾功能情况及上尿路有无病变。肾动态显像可以评估肾脏的基线功能。对有严重的肾输尿管积水、肾功能损害和泌尿系感染者,可先行肾造瘘引流,待肾功能改善和感染控制后再行手术。对泌尿生殖系结核病的病例,应先切除病灶并进行抗结核治疗,待抗结核治疗充分后再行手术治疗。

需要仔细询问患者的病史,特别是有无消化道出血、肠息肉、有无血吸虫病、克罗恩病等。对于存在相关疾病的患者,可考虑行钡餐或肠镜检查,以了解肠道有无病变。对膀胱结核或存在挛缩膀胱者,应注意有无结核性腹膜炎、肠结核和肠系膜淋巴结核等。有肠道蛔虫者应先行驱蛔虫治疗。术前 1~3 天进流质饮食,术前一天口服复方聚乙二醇电解质液或番泻叶排空肠道,以降低术后肠梗阻和吻合口瘘的风险。

2. 手术方法及步骤

(1)切口选择取脐下正中切口,至脐处切口向左上方延长至脐上。逐层切开腹壁,进入腹腔,探查腹腔内脏器,判定有无肿瘤转移后,施行阑尾切除术,对育龄妇女施行双侧输卵管结扎术。

(2)游离输尿管:由于骨盆缘下方髂血管处输尿管位置较为固定,可于此处分别切开两侧盆腔后腹膜,游离双侧输尿管下端。在游离输尿管时需要注意保存输尿管的血液供应,不要将输尿管周围血管和组织剥离得过于干净,以避免后期输尿管狭窄或者坏死。在靠近膀胱处切断输尿管,结扎其远端,近侧端插入 8F 导尿管,暂时引流肾盂内尿液。注意合理放置导尿管避免污染术野。用手指经上述盆腔腹膜切开处,在骶岬前方、乙状结肠系膜后方,作钝性分离,形成一通道,将左侧输尿管下端经此通道牵入右侧腹腔。

(3) 切取并游离回肠:Kock 等报道于距回盲瓣 15~20cm 处游离回肠段 78cm。用于制作储尿囊的小肠长度需提前测量准确,远端 17cm 用于建立出口和抗尿外溢的肠套叠乳头瓣;近端 17cm 用于输尿管植入和建立抗反流的肠套叠乳头瓣;中间 44cm 回肠对折成 U 形待制作回肠袋(图 2-9-3-1)。注意尽可能分离到肠系膜根部,并保留 3~4 根弓状血管。注意仔细处理血管,防止肠系膜血肿形成。回肠切取后,分次用等渗盐水、新霉素液、稀释活力碘反复冲洗肠腔,排尽其内容物至冲洗液清亮。在游离回肠段的前上方,将切断的回肠近、远端作端端吻合,或采用肠道吻合器进行吻合,以恢复肠管的连续性。

(4) 制作回肠储尿囊和乳头瓣:将中央段回肠(44cm)对折呈 U 形(各 22cm)。用细丝线间断缝合浆肌层,沿此缝线的两侧切开肠壁,用 4-0 可吸收线全层连续缝合肠壁切口(图 2-9-3-1)。切开、分离游离回肠近段的系膜,形成 8cm 长的无系膜区,以便作回肠套叠时无肠系膜嵌入肠壁之间,否则容易引起肠套叠滑脱。用两把组织钳经切开的肠腔将游离回肠段的近端拖入肠腔内,形成长 5cm 的套叠。再分离肠套叠基底部的肠系膜,形成 1.5cm 的无系膜区。将宽约 2.5cm 的涤纶条穿过此孔,围绕回肠,部分位于套叠肠壁之间,内衬手指,用不吸收缝线将涤纶条与肠套叠基底部肠壁的浆肌层间断缝合数针。缝合时应避免涤纶环缝扎过紧而影响乳头瓣肠管的血供。制作好的乳头瓣肠管既不能太松也不能太紧。在乳头瓣的对系膜缘及其两侧(12 点、4 点和 8 点处),用 2-0 可吸收线间断缝合全层 3 排,每排 3~4 针,也可应用胃肠吻合器固定 3~4 排,其中 2 排伸入部分肠系膜,分别建立抗反流及抗尿外溢的肠套叠乳头瓣。依同样的方法,在游离回肠段的远端建立套叠乳头瓣(图 2-9-3-2)。

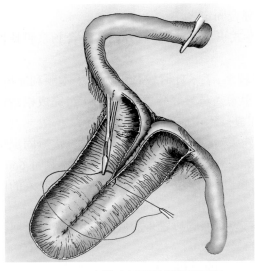

图 2-9-3-1 游离回肠并制作储尿囊

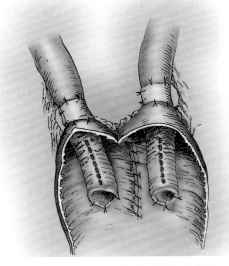

图 2-9-3-2 制作回肠储尿囊和乳头瓣

(5) 封闭回肠袋：向上对折游离回肠袋的切口缘，用 4-0 可吸收线全层内翻缝合，外层用细丝线间断缝合浆肌层。如此，完成了回肠袋的制作，将回肠袋于肠系膜间前推、翻转，使其位于骨盆腔。封闭游离回肠段的输入端，第一层用 4-0 可吸收线连续内翻缝合，第二层用细丝线作浆肌层间断缝合。

(6) 输尿管回肠吻合：在距封闭的输入端闭合缘约 1cm 处的对系膜缘肠壁上，做一小切口，拔除左侧输尿管内导尿管，斜形剪去过长的输尿管，使之呈马蹄状与此小切口进行吻合。吻合前，先插入输尿管支架管。支架管的一端经输尿管插至肾盂，另一端经输入端上的小切口至回肠袋由输出端拖出。用 5-0 可吸收线将输尿管断面与小切口缘的肠壁作间断全层缝合 6~7 针，第一针缝线结扎后固定支架管，外层用细丝线间断缝合 6~7 针，细丝线不要穿透肠管或输尿管黏膜。在距此吻合口远端约 1cm 处的输入端回肠的对系膜缘上，另做一小口，依同样方法行右侧输尿管回肠吻合（图 2-9-3-3）。

(7) 回肠腹壁造口：最好是术前依患者腹壁形态选定适当的造口位置。通常是在右侧髂前上棘与脐连线的中点处，做直径 2cm 的圆形切口，十字剪开该处的腹膜和肌肉，直达腹腔，并用细丝线间断缝合浆膜和腹横筋膜相应的创缘，此通道以容纳二横指为宜。将游离回肠段的输出段经此通道拖

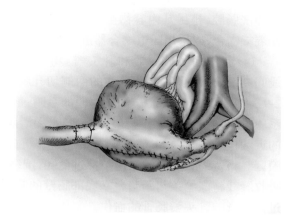

图 2-9-3-3　输尿管回肠吻合最终效果

出腹壁。用细丝线间断缝合涤纶环和腹直肌前鞘数针以固定。将回肠输出段断端缘与腹壁圆形切口缘间断缝合，建立与腹壁平齐的回肠袋腹壁造口。分别缝合固定双侧输尿管支架管。将引流管经回肠袋腹壁造口插入回肠袋内，缝合固定之。

(8) 放置引流管：在经后腹膜切开处留置烟卷式引流条或双腔引流管，缝合肠系膜缺损和盆腔后腹膜切开处，缝合腹壁切口。

3. 术中注意事项　由于术中肠管吻合步骤较多，手术耗时较长。为使手术顺利完成，该手术最好由多位有经验的泌尿外科医师完成，手术人员最好分成 2 组，第 1 组完成根治性膀胱切除术和淋巴结清扫，第 2 组完成 Kock 储尿囊。术中应注意以下几点：

(1) 本手术成功的关键在于建立满意的套叠乳头瓣。为此，不仅要求套叠乳头瓣固定牢靠，防止滑脱，而且应保证套叠乳头有良好的血供。一般而言，回肠段系膜分离不超过 6cm，不会影响肠壁血液供应。此外，应注意保留好系膜血管，避免系膜套入乳头瓣内、套入的回肠过长、涤纶环缝扎过紧等。

(2) 为防止术后发生腹膜炎、肠梗阻等并发症，应将回肠袋置于腹膜外，并严密缝合回肠袋壁的切口处，关闭肠系膜间隙和盆腔后腹膜切口。

(3) 游离双侧输尿管下段时，应注意保留其良好的血供。输尿管与回肠输入端吻合时，吻合口不宜过小以防止吻合口坏死、尿瘘和狭窄。输尿管回肠吻合处，宜留置输尿管支架。

（四）术后管理

术后留置双侧输尿管支架管和储尿囊引流管,接袋引流尿液。排气后嘱患者进流质饮食,3 天后改为半流质饮食。禁食期间注意充分补液,适当使用抗生素。术后常规行储尿囊冲洗。可通过导管向储尿囊内注入 50ml 左右生理盐水或者 1∶5 000 呋喃西林液进行冲洗,防止肠道分泌黏液堵塞输出袢,每天 1~2 次,必要时进行输尿管支架管和储尿囊引流管冲洗。

术后 2 周左右拔除双侧输尿管支架管,术后 3 周开始间断夹闭储尿囊引流管。开始持续时间为 1h,逐渐延长到 4~6h。术后 4 周拔除储尿囊引流管。嘱患者每 2~4h 自行插管并行膀胱冲洗,这一间隔可以随时间逐渐延长到 4~6h。推荐患者每天一次储尿囊冲洗以减少黏液聚集。出院前行储尿囊造影,了解回肠袋充盈及有无反流、缺损、渗漏和压迹。每半年复查 1 次血常规、尿常规、肾功能和电解质。如果患者因膀胱恶性肿瘤行尿流改道术,则推荐定期行泌尿系 CTU 检查。如因为非恶性肿瘤行尿流改道术,则可行泌尿系彩超检查。

（五）并发症及处理

有报道提示 Kock 储尿囊的并发症发生率高达 89%~94%,比非可控性回肠膀胱术和原位新膀胱术的发生率高。但是大多数都是较为轻微的。

1. 早期并发症　早期并发症主要包括有肠梗阻、回肠袋肠壁坏死、输尿管回肠吻合口瘘、输尿管支架管滑脱、肾盂肾炎、盆腔脓肿及内科并发症等。术后肠梗阻多为腹内疝形成,应及时处理。回肠袋肠壁坏死则应改做输尿管皮肤造口术。输尿管回肠吻合口瘘不必急于手术探查,只要维持 Kock 可控性回肠膀胱引流管通畅,另于漏尿处插入引流管持续负压引流,并加强支持疗法和抗生素的使用,一般漏尿多可停止。肾盂肾炎应做尿细菌培养和药敏试验,调整抗生素,并注意是否与输入段乳头的抗反流功能差有关。盆腔脓肿需行手术置管引流治疗。

可靠的缝合和止血可以避免部分早期并发症。有效的盆腔引流和输尿管置管、回肠袋置管也是减少术后早期并发症的重要措施。此外,术后需要间断行回肠袋冲洗,防止黏液堵塞引流管,导致膀胱过度膨胀、缝线裂开。

2. 远期并发症　可以按照部位分为与输入段相关并发症、与回肠袋本身相关并发症和输出段相关并发症三种。

（1）与输出段相关并发症

1）漏尿:为最常见的一种远期并发症,占总例数的 17.1%~18%。主要表现为输出端皮肤造口处漏尿,且常伴导管插入困难。常见于以下三种情况:①持续性漏尿:因套叠的乳头缺血致乳头缩短、纤维化或乳头破裂,也可因制作乳头时吻合器遗留的针孔引起;②突然漏尿:由于输出端乳头突然滑脱所致,在此之前可控制良好;③造口周围穿孔引起漏尿:一旦出现明显漏尿,应考虑手术纠正。若为乳头瓣滑脱或活动度过大,可用间断缝合乳头瓣浆肌层,使之固定;若为假道形成,则需要消除病因,如切除瘘口并予以修补;若为乳头瓣大部分坏死和纤维化,则应取邻近回肠 15cm 重建套叠乳头瓣和输出段,再与回肠袋吻合和重建腹壁造口;若发现为部分系膜套入乳头瓣内,则应拆去乳头瓣的固定缝线,剥离该处肠管的系膜,使之成为无系膜区,再重建缝合固定乳头瓣。

2）插管排尿困难:此并发症常伴有腹壁造口溢尿,其原因及其处理措施同上述。部分患者由输出祥狭窄引起。少数病例仅有插管困难而无腹壁造口溢尿,其原因多为回肠袋输出段过长或者成角。先采取腹壁造口扩张术,必要时可行内镜检查,若内镜下发现狭窄可以冷刀切开。内镜无法进入时可行手术探查,切除过长的输出段或者纠正其成角。

(2)与回肠、储尿囊本身有关的并发症

1)结石形成:固定乳头瓣的金属钉裸露处常常形成结石,结石较小时经内镜即可顺利取出。若结石较大,经过输出祥可能影响控尿,则可以考虑手术治疗。

2)腹泻:因本手术时占用回肠近80cm,所以术后有少数患者出现腹泻,但多无肠道吸收功能障碍,一般于术后3个月内自行消失。

3)电解质紊乱:个别患者术后可能发生口渴、多饮、乏力、呕吐和二氧化碳结合力偏低等代谢性酸中毒的表现,此时应持续补充碱性药物2~3个月,上述临床症状均可好转和消失。建议患者定期随访。

(3)与输入输出乳头有关的并发症

1)抗反流功能失调:此并发症较少见,一组489例行可控性回肠膀胱术患者仅15例(3.0%)发生此并发症。只要不伴反复发作、顽固性肾盂肾炎和进行性上尿路损害,出现肾盂输尿管反流并不是再次手术的绝对指标。

2)肾积水:对行可控性回肠膀胱术患者术后应定期随访,发现肾积水提示可能存在输尿管回肠吻合口狭窄,可行泌尿系CTU明确。对梗阻严重患者可行肾穿刺造瘘,并行顺行造影检查以明确狭窄段。一般可行内镜治疗,必要时开放处理。

(六)术式评估

理想的储尿囊应该为球形,具有低压、高容量的特点。经皮可控尿流改道术的肠道选择一定程度上取决于手术医生的个人偏好。相比小肠,由于大肠具有直径较大、需要较少的肠道切除、营养吸收相关的后遗症较少等优势,在储尿囊的制作上得到了越来越多专家学者的关注。同时,由于回肠储尿囊乳头相关并发症较高,传统的回肠储尿囊已逐渐被更为先进的手术方式所替代。

关于抗反流技术的应用有一定的争论。有一种看法认为,反流引起的并发症的危害似乎比梗阻引起的要小。对于一些年龄较大、预期寿命有限的膀胱肿瘤患者,输尿管和肠管吻合处的反流不一定需要处理。但是目前这一结论缺乏前瞻性研究支持。综合而言,应该根据患者的一般情况、预期寿命等,在和患者及家属充分沟通的前提下选择合适的尿流改道方式。

(刘修恒)

二、Mainz Ⅰ式储尿囊

(一)概述

Mainz Ⅰ式储尿囊的原型术式最早于1985年被报道,而该式式的手术技术也得到了不断改进。术式改良的主要目的是提高控尿能力,当前一些改良型Mainz Ⅰ式储尿囊(Mainz pouch Ⅰ)表现出更加可靠的控尿能力以及更低的并发症发生率。如今改良Mainz Ⅰ式储尿囊手术所构建的尿控结构涉及完整的回盲瓣以及回肠套叠形成的乳头瓣,回盲瓣对乳头瓣起稳定加固作用,控尿能力强,但手术步骤更为复杂。总体而言,Mainz Ⅰ式储尿囊具有容量大、内压较低、顺应性好等特点,可控性较好,但因手术步骤烦琐、近远期并发症发生率较高,已经逐渐被多数中心淘汰。

(二)手术适应证及禁忌证

1. 适应证　尿流改道术尚无标准治疗方案,治疗方式的选择需结合临床实际情况、患者的个人意愿以及医师的操作经验。术前需向患者交代所有对于该患者可选择的尿流改道方式,并讲解各种尿流改道方式可能产生的近远期获益及风险。最终,对符合根治性膀胱切除术适应证并同意进行 Mainz I 式储尿囊的患者,可选择该术式。

2. 禁忌证　①虽然现有指南并未对经皮可控尿流改道术患者的年龄进行限制,但不建议预期寿命较短的患者进行该手术;②全身一般情况差,无法耐受复杂手术;③慢性肾功能不全,解除双侧上尿路梗阻后血肌酐仍>176.8μmol/L(2mg/dl);④严重肝功能不全;⑤各种原因导致的无法自理(如多发性硬化、肢体瘫痪、智力缺陷、精神疾病等)且缺少外界照护,无法感知储尿囊充盈状态,术后不能服从指导或无法进行定期随访;⑥上尿路感染未得到控制;⑦回盲部、升结肠或末段回肠缺如,短肠综合征,肠道炎症性疾病(如克罗恩病、溃疡性结肠炎),肠道肿瘤,肠道功能异常;⑧盆腹部高剂量放疗后,放射性肠炎;⑨各种原因导致的腹腔内严重粘连无法进行取材;⑩其他不适宜选择该术式的情况。

(三)手术步骤与要点解析

Mainz I 式储尿囊的控尿机制较多,包括乳头瓣套叠(含回盲瓣乳头瓣套叠)、阑尾输出道(含阑尾黏膜下包埋)以及 Mitrofanoff 结构等,本节将对目前推荐的改良型回盲瓣乳头套叠 Mainz I 式储尿囊手术步骤进行讲解:

1. 完整切除膀胱并充分游离双侧输尿管。

2. 肠襻准备　切开右侧结肠旁沟,自回盲部向远端游离 10~15cm 盲肠及升结肠,向近端游离连续两段等长的回肠(分别长 10~15cm)以及额外的一段 20cm 回肠,即共游离 40~50cm 末端回肠。保护好肠系膜血管,切断升结肠及回肠,游离的肠管冲洗干净(碘伏 + 生理盐水)待用,回肠各段缝线标记。

3. 恢复肠道连续性　可选择使用金属吻合器进行回结肠吻合。处理肠管时应轻柔操作,注意避免吻合时产生张力,浆膜层缝线包埋。

4. 储尿囊制作材料准备　如不选择阑尾作为储尿囊输出道,切除阑尾,荷包缝合阑尾残端。将游离的升结肠、盲肠及前两段回肠沿对系膜缘竹片样全层剖开,注意保护回盲瓣的完整性,此时可清除延伸到回肠和盲肠的肠系膜脂肪层。将剖开的肠段排列呈倒"N"形,4-0 可吸收线全层连续锁边缝合相邻的肠缘,使之展成近似一个平面。

5. 输尿管储尿囊抗反流吻合　按照输尿管并排再植于储尿囊顶部的原则,以乳头法或黏膜下隧道法将两侧输尿管分别再植于原升结肠后壁。输尿管内分别置入 6F 输尿管支架管(单 J 或双 J 管)1 根。

6. 抗反流输出道的制备　将第三段回肠于偏远端位置沿肠管走行方向切断肠系膜 6~8cm,保留肠管完整性。使用卵圆钳,自肠腔内将无系膜附着的回肠向远端内翻套叠,制成乳头瓣。引导套入的乳头瓣穿过回盲瓣远端进一步加强,将乳头瓣与回盲瓣钉合固定在一起,再将套入的肠管与盲肠壁钉合固定在一起。

7. 储尿囊缝合　将展平的肠壁用可吸收线重新缝合成新的储尿囊,必要时可间断加强缝合。两根输尿管支架管自储尿囊开口引出。为防止术后黏液血块堵塞,自储尿囊前壁戳孔引出 18/20F 储尿囊引流管,可吸收线固定于储尿囊,末端经右下腹壁穿出至体外。

8. 储尿囊固定与皮肤造口　可选择于脐漏斗处皮肤造口,造口应穿过腹直肌。调整储尿囊位置使回肠输出道接近造口,将储尿囊输出道开口自造口处垂直拉出腹壁,裁剪多余的回肠部,可吸收线外翻缝合将回肠部与皮肤固定,并将储尿囊固定于腹壁。自皮肤造口置入双腔尿管,尿管头端通过乳头瓣后充盈尿管水囊。经尿管注入生理盐水充盈储尿囊,检查无漏尿后留置盆腔引流管,关腹结束手术。

(四) 术后管理

Mainz Ⅰ式储尿囊的术后管理基本同其他经皮可控尿流改道术。需要注意的几点包括:

1. 麻痹性肠梗阻是涉及肠道的尿流改道术常见的术后并发症。至少应于术中留置胃管,术后早期禁食水,充分进行胃肠减压,少部分患者(如多次腹部手术史、预估肠梗阻时间长等)可能需要胃造瘘。对患者予以静脉营养支持,但全静脉营养期间应警惕感染并发症的风险。

2. 术后给予抗生素是必要的。可经输尿管支架管留取尿液标本送尿常规及尿培养,根据血、尿化验结果及时调整抗生素方案。

3. 术后早期常规进行储尿囊冲洗,每 3h 用无菌生理盐水冲洗储尿囊,经尿管冲洗并吸出黏液及血块,以保持引流通畅。

4. 盆腔 / 腹腔引流管引流量少于 50ml/d,可拔除盆腔引流管。

5. 双侧输尿管支架管可于手术后 7~9d 拔除,但在拔除输尿管支架管前,建议进行经储尿囊逆行肾盂造影检查,分别经两侧输尿管支架管逆行注入造影剂,确认储尿囊无漏尿并除外吻合口狭窄、吻合口瘘等情况。如存在上述情况,应延长留置输尿管支架管时间或必要时进行手术修补。储尿囊引流管常于术后 2 周拔除。

6. 因患者术后需要通过间断清洁导尿的方式排出尿液,需要对患者及陪护人员进行护理宣教,包括导尿的时间间隔、导尿前后的清洁消毒、储尿囊的定期冲洗等各个方面,指导患者记录排尿日记。术后 4 周可拔除储尿囊输出道尿管。初期训练患者每 2~3h 自行清洁导尿,每 6 小时进行 1 次储尿囊冲洗;随后逐步延长导尿间隔至每 4~6 小时 1 次,每天进行 1 次储尿囊冲洗。建议患者排空储尿囊间隔不超过 6h 以降低并发症发生率。

7. 必须进行定期的随访和复查,间隔不应超过半年。随访时应评估患者的一般情况,了解储尿囊控尿能力,评估并治疗泌尿系感染。定期复查肾功能以监测患者的电解质状态,影像学检查(如 CT 等)利于判断储尿囊内是否有结石形成,定期复查 B 超评估肾脏积水情况,有尿路上皮癌病史的患者应警惕肿瘤上尿路复发的可能性,还应警惕储尿囊迟发恶变的可能性,对于出现肉眼或镜下血尿的患者,应进行更加详细的评估。

(五) 并发症及处理

Mainz Ⅰ式储尿囊的术后并发症及处理原则基本同其他经皮可控尿流改道术,分述如下,所涉及并发症的发生率源自国外相对大宗的病例总结报道。

1. 切口感染、伤口裂开、盆腹腔感染或脓肿形成　总体发生率较低(<1%)。术前应充分进行肠道准备,术中避免肠内容物溢出至腹腔,关闭切口时注意缝合张力,围手术期合理

使用抗生素,术后及时查看伤口情况,定期换药。

2. 肠道相关并发症 Mainz Ⅰ式储尿囊手术涉及截取肠段并恢复肠道连续性,近远期肠道相关并发症包括麻痹性肠梗阻、肠瘘、吻合口出血、吻合口狭窄、机械性肠梗阻等。麻痹性肠梗阻的处理见本章术后管理部分,其余肠道并发症依相应治疗原则进行保守或积极治疗。

3. 造口相关并发症 包括造口输出道肠管坏死、造口旁疝、造口脱垂、造口回缩、造口狭窄、造口周围皮肤炎症等。总体而言,应用阑尾作为尿控机制的患者术后造口狭窄的发生率较高,达 18%~23.5%,与阑尾血供受损、炎症、放疗等因素有关。然而,阑尾造口狭窄手术修复的创伤小于乳头瓣尿控机制造口狭窄(远期发生率 12%~15.3%)。

4. 输尿管储尿囊吻合相关并发症 输尿管吻合于储尿囊,相关并发症包括吻合口尿漏、吻合口反流以及吻合口狭窄。尿漏常发生于术后早期,应用输尿管支架管可显著降低术后尿漏的发生率,即使术后发现尿漏,保守治疗通常有效。吻合口反流主要缘于术中抗反流机制处理不完全,易导致肾积水甚至肾盂肾炎的发生,此时需避免储尿囊过度充盈,减少间断清洁导尿的时间间隔。输尿管吻合口狭窄发生的风险是术后终身存在的,部分与输尿管血供受损有关,部分与缝合技术相关,通常抗反流吻合的狭窄发生率更高。一旦发现输尿管吻合口狭窄,可选腔内治疗或手术修补。手术修补(腹腔镜或开放手术)的成功率更高,但相应手术并发症的风险更高;腔内治疗(留置输尿管支架、球囊扩张、激光或冷刀切开)创伤相对更小,但目前成功率不及手术修补。

5. 储尿囊相关并发症 包括储尿囊漏尿、破裂、尿控机制失效等。储尿囊早期漏尿的发生率约为 1%,严重漏尿往往需要进行手术修补。储尿囊破裂常见于储尿囊过度充盈时发生腹部外伤的患者,感觉异常或导尿间隔过长可导致储尿囊过度充盈。怀疑储尿囊破裂时,应立即排空储尿囊、给予抗感染治疗并进行影像学检查(如储尿囊造影),随后根据患者的一般情况、症状、体征(注意生命体征及有无腹膜炎征象)、破口位置及大小决定行保守治疗或手术修补。储尿囊尿控机制失效(尿失禁)属于较为严重的远期并发症,因为经皮可控尿流改道术的核心目的就是尿控,一旦发生尿控失效,往往需要进行手术修复。起初 Mainz Ⅰ式储尿囊的中远期尿控失效比率较高,接近 10%,随后各种手术技术上的摸索和改进都是为了降低尿失禁的发生率。研究报道自 1988 年以来 Mainz Ⅰ式储尿囊手术尿控失效的总体发生率已降至约 3%,而采用阑尾作为尿控机制的患者尿失禁的比例小于 2%。

6. 泌尿系感染 经皮可控尿流改道术后的患者通常都有慢性菌尿,无症状的慢性菌尿一般不需要使用抗生素治疗。如果发生肾盂肾炎,则需进行规范、足疗程抗感染治疗,反复发生肾盂肾炎时应警惕输尿管吻合口抗反流机制失效或上尿路结石继发感染。如果患者出现储尿囊区不适且造口突然排出大量尿液,应考虑储尿囊炎可能性,此时储尿囊收缩亢进导致尿控失效。抗生素治疗一般可以缓解储尿囊炎症状。

7. 代谢相关并发症 包括电解质紊乱(低钾血症、高氯血症等)、酸中毒、药物代谢异常等,多与尿液中溶质在储尿囊异常重吸收有关,影响因素包括储尿囊内表面积、尿液储留时间、尿液成分及 pH 值等。应定期监测电解质水平,纠正电解质紊乱和酸中毒需同时进行。需要注意的是,经储尿囊导出尿液的 pH 值不能直接反映肾脏实际酸化尿液的能力,储尿囊也会重吸收尿素和肌酐,患者血肌酐水平不能直接反映肾脏功能。

8. 上尿路及储尿囊内结石形成 乳头瓣尿控机制储尿囊结石的发生率(3%~10.8%)高于阑尾尿控机制(0~5.6%)。上尿路感染及尿液代谢异常容易导致肾结石的发生,其中以六水磷酸镁铵等感染性结石多见。除了感染代谢因素以外,储尿囊结石的形成还主要和异物有关。目前储尿囊制作所应用的缝线均为可吸收缝线,结石主要在金属吻合钉表面形成。结石通常可采用经皮顺行的方式进行处理。感染、梗阻、结石三者互为因果并相互加重,处理结石的同时,应积极治疗感染、解除梗阻并改善尿液代谢。

9. 储尿囊迟发恶变 储尿囊恶变属于远期并发症,但具体发生机制尚不明确,肿瘤的病理类型包括腺癌、移行上皮癌、肉瘤等。储尿囊恶变常见于术后 10 年以上,最早可见于术后 5 年,肿瘤可发生于储尿囊的任何部位(包括输尿管吻合口)。治疗方法包括储尿囊切除,行输尿管皮肤造口术、输尿管再植术等。

(六) 术式评述

设计经皮可控储尿囊的目的是模拟正常膀胱的功能并改善患者的生活质量,储尿囊应符合 Mitrofanoff 原则,即输出道抗反流间歇导尿可控、输尿管抗反流吻合、低压力、高容积。20 世纪 80 年代是经皮可控尿流改道术蓬勃发展的时期,其间 Kock 储尿囊(1982)、Mainz Ⅰ式储尿囊、Indiana 储尿囊(1987)等一系列经皮可控尿流改道术式相继出现,手术技术更是在随后的 20 年间不断改进。

Mainz Ⅰ式储尿囊手术首次在 1985 年见刊于 *European Urology*,该术式是由德国美因茨大学医院泌尿外科 Rudolf Hohenfellner 设计,其名称来源于该医院所在的城市,即德国美因茨。Mainz Ⅰ式储尿囊的初始容量高于 Kock 储尿囊或 T 形储尿囊,平均最大容量超过 600ml。研究报道储尿囊充盈 50% 时内压 23cmH$_2$O,完全充盈时内压 31cmH$_2$O,也符合对储尿囊低压的要求。起初该术式的总体并发症发生率高达 31%,远期并发症(尿控失效、造口狭窄)的发生率更是高达近 40%。随着人们对术式理解的深入,输出道尿控机制设计和手术器械的不断改进,手术并发症已降至较低水平。目前推荐采用本章所介绍的回盲瓣乳头瓣套叠金属吻合器加固法构建 Mainz Ⅰ式储尿囊。使用阑尾作为尿控机制的 Mainz Ⅰ式储尿囊同样可靠,且容易被接受,并且即使阑尾不可用,通过手术构建管腔样输出道也取得了不错的结果。

然而,相比于回肠通道术、输尿管皮肤造口术等术式,繁复的操作步骤和较高的近远期并发症发生率最终限制了经皮可控尿流改道术的发展,其中就包括 Mainz Ⅰ式储尿囊。我国指南指出该术式已趋于淘汰,欧洲泌尿外科指南也明确指出不再推荐开展经皮可控尿流改道术,继续开展该术式的中心已越来越少。

(张 刚)

三、Indiana 储尿囊

(一) 概述

Indiana 储尿囊(Indiana pouch)是印第安纳大学的 Rowland 等在 1987 年首次报道的一种术式。该术式运用右半结肠作为储尿结构,通过加强回盲瓣、缩窄末段回肠实现导尿控尿功能,同时将输尿管末端隧道式植入结肠以抗反流。Indiana 储尿囊在 20 世纪 90 年代是较为常见的一种尿流改道方式,但是由于随后原位新膀胱术的广泛运用,其仅仅作为存在原位新膀胱手术禁忌患者可选择的几种术式之一。

Indiana 储尿囊是以 Gilchrist 等 1950 年报道的回盲肠储尿囊术式为基础,使用部分肠管作为储尿囊,并加固回盲瓣改进而来。Bihrle 等最初设计是用回盲部肠管做尿流改道术,并未改变肠管原有的结构,由于盲肠蠕动收缩产生的高压,无法实现满意的控尿效果。Rowland 等对此进行了改良,将盲肠及右半结肠沿结肠带切开,再翻折下来形成 "U" 形,完成结肠去管化折叠,让储尿囊球形化,增加储尿囊的体积,储尿能力大幅提升,可达 400ml。1988 年迈阿密大学的 Bejany 等使用吻合器来缩窄作为输出袢的回肠,替代了手工缝合,从而增加了输出袢的顺应性。Rowland 在回盲部连接处使用 Lembert 折叠缝合,提高输出口的阻力。Indiana 储尿囊术后的尿控率优于其他经皮可控尿流改道术。

(二) 手术适应证及禁忌证

1. 适应证 ①侵及膀胱颈部及前列腺的浸润性膀胱肿瘤;②结核性挛缩膀胱伴有膀胱颈部或尿道狭窄;③复杂的膀胱阴道瘘,反复修补无效;④已做其他尿流改道术而不愿佩戴尿袋。

2. 禁忌证 ①患者肾功能不全(血肌酐>176.8μmol/L 或者 2mg/dl);②腹壁肌松弛、盆底肌松弛等影响腹压的病变;③胃肠道功能紊乱,既往有肠道切除手术史;④肝功能不全;⑤有妨碍患者自主导尿的神经肌肉功能紊乱及精神障碍。

(三) 手术步骤与要点解析

操作步骤:

1. ①游离回盲瓣 15~20cm 末端回肠和盲肠右半结肠 25~30cm,以结肠右动脉和结肠中动脉血供连接处为止点,常规切除阑尾及回盲连接处下缘的脂肪垫;②沿结肠带肠系膜对侧缘(虚线)切开整个右半结肠,折叠肠壁形成一个倒 U 形;③用 3-0 可吸收缝线连续全程缝合切开的肠壁,使整个结肠形成一个球形储尿囊,断开的结肠和回肠行端端吻合(图 2-9-3-4)。

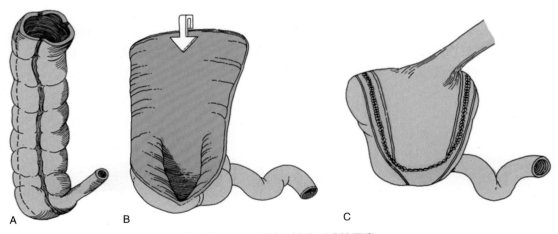

A   B   C

图 2-9-3-4 肠管去管化形成储尿囊

A. 游离回盲瓣 15~20cm 末端回肠和盲肠右半结肠 25~30cm;B. 沿结肠带肠系膜对侧缘(虚线)切开整个右半结肠,折叠肠壁形成一个倒 U 形;C. 用 3-0 可吸收缝线连续全程缝合切开的肠壁,使整个结肠形成一个球形储尿囊。

2. ①在游离的末端回肠中插入一条 12F 的导尿管,钳夹回肠系膜对侧缘;②使用 60mm 腔镜用直线切割吻合器切除系膜对侧多余的回肠壁,剩余组织可以松散地覆盖在 12F 的导尿管上,经此处理后的输出袢可以轻松插入 18F 的导尿管;③继续沿虚线使用吻合器缩窄剩余输出袢;④回肠末端使用吻合器时,注意调整角度防止损伤盲肠壁,完成输出袢成形术(图 2-9-3-5)。

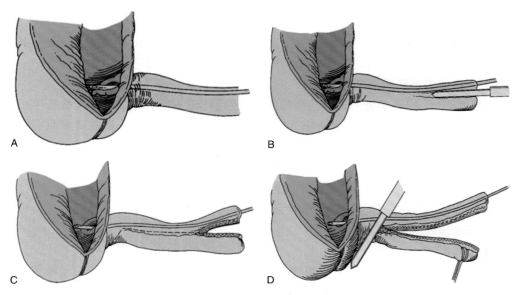

图 2-9-3-5 储尿囊输出袢的构建

A. 末端回肠中插入一条 12F 的导尿管;B. 60mm 腔镜用直线切割吻合器切除系膜对侧多余的回肠壁;
C. 继续沿虚线使用吻合器缩窄剩余输出袢;D. 回肠末端使用吻合器时,注意调整角度防止损伤盲肠壁。

3. 回盲瓣的近端远端均使用 3-0 丝线行 Lembert 缝合,加强回盲瓣;缝盲肠壁时,针距逐渐加宽,使更多盲肠组织积聚在回盲瓣周围。注意缝针不能穿过肠壁入储尿囊腔内,用 18F 导尿管穿过回盲瓣若能感到阻力,说明缝合恰当。若无阻力,则应该额外补针或者管腔双侧均行 Lembert 缝合。若导尿管无法穿过回盲瓣,则应拆掉多余缝线(图 2-9-3-6)。

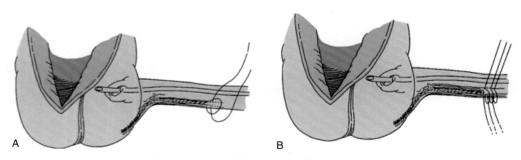

图 2-9-3-6 加强储尿囊回盲瓣抗反流结构

A. 回盲瓣的近端远端均使用 3-0 丝线行 Lembert 缝合,加强回盲瓣;
B. 缝盲肠壁时,针距逐渐加宽,使更多盲肠组织积聚在回盲瓣周围。

4. 输尿管通过结肠带做隧道样植入结肠储尿囊。吻合口处可放置 8F 单 J 管支撑。

5. 在右侧骨盆区域,将之前插入导管并缩窄的回肠输出袢拿出腹腔并用 3-0 薇乔缝合固定在皮肤上。

(四) 术后管理

1. 术后遵循加速康复外科流程管理。

2. 术后第 1 天,每 6 小时用生理盐水、庆大霉素和碳酸氢钠注射液交替冲洗储尿囊,每天 4 次,以避免黏液阻塞引流管。出院前指导患者和护理人员导尿管的护理及冲洗方法。引流管拔除后 6 周,复查 CT。

(五) 并发症及处理

1. **早期并发症** 其类型及其处理方式与其他类型的尿流改道术相似,包括储尿囊破裂、感染和尿漏。

(1)感染:伤口感染可能与肠内容物污染切口有关,注意术中无菌原则,纠正围手术期营养状况,必要时持续胃肠减压和给予肠外营养支持。

(2)尿漏:可引流的尿漏可先观察,其通常可随时间和规律储尿囊冲洗而自愈。不能引流的尿漏会导致肠梗阻,发热和血尿素氮的升高。若 CT 检查显示存在尿液的积聚,应行经皮穿刺引流。严重的尿漏需尽早做单侧或双侧的肾造瘘。

(3)输出袢坏死:由于组织缺血导致输出袢坏死,应行膀胱镜检查输出袢的坏死的程度。若为全输出袢坏死,应立即手术探查并重建新的输出袢。

2. **远期并发症** 皮肤造口狭窄发生率为 10%~30%,预防造口狭窄可在回肠远端圆形造口覆盖 V 形的皮瓣。若造口发生狭窄,可通过置管被动扩张造口,或直接切除造口边缘部分组织。

(1)导尿困难:出现导尿困难情况时,可先更换质地较硬的导尿管。当完全无法导尿时,可在超声引导下行储尿囊穿刺。Indiana 储尿囊的导尿困难通常是由于有多余的回肠组织未被切除,在缩窄输出袢时有部分回肠组织外翻。预防导尿困难,应监督患者的导尿训练,并在术中积极纠正输出袢上的回肠组织外翻。

(2)尿失禁:尿失禁也是 Indiana 储尿囊术后常见并发症,15% 的患者可能在 Indiana 储尿囊术后任意时间出现尿失禁。尿失禁多是由于强化后的回盲瓣功能不全导致。为预防尿失禁的发生,应在术中回盲瓣处行额外的 Lembert 缝合。

(3)储尿囊结石:发生率在 5%~10% 之间,当患者出现新的泌尿系感染或者血尿,应该考虑储尿囊结石。平扫 CT 和内镜检查可以诊断。储尿囊结石不会自行排出,而是不断变大,应积极处理。首选膀胱镜或肾镜碎石取石术,结石 >3cm 时应考虑储尿囊切开取石。

(六) 术式评述

Indiana 储尿囊曾经是开展最广泛的经皮可控尿流改道术之一,其特点为:①储尿囊内压力小,容量大,可达 400~500ml;②有较好的抗反流作用;③末端回肠 Lembert 缝合增强的回盲瓣,可有效防止尿失禁。虽然与其他经皮可控尿流改道术相比,Indiana 储尿囊并发症发生率较高,但都较轻微(Clavien-Dindo Ⅱ级及以下),并且其尿控效果最好,所以目前仍推荐采用 Indiana 储尿囊。

随着包括机器人在内的微创技术的运用,许多团队开始在机器人辅助腹腔镜下进行

Indiana 储尿囊手术的尝试,与开放手术相比,住院时间、输血率以及早期和远期并发症是否能得到改善,仍需要更大规模的队列研究,但随着医生手术经验的积累,微创手术的优势可能会慢慢显现。根治性膀胱切除术是治疗浸润性膀胱癌的金标准,部分患者需同时接受盆腔放疗。Indiana 储尿囊不仅使尿流可控,而且术中使用的结肠位于膀胱癌放疗照射区域之外,可以显著降低接受过放疗患者术后并发症的发生率。

目前,关于各种术式术后健康相关生活质量(health-related quality of life,HRQOL)的研究仍无定论。Gellhaus 等对患者长达 11 年随访发现 Indiana 储尿囊术后患者 HRQOL 明显优于接受原位新膀胱术的患者,而 Large 等的研究发现两者术后 HRQOL 并无差异。所以哪种术式更为安全可靠,手术并发症更少,患者术后生活质量更高,仍需要多中心、随机对照研究以及长期随访的大规模队列研究来证实。由此可见,临床工作中,如果病例选择适当,医生手术经验丰富,Indiana 储尿囊手术仍可以获得良好的治疗效果。

(苟 欣 袁方超)

四、其他

1. Mainz Ⅲ式储尿囊(Mainz pouch Ⅲ)

(1)概述:对于既往接受过盆腔放疗的患者,其尿流改道已经被证明是一个挑战,在经过放疗的区域进行重建手术,手术失败的风险及并发症的发生率均较高,因此采用距离盆腔放疗较远的结肠来进行尿流改道术是一种较为合适的手术方式。Mainz Ⅲ式储尿囊是 Leissner 于 2000 年报道的一种术式,其选择横结肠及其邻近的升结肠或降结肠制备储尿囊,结肠一端裁剪为细管状并埋植于结肠浆膜层之间,最后于脐部造口,尽可能减少盆腔的操作以及减少盆腔区域放疗对新膀胱的影响。这一术式构建的储尿囊容量大,囊内压力低,在既往有盆腔放疗史患者中优势明显。

(2)手术适应证及禁忌证

1)适应证:肌层浸润性膀胱癌,妇科恶性肿瘤局部复发,不可修复的膀胱瘘和保守治疗失败后的神经源性膀胱等疾病,该技术也可用于需要尿流改道和结肠造口的完全盆腔清除患者。

2)禁忌证:肾功能不全伴血肌酐升高(>176.8μmol/L 或者 2mg/dl),短肠综合征,结肠异常(憩室疾病、狭窄等),结直肠癌病史,依从性不足的患者。

(3)手术步骤与要点解析

1)术前予以肠道准备,取腹部正中从剑突到耻骨联合切口,对于曾接受过中线剖腹手术的患者,应使用相同的皮肤切口,以避免脐部坏死。仔细游离升结肠、横结肠及降结肠,以避免浆膜损伤。离断输尿管并将输尿管缩短至合适长度。输尿管残端需保证血运丰富及蠕动等功能良好。选择 15~17cm 的横结肠及升结肠或降结肠用来构建储尿囊(图 2-9-3-7A)。

2)储尿囊容量需达到 350~400ml,通过充分松解结肠右曲或结肠左曲以获得足够的肠管。注意升结肠应从右往左剥离横结肠的大网膜,而降结肠需自左向右方向剥离大网膜。根据需要,系膜透光检查后离断肠管。

3)结肠经去管化后,保留一段 5~6cm 的管状输出端结构,插入 18F 硅胶导管。将输出端制备成锥形管(图 2-9-3-7B)。缝合过程中应确保导尿管可插入至储尿囊。

4)缝合储尿囊后壁。输尿管与储尿囊后壁的吻合方法可参考 Goodwin 技术构建抗反流结构,也可直接切除相应位置部分肠黏膜后将输尿管与之吻合,不构建抗反流结构,此时需注意观察输尿管排尿情况,注意防止输尿管成角。置入输尿管内支架管(图 2-9-3-7C)。

5)关闭储尿囊。在锥形结肠输出端的系膜上开数个窗口,将输出段肠管紧贴上方缝线,并经这些系膜窗口对合缝合浆肌层前壁(图 2-9-3-7D)。脐漏斗与传出段的吻合在腹直肌筋膜与腹直肌水平处进行。将储尿囊与腹壁内侧固定。

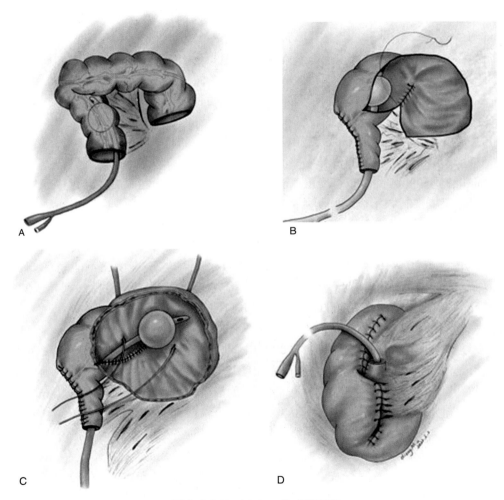

图 2-9-3-7 Mainz Ⅲ式储尿囊

A. 截取肠管;B. 结肠去管化,制作出口;C. 输尿管与储尿囊吻合;D. 关闭储尿囊前壁。

(4)术式评述:Mainz Ⅲ式储尿囊对于有盆腔放疗史的患者是一种相对安全的尿流改道方式。其在高位切断输尿管进行重建手术,使输尿管有更好的血供,降低了输尿管再植相关并发症的风险。此术式比其他应用放疗后的肠管制备储尿囊具有更好的结果。Mainz Ⅲ式储尿囊保留了回盲瓣和回肠末端,因此不影响回肠末端对维生素 B_{12} 的吸收。减少了脂溶性维生素吸收不良和钙代谢相关的并发症。因大肠吸收功能较弱,其对酸解平衡以及电解质的影响亦较低。鉴于其较低的并发症发生率,以及较好的肾功能保护及尿液控制,部分学者认为其适应证可扩展到未受辐射的患者。不过,目前该术式在临床应用较少,缺乏围手术期并发症、尿控、远期并发症的多中心、前瞻性、随机对照研究。术者可结合患者情况及个人经验,制定具体的手术方案。

2. 双 T 形储尿囊(double T pouch)

(1)概述:1995 年 Abol-Enein 和 Ghoneim 报道了一种肠壁浆膜外隧道包埋输尿管作为抗反流的手术方式,理论上有较低的输尿管梗阻风险。1998 年 Stein 等对该术式进行了改良,将一段缩窄的回肠包埋到肠壁浆膜外隧道作为抗反流输入道,即 T 形储尿囊,随后 2001 年 Stein 等发表文章报道了应用双 T 形储尿囊替代 Kock 储尿囊的早期经验。简单来讲,双 T 形储尿囊是两个相连的 T 形储尿囊,是利用两段回肠缩窄后分别在储尿囊回肠浆膜外潜行一段距离后开口于储尿囊,一个做尿液输入道,一个做尿液输出道,流出道潜行距离更长,以达到控尿目的,而 T 形储尿囊是用于原位新膀胱术的。

(2)手术适应证及禁忌证

1)适应证:①因肿瘤部位和尿道狭窄等原因不能行原位新膀胱术的患者;②盆腔脂肪增多症和腹膜后纤维化患者需要行尿流改道术的患者;③神经源性膀胱、膀胱外翻、结核性膀胱挛缩和间质性膀胱炎需要行经皮尿流改道术的患者;④真性尿失禁和逼尿肌尿道括约肌协同失调,又需要行根治性膀胱切除的患者。

2)禁忌证:①肿瘤位于膀胱三角区、膀胱颈、前列腺和尿道的患者;②尿道狭窄影响自家清洁导尿的患者;③晚期膀胱恶性肿瘤行姑息性膀胱切除术的患者;④有明确肠道病变或粘连,既往有肠道切除手术史;⑤ BMI 大于 $30kg/m^2$;⑥全身情况不能耐受该手术的患者;⑦肾功能不全(GFR<50ml/min);⑧神经系统疾病导致患者不能行自家导尿的患者;⑨全身情况差不能耐受手术者;⑩女性膀胱出口梗阻的患者。

(3)手术步骤与要点解析

1)在距回盲瓣 15~25cm 处游离约 70cm 长的末段回肠。近端 10~12cm 肠段作为尿液输入肠祥,远端 12~15cm 的肠段作为控尿输出肠祥(图 2-9-3-8)。近端和远端的确切长度取决于输尿管的长度和前腹壁的厚度。中间 44cm 的回肠段折叠成 W 形,每段 11cm。输入肠祥和输出肠祥按照图中所示旋转(图 2-9-3-9)。

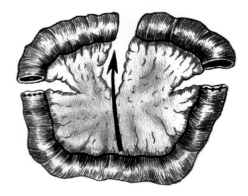

图 2-9-3-8　截取三段末端回肠

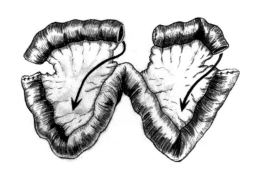

图 2-9-3-9　输入(出)祥顺时针移动并与
W 形肠祥交叉

2）为了叙述，笔者把 W 形肠襻看作两个 V 形肠襻连接在一起；所有肠道缝合采用 4-0 圆针可吸收线。位于截取回肠远端的输出肠襻逆蠕动方向旋转，与相邻的 V 形肠襻成品字相交（输出襻在上）并重叠 8cm（图 2-9-3-10）。在输出肠襻肠系膜靠肠壁处选取乏血管肠系膜处开窗，孔大小可以穿过烟卷式引流条，共开窗 7~8 个。通过输出襻肠系膜开窗将两侧对应的 V 形肠壁靠肠系膜处浆肌层缝合在一起，从而将输出襻和 V 形回肠襻品字形固定在一起。同样方法将输入襻和另一个 V 形肠管固定在一起（不同的是输入襻和 V 形肠管交叉 4cm，开窗约 4 个，缝合 4 针）（图 2-9-3-11）。

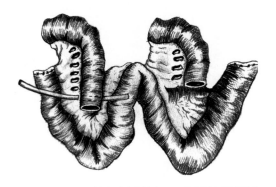
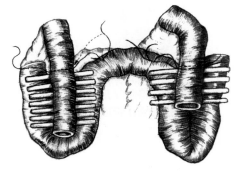

图 2-9-3-10　输入（出）襻与 W 形肠襻相邻 V 形相交并在系膜开窗

图 2-9-3-11　通过输入（出）襻系膜开窗处将相邻 V 形肠襻对缝

3）与 V 形肠襻重叠的输出襻和输入襻分别内置 30F 引流管，使用切割吻合器将对系膜缘多余的肠壁切除并闭合，形成缩窄的尿液输出道和输入道（图 2-9-3-12）。

4）将其余 W 形肠管相邻的肠管位于靠近肠系膜的浆肌层连续对缝起来。将 W 形肠管用电刀切开，具体切开要求是：输入襻和输出襻两边的肠管纵向切开后满足两边靠输入（出）襻的肠壁刚好能完全覆盖输入（出）襻，将输入（出）襻表面覆盖肠壁连续对缝在一起；剩余未切开的 W 形肠襻在靠近肠系膜的浆肌层缝线 0.5~1cm 处纵向切开肠管，并全层对缝在一起；靠近输入（出）襻流入（出）口的内外两层（包括口的边缘和覆盖肠壁边缘）肠壁全层缝合（图 2-9-3-13~ 图 2-9-3-15）。

5）将上述切开和缝合的 W 形肠襻左右对折，对折时避免输入襻和输出襻前后重叠。将储尿囊未闭合的

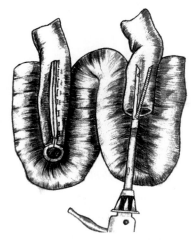

图 2-9-3-12　内置 30F 引流管后用切割吻合器缩窄输入（出）襻对系膜缘

肠壁全层连续缝合，最终形成一个具有输入襻和输出襻的囊状储尿囊（图 2-9-3-16）。

（4）术后管理：快速康复应用于这类患者可明显促进了患者的术后恢复，减少住院时间，降低肠道并发症发生率。术后使用阿片类受体拮抗剂直至第一次排便能促进肠道恢复蠕动的恢复。术后第 1 天开始每 6 小时用生理盐水冲洗储尿囊，每次用 20~30ml 生理盐水。术后第 1 天即可流质饮食。为防止静脉血栓，可以使用低分子肝素至术后 28 天。术后 10 天

拔除一侧输尿管支架管,术后 20 天拔除另一侧支架管。术后 3 周患者在接受相关训练后行间歇自家导尿,同时拔除储尿囊引流管。

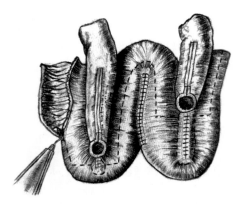

图 2-9-3-13　将倒 V 形肠袢在邻系膜处浆肌层连续对缝,用电刀切开 W 形肠袢

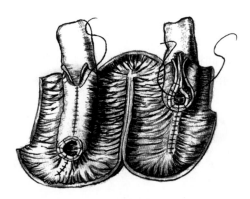

图 2-9-3-14　将切开的相邻输入(出)袢肠壁对缝完全包裹输入(出)袢

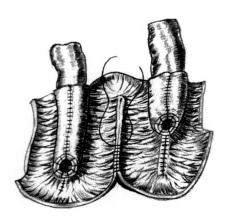

图 2-9-3-15　将剩余切开的相邻的肠壁连续对缝

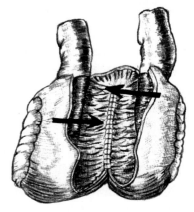

图 2-9-3-16　将切开的 W 形肠袢左右对折并缝合形成囊状

　　(5)并发症及处理:根治性膀胱切除术 + 尿流改道术后 75% 的并发症和尿流改道有关,经皮可控尿流改道术的并发症发生率高于原位新膀胱术,而利用回肠的储尿囊并发症发生率要低于回盲肠或结肠储尿囊。并发症按照术后时间早晚分为早期并发症和远期并发症,术后 90 天以内为早期。

　　1)有研究观察了 1 142 例行根治性膀胱切除术 + 尿流改道术的患者,早期并发症发生率为 64%,其中 Clavien-Dindo Ⅲ~Ⅳ级的并发症占所有并发症的 21%。最常见的早期并发症是尿漏和感染。有研究报道术后双 T 形储尿囊早期尿漏的发生率为 2.9%,没有和反流相关的并发症。其他包括肠肠吻合口漏、肠梗阻、肠坏死(主要是输入道和输出道)、酸碱平衡失调和电解质紊乱、造口周围皮肤化脓,切口疝等。并发症处理同其他尿流改道术。

　　2)双 T 形储尿囊最常见远期并发症是储尿囊结石,文献报道其发生率为 8.1%。其次是输尿管回肠吻合口狭窄(4.3%)。输入袢发生狭窄(1.9%)大多与术后盆腔放疗有关。其他还包括皮肤造瘘口狭窄、导尿困难和尿失禁等。严重的造瘘口狭窄需要再次手术,包括重新使用回肠造瘘口,储尿囊造瘘或回肠流出道等。

(6)术式评述:保留回盲瓣有助于避免肠道吸收障碍和腹泻,这是使用回肠做储尿囊的优势。Kock 储尿囊和双 T 形储尿囊是仅有的保留了回盲瓣的两种经皮可控尿流改道术。足够容量、低压的储尿囊和好的控尿是经皮可控尿流改道术的目标。目前做低压且容量足够的储尿囊不是难事,难的是如何做到好的控尿。Kock 储尿囊是采用一段套叠的回肠乳头来控尿,但这样的做法缺乏稳定性,为了弥补这一缺陷,有学者采用生物补片在腹壁附近进行固定。但是 Kock 储尿囊术式的再次手术率达到 22%~49%,其中大部分和这一术式的控尿做法有关。虽然经过多年的改进,但 Kock 储尿囊术式较高的并发症发生率和成功构建储尿囊的难度使大部分人放弃了这一术式。双 T 形储尿囊的设计就是了为了克服 Kock 储尿囊的不足、提高抗反流率和改进流出道存在的问题而设计的。最早其回肠浆膜外潜行隧道包埋的是输尿管,后来经过改良,隧道包埋的是缩窄的肠袢。结果超过 96.3% 的患者没有上尿路梗阻,而且几乎没有再手术。双 T 形储尿囊是在 T 形储尿囊基础上再增加一个输出袢,做法和输入袢类似,不过埋藏的距离更长,以达到控尿的效果。这种术式控尿的机制有两方面,一是缩窄的回肠本身,二是储尿囊浆膜下隧道。双 T 形储尿囊不但控尿率高,而且几乎不存在造瘘口狭窄,患者间歇自家清洁导尿也方便。现在普遍认为抗反流手术远期导致上尿路梗阻带来的危害超过反流本身,而研究表明双 T 形储尿囊输入道狭窄率和不做抗反流的输尿管回肠吻合术狭窄率类似。在我国,原位新膀胱术的运用也逐渐增多,经皮可控的手术方式(包括双 T 形储尿囊)是作为无法行原位新膀胱手术患者的一种选择。不过由于这一术式并发症发生率较高且手术相对复杂,使其运用受限。

3. 末段回肠套叠的右结肠储尿囊(right colon pouches with intussuscepted terminal ileum)

(1)概述:为了尽量避免输出道狭窄和导尿困难,一种利用回盲瓣的肠套叠来控尿的手术方式应运而生,这就是末端回肠套叠的右结肠储尿囊。这种技术保留回盲瓣,利用末端回肠和盲结肠做储尿囊,再利用末端的回肠做一套叠回肠穿过回盲瓣作输出道,以达到控尿的效果。输尿管和结肠做隧道式吻合。为了防止套叠复位,在穿过回盲瓣前后两次固定套叠。

(2)手术适应证及禁忌证:同双 T 形储尿囊。

(3)手术步骤与要点解析

1)从盲肠起,测量一段长 10~15cm 的升结肠并缝线做好标记,从回盲瓣起测量三段回肠并做标记,长度分别为 10~15cm、10~15cm、20~25cm。游离盲肠,在回结肠动脉以上断开升结肠的肠系膜,合适位置断开回肠的肠系膜,离断肠管(图 2-9-3-17)。

2)吻合回肠和结肠以恢复肠道连续性。注意后面步骤的回肠输出袢和输尿管肠吻合

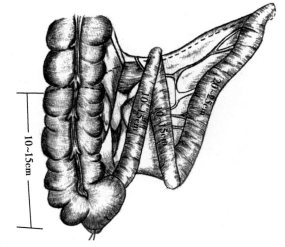

图 2-9-3-17　截取一定长度的末端回肠和一段升结肠

口置于回结肠吻合口后。

3）冲洗肠管，近端 20~25cm 的回肠段留做乳头和皮肤造口，其余回盲肠在系膜对侧缘切开。切开时注意保护回盲瓣（图 2-9-3-18）。

4）将切开的升结肠内侧缘缝合到第一段回肠的外侧缘，然后再把第一段回肠内侧缘缝合到第二段回肠外侧缘。

5）游离左侧输尿管中下段，自腹膜后引至右侧。右输尿管不需要游离过多，置于腹膜后。在切开的盲结肠上缘标记输尿管再植处，在盲结肠上缘黏膜和黏膜下层之间用剪刀钝性分离，做成一个 4~5cm 长的输尿管黏膜下隧道并开口在盲肠内。将一侧输尿管从隧道内拖入盲结肠，输尿管内放置 6F 或 7F 单 J 管。输尿管末端剖开后与肠黏膜吻合。另一侧输尿管进行相同的操作。两条单 J 管尾端从未切开的回肠内引出（图 2-9-3-19）。

6）将 6~8cm 的未剖开近端回肠与肠系膜分离，用艾力斯钳从远端开口处伸入近端肠管将系膜被分离的肠管完全拖入形成肠套叠。用吻合钉固定两次，两次固定位置对称。剥离一部分套叠回肠的黏膜（图 2-9-3-20），提起套叠的肠段穿过回盲瓣，使剥离黏膜的回肠位于回盲瓣，用吻合钉将肠套叠和回盲瓣对称固定两次（图 2-9-3-21）。

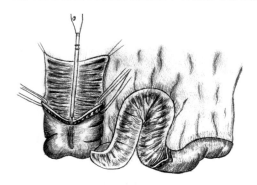

图 2-9-3-18　除截取回肠近端 20cm 外的结回肠在对系膜缘切开

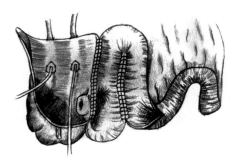

图 2-9-3-19　将切开的相邻结肠回肠壁连续对缝，双输尿管和结肠远端吻合

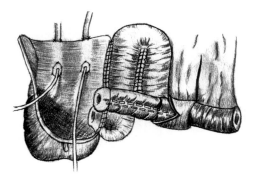

图 2-9-3-20　通过切开回肠拖入一定长度完整回肠形成套叠，用吻合钉对称固定两次

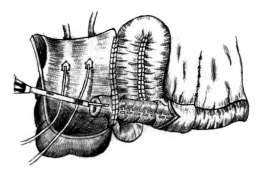

图 2-9-3-21　肠套叠穿过回盲瓣后再次用吻合钉将回盲瓣和肠套叠对称固定两次

7）将去管化的回肠盖在去管化的盲结肠上，用 4-0 可吸收线连续缝合关闭储尿囊（图 2-9-3-22）。

8）在回肠输出道预计穿过腹壁的肠段四周包绕长约 2cm 的 PGA 网片，用 4-0 可吸收线将网片固定在回肠输出道预估经过腹壁的位置（图 2-9-3-22）。在腹壁肚脐或右下腹腹直肌表面做切口并将回肠输出道拖出。在网片处用三针褥式缝合，将其固定于腹外斜肌腱膜上（图 2-9-3-23）。

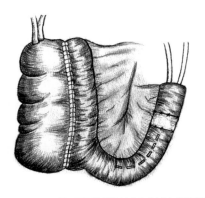
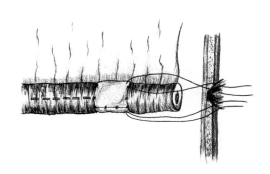

图 2-9-3-22　将回肠覆盖结肠，关闭成囊状，在预计通过腹壁的输出道肠壁把浆膜切除

图 2-9-3-23　切除浆膜的肠壁包裹生物材料并固定，将生物材料和腹壁固定

9）修剪多余的回肠，将回肠断端与皮肤缝合。向储尿囊灌注生理盐水检验是否漏液。在回肠流出道插入 26F 蘑菇头引流管（图 2-9-3-24）。值得一提的是：鉴于未来阑尾可能感染和化脓，需要同期行阑尾切除术。

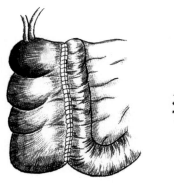

（4）术后管理：术后管理没有特别之处。储尿囊的最初容量高于 Kock 储尿囊和双 T 形储尿囊，虽然压力要高于后两者，但压力总的来讲较低，不影响肾功能。另外由于盲结肠的分泌物高于回肠，所以注意冲洗，保持储尿囊引流管通畅。

图 2-9-3-24　在造口处引出单 J 管，修剪多余肠道并缝合造口

（5）术后并发症及处理

1）早期并发症：和双 T 形储尿囊类似，由于使用了盲结肠，感染的概率要高于双 T 形储尿囊。由于肠道失去了回盲瓣，所以应注意纠正电解质和酸碱平衡紊乱。

2）远期并发症：有研究随访了 205 例行末段回肠套叠的右结肠储尿囊患者，随访时间平均 95 个月，17% 的患者造口狭窄，至第 1 次发生狭窄的平均时间为 43.8 个月；储尿囊结石的发生率为 20%，至第 1 次发生结石的平均时间为 62.8 个月。手术方式包括内镜和开放手术，内镜术占 75%。至造口发生狭窄的平均时间是 34.2 个月；1、5、10 年造口无狭窄率分别是 95.1%、85.7%、82.0%；控尿率 82%，6% 的患者因为尿失禁再次接受手术。不可吸收的吻合钉暴露在尿液中是储尿囊形成结石的主要原因。电解质和酸碱平衡紊乱一般在术后半年可明显缓解，注意在这之前的监测和及时纠正。

（6）术式评述：末段回肠套叠的右结肠储尿囊手术没有破坏回盲瓣，而且套叠的回肠乳

头使用缝合钉固定,所以套叠稳定,这为术后的控尿提供了基础;而且回肠作为流出道,自家清洁导尿更加容易,造口发生狭窄比阑尾输出道要少。但一旦不可吸收缝合钉暴露后易形成结石,妨碍自家清洁导尿。有研究发现这样的结石平均形成时间是 34~55 个月,建议固定套叠肠乳头时使用可吸收吻合钉。

4. Penn 储尿囊(Penn pouch)

(1)概述:对于右半结肠储尿囊,另一种经皮控尿的技术是利用阑尾。Penn 储尿囊是第一个应用 Mitrofanoff 原理的可控尿流改道术。阑尾隧道技术是所有经皮控尿中最简单易行的。分为原位的阑尾和移位的阑尾。

(2)手术适应证及禁忌证

1)适应证:①阑尾要求长 5cm 以上,能插入至少 10F 的导尿管;②其他同双 T 形储尿囊。

2)禁忌证:①阑尾切除,慢性阑尾炎,阑尾短小和/或内腔细,不能通过 10F 导尿管;②其他同双 T 形储尿囊。

(3)手术步骤与要点解析

1)截取 12~15cm 长的盲升结肠和等长的末端回肠,保证截取的肠管血运良好。回肠与结肠端端吻合恢复肠道的连续性。常规冲洗截取的肠管。

2)沿系膜对侧缘剖开回肠和盲升结肠,越过回盲部转向结肠同法剖开。

3)将左侧输尿管经腹膜后引至右下腹。双侧输尿管与储尿囊作 Leadbetter-Clarke 抗反流吻合法,输尿管内置直径 6~7F 单 J 管。

4)阑尾要求长 5cm 以上,能插入 10F 的导尿管。方法一是阑尾原位法:不切断阑尾根部,在离根部 3~4mm 的结肠带上做切口 3~4cm,切开浆肌层,向切口两侧分离足够宽度后将阑尾埋藏于浆肌层下,在灯光照射下避开阑尾系膜血管开窗,通过开窗将切开的盲肠浆肌层对位缝合。阑尾尖部作输出道(图 2-9-3-25~ 图 2-9-3-27)。

5)方法二是倒置阑尾法:在阑尾根部连同周围约 5~6mm 宽的盲肠壁环形切下,关闭盲肠切口。将阑尾旋转 180°,尖端开口后与盲肠壁作吻合并埋藏于浆肌层下达 3cm 及以上。阑尾根部作输出道(图 2-9-3-28)。

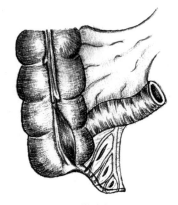

图 2-9-3-25　纵向切开阑尾相邻
盲结肠袋浆肌层 3~4cm

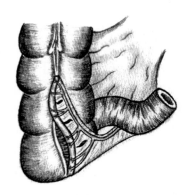

图 2-9-3-26　在阑尾系膜邻阑尾
处乏血管区域开窗 3~4 个

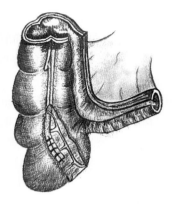

图 2-9-3-27　将阑尾埋在盲结肠浆肌层内,通过阑尾系膜开窗对缝浆肌层

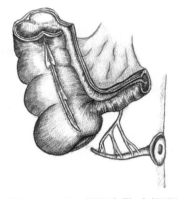

图 2-9-3-28　保留血供,在阑尾根部切除阑尾,阑尾尖部和盲肠吻合

6)将切开的回肠外侧缘和盲结肠内侧缘连续全层缝合,再将回肠内侧缘和盲结肠的外侧缘缝合在一起,将输尿管支架管从储尿囊前壁引出到体外,关闭储尿囊上缘。输出口于脐部或右下腹部引出至皮肤并造口。

(4)术后管理:术后管理基本同双 T 形储尿囊。由于阑尾管腔较小,而且盲结肠分泌物较回肠多,建议在术后早期阶段应用尽可能大孔径的引流管,这对于引流肠黏液很有必要。

(5)术后并发症及处理

1)早期并发症:早期并发症类似于双 T 形储尿囊。值得注意的是,由于使用了盲结肠,手术发生术后感染的概率有增加的可能;另外就是发生储尿囊引流管堵塞的概率较双 T 形储尿囊和末端回肠套叠的右结肠储尿囊都要高,所以尽可能安装较粗的储尿囊引流管,加强冲洗和护理。另外电解质和酸碱平衡紊乱发生率较双 T 形储尿囊高,注意监测和及时纠正。

2)远期并发症:有研究随访了 196 例行利用阑尾做输出道的右结肠储尿囊术的患者,随访时间平均 95 个月,主要远期并发症是狭窄和结石,32% 的患者行手术干预,其中 64% 是内镜手术;术后第 1、5 和 10 年的造口无狭窄率分别是 90.3%、68.9% 和 58.2%;10% 的患者行储尿囊碎石取石术,第一次发现结石的时间平均为 41 个月,其中 59% 行内镜下碎石取石术。Woodhouse 等报道了 100 例患者,他们采用 Mitrofanoff 原理设计了 7 种不同输出道连接 6 种不同类型的储尿囊。尽管他们发现 Mitrofanoff 原理实用而且成功率高(91% 控尿率),但再手术率达 33%,其中 71%(24/34)和造瘘口狭窄有关,大多数发生在术后 1 年;14 例患者采用全身麻醉下扩张,10 例行造口 Y-V 皮肤成形,扩张的患者有 9 例失败后改为皮肤成形,这些行成形手术的患者共 19 例,最终有 5 例失败后行其他尿流改道术;再手术的患者 21% 是因为尿失禁。阑尾输出道和/或造口狭窄与阑尾的偏细、偏短、缺血、感染等有关。解决的手段往往为再次手术,如内镜下切开和扩张,回肠和右半结肠构建类似结构后造口,做回肠输出道等。

(6)术式评述:可控储尿囊的基本要求是具有容量大、内压低、顺应性好和控尿可靠;而手术操作相对简便。Penn 储尿囊将盲肠和末端回肠剖开后相互对合缝合而成,达到了彻底去管化的目的,有效地消除了由肠管不自主收缩所导致的囊内高压,较好地满足了储尿囊的要求。

Penn 储尿囊只用 12~15cm 长的盲结肠和等长末段回肠,所需的肠袢较短,不需像

Indiana 储尿囊需游离较长的升结肠,亦不像双 T 形储尿囊和末端回肠套叠的右结肠储尿囊需要较长的回肠。所用的盲肠和末段回肠以及阑尾均由回结肠动脉供血,该血管变异少,游离肠管和处理肠系膜血管相对简单。此外,盲肠具有容量大和吸收功能差的特点,并且所取肠管较短,术后无代谢性酸中毒和电解紊乱发生,肠功能受影响较少。

储尿囊可控输出道的方式众多,其中阑尾输出道被认为控尿效果最好。Penn 储尿囊是首先采用阑尾作为输出道的可控尿流改道术。但阑尾作为控尿结构的缺点也明显,术后发生造口狭窄的比例相对突出;另外阑尾切除术后的患者和阑尾偏短的患者就无法使用这一手术方法。用回肠或右半结肠壁构建类似管状结构是一种解决途径;通过邻近阑尾根部的盲肠延长阑尾也是一种解决方法,这种延长技术还有一个优点,造口不易发生狭窄,这在一定程度上也能解决导尿困难和造口狭窄这一阑尾控尿的主要问题。阑尾控尿结构的特点是只能用小管径的导管间断导尿,而用仅能够通过阑尾的导管(14~16F)冲洗黏液比较困难。

(易发现　罗光恒)

第四节　经肛门可控尿流改道术

一、Mainz Ⅱ式储尿囊(Sigma 直肠储尿囊)

(一)概述

尿流改道术的历史最早可以追溯到 19 世纪中期,1852 年 Simon 等首次尝试输尿管乙状结肠吻合术。由于乙状结肠内部压力过高,术后极易出现反流性肾盂肾炎以及严重的电解质紊乱,因此在缺乏抗生素的情况下,早期患者绝大多数死于脓毒症。由于严重的术后并发症和较高的死亡率,该术式在临床推广中受到限制。

理想的尿流改道术需考虑新的储尿囊应该接近正常膀胱的生理功能:低压、可控、容量大、抗反流、少吸收或不吸收尿液代谢物。近年来,随着技术进步和经验积累,原位新膀胱术成为越来越多患者尿流改道的选择,但对不宜行原位新膀胱术且不愿意腹部造口的患者利用肛门括约肌控制尿流仍然是一种不错的选择。

1993 年 Fisch 和 Hohenfellner 等报道在原有的输尿管乙状结肠吻合术(ureterosigmoidostomy)基础上进行改良形成的乙状结肠直肠膀胱术,被命名为 Mainz Ⅱ式储尿囊(Mainz pouch Ⅱ),也称为 Sigma 直肠储尿囊(sigma rectum pouch),将 10~15cm 长的乙状结肠和 10~15cm 长的直肠去管化后纵切横缝,形成容量大、压力低的储尿囊。这种术式不破坏乙状结肠的连续性,并且可以利用上段结肠传导的蠕动促进排尿,去管化的部分肠管减弱了肠壁环状肌的蠕动功能,防止了高压波的产生,使得新的储尿囊处于低压状态。输尿管以抗反流形式吻合于储尿囊后壁,克服了由于输尿管吻合无抗反流机制及肠管收缩时肠腔高压所引起的反流性肾盂肾炎等并发症,利用肛门括约肌进行控尿形成尿粪合流,部分患者术后康复效果很好,甚至可达到尿粪分流的效果。本术式具有手术步骤简便、术后可获得较为满意的控尿能力、并发症较少、术后康复快等优点,缺点是尿粪合流,男性患者需蹲位排尿。

(二) 手术适应证及禁忌证

1. 适应证　①符合根治性膀胱切除术标准；②肛门括约肌功能良好，可耐受 300~400ml 盐水保留灌肠达 3~4h 以上；③根治性膀胱切除术后或由于非肿瘤因素导致膀胱功能丧失；④有原位新膀胱术禁忌证，即膀胱颈和后尿道活检有肿瘤浸润、膀胱底部肿瘤发生前列腺浸润、术中冰冻发现尿道切缘阳性；⑤尿道狭窄或拒绝佩戴集尿器患者。

2. 禁忌证　①肛门括约肌功能不良；②盆腔放疗后；③直肠及乙状结肠息肉、憩室及肿瘤等病变；④慢性腹泻、消化不良及胃肠功能紊乱等症状；⑤肛门痔疮；⑥有乙状结肠、直肠手术史；⑦肾功能异常，血肌酐大于 176.8μmol/L（2mg/dl）。

(三) 手术步骤与要点解析

1. 储尿囊制作　常规膀胱切除后，将乙状结肠和直肠各 10~15cm 倒 U 形折叠，浆肌层缝合固定，去管化，3-0 可吸收线全层缝合乙状结肠和直肠切口内侧壁形成储尿囊后壁，缝合乙状结肠和直肠切口外侧壁形成储尿囊前壁，浆肌层间断缝合加固，形成低压大容量储尿囊。也可以用 1 枚 120mm 切割吻合器（蓝钉）开放或 2 枚 60mm 腔镜下切割吻合器（蓝钉）腹腔镜下成形储尿囊，在选取的乙状结肠和直肠折叠成的倒 "U" 字形底端，沿结肠带切开长约 4cm，将切割吻合器的两臂分别置入乙状结肠和直肠，调整切割吻合器和肠管，使结肠带面对面置入切割吻合器的切割面，闭合切割，快速形成储尿囊，该方法形成的储尿囊闭合严密，出血和漏尿发生率低（图 2-9-4-1，资源 20）。

资源 20　制作
低压大容量
储尿囊

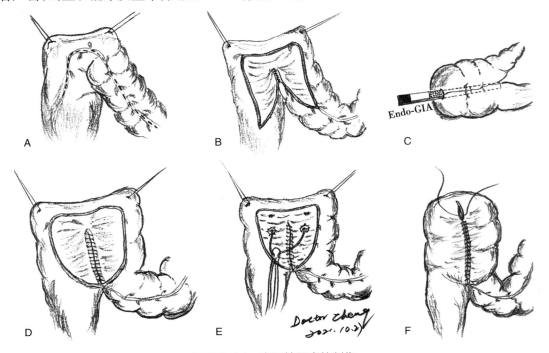

图 2-9-4-1　直肠储尿囊的制作

A. 乙状结肠直肠倒 U 形折叠；B. 电刀切开肠管去管化；C. 两枚 60mm 腔镜用直线切割吻合器去管化制作新的储尿囊；D. 乙状结肠和直肠切口侧侧吻合形成储尿囊后壁；E. 双侧输尿管双／单 J 管联合肛管经肛门引出；F. 吻合储尿囊前壁。

2. 输尿管乙状结肠吻合方式

(1)乳头法:对双侧输尿管进行裁剪,剪成斜形开口并进行外翻缝合形成乳头。于储尿囊后壁纵向切开肠壁,切口长约1cm长度,输尿管插入储尿囊1.0~1.5cm深,将输尿管全层与储尿囊肠壁间断吻合,完全体腔内手术通常采用这种方法,将双侧输尿管经腹壁套管口拉出体外做成乳头,置好双/单J管后回纳体内再进行吻合(资源21)。

资源21 输尿管乙状结肠"乳头法"吻合

(2)黏膜下隧道法:这是开放手术中最常采用的经典方法,储尿囊后壁做成长约1.5~2cm黏膜下隧道,输尿管断端裁剪成约45°斜面、黏膜外翻,5-0可吸收线与结肠黏膜层间断吻合(图2-9-4-2)。

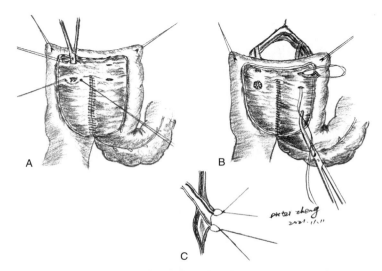

图2-9-4-2 黏膜下隧道法输尿管与储尿囊后壁吻合

(3)单腔、并腔吻合

1)单腔吻合:双侧输尿管下段完全游离后,左侧输尿管从乙状结肠系膜后牵拉至右侧,以乳头法吻合于储尿囊顶部。

2)并腔吻合:双侧输尿管下段完全游离后,左侧输尿管从乙状结肠后牵拉至右侧,左右侧输尿管末端相对应处剪开1.5~2.0cm深,5-0可吸收线连续侧侧吻合,形成并腔后直接吻合于储尿囊顶部。

3. 引流管组合方式

(1)肛管(+双J管)经肛门:放置6F输尿管双J管,并用丝线在储尿囊内将其与肛管连接在一起,肛管自肛门引出并在肛周妥善固定。该术式可缓解患者术后肛门疼痛的感觉,由于两根双J管末端固定于肛管末端,尿液流入储尿囊后再经肛管侧孔引出,肛管容易受粪渣堵塞尿液引流不畅,致反流性肾盂肾炎,增加发热的概率。作者的经验是肛管要选用28F以上并带3~4个侧孔,头端一定要放置在储尿囊偏上方,使侧孔完全位于储尿囊腔内,不能贴在直肠壁,否则会造成肛管引流不通畅。

(2)肛管+单J管经肛门:6F单J管分别置入左右侧输尿管肾盂内,末端与肛管一并自肛门引出,并在肛周妥善固定。该术式将双侧单J管和肛管一起引出肛门,单J管引流通畅,尿液不易反流,但是3条管道同时引出肛门,患者术后1个月内肛门疼痛感比较明显。

(3)肛管+单J管经腹壁:6F单J管通过储尿囊前壁,自腹壁双侧5mm套管孔引出体外,固定于下腹部皮肤。肛管依旧从肛门引出并在肛周妥善固定。此种术式兼顾尿液引流通畅及肛门疼痛较轻的优点。由于该术式目前处于临床探索中,需要积累更多的病例明确发生腹腔尿漏、感染及发生直肠瘘的风险。

(四)术后管理

1. 术中术后均不需要留置胃肠减压管,术后第1天开始流质饮食,1周后普食;

2. 术后根据引流液情况拔除盆腔引流管;

3. 10~14天将肛管与双侧输尿管双/单J管一并拔除。

(五)并发症及处理

1. 并发症　国内一组248例回顾性研究报道,30天以内早期并发症26.6%,肠梗阻、肺部感染、切口感染、裂开、盆腔感染等是根治性膀胱切除术后常见并发症。最严重并发症为肠瘘,本组发生6例(2.4%)。远期并发症发生率29.4%,最常见并发症为输尿管肠吻合口狭窄,20例(9.8%)24个(6.0%)输尿管肠吻合口发生了狭窄。12例(5.9%)发生2次以上的复发性肾盂肾炎。11例(5.4%)出现高氯性代谢性酸中毒。没有发现输尿管肠吻合口肿瘤及储尿囊结石病例。

国外一组220例回顾性研究报道24例患者出现早期并发症,包括6例长期肠梗阻,17例肾盂肾炎,11例单侧输尿管肾盂积水,2例双侧输尿管肾盂积水,5例早期肾衰竭。远期并发症主要为输尿管肠吻合口狭窄(14/352,8例为单侧,3例为双侧)。总共有92例患者(52%)因高氯代谢性酸中毒而需要口服碱性药物和补充钾。

2. 并发症处理

(1)高氯性代谢性酸中毒:尿液中代谢物吸收导致高氯性代谢性酸中毒是乙状结肠直肠膀胱术后需关注的并发症,可以给予补液、碳酸氢钠纠正酸中毒、利尿等处理,部分顽固性酸中毒患者需长期间断口服碳酸氢钠片。储尿囊容量越大发生高氯性代谢性酸中毒的概率越高,早期储尿囊容量以250~300ml为宜。

(2)术后感染:一般主要为切口感染和肺部感染。如果只是切口感染,可进行渗出液细菌培养,选择敏感的抗生素。明显肿胀的部分,拆除部分缝线,有利于脓液引流,同时使用10%生理盐水、医用过氧化氢溶液或甲硝唑氯化钠注射液对脓腔进行冲洗,放置引流条,勤换药。如果切口感染合并肠瘘容易发展为脓毒症,应及时行横结肠造口术。肺部感染主要为大龄患者卧床引起的坠积性肺炎,建议积极下地活动,拍背咳痰。治疗主要以吸氧、雾化吸入、排痰、抗感染为主。

(3)肠梗阻:由于选定肠管为低位结肠,随着术后加速康复外科理念的执行,术后肠梗阻的发生率明显降低。一般情况下给予胃肠减压、促进肠道蠕动的药物,纠正水、电解质、酸碱平衡紊乱、营养支持以及预防感染等对症处理后明显好转。

(4)吻合口结石:治疗最初选择广谱抗生素抗感染,纠正电解质紊乱,小结石可选择体外冲击波碎石;大结石或结肠镜发现结石嵌入乙状结肠,可在硬膜外麻醉下采用大力碎石钳或妇科钳夹取结石或常规行输尿管镜/膀胱软镜钬激光碎石术;甚至有学者采用十二指肠镜取石。

(5)吻合口肿瘤：1929 年 Hanner 首次报道尿粪合流后继发性肿瘤。目前普遍认为粪中细菌使尿液中的硝酸盐分解成 N- 亚硝胺是导致吻合口肿瘤发生的机制。这些肿瘤通常为腺瘤或腺癌，观察发现腺瘤发展的平均潜伏期为 19.8 年，腺癌为 25.8 年，这表明腺瘤转变为恶性肿瘤平均为 6 年。目前还不能确定这些肿瘤是来自于肠道或是输尿管，还是来自吻合口本身，文献有报道，临床罕见，作者自开展本式以来仅遇见 1 例。切除吻合口肿瘤联合左半结肠切除术，切除肿瘤的输尿管尿流改道方式可选择输尿管皮肤造口术或回肠通道术。定期行结肠镜检查监测肿瘤进展。所以对于行乙状结肠直肠膀胱术的患者，在术后 10 年内每年应进行 1 次结肠镜检查。

(6)吻合口狭窄：引起上尿路积水及肾功能损害，急性梗阻选择超声引导下肾穿刺造瘘术。二期处理取决于导丝能否经肾造瘘管通道顺行到达肛门或导丝能否通过吻合口，若能通过可选择放置单 / 双 J 管或行输尿管狭窄处球囊扩张；若不能通过可采用顺行输尿管软镜下激光切开狭窄处放置单 / 双 J 管处理，或开放手术行输尿管储尿囊再植术。逆行处理吻合口狭窄很难成功。

(7)低位肠瘘：多数病例在胃肠外营养、清洁肠道后延长肛管引流时间等保守治疗后痊愈，严重肠瘘保守治疗无效时需行横结肠造口术，补充营养，待瘘口愈合后关闭横结肠造口。

（六）术式评述

回肠通道术和原位新膀胱术仍然是目前尿流改道的主流术式，对不适于以上术式的患者，Mainz Ⅱ式储尿囊可以作为理想的替代方案。将部分乙状结肠和直肠去管化，形成低压储尿囊，利用肛门控制排尿，部分患者可达到相对尿粪分流的效果，较好地解决了储尿、控尿和保护上尿路功能的问题。作者所在地区自 2004 年开展该手术以来总共完成超 600 例，部分患者取得很好效果，随着经验积累和技术改进，Mainz Ⅱ式储尿囊也有可能成为被广泛接受的可控尿流改道术之一。

早期手术以开放手术方式为主，由于结肠系膜的牵拉，选定的乙状结肠和直肠很难完全在体腔外完成，为了获得良好的手术视野，需要较长的手术切口，创伤大，不利于术后恢复。随着腹腔镜技术的发展，笔者开始尝试在腹腔内完成储尿囊的制作。虽然体腔内尿流改道术费时费力，但该术式最大的优点是，切除的膀胱标本可以经切开的直肠从肛门（女性也可经阴道）取出，术后腹壁没有切口，外观美观。腹腔镜下直线切割吻合器的出现及应用大大减少了制作储尿囊的时间，同时降低了术者的疲劳程度。另外，因为流出道是肛门，术后不用担心储尿囊结石形成。

对于输尿管抗反流机制的选择，在完全体腔内手术中一般首选乳头法，用分离钳将输尿管断端通过 5mm 套管通道牵出至体外，裁剪后外翻缝合形成乳头，由原通道纳回至体腔内，通过结肠系膜吻合于储尿囊后壁。这种方式简单安全、耗时少，术后不容易发生狭窄。

完全腹腔镜根治性膀胱切除及体腔内 Mainz Ⅱ式储尿囊较体腔外 Mainz Ⅱ式手术显示了其微创优势，但手术时间长、操作困难给术者带来的疲劳仍然是该术式的缺点，也是泌尿外科医师最具有挑战的手术之一。随着腹腔镜技术的熟练以及腹腔镜下直线切割吻合器的应用，储尿囊重建的时间会大大缩短。尤其是机器人辅助技术的发展和推广（资源 22），为完

资源 22 机器人辅助完全腹腔镜下乙状结肠代膀胱术

体腔内 Mainz Ⅱ 式储尿囊手术带来新的曙光。

二、其他

(一)折叠式直肠乙状结肠膀胱(folded rectosigmoid bladder)

本术式是经典 Mainz Ⅱ 式储尿囊的改良。将乙状结肠直肠 30cm 呈 S 形折叠,浆肌层缝合固定,去管化,3-0 可吸收线间断缝合乙状结肠和直肠切口内侧壁形成储尿囊后壁,输尿管通过浆膜下肠腔壁外 23cm 隧道吻合于储尿囊后壁,形成抗反流机制,放置 6F 输尿管单 J 管,并用丝线在储尿囊内将其与肛管连接在一起,肛管要选用 26F 以上并带 3~4 个侧孔,头端一定要放置在储尿囊腔内,不能放置在直肠,否则会造成肛管引流不通畅。缝合乙状结肠和直肠切口外侧壁形成储尿囊前壁,浆肌层间断缝合加固,形成低压大容量储尿囊(图 2-9-4-3)。

该术式的优点是,储尿囊容量大、双侧输尿管与储尿囊的吻合更符合生理,狭窄、反流概率低,但缺点是需要乙状结肠的长度更长,部分患者的乙状结肠长度不够。另外,储尿囊容量越大发生高氯性代谢性酸中毒的概率越高。

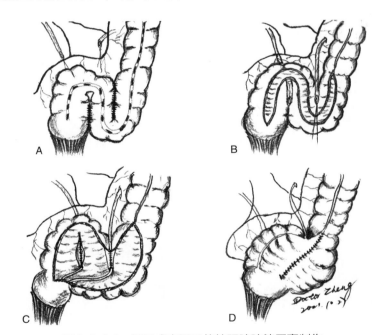

图 2-9-4-3　折叠式直肠乙状结肠膀胱储尿囊制作
A. 乙状结肠直肠 S 形折叠,相邻肠管浆肌层缝合固定;B. 选定肠管去管化;
C. 双侧输尿管通过结肠系膜黏膜下隧道吻合于储尿囊,并留置输尿管支架管;
D. 关闭储尿囊前壁。

(二)活瓣式扩大直肠膀胱(augmented valved rectum)

打开直肠前壁,从直肠乙状结肠交界处纵向切开,直到距离肛门至腹膜翻折处约 3~5cm 的水平面,切口长约 10cm;选择乙状结肠远端 10cm 的肠系膜并进行部分切除,同时切除附属物。用 Babcock 钳通过开放的直肠腔抓取乙状结肠,并将其拉到直肠内,形成一个 5cm 长的肠套叠瓣膜。使用 TA 55 自动订书机 4 排 4.8mm 的订书钉在瓣膜底部应用来固定套叠的乙状结肠。肠系膜两侧各放置一排钉子,另外两排钉子放置在相对的象限。通常移除放置在乳头瓣顶端附近的钉子,以减少结石的形成并避免顶端发生缺血性坏死。然后再使用一排钉子,将瓣膜尖端固定在直肠壁上。在应用第五排钉子之前,对瓣膜和直肠壁的对应区域进行电灼,以剥离肌层并促进牢固附着。然后将输尿管与直肠吻合。在乳头瓣顶点的两侧各开一个侧孔,这有助于钳子绕过两层肠壁到达瓣膜底部,顺势将两侧输尿管拉入直肠腔内。在输尿管和乙状结肠黏膜之间使用间断 4-0 可吸收缝线进行输尿管支架管支撑的黏膜 - 黏膜吻合术。为了在术后立即消除钉子的牵引力,利用瓣膜底部分离的浆肌层缝线将直肠固定在乙状结肠上。为了将直肠扩大,分离出长约 20cm 的远端回肠,去管化折叠成U 形,相邻边界侧侧吻合,形成的回肠补片与打开的直肠前壁进行吻合。将输尿管与直肠吻合,采用标准的黏膜下隧道法。如果输尿管广泛扩张,上述方法不可行。在这种情况下,在扩大手术的同时,从回肠创建一个单独的抗反流装置。然后将输尿管与回肠瓣膜抗反流装置进行吻合。在这些情况下,游离的回肠段应该是 30~35cm 长,以提供足够的材料来建造抗反流瓣膜。最后,需要临时横结肠造口,6~8 周后关闭,肛管引流 3 周,1 周后取下输尿管支架管(图 2-9-4-4)。

　　该术式操作复杂烦琐,并发症多,现在临床上已很少应用。

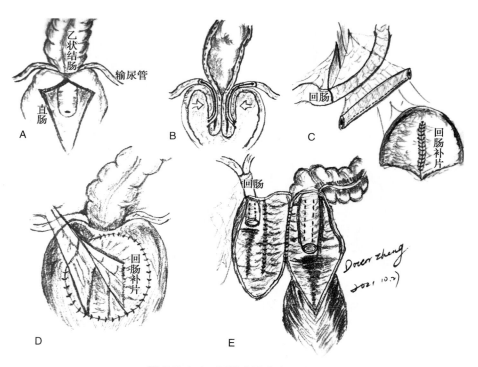

图 2-9-4-4　活瓣式扩大直肠膀胱
A. 通过直肠切口可看到完整的乙状结肠瓣膜;B. 横断面显示输尿管在两个肠壁之间的位置;C. 选取 20cm 带蒂回肠,去管化后折叠侧侧吻合形成回肠补片;D. 通过回肠补片与直肠前壁开口的吻合来扩大直肠空间;E. 回肠补片增加一个回肠瓣膜,输尿管由此处进入储尿囊。

（三）小结

本节概述经肛门可控尿流改道术的历史，介绍了 3 种相关术式，着重描述 Mainz Ⅱ式储尿囊手术适应证及禁忌证、手术步骤与要点解析（见资源 22）、术后管理、并发症及处理，并对该手术进行评述。

（岳中瑾）

参考文献

［1］ HAUTMANN R E, VOLKMER B G, SCHUMACHER M C, et al. Long-term results of standard procedures in urology: the ileal neobladder [J]. World J Urol, 2006, 24 (3): 305-314.

［2］ PIETZAK E J, DONAHUE T F, BOCHNER B H. Male Neobladder [J]. Urol Clin North Am, 2018, 45 (1): 37-48.

［3］ WEI H, GAO J, WANG M, et al. Impact of preoperative body mass index on perioperative outcomes is optimized by enhanced recovery protocols in laparoscopic radical cystectomy with intracorporeal urinary diversion [J]. Transl Androl Urol, 2021, 10 (5): 2008-2018.

［4］ HAUTMANN R E, DE PETRICONI R, VOLKMER B G. Neobladder formation after pelvic irradiation [J]. World J Urol, 2009, 27 (1): 57-62.

［5］ EISENBERG M S, DORIN R P, BARTSCH G, et al. Early complications of cystectomy after high dose pelvic radiation [J]. J Urol, 2010, 184 (6): 2264-2269.

［6］ YANG L S, SHAN B L, SHAN L L, et al. A systematic review and meta-analysis of quality of life outcomes after radical cystectomy for bladder cancer [J]. Surg Oncol, 2016, 25 (3): 281-297.

［7］ CERRUTO M A, D'ELIA C, SIRACUSANO S, et al. Systematic review and meta-analysis of non RCT's on health related quality of life after radical cystectomy using validated questionnaires: Better results with orthotopic neobladder versus ileal conduit [J]. Eur J Surg Oncol, 2016, 42 (3): 343-360.

［8］ KRETSCHMER A, GRIMM T, BUCHNER A, et al. Midterm Health-related Quality of Life After Radical Cystectomy: A Propensity Score-matched Analysis [J]. Eur Urol Focus, 2020, 6 (4): 704-710.

［9］ TOSTIVINT V, VERHOEST G, CABARROU B, et al. Quality of life and functional outcomes after radical cystectomy with ileal orthotopic neobladder replacement for bladder cancer: a multicentre observational study [J]. World J Urol, 2021, 39 (7): 2525-2530.

［10］ HAUTMANN R E, GSCHWEND J E, DE PETRICONI R C, et al. Cystectomy for transitional cell carcinoma of the bladder: results of a surgery only series in the neobladder era [J]. J Urol, 2006, 176 (2): 486-492; discussion 491-492.

［11］ CLEMENTS M B, ATKINSON T M, DALBAGNI G M, et al. Health-related Quality of Life for Patients Undergoing Radical Cystectomy: Results of a Large Prospective Cohort [J]. Eur Urol, 2022, 81 (3): 294-304.

［12］ GRIMM T, GRIMM J, BUCHNER A, et al. Health-related quality of life after radical cystectomy and ileal orthotopic neobladder: effect of detailed continence outcomes [J]. World J Urol, 2019, 37 (11): 2385-2392.

［13］ QU L G, LAWRENTSCHUK N. Orthotopic Neobladder Reconstruction: Patient Selection And Perspectives [J]. Res Rep Urol, 2019, 11: 333-341.

［14］ 夏术阶, 纪志刚. 坎贝尔-沃尔什泌尿外科学, 第 5 卷 [M]. 11 版. 郑州: 河南科学技术出版社, 2020, 42-47.

［15］ 梅骅, 陈凌武, 高新. 泌尿外科手术学 [M]. 3 版. 北京: 人民卫生出版社, 2008.

［16］ 王东文, 蔺学铭. 根治性前列腺切除术中保护尿控功能的理论与实践 [J]. 现代泌尿外科杂志, 2011, 16 (6): 483-486, 504.

［17］ 周鑫, 邢金春, 周中泉, 等. 保留性神经的膀胱全切除原位回肠膀胱术 34 例临床分析 [J]. 现代泌尿生殖肿瘤杂志, 2016, 8 (4): 219-221.

［18］ BHATTA DHAR N, KESSLER T M, MILLS R D, et al. Nerve-sparing radical cystectomy and orthotopic bladder replacement in female patients [J]. Eur Urol, 2007, 52 (4): 1006-1014.

［19］ ASIMAKOPOULOS A D, CAMPAGNA A, GAKIS G, et al. Nerve Sparing, Robot-Assisted Radical Cystectomy with Intracorporeal Bladder Substitution in the Male [J]. J Urol, 2016, 196 (5): 1549-1557.

［20］ XIONG X, QIU S, YI X, et al. Effect of neurovascular bundle sparing radical cystectomy on post-opera-tive continence and sexual function: A systematic review and meta-analysis [J]. Andrology, 2021, 9 (1): 221-232.

［21］ ISELIN C E, ROBERTSON C N, WEBSTER G D, et al. Does prostate transitional cell carcinoma preclude orthotopic bladder reconstruction after radical cystoprostatectomy for bladder cancer？[J]. J Urol, 1997, 158 (6): 2123-2126.

［22］ 黄健, 黄海, 林天歆, 等. 保留前列腺包膜的膀胱全切除- 原位回肠新膀胱术 [J]. 现代泌尿生殖肿瘤杂志, 2009, 1 (01): 4-7.

［23］ 林天歆, 李记标, 何旺, 等. 保留前列腺侧包膜的机器人辅助根治性膀胱切除- 原位回肠新膀胱术的早期疗效 [J]. 中华泌尿外科杂志, 2021, 42 (7): 491-496.

［24］ 闵捷, 马嘉兴, 张志强, 等. 保留阴道前壁和神经的女性根治性膀胱切除术 (附 13 例报告)[J]. 中国微创外科杂志, 2021 (7): 638-642.

［25］ MINEO BIANCHI F, ROMAGNOLI D, D'AGOSTINO D, et al. Posterior muscle-fascial reconstruction and knotless urethro-neo bladder anastomosis during robot-assisted radical cystectomy: Description of the technique and its impact on urinary continence [J]. Arch Ital Urol Androl, 2019, 91 (1): 5-10.

［26］ ROCCO B, LUCIANI L G, COLLINS J, et al. Posterior reconstruction during robotic-assisted radical cystectomy with intracorporeal orthotopic ileal neobladder: description and outcomes of a simple step [J]. J Robot Surg, 2021, 15 (3): 355-361.

［27］ HAUTMANN R E, ABOL-ENEIN H, LEE C T, et al. Urinary diversion: how experts divert [J]. Urology, 2015, 85 (1): 233.

［28］ EILA C. Skinner: Patient Selection for Urinary Diversion [M].//DANESHMAND S. Urinary Diversion. Switzerland: Springer Int Publishing, 2017: 1.

［29］ DANESHMAND S. Orthotopic Urinary Diversion in Men [M].//DANESHMAND S. Urinary Diversion. Switzerland: Springer Int Publishing, 2017: 11.

［30］ GAKIS G. Orthotopic Urinary Diversion in Women [M].//DANESHMAND S. Urinary Diversion. Switzerland: Springer Int Publishing, 2017: 25.

［31］ HAUTMANN R E. The ileal neobladder [J]. Atlas of the Urologic Clinics of North America, 2001, 9: 1063.

［32］ FAHMY O, KHAIRUL-ASRI M G, SCHUBERT T, et al. Urethral recurrence after radical cystectomy for urothelial carcinoma: A systematic review and meta-analysis [J]. Urol Oncol, 2018, 36 (2): 54-59.

［33］ HAUTMANN R E. Surgery illustrated-surgical atlas ileal neobladder [J]. BJU Int, 2010, 105 (7): 1024-1035.

［34］ THURAIRAJA R. Ileal Orthotopic Bladder Substitute with an Afferent Isoperistaltic Tubular Segment: Key Operative Steps [M].//STUDER UE. Keys Successful Orthotopic Bladder Substitution. Switzerland: Springer Int Publishing, 2015: 129.

［35］ CACCIAMANI G E, RAJARUBENDRA N, ARTIBANI W, et al. Robotic intracorporeal urinary diver-sion: state of the art [J]. Curr Opin Urol, 2019, 29 (3): 293-300.

［36］ STENZL A. Bladder substitution [J]. Curr Opin Urol, 1999, 9 (3): 241-245.

［37］ HAUTMANN R E, ABOL-ENEIN H, HAFEZ K, et al. Urinary diversion [J]. Urology, 2007, 69 (1 Suppl): 17-49.

［38］ STUDER U E, DEKERNION J B, ZIMMERN P E. A model for a bladder replacement plasty by an ileal reservoir—an experimental study in dogs [J]. Urol Res, 1985, 13 (5): 243-247.

［39］ PAANANEN I, OHTONEN P, PERTTILÄ I, et al. Functional results after orthotopic bladder substitution: a prospective multicentre study comparing four types of neobladder [J]. Scand J Urol, 2014, 48 (1): 90-98.

［40］ HONG P, DING G P, HAO H, et al. Laparoscopic Radical Cystectomy With Extracorporeal Neobladder: Our Initial Experience [J]. Urology, 2019, 124: 286-291.

［41］ LABBATE C, WERNTZ R P, ADAMIC B, et al. The Impact of Omission of Intraoperative Frozen Section Prior to Orthotopic Neobladder Reconstruction [J]. J Urol, 2019, 202 (4): 763-769.

［42］ LI K, LIN T, XUE W, et al. Current status of diagnosis and treatment of bladder cancer in China-Analyses of Chinese Bladder Cancer Consortium database [J]. Asian J Urol, 2015, 2 (2): 63-69.

［43］ NIELSEN M E, SHARIAT S F, KARAKIEWICZ P I, et al. Advanced age is associated with poorer bladder cancer-specific survival in patients treated with radical cystectomy [J]. Eur Urol, 2007, 51 (3): 699-706; discussion 706-708.

［44］ HAUTMANN R E, SIMON J. Ileal neobladder and local recurrence of bladder cancer: patterns of failure and impact on function in men [J]. J Urol, 1999, 162 (6): 1963-1966.

［45］ ZHONG W, HONG P, DING G, et al. Technical considerations and outcomes for ileal ureter replacement: a retrospective study in China [J]. BMC Surg, 2019, 19 (1): 9.

［46］ ANDERSON C B, MCKIERNAN J M. Surgical Complications of Urinary Diversion [J]. Urol Clin North Am, 2018, 45 (1): 79-90.

［47］ THORSTENSON A, JACOBSSON H, ONELöV E, et al. Gastrointestinal function and metabolic control after construction of an orthotopic ileal neobladder in bladder cancer [J]. Scand J Urol Nephrol, 2007, 41 (1): 14-19.

［48］ HOHENFELLNER M, BüRGER R, SCHAD H, et al. Reservoir characteristics of Mainz pouch studied in animal model. Osmolality of filling solution and effect of oxybutynin [J]. Urology, 1993, 42 (6): 741-746.

［49］ BERGLUND B, KOCK N G. Volume capacity and pressure characteristics of various types of intestinal reservoirs [J]. World J Surg, 1987, 11 (6): 798-803.

［50］ STUDER U E, BURKHARD F C, SCHUMACHER M, et al. Twenty years experience with an ileal ortho- topic low pressure bladder substitute-lessons to be learned [J]. J Urol, 2006, 176 (1): 161-166.

［51］ LYTTON B, GREEN D F. Urodynamic studies in patients undergoing bladder replacement surgery [J]. J Urol, 1989, 141 (6): 1394-1397.

［52］ SCHRIER B P, LAGUNA M P, VAN DER PAL F, et al. Comparison of orthotopic sigmoid and ileal neobladders: continence and urodynamic parameters [J]. Eur Urol, 2005, 47 (5): 679-685.

［53］ KREDER K J, WEBSTER III RJ, GOLDWASSER G D. Urinary Diversion: Scientific Foundations and Clinical Practice [M]. 2nd ed. Abingdon: Taylor & Francis, 2005, 35-38.

［54］ 吴丽媛, 杨飞亚, 牟廉洁, 等. 完全腹腔镜根治性膀胱切除术＋邢氏原位回肠新膀胱的可行性和疗效 [J]. 中华泌尿外科杂志, 2020, 41 (2): 90-94.

［55］ DAHL D, MCDOUGAL W. Use of intestinal segments in urinary diversion [M]//WEIN A, KAVOUSSI L, NOVICK A, et al. Campbell-Wash urology. 10th ed. Philadelphia: Saunders, 2012: 2411-2449.

［56］ 瓦斯里江·瓦哈甫, 高建东, 刘赛, 等. 加速康复外科在腹腔镜根治性膀胱切除术围手术期应用的早期 效果 [J]. 中华泌尿外科杂志, 2018, 39 (3): 178-182.

［57］ SCHÖNDORF D, MEIERHANS-RUF S, KISS B, et al. Ureteroileal strictures after urinary diversion with an ileal segment-is there a place for endourological treatment at all？ [J]. J Urol, 2013, 190 (2): 585-590.

［58］ HAUTMANN R E, ABOL-ENEIN H, DAVIDSSON T, et al. ICUD-EAU International Consultation on Bladder Cancer 2012: Urinary diversion [J]. Eur Urol, 2013, 63 (1): 67-80.

［59］ GERHARZ EW. Is there any evidence that one continent diversion is any better than any other or than ileal conduit？[J]. Curr Opin Urol, 2007, 17 (6): 402-407.

［60］ 黄健, 董文. 微创时代根治性膀胱切除术后尿流改道的选择 [J]. 中华泌尿外科杂志, 2018, 39 (7): 489-492.

［61］ HUANG J, LIN T, LIU H, et al. Laparoscopic radical cystectomy with orthotopic ileal neobladder for bladder cancer: oncologic results of 171 cases with a median 3-year follow-up [J]. Eur Urol, 2010, 58 (3): 442-449.

［62］ 刘浩, 何旺, 范新祥, 等. 劈开乳头式与直接吻合式输尿管-肠道新膀胱吻合方法的前瞻性临床随机对照研究 [J]. 中华泌尿外科杂志, 2018, 39 (7): 495-499.

［63］ MINERVINI A, SERNI S, VITTORI G, et al. Current indications and results of orthotopic ileal neobladder for bladder cancer [J]. Expert Rev Anticancer Ther, 2014, 14 (4): 419-430.

［64］ ALMASSI N, BOCHNER B H. Ileal conduit or orthotopic neobladder: selection and contemporary patterns of use [J]. Curr Opin Urol, 2020, 30 (3): 415-420.

［65］ BROWNE E, LAWRENTSCHUK N, JACK G S, et al. A systematic review and meta-analysis of the long-term outcomes of ileal conduit and orthotopic neobladder urinary diversion [J]. Can Urol Assoc J, 2021, 15 (1): E48-E57.

［66］ CHANG D T, LAWRENTSCHUK N. Orthotopic neobladder reconstruction [J]. Urol Ann, 2015, 7 (1): 1-7.

［67］ QU L G, LAWRENTSCHUK N. Orthotopic Neobladder Reconstruction: Patient Selection And Perspectives [J]. Res Rep Urol, 2019, 11: 333-341.

［68］ 邢念增, 平浩, 宋黎明, 等. 顺蠕动双输入襻原位回肠新膀胱术 10 例临床分析 [J]. 中华泌尿外科杂志, 2014, 35 (3): 239-240.

［69］ 黄健, 刘皓, 林天歆, 等. 腹腔镜下根治性膀胱切除术现状及展望: 十年经验总结及文献系统分析 [J]. 中华泌尿外科杂志, 2012, 33 (11): 805-809.

［70］ LIN T X, HUANG J, XU K W, et al. [Laparoscopic radical cystectomy with orthotopic ileal neobladder: report of 108 cases][J]. Zhonghua Yi Xue Za Zhi, 2008, 88 (34): 2437-2440.

［71］ WYCZółKOWSKI M, JUSZCZAK K, RZEPECKI M, et al. Studer orthotopic ileal bladder substitute construction-surgical technique and complication management: one-center and 12-year experience [J]. Adv Med Sci, 2010, 55 (2): 146-152.

［72］ ALONSO MEDIAVILLA E, CAMPOS-JUANATEY F, AZCáRRAGA ARANEGUI G, et al. Ureteroileal anastomosis stricture after urinary diversions performed by open, laparoscopic and robotic approaches. Incidence and management in a tertiary care center [J]. Actas Urol Esp (Engl Ed), 2021.

［73］ SIMON. Ectopia vesicae (absence of the anterior walls of the bladder and pubic abdominal parietes); Operating for directing the orifices of the ureters into the rectum; Temporary success; Subsequent death; Autopsy [J]. The Lancet, 1852, 60 (1529): 568-570.

［74］ REDDY P K. Detubularized sigmoid reservoir for bladder replacement after cystoprostatectomy. Preliminary report of new configuration [J]. Urology, 1987, 29 (6): 625-628.

［75］ NICITA G, MARTINI A, FILOCAMO M T, et al. Use of sigmoid colon in orthotopic neobladder reconstruction: Long-term results [J]. Int J Urol, 2016, 23 (12): 984-990.

［76］ 王剑松, 徐鸿毅, 石永福, 等. 原位回肠和乙状结肠尿流改道术临床疗效比较 [J]. 中华泌尿外科杂志, 2006, 27 (12): 836-839.

［77］ 栾婷, 王海峰, 王剑松. 根治性膀胱切除原位新膀胱术早期并发症的预防和干预 [J]. 临床泌尿外科杂志, 2018, 33 (2): 163-166.

［78］ 詹辉, 王剑松, 徐鸿毅, 等. 膀胱癌原位新膀胱术后尿瘘影响因素分析 [J]. 现代泌尿外科杂志, 2014, 19

(3): 183-185.

［79］WERNTZ R P, SHOURESHI P, GILLIS K, et al. A Simple Neobladder Using a Porcine Model: The Double Limb U-Pouch [J]. Urology, 2018, 114: 198-201.

［80］STIMSON C J, CHANG S S, BAROCAS D A, et al. Early and late perioperative outcomes following radical cystectomy: 90-day readmissions, morbidity and mortality in a contemporary series [J]. J Urol, 2010, 184 (4): 1296-1300.

［81］XU K, LIU C X, ZHENG S B, et al. Orthotopic detaenial sigmoid neobladder after radical cystectomy: technical considerations, complications and functional outcomes [J]. J Urol, 2013, 190 (3): 928-934.

［82］王剑松, 詹辉, 左毅刚, 等. 膀胱癌原位新膀胱术后远期并发症观察 [J]. 现代泌尿外科杂志, 2014, 19 (9): 574-576, 583.

［83］詹辉, 王剑松, 陈戬, 等. 原位新膀胱储尿囊不可控性收缩波观察及其临床意义分析 [J]. 临床泌尿外科杂志, 2019, 34 (11): 867-870, 873.

［84］SANTUCCI R A, PARK C H, MAYO M E, et al. Continence and urodynamic parameters of continent urinary reservoirs: comparison of gastric, ileal, ileocolic, right colon, and sigmoid segments [J]. Urology, 1999, 54 (2): 252-257.

［85］FUJISAWA M, GOTOH A, NAKAMURA I, et al. Long-term assessment of serum vitamin B (12) concentrations in patients with various types of orthotopic intestinal neobladder [J]. Urology, 2000, 56 (2): 236-240.

［86］TAO S, LONG Z, ZHANG X J, et al. Ileal versus sigmoid neobladder as bladder substitute after radical cystectomy for bladder cancer: A meta-analysis [J]. Int J Surg, 2016, 27: 39-45.

［87］LAGUNA M P, BRENNINKMEIER M, BELON J A, et al. Long-term functional and urodynamic results of 50 patients receiving a modified sigmoid neobladder created with a short distal segment [J]. J Urol, 2005, 174 (3): 963-967.

［88］LENIS A T, LEC P M, CHAMIE K. Urinary Diversion [J]. JAMA, 2020, 324 (21): 2222.

［89］DAHL D M, HE W, LAZARUS R, et al. Pathologic outcome of laparoscopic and open radical prostatectomy [J]. Urology, 2006, 68 (6): 1253-1256.

［90］HAUTMANN R E, EGGHART G, FROHNEBERG D, et al. The ileal neobladder [J]. J Urol, 1988, 139 (1): 39-42.

［91］ALCINI E, PESCATORI M, D'ADDESSI A, et al. Multiple transverse taeniamyotomy of the caecum after restorative cystoprostatovesiculectomy for bladder cancer [J]. Br J Urol, 1990, 66 (4): 441-442.

［92］ZHENG D, LIU J, WU G, et al. Comparison of open and intracorporeal modified ureterosigmoidostomy (Mainz II) after laparoscopic radical cystectomy with bladder cancer [J]. World J Surg Oncol, 2021, 19 (1): 57.

［93］郑少波, 刘春晓, 徐亚文, 等. 经腹腔镜全膀胱切除术 (附五例报告)[J]. 中华泌尿外科杂志, 2004, 25 (4): 252-254.

［94］刘春晓, 郑少渡, 许凯, 等. 世界首例小儿腹腔镜下根治性膀胱切除全去带乙状结肠原位新膀胱术 [J]. 南方医科大学学报, 2009, 29 (1): 105-108.

［95］刘春晓, 徐啊白, 陈玢屾, 等. 世界首例单孔腹腔镜根治性膀胱切除、全去带乙状结肠原位新膀胱术 [J]. 南方医科大学学报, 2010, 30 (6): 1385-1388.

［96］刘春晓, 沈泽锋, 许鹏, 等. 全去带乙状结肠原位新膀胱术 18 年基础及临床经验 (附光盘)[J]. 现代泌尿外科杂志, 2018, 23 (11): 810-813.

［97］NELSON L, ALI A, ALANEE S. Initial Experience with Intracorporeal Laparoscopic Radical Cystectomy and Detaenial Sigmoid Neobladder Reconstruction. Eur Urol 2021; 79: 545-51 [J]. Eur Urol, 2021, 79 (5): e149-e150.

［98］XU P, CHEN BS, XU AB, et al. Postoperative complications and treatment of detaenial sigmoid neobladder [J]. Eur Urol Open Sci, 2020, 19 (Suppl 2): e2352.

［99］ XING N Z, KANG N, SONG L M, et al. Laparoscopic radical cystectomy with novel orthotopic neobladder with bilateral isoperistaltic afferent limbs: initial experience [J]. Int Braz J Urol, 2017, 43 (1): 57-66.

［100］ XU A, LI B, LI H, et al. Comparison of seromuscular tunnel and split-cuff nipple antireflux ureteroenteral anastomosis techniques in orthotopic taenia myectomy sigmoid neobladder: a prospective, randomized study [J]. Urology, 2013, 81 (3): 669-674.

［101］ LEONG C H. Use of the stomach for bladder replacement and urinary diversion [J]. Ann R Coll Surg Engl, 1978, 60 (4): 283-289.

［102］ 胡礼泉. 胃代膀胱术临床应用的初步报告 [J]. 中华实验外科杂志, 1985, 02 (2): 57-58.

［103］ NGUYEN D H, MITCHELL M E. Gastric bladder reconstruction [J]. Urol Clin North Am, 1991, 18 (4): 649-657.

［104］ LIN D W, SANTUCCI R A, MAYO M E, et al. Urodynamic evaluation and long-term results of the orthotopic gastric neobladder in men [J]. J Urol, 2000, 164 (2): 356-359.

［105］ CARR M C, MITCHELL M E. Gastrocystoplasty [J]. ScientificWorldJournal, 2004, 4 Suppl 1: 48-55.

［106］ 刘云飞, 胡礼泉, 郑新民, 等. 部分胃体-窦部代膀胱术的临床应用及长期随访 [J]. 中华泌尿外科杂志, 2006, 27 (3): 187-190.

［107］ 黎勤, 胡礼泉, 王行环, 等. 胃代膀胱术后患者生活质量的长期随访 [J]. 中华泌尿外科杂志, 2007, 28 (10): 696-699.

［108］ 杨海超, 胡礼泉, 王行环. 胃代膀胱术与组织工程膀胱重建 [J]. 医学新知杂志, 2008, 18 (1): 40-44.

［109］ WANG X H, PU X Y, WANG H P, et al. Laparoscopic radical cystectomy with orthotopic gastric neobladder: technique and initial outcomes [J]. J Cancer Res Clin Oncol, 2009, 135 (2): 197-202.

［110］ 邢念增, 宋黎明, 牛亦农, 等. 一种新的输尿管肠管吻合方法及其在尿流改道中的应用 [J]. 中华医学杂志, 2012, 92 (2): 114-116.

［111］ SHAMSA A. Gastric pouch after simple or radical cystectomy for benign and malignant bladder disease [J]. Nephrourol Mon, 2014, 6 (6): e17890.

［112］ DE TOLEDO A F, DA CUNHA C, STEPPE C H, et al. Gastric neobladders: surgical outcomes of 91 cases using different techniques [J]. Int Braz J Urol, 2018, 44 (5): 914-919.

［113］ HAUTMANN R. Editorial Comment: Gastric Neobladders: surgical outcomes of 91 cases using different techniques [J]. Int Braz J Urol, 2018, 44 (5): 920-921.

［114］ 中华医学会泌尿外科学分会膀胱癌联盟加速康复外科专家协作组. 根治性膀胱切除及尿流改道术加速康复外科专家共识 [J]. 中华泌尿外科杂志, 2018, 39 (7): 481-484.

［115］ 王行环. 即时尿控前列腺癌根治术——精准解剖的 10 年探索与实践 (附编者按)[J]. 现代泌尿外科杂志, 2021, 26 (02): 100-103.

［116］ GERHARZ E W. Is there any evidence that one continent diversion is any better than any other or than ileal conduit？ [J]. Curr Opin Urol, 2007, 17 (6): 402-407.

［117］ HANCOCK K C, COPELAND L J, GERSHENSON D M, et al. Urinary conduits in gynecologic oncology [J]. Obstet Gynecol, 1986, 67 (5): 680-684.

［118］ SCHMIDT J D, BUCHSBAUM H J, NACHTSHEIM D A. Long-term follow-up, further experience with and modifications of the transverse colon conduit in urinary tract diversion [J]. Br J Urol, 1985, 57 (3): 284-288.

［119］ STOLZENBURG J U, SCHWALENBERG T, LIATSIKOS E N, et al. Colon pouch (Mainz III) for continent urinary diversion [J]. BJU Int, 2007, 99 (6): 1473-1477.

［120］ KOCOT A, KALOGIROU C, VERGHO D, et al. Long-term results of ileal ureteric replacement: a 25-year single-centre experience [J]. BJU Int, 2017, 120 (2): 273-279.

［121］ FURRER M A, ROTH B, KISS B, et al. Patients with an Orthotopic Low Pressure Bladder Substitute Enjoy Long-Term Good Function [J]. J Urol, 2016, 196 (4): 1172-1180.

［122］ LIGHT J K, ENGELMANN U H. Le bag: total replacement of the bladder using an ileocolonic pouch [J]. J Urol, 1986, 136 (1): 27-31.

［123］ LEISSNER J, BLACK P, FISCH M, et al. Colon pouch (Mainz pouch Ⅲ) for continent urinary diversion after pelvic irradiation [J]. Urology, 2000, 56 (5): 798-802.

［124］ ABOL-ENEIN H, GHONEIM M A. A novel uretero-ileal reimplantation technique: the serous lined extramural tunnel. A preliminary report [J]. J Urol, 1994, 151 (5): 1193-1197.

［125］ WALSH P C, MOSTWIN J L. Radical prostatectomy and cystoprostatectomy with preservation of potency. Results using a new nerve-sparing technique [J]. Br J Urol, 1984, 56 (6): 694-697.

［126］ D'ANCONA C A, CAVALLER A R, FERREIRA U, et al. Continent urinary diversion in patients with pelvic irradiation: an alternative utilizing transverse colon reservoir [J]. Int Urol Nephrol, 2005, 37 (3): 499-500.

［127］ KARSENTY G, MOUTARDIER V, LELONG B, et al. Long-term follow-up of continent urinary diversion after pelvic exenteration for gynecologic malignancies [J]. Gynecol Oncol, 2005, 97 (2): 524-528.

［128］ KATO H, IGAWA Y, KOMIYAMA I, et al. Continent urinary reservoir formation with transverse colon for patients with pelvic irradiation [J]. Int J Urol, 2002, 9 (4): 200-203.

［129］ WEBSTER C, BUKKAPATNAM R, SEIGNE J D, et al. Continent colonic urinary reservoir (Florida pouch): long-term surgical complications (greater than 11 years)[J]. J Urol, 2003, 169 (1): 174-176.

［130］ WILKIN M, HORWITZ G, SEETHARAM A, et al. Long-term complications associated with the Indiana pouch urinary diversion in patients with recurrent gynecologic cancers after high-dose radiation [J]. Urol Oncol, 2005, 23 (1): 12-15.

［131］ RIEDMILLER H, THüROFF J, STöCKLE M, et al. Continent urinary diversion and bladder augmentation in children: the Mainz pouch procedure [J]. Pediatr Nephrol, 1989, 3 (1): 68-74.

［132］ HAUTMANN R E, VOLKMER B, EGGHART G, et al. Functional Outcome and Complications following Ileal Neobladder Reconstruction in Male Patients without Tumor Recurrence. More than 35 Years of Experience from a Single Center [J]. J Urol, 2021, 205 (1): 174-182.

［133］ MURTHY P B, CAMPBELL R A, LEE B H. Intracorporeal Urinary Diversion in Robotic Radical Cystectomy [J]. Urol Clin North Am, 2021, 48 (1): 51-70.

［134］ ZLATEV D V, SKINNER E C. Orthotopic Urinary Diversion for Women [J]. Urol Clin North Am, 2018, 45 (1): 49-54.

［135］ WILLIAMS O, VEREB M J, LIBERTINO J A. Noncontinent urinary diversion [J]. Urol Clin North Am, 1997, 24 (4): 735-744.

［136］ HAUTMANN R E. Urinary diversion highlights [J]. Eur Urol, 2006, 50 (6): 1139-1141.

［137］ PAREKH D J, DONAT S M. Urinary diversion: options, patient selection, and outcomes [J]. Semin Oncol, 2007, 34 (2): 98-109.

［138］ AHMADI H, LEE C T. Health-related quality of life with urinary diversion [J]. Curr Opin Urol, 2015, 25 (6): 562-569.

［139］ 潘铁军. 膀胱切除与尿流改道手术学 [M]. 武汉: 湖北科学技术出版社, 2013.

［140］ 叶章群. 尿流改道和膀胱替代成形术 [M]. 北京: 人民卫生出版社, 2000.

［141］ THÜROFF J W, ALKEN P, ENGELMANN U, et al. The Mainz pouch (mixed augmentation ileum'n zecum) for bladder augmentation and continent urinary diversion [J]. Eur Urol, 1985, 11 (3): 152-160.

［142］ GILL I S, KAOUK J H, MERANEY A M, et al. Laparoscopic radical cystectomy and continent orthotopic ileal neobladder performed completely intracorporeally: the initial experience [J]. J Urol, 2002, 168 (1): 13-18.

［143］ THÜROFF J W, ALKEN P, RIEDMILLER H, et al. 100 cases of Mainz pouch: continuing experience and evolution [J]. J Urol, 1988, 140 (2): 283-288.

［144］ LAMPEL A, FISCH M, STEIN R, et al. Continent diversion with the Mainz pouch [J]. World J Urol, 1996, 14 (2): 85-91.

［145］ STEIN R, FISCH M, BEETZ R, et al. Urinary diversion in children and young adults using the Mainz Pouch I technique [J]. Br J Urol, 1997, 79 (3): 354-361.

［146］ THÜROFF J W, RIEDMILLER H, FISCH M, et al. Mainz pouch continent cutaneous diversion [J]. BJU Int, 2010, 106 (11): 1830-1854.

［147］ MILLS R D, STUDER U E. Metabolic consequences of continent urinary diversion [J]. J Urol, 1999, 161 (4): 1057-1066.

［148］ GERHARZ E W, KöHL U, WEINGäRTNER K, et al. Complications related to different continence mechanisms in ileocecal reservoirs [J]. J Urol, 1997, 158 (5): 1709-1713.

［149］ MITROFANOFF P.[Trans-appendicular continent cystostomy in the management of the neurogenic bladder][J]. Chir Pediatr, 1980, 21 (4): 297-305.

［150］ LAMPEL A, HOHENFELLNER M, SCHULTZ-LAMPEL D, et al. In situ tunneled bowel flap tubes: 2 new techniques of a continent outlet for Mainz pouch cutaneous diversion [J]. J Urol, 1995, 153 (2): 308-315.

［151］ B1P4EL A, THüROFF J W. Bowel-flap tubes for continent cutaneous urinary diversion [J]. World J Urol, 1998, 16 (4): 235-241.

［152］ MONTIE J E. Ileal conduit diversion after radical cystectomy: pro [J]. Urology, 1997, 49 (5): 659-662.

［153］ BEECKEN W D, WOLFRAM M, ENGL T, et al. Robotic-assisted laparoscopic radical cystectomy and intra-abdominal formation of an orthotopic ileal neobladder [J]. Eur Urol, 2003, 44 (3): 337-339.

［154］ 张维涛, 付春香, 郭骏, 等. 膀胱癌根治术后 N 型回肠膀胱替代术的临床应用 [J]. 中国医学创新, 2011, 8 (8): 13-15.

［155］ ROTH B, BIRKHÄUSER F D, ZEHNDER P, et al. Parenteral nutrition does not improve postoperative recovery from radical cystectomy: results of a prospective randomised trial [J]. Eur Urol, 2013, 63 (3): 475-482.

［156］ GITLIN J S, WU X R, SUN T T, et al. New concepts of histological changes in experimental augmentation cystoplasty: insights into the development of neoplastic transformation at the enterovesical and gastrovesical anastomosis [J]. J Urol, 1999, 162 (3 Pt 2): 1096-1100.

［157］ WIESNER C, BONFIG R, STEIN R, et al. Continent cutaneous urinary diversion: long-term follow-up of more than 800 patients with ileocecal reservoirs [J]. World J Urol, 2006, 24 (3): 315-318.

［158］ BIHRLE R. The Indiana pouch continent urinary reservoir [J]. Urol Clin North Am, 1997, 24 (4): 773-779.

［159］ GILCHRIST R K, MERRICKS J W. Construction of a substitute bladder and urethra [J]. Surg Clin North Am, 1956: 1131-1143.

［160］ BEJANY D E, POLITANO V A. Stapled and nonstapled tapered distal ileum for construction of a continent colonic urinary reservoir [J]. J Urol, 1988, 140 (3): 491-494.

［161］ ROWLAND R G, KROPP B P. Evolution of the Indiana continent urinary reservoir [J]. J Urol, 1994, 152 (6 Pt 2): 2247-2251.

［162］ ROWLAND R G. Present experience with the Indiana pouch [J]. World J Urol, 1996, 14 (2): 92-98.

［163］ HAUTMANN R E. Urinary diversion: ileal conduit to neobladder [J]. J Urol, 2003, 169 (3): 834-842.

［164］ SHAO P, LI P, JU X, et al. Laparoscopic radical cystectomy with intracorporeal orthotopic ileal neobladder: technique and clinical outcomes [J]. Urology, 2015, 85 (2): 368-373.

［165］ GELLHAUS P T, CARY C, KAIMAKLIOTIS H Z, et al. Long-term Health-related Quality of Life

Outcomes Following Radical Cystectomy [J]. Urology, 2017, 106: 82-86.

［166］ TORREY R R, CHAN K G, YIP W, et al. Functional outcomes and complications in patients with bladder cancer undergoing robotic-assisted radical cystectomy with extracorporeal Indiana pouch continent cutaneous urinary diversion [J]. Urology, 2012, 79 (5): 1073-1078.

［167］ KERN S Q, SPEIR R W, TONG Y, et al. Longitudinal Health Related Quality of Life After Open Radical Cystectomy: Comparison of Ileal Conduit, Indiana Pouch, and Orthotopic Neobladder [J]. Urology, 2021, 152: 184-189.

［168］ CHENG K W, YIP W, SHAH A, et al. Stoma complications and quality of life in patients with Indiana pouch versus appendico/neo-appendico-umbilicostomy urinary diversions [J]. World J Urol, 2021, 39 (5): 1521-1529.

［169］ ÖZTÜRK M, MCDERMOTT J C, LAESEKE P F, et al. Management of Indiana pouch stones through a percutaneous approach: A single center experience [J]. Turk J Urol, 2019, 45 (5): 366-371.

［170］ PEARCE S M, DANESHMAND S. Continent Cutaneous Diversion [J]. Urol Clin North Am, 2018, 45 (1): 55-65.

［171］ MATULEWICZ R S, CHESNUT G T, HUANG C C, et al. Evolution in technique of robotic intracorporeal continent catheterizable pouch after cystectomy [J]. Urol Video J, 2019, 4.

［172］ LLUECA A, MAAZOUZI Y, PONCE P, et al. Step by step Indiana pouch construction in a previously irradiated patient with a cervical cancer relapse [J]. Int J Surg Case Rep, 2020, 66: 187-191.

［173］ LARGE M C, KATZ M H, SHIKANOV S, et al. Orthotopic neobladder versus Indiana pouch in women: a comparison of health related quality of life outcomes [J]. J Urol, 2010, 183 (1): 201-206.

［174］ ABOL-ENEIN H, GHONEIM M A. Optimization of uretero-intestinal anastomosis in urinary diversion: an experimental study in dogs. Ⅲ. A new antireflux technique for uretero-ileal anastomosis: a serous-lined extramural tunnel [J]. Urol Res, 1993, 21 (2): 135-139.

［175］ AZZOUNI F S, DIN R, REHMAN S, et al. The first 100 consecutive, robot-assisted, intracorporeal ileal conduits: evolution of technique and 90-day outcomes [J]. Eur Urol, 2013, 63 (4): 637-643.

［176］ STEIN J P, SKINNER D G. T-mechanism applied to urinary diversion: the orthotopic T-pouch ileal neobladder and cutaneous double-T-pouch ileal reservoir [J]. Tech Urol, 2001, 7 (3): 209-222.

［177］ VAUGHAN-SHAW P G, FECHER I C, HARRIS S, et al. A meta-analysis of the effectiveness of the opioid receptor antagonist alvimopan in reducing hospital length of stay and time to GI recovery in patients enrolled in a standardized accelerated recovery program after abdominal surgery [J]. Dis Colon Rectum, 2012, 55 (5): 611-620.

［178］ SHABSIGH A, KORETS R, VORA K C, et al. Defining early morbidity of radical cystectomy for patients with bladder cancer using a standardized reporting methodology [J]. Eur Urol, 2009, 55 (1): 164-174.

［179］ STEIN J P, DUNN M D, QUEK M L, et al. The orthotopic T pouch ileal neobladder: experience with 209 patients [J]. J Urol, 2004, 172 (2): 584-587.

［180］ SEIFERT H H, OBAJE A, MÜLLER-MATTHEIS V, et al. Clinical and functional results after continent cutaneous urinary diversion with the ileal double-T-pouch [J]. Urol Int, 2008, 80 (1): 8-12.

［181］ JONSSON O, OLOFSSON G, LINDHOLM E, et al. Long-time experience with the Kock ileal reservoir for continent urinary diversion [J]. Eur Urol, 2001, 40 (6): 632-640.

［182］ WEIN A J, KAVOUSSI L R, PARTIN A W, et al. 坎贝尔-沃尔什泌尿外科学 [M]. 夏术阶, 纪志刚, 总主编译. 郑州: 河南科学技术出版社, 2020.

［183］ TÜRKÖLMEZ K, BALTACI S, Göğüş C, et al. Results of the ureteral reimplantation with serous-lined extramural tunnel in orthotopic ileal W-neobladder [J]. Int J Urol, 2004, 11 (6): 368-373.

［184］ ABOL-ENEIN H, SALEM M, MESBAH A, et al. Continent cutaneous ileal pouch using the serous lined extramural valves. The Mansoura experience in more than 100 patients [J]. J Urol, 2004, 172 (2): 588-591.

［185］ ABOL-ENEIN H, GHONEIM M A. Functional results of orthotopic ileal neobladder with serous-lined extramural ureteral reimplantation: experience with 450 patients [J]. J Urol, 2001, 165 (5): 1427-1432.

［186］ WEI H, WANG M, WASILIJIANG W, et al. Propensity score-matched analysis for ileal conduit and orthotopic neobladder intracorporeally accomplished following laparoscopic radical cystectomy [J]. Asian J Surg, 2022, 45 (4): 987-992.

［187］ WANG P, XIAO S, FU W, et al. Robot-assisted radical cystectomy with intracorporeal Mainz Ⅱ rectosigmoid pouch for muscle-invasive bladder cancer [J]. Int J Med Robot, 2021, 17 (5): e2284.

［188］ RIEDMILLER H, BÜRGER R, MÜLLER S, et al. Continent appendix stoma: a modification of the Mainz pouch technique [J]. J Urol, 1990, 143 (6): 1115-1117.

［189］ WIESNER C, STEIN R, PAHERNIK S, et al. Long-term followup of the intussuscepted ileal nipple and the in situ, submucosally embedded appendix as continence mechanisms of continent urinary diversion with the cutaneous ileocecal pouch (Mainz pouch I)[J]. J Urol, 2006, 176 (1): 155-159; discussion 159-160.

［190］ SURIANO F, DANESHMAND S, BUSCARINI M. Use of nonabsorbable staples for urinary diversion: a step in the wrong direction [J]. Urol Int, 2013, 90 (2): 125-129.

［191］ WOODHOUSE C R, MACNEILY A E. The Mitrofanoff principle: expanding upon a versatile technique [J]. Br J Urol, 1994, 74 (4): 447-453.

［192］ SUMFEST J M, BURNS M W, MITCHELL M E. The Mitrofanoff principle in urinary reconstruction [J]. J Urol, 1993, 150 (6): 1875-1877; discussion 1877-1878.

［193］ SIMON S T. Operation for directing the orifices of the ureters into the rectum; temporary success; subsequent death autopsy [J]. Lancet, 1852, 60: 568-570.

［194］ FISCH M, WAMMACK R, MÜLLER S C, et al. The Mainz pouch II (sigma rectum pouch)[J]. J Urol, 1993, 149 (2): 258-263.

［195］ 包军胜. 完全腹腔镜根治性膀胱切除- 直肠乙状结肠膀胱术的应用进展 [J]. 国际泌尿系统杂志, 2014, 34 (3): 378-381.

［196］ ALMASSI N, BOCHNER B H. Ileal conduit or orthotopic neobladder: selection and contemporary patterns of use [J]. Curr Opin Urol, 2020, 30 (3): 415-420.

［197］ 虞立平, 史文华, 段建春, 等. 改良 Sigma 直肠膀胱术中输尿管单腔、并腔肠吻合的疗效分析 [J]. 中华泌尿外科杂志, 2011, 32 (5): 318-320.

［198］ 尚攀峰, 岳中瑾, 赵彦宗, 等. 乙状结肠直肠膀胱术 (Mainz Ⅱ) 10 年经验总结及随访 [J]. 中华泌尿外科杂志, 2016, 37 (5): 335-339.

［199］ HADZI-DJOKIC J B, BASIC D T. A modified sigma-rectum pouch (Mainz pouch Ⅱ) technique: analysis of outcomes and complications on 220 patients [J]. BJU Int, 2006, 97 (3): 587-591.

［200］ ABREU L A, LARA C, DIONíSIO M A, et al. Endoscopic management of ureteral calculus in a patient with ureterosigmoidostomy diversion [J]. Int Braz J Urol, 2013, 39 (4): 593-596.

［201］ WOODHOUSE C R. Guidelines for monitoring of patients with ureterosigmoidostomy [J]. Gut, 2002, 51 Suppl 5 (Suppl 5): V15-16.

［202］ EISENBERG M L, LEE K L, STOLLER M L. Endoscopic management of obstructive complications in ureterosigmoidostomy [J]. Urology, 2007, 70 (6): 1048-1052.

第十章

不可控尿流改道术

第一节 概 述

膀胱癌是世界范围内较为常见的恶性肿瘤,位居恶性肿瘤发病率第 9 位。随着人口老龄化、环境污染以及吸烟人口的增加,膀胱癌的发病率也在逐年增加。我国国家癌症中心基于肿瘤登记及随访监测的最新数据显示,2022 年膀胱癌在我国为第 11 位最常见的恶性肿瘤,全国新发病例 9.29 万(男性 7.32 万,女性 1.97 万),死亡 4.14 万(男性 3.25 万,女性 0.88 万),发病率和死亡率具有明显的性别差异。在新增的膀胱癌患者中,不同病理分期间的发病率差异明显,约有 75% 的患者为非肌层浸润性膀胱癌(non-muscle-invasive bladder cancer,NMIBC,包括 Ta、T_1 和 Cis 期),25% 的患者为肌层浸润性膀胱癌(muscle-invasive bladder cancer,MIBC,T_2 期及以上)。随着我国膀胱癌发病率的逐年增加,人们对膀胱癌的关注度也在逐渐提高。

膀胱癌依据病理类型可分为膀胱尿路上皮癌、膀胱鳞状细胞癌、膀胱腺癌等,在临床上一般分为 NMIBC 和 MIBC,而后者的恶性程度远高于前者,且预后较差。目前,针对膀胱癌的治疗方法较多,不同临床分期的治疗方法不尽相同。NMIBC 的主要治疗方式为经尿道膀胱肿瘤切除术(transurethral resection of bladder tumor,TURBT),而 MIBC 则主要采用根治性膀胱切除 + 盆腔淋巴结清扫(pelvic lymphadenectomy,PLND)+ 尿流改道术。

尿流改道术的提出距今已有 170 余年,它不仅涵盖了针对肾、输尿管、膀胱、尿道等部位的造口和造瘘,还包括不同形式的尿流改道术。然而,对于膀胱癌患者来讲,尿流改道术则特指膀胱切除之后的尿液转流,是根治性膀胱切除术的后续步骤。尿流改道术在曲折中不断向前发展,然而,不论是开放手术还是微创手术,尿流改道术均存在手术难度大、手术时间长、术后并发症多等问题。因此,一个成功的尿流改道术应该达到技术安全性与操作易行性的双重标准,在保证肿瘤可控的基础上达到安全转流尿液的目的。随着手术技术的发展,孕育出了多种多样的尿流改道方式,主要分为不可控和可控尿流改道术。不可控尿流改道术是将输尿管直接或通过一段肠管开口于皮肤。此法简单,很少发生尿液成分的重吸收,但膀胱以上的尿路需留置导管且体外需佩戴集尿袋。不可控尿流改道术主要包括输尿管皮肤造口术、回肠通道术、结肠通道术。

一、输尿管皮肤造口术

1881 年 Hayes 首次报道了输尿管皮肤造口术,该术式是在行根治性膀胱切除术后,游离双侧输尿管,于双侧腹直肌外侧切口引出输尿管,将输尿管与皮肤吻合。输尿管腹部皮肤造口的适应证主要包括:①预期寿命短,一般情况差,或行姑息性膀胱切除者;②因各种原因无法利用肠管行尿流改道术。该术式具有操作简便、术后恢复快、创伤小、对腹腔内脏干扰少、无电解质紊乱等优点。其缺点除了需要在体表造口并长期佩戴造口袋以外,部分病例可发生输尿管末端坏死,造成狭窄而需长期留置输尿管支架管。笔者所在中心在国内首次创新性地将血供良好的大网膜瓣包裹输尿管应用于输尿管皮肤造口术中,这样有利于为输尿管远端提供良好的血液供应,降低了术后输尿管造口狭窄、坏死的发生率。所以对于有远处转移、全身状态不能耐受手术、肠管无法利用等姑息性膀胱切除患者,输尿管皮肤造口术具有一定的临床应用价值。

二、回肠通道术及结肠通道术

1935 年 Seiffert 率先提出"回肠输出道"。1950 年 Bricker 等首创回肠通道术,该术式行输尿管回肠端侧吻合,回肠通道远端则行腹壁造口,曾被认为是尿流改道术的金标准。回肠通道术是取距离回盲瓣约 15~25cm 处的一段长约 15~20cm 的游离回肠襻,将其近端关闭后与两侧输尿管完成吻合,远端行腹部皮肤造口来完成尿流改道的手术方式。Parra 等于1992 年报道了首例女性腹腔镜根治性膀胱切除术。同年 Kozminki 等报道了首例借助腹腔镜的回肠通道术,术中肠管游离、肠道连续性恢复、输尿管与肠管吻合均在体外完成。1993年 de Badajoz 报道了首例腹腔镜下根治性膀胱切除术 + 回肠通道术。腹腔镜下切除膀胱后,将右侧腹腔镜套管通道扩大至 4cm,取出膀胱标本,利用该切口将回肠提出体外。在体外完成肠段的截取,回肠吻合,输尿管种植及腹壁造口,尽管手术时间长,但术后恢复很快。2000 年 Gill 等报道了 2 例完全腹腔镜下根治性膀胱切除术 + 回肠通道术,手术时间分别为11.5h 和 10h,出血量达 1 200ml 和 1 000ml。术后恢复迅速,没有出现术后并发症。2002 年Carvalhal 报道了 11 例腹腔镜下回肠通道术,平均手术时间 7.3h,出血量 330ml。随着腹腔镜器械的改进和腹腔镜手术经验的积累,腹腔镜下根治性膀胱切除术与开放手术相比,逐渐显露出一定优势。腹腔镜下手术比开放性手术更能保护身体的免疫机制,减少术后感染等并发症。腹腔镜手术减少了手术创伤,减轻了术后疼痛,恢复较快;术中肠管暴露时间短,有利于术后肠道功能恢复,减少术后肠粘连,使术后感染率下降。最初腹腔镜下根治性膀胱切除时间较长,但随着技术的熟练,目前腹腔镜下操作时间大大缩短。此后还出现了乙状结肠通道术、回盲部通道术等。但是,回肠通道术适用于绝大多数的尿流改道患者,是目前我国最主要的尿流改道方式。

(张 勇 李亚健)

第二节　输尿管皮肤造口术

一、概述

输尿管皮肤造口术（ureterocutaneostomy）是最早的不可控尿流改道术式。1913 年，Papin 首次为膀胱癌根治术的患者实施双侧输尿管皮肤造口。这种方法国外使用得越来越少，在过去 10 年的文献中也鲜有报道，目前多采用经皮肾造瘘术和输尿管内支架技术。不过，相较于采用肠道的尿流改道术，由于输尿管皮肤造口术操作简单，术后早期并发症发生率较低，在国内仍是较为常见的尿流改道方式。

国外较少采用输尿管皮肤造口术主要是考虑到这一术式使以后的手术难度增加，以及一些常见的术后并发症，例如输尿管狭窄需要长期留置输尿管支架或手术修复、形成结石继发败血症、输尿管坏死等。不过，该术式术后早期的并发症的发生率仅为 7%，而采用回肠通道术，则可以高出三倍。因此，对于特殊患者，输尿管皮肤造口术具有操作简单、创伤小、手术时间短、术后恢复快等优势。此外，输尿管皮肤造口术对肠道的干扰小，不会出现应用肠管而引起的各种并发症，同时也不会出现用肠管进行尿流改道引起的电解质紊乱和肾功能损害。在生活质量方面，腹壁输尿管造口比肠管造口小，在患者淋浴和外出方面影响较小，而且越来越多的输尿管导管采用新型涂层抗菌材料，可以允许当输尿管皮肤造口出现狭窄的情况下，长时间留置支架管，且不易继发感染和结石。

对于双侧输尿管同侧造口，可采用大网膜包绕输尿管，为其提供必要的血供，减少缺血坏死、尿漏等情况。但是，对肥胖、盆腔脂肪增多症等特殊患者，同侧造口的难度较大，有研究指出患者腹部脂肪超过 5cm 时，一侧输尿管就较难拉到对侧，只能行双侧输尿管分别造口。由于双侧腹壁造口存在护理困难、日常活动影响大等诸多不足，有国内术者提出将左侧输尿管自骶前乙状结肠系膜无血管区牵拉至右侧，无张力地与右侧输尿管进行端侧吻合，将右侧输尿管断端牵出腹壁外造口。除了可能出现吻合口缺血、坏死、尿漏等风险以外，由于输尿管蠕动中断，这种手术存在尿液从一侧输尿管摆动到另一侧输尿管的风险。术中还应保护输尿管的血供，避免扭转成角，沿输尿管的长轴非系膜侧纵向剖开，保证输尿管端侧吻合口直径足够宽敞，采用细的吻合线（4-0 或 5-0 单乔线）精细吻合，给予吻合口腹膜外化，有利于规避内疝的发生，促进吻合口区域愈合，最大限度减少吻合口漏尿至腹腔的风险。

既往文献报道过 V 形、Z 形、O 形等各式输尿管皮瓣技术。单纯 O 形皮肤造口易出现造口狭窄、感染等问题，而常用的 V 形皮瓣相对简单，适合于多数患者；Z 形皮瓣则适合于双侧输尿管均扩张的患者。与皮肤固定，还要注意如果缝合线越多，输尿管缺血和吻合口狭窄的可能性越大。本章节将重点阐述输尿管皮肤造口术操作，帮助读者深入了解这一术式要点。

二、手术适应证及禁忌证

1. 适应证 预期寿命短、有远处转移、姑息性膀胱切除、全身状况不能耐受复杂手术、因肠道疾病无法行肠代膀胱术等患者。

2. 禁忌证 全身条件差,不能耐受手术;肾功能不可逆的损害,需要行透析治疗;输尿管存在广泛的炎性狭窄或与周围组织广泛粘连、不易分离;输尿管出现缺血性坏死、损伤或合并感染。

三、手术步骤与要点解析

(一)操作步骤

1. 体位 平卧位,臀部抬高,头低脚高位(Trendelenburg 体位)20° 至 30°,双上臂内收,双下肢略分开。

2. 经腹腔入路,环脐上缘做 1.5cm 切口,以气腹针刺入腹腔,注入 CO_2 气体,腹部膨隆后,将 10mm 套管置入脐上切口,置入 30° 内镜;于平脐水平两侧腹直肌旁各切 1.5cm 切口,内镜监视下分别置入 12mm 套管,于双侧髂前上棘内侧 3cm 各切 0.5cm 切口,内镜监视下分别置入 5mm 套管;五个套管呈扇形排开。

3. 于左侧髂内动脉内侧近膀胱处找到左侧输尿管,或从输尿管跨越髂总动脉分叉处寻找,沿输尿管走行向远端分离直至膀胱壁,暂不切断留待以后处理(图 2-10-2-1);转向右侧,于右侧输尿管跨越髂总动脉分叉处远侧切开侧后腹膜,找到右侧输尿管,沿输尿管走行向远端分离直至膀胱壁,暂不切断留待以后处理(图 2-10-2-2)。

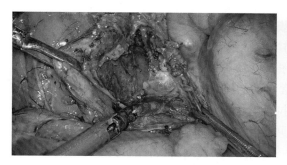

图 2-10-2-1 分离左侧输尿管

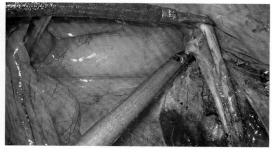

图 2-10-2-2 分离右侧输尿管

4. 以超声刀于膀胱后间隙盲端远侧腹膜皱襞处横行切开腹膜,将双侧贯通,向腹侧挑起膀胱。沿膀胱后壁于双侧精囊与输精管背侧向远端前列腺方向分离,保持双侧精囊整体贴附于膀胱后壁,横行打开迪氏筋膜后,进入直肠前平面,于直肠与前列腺之间钝性分离直到前列腺尖部,避免直肠损伤。沿膀胱两侧壁与盆壁之间的间隙继续向远端分离,直至盆底。以腔内切割吻合器分离切断双侧膀胱侧韧带。

5. 向背侧牵拉膀胱,切开膀胱腹侧腹膜,分离膀胱前间隙,与耻骨后 Retzius 间隙,使膀胱旁脂肪贴附于膀胱,与膀胱一并切除。沿此间隙向前列腺尖部分离,直至将耻骨前列腺韧带暴露清楚。

6. 于近膀胱处以 Hem-o-lok 夹闭，切断左侧输尿管，近端组织送冷冻切片病理分析（图 2-10-2-3）。同法处理右侧输尿管。

7. 于耻骨前列腺韧带右侧，贴近前列腺切开盆内筋膜，将部分盆底肌肉从前列腺表面剥离，便于缝扎背侧静脉复合体。同样方法处理左侧，打开左侧盆内筋膜，并进行分离。于前列腺尖部分离尿道，近前列腺处用 Hem-o-lok 夹闭尿道，保证术中无瘤原则，避免肿瘤细胞随尿液播散种植，于尿道远端离断并送断端冷冻切片病理分析，明确有无肿瘤残留。随后完整切除标本，装入标本袋。

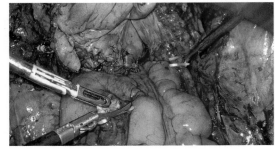

图 2-10-2-3　左输尿管断端组织送冰冻

8. 清扫双侧盆腔淋巴结，清扫的范围包括：近侧至主动脉分叉处包括骶前区域，外侧至生殖股神经，内侧至输尿管及膀胱侧壁，背侧至闭孔区域，远侧至股管内环。淋巴脂肪组织残端以 Hem-o-lok 夹闭，预防淋巴漏发生。

9. 游离骶骨前乙状结肠系膜无血管区，自骶骨前将左输尿管牵至右侧，保证左输尿管能无张力地与右输尿管拖出腹壁造口（图 2-10-2-4，图 2-10-2-5，资源 23）。

资源 23　左侧输尿管自骶骨前间隙拖到右侧

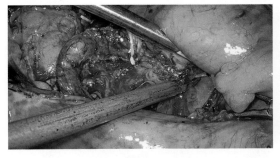

图 2-10-2-4　游离骶骨前乙状结肠系膜无血管区

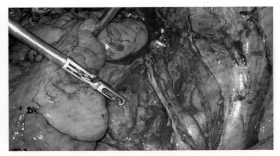

图 2-10-2-5　左输尿管自骶骨前拖到右侧

10. 将两侧输尿管和修剪的 3~5cm 带蒂大网膜分别自腹膜外途径（腹膜外化）拉出皮肤造口处（图 2-10-2-6~ 图 2-10-2-8，资源 24），观察双侧输尿管残端血供（毛细血管出血）及自发性排尿情况。

资源 24　修剪大网膜并腹膜外化

造口术前预标记：嘱患者取平卧位，暴露腹部皮肤，保护患者的隐私及保暖。观察皮肤情况，注意陈旧瘢痕、肚脐、腰围线和髂骨边缘位置。寻找腹直肌，嘱患者平卧，操作者一手托起患者的头部，嘱患者看脚尖，操作者另一手通过触诊摸到腹直肌边缘位置，并用记号笔以虚线做标记。在右下腹部肚脐与髂前上棘连线的内 1/3 区域内（所选位置在腹直肌范围内）选择平坦合适的造口位置。初步选择好位置后用标记笔进行标记。嘱患者坐位，检查能否看清楚腹部标记并注意标记位置是否在皮肤褶皱的部位，以作出相应的调整。嘱患者站立，向下看是否能看清标记,直至满意为止。标记之后,使用造口产品再次进行比对,查看预计造口位置是否便于造口产品正常使用,根据情况再次调整位置。使用记号笔进行最终位置的标记,标记出一个直径约 2cm 的实心圆,用透明膜进行覆盖。

11. 将两条输尿管自中间劈开约 1.5cm,与牵拉出来的大网膜包绕固定,随即将其与十字切开的腹外斜肌腱膜缝合固定 2 针(避免术后回缩),再与皮肤间断外翻缝合形成一个"鱼嘴样"造口(图 2-10-2-9,图 2-10-2-10)。吻合结束前将两根单 J 管分别向上置入左右侧肾盂,确认有尿液引流。

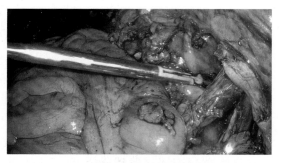

图 2-10-2-6　两侧输尿管自腹膜外途径拉出

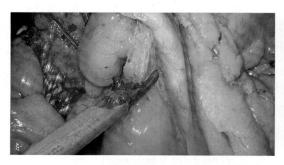

图 2-10-2-7　裁剪宽 3~5cm 带蒂大网膜

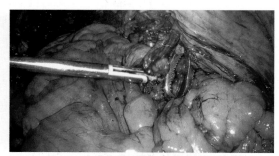

图 2-10-2-8　修剪的大网膜自腹膜外途径拉出

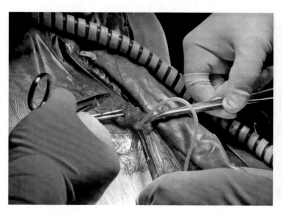

图 2-10-2-9　4-0 可吸收线将大网膜与输尿管外膜缝合固定包裹输尿管

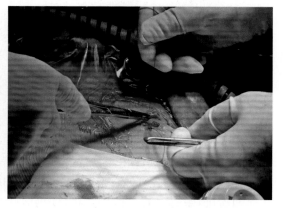

图 2-10-2-10　输尿管与皮肤间断外翻缝合形成一个"鱼嘴样"造口

(二)要点解析

1. 在分离两侧输尿管时尽量保留输尿管周围组织,避免骨骼化游离破坏输尿管血运,导致坏死、漏尿、瘢痕和狭窄等并发症。

2. 保证术中冰冻切缘阴性的前提下,尽量多地保留输尿管长度,避免输尿管和皮肤缝合时张力过大,尤其是较肥胖患者,可能因弯腰或用力过猛出现乳头撕裂,需再次手术修补,根据术中张力情况可选择改为双侧皮肤造口。

3. 输尿管的血运是影响手术结果的重要因素,在输尿管和皮肤缝合前一定反复确认输尿管是否扭转,置入的支架管是否有尿液自发地排出,并及时进行调整。

4. 输尿管口与皮肤缝合不要过密,缝合线越多,越有可能出现输尿管缺血和造口狭窄,一般采用4~8针将造口适当地外翻形成"鱼嘴"样;同时,缝合线越细,吻合口狭窄发生的可能性越小。

四、术后管理

1. 采用加速康复外科 ERAS 流程管理,术后不需要去枕卧位;术中术后均不需要留置胃肠减压管;术后镇痛避免采用阿片类药物,VAS 评分超过 4 分给予非甾体抗炎药静脉滴注;术后 4h 缓慢坐起,嘱咀嚼口香糖,每次 30min,每天 3 次,至术后排气;术后 6h 开始饮水,50ml/h;术后第一天可改为 100ml/h,排气后进流食,逐渐改变饮食至普食;术后当天补液量控制在 ≤30ml/kg,避免过量补液;正常下地活动后摘除抗血栓梯度压力带,术后 24h 开始予以低分子肝素抗凝;术后抗生素可根据血常规结果停用(≤术后 3d)。

2. 盆腔引流管视引流量拔除(150ml 以下),保持输尿管支架管的通畅,术后 3~4 周拔除双侧输尿管单 J 管。

3. 注意观察输尿管皮肤造口的血运和形态变化,预防和处理早期狭窄,必要时长期留置和定期更换双 J 管。

五、并发症及处理

1. 尿瘘　是最常见的术后并发症,多发生于输尿管与腹壁吻合或输尿管端侧吻合处,可由手术缝合不严密所致,亦可因缝合过密影响局部血液循环,皮肤张力过大,管壁坏死漏尿。如果出现支架管引流不畅,局部积液,也可导致尿瘘。因此术中缝合要适宜,术后要充分引流,一旦出现尿瘘,则需要等局部水肿消退和窦道形成后再重新手术。

2. 输尿管末端坏死　影响输尿管血供将导致输尿管末端缺血性坏死,进而引起脓肿、瘘管、输尿管纤维化狭窄等情况发生。这一并发症常由于术中游离输尿管时,剥离太干净而伤及外膜,或将输尿管引出腹壁时牵拉过紧、扭曲所致。术中游离输尿管时要尽可能减少外膜的损伤,遇有输尿管周围炎粘连不清时不宜强行松解,可以采用大网膜包裹输尿管或吻合区域,以提供额外血供。此外,术中输尿管末端以带蒂皮瓣造口,要保证其有足够的血供,缝合时避免基底部太窄或缝合张力过大;术后如出现感染,常导致皮瓣坏死、粘连。

3. 皮肤造口狭窄和梗阻　术后出现狭窄常与输尿管管腔大小、造口手术类型、游离时对输尿管血液循环破坏的程度相关。输尿管扩张、肌层肥厚的患者,输尿管保留了良好血运及收缩性,故术后出现狭窄较少见。输尿管皮肤造口处越小,发生狭窄的可能性越大,而输尿管末端缺血坏死几乎都可导致造口狭窄,若并发感染,瘢痕挛缩可加重狭窄,最终可导致梗阻。因此,术中和术后要充分引流尿液,拔除支架管后若发现管口排尿不畅,可再次置入支架管,适当延长留置时间,以避免进行性皮肤造口狭窄,必要时可长期留置支架管,定期更换。此外,造口处皮肤切口过紧、切开不全也可引起狭窄和梗阻,有术者主张皮肤处保留一定皮下组织,以免造口下陷而狭窄。如需再次手术修复时,可能因粘连、坏死导致输尿管长度不够,可考虑行肾造瘘或回肠袢等术式。一旦梗阻发生且合并感染,则采用肾造瘘做暂时性引流,之后再行尿路重建。

4. 泌尿系逆行感染 术后因造口狭窄而需长期留置输尿管支架管的患者,由于引流不畅、结石形成、更换支架管的无菌操作不严格等情况,加上患者全身情况差、抵抗力低下很容易发生急性肾盂肾炎而导致肾功能损伤。故术后更换支架管要严格无菌操作,及时了解肾功能情况及支架管位置,对感染患者要进行细菌培养和药敏试验,针对性使用抗生素。

六、术式评述

高龄和体质虚弱的患者进行根治性膀胱切除术和尿流改道术时,术者多希望采用围手术期并发症风险较低的术式。本章节描述的输尿管皮肤造口术在国外报道得越来越少,主要是针对晚期膀胱癌患者的姑息治疗,不过在国内还是有不少医院将其作为主要方式,尤其在特殊情况下,还是一种很有价值的手术。

输尿管皮肤造口术的明显优势在于缩短了手术时间和避免肠吻合,对腹腔内的干扰最小,进而降低术后肠梗阻的风险。国外有研究对比回肠通道术和输尿管皮肤造口术,前者的肠梗阻发生率为 25.7%,而后者仅为 5.7%。不过,除了输尿管 - 回肠吻合术尿漏以外(14.2%),两组 Clavien-Dindo Ⅲ~Ⅳ级并发症发生率之间没有显著差异。输尿管梗阻是术后的主要并发症之一,尤其是左侧输尿管,为了便于使其转移至右侧而进行更为广泛的游离,这可能导致远端输尿管缺血性坏死。输尿管穿过腹壁时的狭窄和扭转也可导致梗阻。由于这些原因,许多患者需要长期放置输尿管支架。尿路异物可引起上尿路感染、支架结壳和肾结石等问题。为了减少这些问题,一般建议对造口进行细致的护理,并经常更换带有抗菌涂层的支架管。有研究报道术后延迟取出支架管可减少输尿管梗阻的发生。

造口狭窄也是一个众所周知的并发症,这或多或少限制了这一术式的使用。输尿管末端缺血性坏死也将显著影响患者的预后,已有研究指出可采用大网膜包裹输尿管或吻合区域,以提供额外血供。对于没有扩张的输尿管,皮肤 Z 形切口可降低狭窄的风险。在某些病例中,皮肤输尿管造口术可与输尿管 - 输尿管端侧吻合相结合使用。然而,此方式的风险之一是,由于输尿管蠕动紊乱,尿液会从一侧输尿管摆动到另一侧输尿管,形成类似"悠悠球现象"。因此,将一侧输尿管末端劈开以扩大吻合口,与对侧输尿管侧方开口处在无张力的情况下采用 4-0 单乔线行端侧吻合,可减少术后狭窄的风险。术后还是要注意吻合口下方的输尿管可能因缺血而狭窄,可以考虑进行大网膜包裹。

尽管有上述的问题存在,但是输尿管皮肤造口术仍然是每一位专注于尿流改道的泌尿外科医生必备的手术技艺。每种尿流改道术都有其优缺点,为平衡利益与风险,努力为年老体弱的患者提供最佳的个体治疗方案是非常有必要的,应切忌一概而论。

(瓦斯里江·瓦哈甫)

第三节　回肠通道术

一、概述

回肠通道术（ileal conduit）是一种经典的不可控尿流改道术式。它采用一段长约 15cm、带系膜的游离末段回肠作为输出道，该回肠近端与输尿管吻合，远端在腹壁皮肤造口。回肠通道术适用于绝大多数的尿流改道患者，该方法相对简单、安全、有效，术后不需要像输尿管皮肤造口术一样定期更换输尿管支架管，减少上尿路感染风险。主要缺点是需腹壁造口、终身佩戴集尿袋。由于其手术技术的可行性和术后良好的肿瘤学及功能学预后，回肠通道术是目前应用最为广泛的尿流改道方式。因此，笔者将从手术适应证及禁忌证、手术步骤与要点解析、术后管理、并发症及处理等方面进行详细阐述。

二、手术适应证及禁忌证

（一）手术适应证

1. 无远处转移、局部可切除的肌层浸润性膀胱癌（$T_2 \sim T_{4a}$，N_{0-X}，M_0）。

2. 高危非肌层浸润性膀胱癌，主要包括以下几个方面：

(1) 复发或多发的 T_1G_3（或高级别）肿瘤；

(2) 伴发原位癌（CIS）的 T_1G_3（或高级别）肿瘤；

(3) BCG 治疗无效的 CIS；

(4) 经尿道膀胱肿瘤切除术和膀胱灌注治疗无法控制的广泛乳头状病变；

(5) 膀胱非尿路上皮癌；

(6) 尿路上皮癌伴不良组织学变异亚型。

（二）手术禁忌证

1. 严重合并症（心、肺、肝、脑、肾等疾病）；

2. 盆腔放疗史及手术史（相对禁忌证）；

3. 腹部大手术史（相对禁忌证）。

三、手术步骤与要点解析

（一）麻醉及体位

1. 麻醉采用气管插管全身麻醉。

2. 患者取头低脚高 20°~30° Trendelenburg 体位，即仰卧位，髋关节稍外展，膝关节稍屈曲（图 2-10-3-1）。监视器及气腹机置于患者两下肢之间。术者立于患者左侧，一助立于患者右侧，持镜助手立于患者头侧。手术区消毒铺巾后，置入尿管。

（二）腹腔镜根治性膀胱切除术 + 盆腔淋巴结清扫术

气腹制备和放置套管采用 5 孔法，首先在肚脐上 2cm 行纵行切口，以 Veress 针穿刺入腹腔，充入 CO_2 至压力 15mmHg。置入 10mm 穿刺套管，放入 30° 腹腔镜。腹腔镜监视下在左侧腹直肌旁平脐水平放置 12mm 套管，右侧腹直肌旁平脐水平放置 12mm 套管，在两侧髂前上棘内上两指处放置 5mm 套管。如果做完全腹腔镜下尿流改道术，可在耻骨联合上方 1 横指处增加一个 12mm 套管，用于放置腔镜用直线切割吻合器（图 2-10-3-2）。常规行腹腔镜根治性膀胱切除术 + 盆腔淋巴结清扫术。

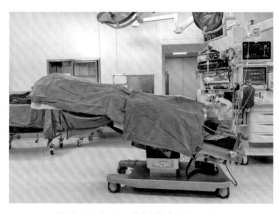

图 2-10-3-1 头低脚高 20°~30°

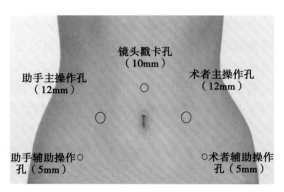

图 2-10-3-2 腹腔镜套管位置

（三）尿流改道术

1. 体腔外回肠通道术

（1）取下腹部正中切口开腹。于结肠系膜两侧切开盆腔后腹膜，将双侧输尿管中下段游离，注意保存其血液供应（图 2-10-3-3）。用直角血管钳于接近膀胱处钳住并切断输尿管，下端用丝线贯穿结扎。将单 J 管经输尿管近端插入肾盂，丝线将其暂时缝扎，固定于输尿管断端。

（2）用手指于骶岬前方、乙状结肠系膜后方做钝性分离，形成一通道，将左侧输尿管经此通道移至右侧（图 2-10-3-4）。

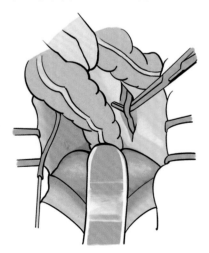

图 2-10-3-3 游离双侧输尿管中下段

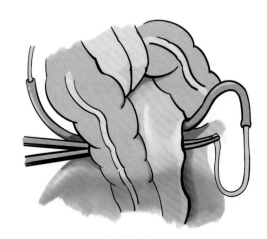

图 2-10-3-4 左侧输尿管经此通道移至右侧

（3）作阑尾切除术。

（4）在回肠末段离回盲瓣 15~25cm 处切除长约 15~20cm 的游离肠袢，回肠袢只作为通道之用，不宜太长。分离肠系膜，保存其血液供应，最好保留 2 条动脉（弓形动脉）（图 2-10-3-5）。

用生理盐水冲出肠腔内容物，再用碘伏溶液冲洗肠腔。将近段与远段回肠断端于游离肠袢上方作端端吻合，以恢复肠管的连续性。修补肠系膜空隙（图 2-10-3-6）。

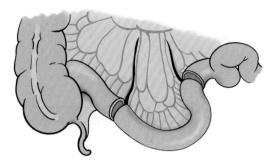

图 2-10-3-5　切除长约 15~20cm 的游离肠袢

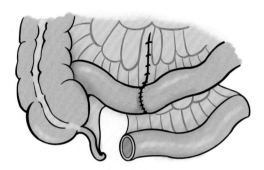

图 2-10-3-6　近段与远段回肠断端于游离肠袢上方端端吻合

（5）游离回肠袢近心端，分别与两侧输尿管吻合，吻合方法较多，常见方法有 Bricker 法、Wallace 法、邢氏吻合法（详见第八章第三节）等。支架引流管经肠腔拉出远侧端之外，并用 4-0 可吸收线将其固定。吻合口外层用可吸收线加强缝合数针（图 2-10-3-7）。

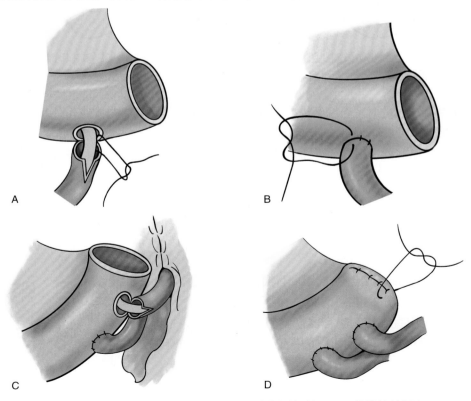

A

B

C

D

图 2-10-3-7　支架引流管经肠腔拉出远侧端之外，并用可吸收线将其固定

（6）于右下腹髂前上棘与脐连线中点作一长约 3.5cm 的直切口，直达腹腔，将皮肤切口剪成椭圆形。于切口中部依垂直方向切断两侧的腱膜和肌肉，并以丝线将腹外斜肌腱膜和腹横筋膜相对创缘作间断缝合，形成足够宽阔的钮孔状通道（图 2-10-3-8），钮孔不宜太大，以免引起腹壁疝。

将回肠通道的远端自此通道拉出，用数针丝线将回肠固定于腹直肌前鞘，留下约 5cm 的肠段突出皮肤之外，固定回肠后，其系膜应无张力。将 18F 多孔导尿管插入回肠通道内（图 2-10-3-9）。

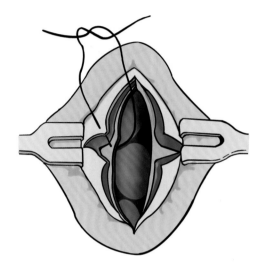 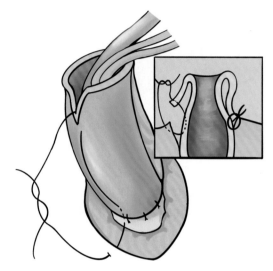

图 2-10-3-8　丝线将腹外斜肌腱膜和
腹横筋膜相对创缘间断缝合

图 2-10-3-9　18F 多孔导尿管插入
回肠通道内

（7）于回肠末段的对系膜缘侧纵向切开约 0.7cm，用丝线将肠管与皮缘作外翻缝合，系膜对面和两侧的缝线于回肠断端的黏膜面穿过肠壁，并于断端 1cm 及 5cm 处穿过肠壁浆膜、肌层，缝线再穿过皮缘，结扎此 3 根缝线后，即可将回肠段外翻，形成 2cm 长的乳头（图 2-10-3-10）。另加数针缝线将回肠断端与皮缘间断缝合，并将输尿管支架管及导尿管妥善固定。

（8）将回肠通道近端及输尿管固定于腹膜外，缝合两侧盆腔腹膜的切口。用丝线将回肠通道固定于盲肠下外侧，以防止回肠末端被回肠通道压迫而扭曲、梗阻（图 2-10-3-11）。

（9）缝合腹壁切口。

2. 完全腹腔镜下回肠通道术

（1）用腔镜用直线切割吻合器距回盲瓣 15~25cm 处截取近段回肠约 15~20cm（图 2-10-3-12，图 2-10-3-13，资源 25）。

（2）用腔镜用直线切割吻合器恢复回肠的连续性。先将回肠两断端平行对齐，之后用腔镜用直线切割吻合器侧侧吻合回肠（图 2-10-3-14，资源 26）。

（3）将左侧输尿管经腹膜后做隧道拉至右侧（图 2-10-3-15，资源 27）。

资源 25　腔镜
用直线切割吻合
器离断肠道

资源 26　恢复
肠道连续性

（4）将双侧输尿管沿长轴纵行劈开 1.5cm，然后与回肠通道行端侧吻合。具体缝合操作请参见第八章第三节中的"邢氏吻合法"，也可采用 Bricker 法、Wallace 法等。（图 2-10-3-16，资源 28）。

（5）将回肠通道远心端拉出体外（图 2-10-3-17）。

资源 27　左输尿管经腹膜后拉至右侧

资源 28　输尿管与回肠通道吻合（邢氏吻合法）

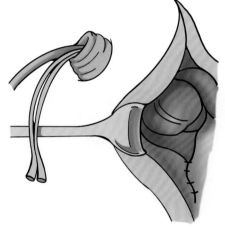

图 2-10-3-10　回肠段外翻，形成 2cm 长的乳头

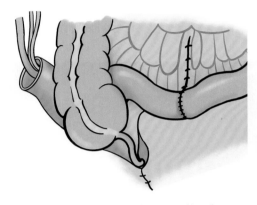

图 2-10-3-11　丝线将回肠通道固定于盲肠下外侧

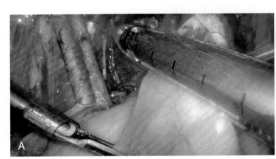

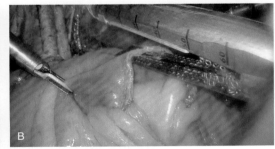

图 2-10-3-12　腔镜用直线切割闭合器离断回肠（A、B）

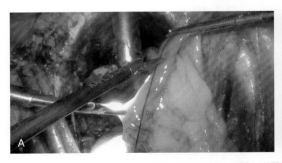

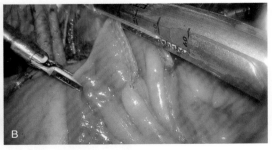

图 2-10-3-13　用标尺量取约 15cm 回肠，并截断
A. 标尺量取约 15cm 回肠；B. 腔镜用直线切割吻合器离断回肠

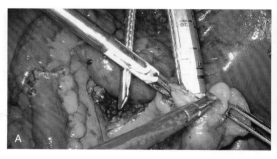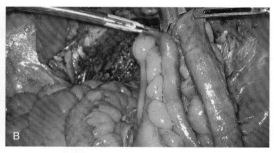

图 2-10-3-14　用腔镜用直线切割吻合器恢复回肠连续性

A.吻合断端；B.腔镜用直线切割吻合器关闭吻合口断端

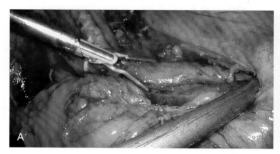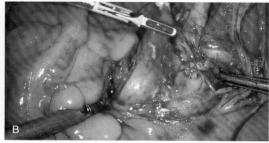

图 2-10-3-15　将左侧输尿管经腹膜后做隧道拉至右侧（A、B）

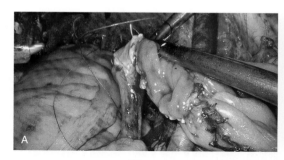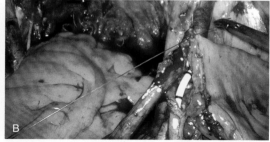

图 2-10-3-16　输尿管与回肠通道吻合（邢氏吻合法）（A、B）

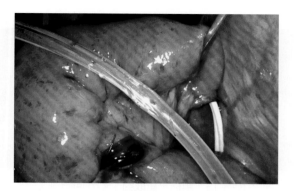

图 2-10-3-17　将回肠通道另一端拉出体外

3. 要点解析

(1)术中体位为头低脚高,20°~30° Trendelenburg 体位,避免肠管干扰操作。

(2)游离输尿管时不要紧贴输尿管游离,防止破坏输尿管血运。尽量避免钳夹输尿管,采用挑拨的方式。

(3)首先离断脐动脉后可以减少术中出血。

(4)打开迪氏筋膜看见脂肪后,沿此平面向前列腺尖部游离,勿损伤直肠。如女性患者肿瘤未侵犯子宫及阴道,可保留子宫及阴道。

(5)游离前列腺尖部后建议缝扎 DVC,避免不必要的出血。

(6)清理淋巴结时分别送病理,可以判断淋巴结转移位置。

(7)回肠通道术一般截取 15cm,长度可因腹壁的厚度调整,回肠末端肠系膜血管弓很丰富,一般不会引起缺血,超声刀在处理肠系膜血管中能够闭合血管,用慢档效果更好。

(8)截取肠管后,在截取肠管内注入庆大霉素盐水浸泡,减少手术区污染。

(9)吻合肠管时,尽量向上提拉肠管,并沿边缘切割闭合断端。

(10)体外造口要经过腹直肌,防止造口疝发生,手指分离腹膜外间隙,将远端通道拉出体外,便于输尿管通道吻合。

(11)恢复肠管的连续性可采用吻合器侧侧吻合,腹腔镜下用吻合器吻合时,要尽量向上提拉肠管,也可用吻合器连续切割两次,以保证吻合口的宽度。

(12)在开放手术时,很容易通过无影灯观察到肠系膜血管弓。但在腹腔镜下肠系膜血管则很难观察,笔者在术中创新性采用另一套腔镜光源系统从背侧照射肠系膜,将腹腔镜光源调暗,能够清晰地看见肠系膜动脉。

(13)行完全腹腔镜下尿流改道术时,采用邢氏吻合法进行输尿管和回肠端端吻合,吻合方法简单,狭窄率低。

四、术后管理

1. 患者术后排气后,开始进流食,之后慢慢过渡到正常饮食;

2. 术后尽早下地活动,防止深静脉血栓的形成,加快胃肠功能恢复;

3. 回肠通道术后在造瘘口处即刻扣上造口袋;

4. 术后 2~3 周拔除双侧输尿管单 J 管。

五、并发症及处理

1. **输尿管狭窄**　轻度狭窄,积水不多可暂时观察。如梗阻较重,输尿管扩张,肾积水严重,可行输尿管输入袢再吻合术。

2. **反复泌尿系统感染**　应行尿培养检查,用敏感抗生素治疗。检查是否存在新膀胱残余尿多、输尿管梗阻等感染因素,如存在,及时处理。

3. **直肠损伤**　如术中发现直肠损伤,术前肠道准备充分,可两层缝合破损处,用大量抗生素冲洗,不需做结肠造口,必要时行结肠造口术。如术后发现直肠损伤,需行清创处理,并行结肠造口术。

六、术式评述

回肠通道术已经成为不可控尿流改道术的主要术式,其手术方式为膀胱切除后,选取末端血供丰富的回肠管道,行碘伏清洗消毒,将近端肠管与离断的输尿管进行吻合,肠段固定于皮下筋膜,并于右下腹作为固定的回肠造口,远端肠管与腹部皮肤间断外翻缝合。

Aboumarzouk 等对 2011—2016 年行根治性膀胱切除术后尿流改道的患者进行研究,结果显示:回肠通道术组与原位回肠新膀胱术组在术中出血量、输血量、住院时间和并发症发生率方面无明显差异,但在手术时间方面,前者明显低于后者。国内何金祥等回顾性分析了 2012 年 1 月至 2016 年 7 月的 116 例行腹腔镜下根治性膀胱切除患者的临床资料,结果表明原位新膀胱术组患者平均手术时间、术后平均住院时间均长于回肠通道术组。在初期,泌尿外科医生更倾向于行体腔外尿流改道术(extracorporeal urinary diversion,ECUD)。2000年 Gill 等首次完成腹腔镜根治性膀胱切除术 + 回肠通道术,2002 年 Gill 等首先报道了腹腔镜根治性膀胱切除术 - 体腔内原位新膀胱术(intracorporeal orthotopic neobladder,iONB),而机器人辅助腹腔镜下根治性膀胱切除术(robotic-assisted laparoscopic radical cystectomy,RARC)+ 体腔内尿流改道术(intracorporeal urinary diversion,ICUD)最早报道于 2003 年。随着 RARC 技术的发展日益成熟,体腔内完成尿流改道术的报道越来越多,2018 年 Hussein等对国际 26 家机器人联盟单位的 2 125 例患者数据统计发现 ICUD 的比例由 2005 年的9% 逐渐增加到 2015 年的 97%,绝大多数为体腔内回肠通道术,可以看出机器人辅助体腔内回肠通道术已经成为国际上回肠通道术的主要手术方式,而 iONB 增加不明显。虽然 ICUD技术要求更高、手术时间及学习曲线更长,但是前期研究表明 ICUD 术后患者肠道功能恢复快、胃肠道并发症更少。因此,体腔内回肠通道术在未来一段时间内仍然是尿流改道术重要的一部分。邢念增教授在 2012 年首次介绍了输尿管回肠端端吻合法,即邢氏吻合法,该方法操作简单,缩短了学习曲线,而且降低了术中输尿管回肠吻合口狭窄的发生率,非常适合应用于完全体腔内行尿流改道术。

回肠通道术优势在于选取回肠长度较短,形若通道,尿液引流通畅,尿液中所产生的代谢废物以及电解质较少通过该通道吸收,因此电解质紊乱也较少发生。然而,回肠通道术缺乏储尿功能,患者需终身佩戴集尿袋。因腹壁存在造瘘口,且有漏尿的可能,仍有部分患者发生一些并发症,需终身护理,给患者的自身形象及生活质量带来负面影响。

(张 勇 李亚健)

第四节 结肠通道术

一、概述

结肠通道术(colon conduit)主要包括乙状结肠通道术和横结肠通道术。目前,输尿管皮肤造口术、回肠通道术和原位新膀胱术已成为应用广泛的尿流改道方式。但实际上,结肠通道术并未被完全淘汰。结肠通道术后发生造口挛缩、造口狭窄等并发症较少,尤其对于一些特殊情况,横结肠通道术和乙状结肠通道术仍具有明显的优势。例如,对于接受广泛盆腔放疗的患者,或因腹膜后纤维化、放疗导致长段输尿管狭窄或梗阻的患者。横结肠通常不在盆腔照射野内,横结肠位置高不需要很长的输尿管与之吻合,甚至可以实现横结肠通道与肾盂的直接连接,因此,横结肠通道术成为了该类患者更好的选择。而对于已有结肠造口的患者,或者需要行盆腔廓清术＋结肠造口的患者,乙状结肠通道术的优势更加明显。在这些情况下,不仅不需要做额外的肠道吻合,而且造口位置的选择也更加灵活,后期护理更加方便。

二、手术适应证及禁忌证

1. 适应证　理论上,结肠通道术的手术适应证与回肠通道术的手术适应证基本相同。但实际上,结肠通道术多用于对于回肠通道术和原位新膀胱术有禁忌的患者,即患者有不适合采用小肠作行尿流改道术时,才会采用结肠通道作为尿流改道方式。例如,有放射性小肠炎的患者以及各种类型短肠综合征的患者等。此外,已有结肠造口或需要同期做结肠造口的患者,也适于采用结肠通道术。

2. 禁忌证　结肠通道术的手术禁忌证主要包括:溃疡性结肠炎、严重腹泻等结肠炎性疾病病史。接受广泛盆腔放疗的患者,也不建议采用乙状结肠作为尿流改道的选择,因乙状结肠可能被包括在放射野中。此外,当乙状结肠有病变或髂内动脉已被结扎且直肠在原位保留的情况下,截取乙状结肠有引起直肠血供被完全切断导致直肠坏死的风险,此时应禁用乙状结肠作为尿流改道的选择。

三、手术步骤与要点解析

(一) 横结肠通道术

1. 操作步骤

(1)游离结肠肝曲和脾曲,松解横结肠,离断胃结肠韧带及其表面的大网膜,提起横结肠观察肠系膜血管,根据横结肠系膜血管走向,选择约12~15cm 长的横结肠肠段(图 2-10-4-1)。

(2)用电刀在拟截取肠段的系膜无血管区打开一切口,采用超声刀慢档沿切口处理肠系膜,严密闭合系膜创面血管分支,防止系膜出血(图 2-10-4-2)。截取肠管后,用 1 : 1 的稀碘伏水反复冲洗截取的肠管,有效清除肠内容物及细菌,降低术后感染并发症发生率。

(3)游离肠段置于尾侧,然后采用 3-0 可吸收缝线双层端端吻合恢复结肠连续性,或采用直线切割吻合器做端端吻合恢复结肠连续性(图 2-10-4-3)。结肠系膜裂孔采用 3-0 可吸收线连续缝合关闭,防止内疝形成。

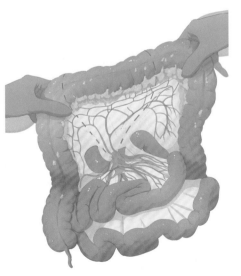

图 2-10-4-1　选择横结肠肠段

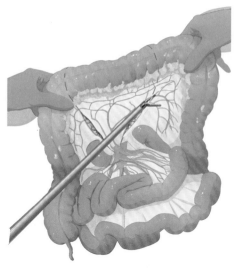

图 2-10-4-2 截取横结肠肠段

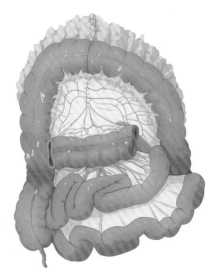

图 2-10-4-3 恢复横结肠连续性

（4）根据拟做造口的具体位置，将对侧输尿管自腹膜后穿过腹膜拉至左侧或右侧。两侧输尿管末端楔形劈开 2cm，各置入 7F 输尿管支架管（单 J 管）1 根并将支架管分别固定于输尿管黏膜上，并腔后的输尿管与结肠通道输入端做端端吻合（图 2-10-4-4）。吻合时采用 4-0 可吸收线两侧连续缝合。输尿管支架管自结肠通道输出端引出。去除输出端的肠脂垂（图 2-10-4-5）。

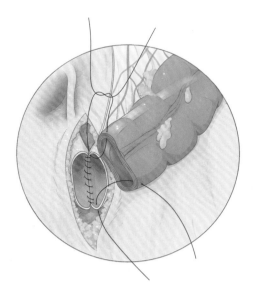

图 2-10-4-4 输尿管与横结肠
输入端吻合

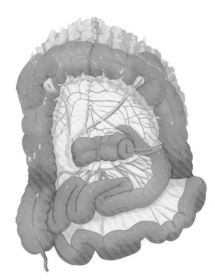

图 2-10-4-5 输尿管支架管自结肠
通道输出端引出

（5）在标记好的拟行造口的位置，切除直径约 2.5~3cm 的圆形皮肤及皮下组织，腹直肌鞘以电刀做"十"字形切开，钝性分开深部肌肉及腹膜进入腹腔。以肠钳将结肠通道输出端及输尿管支架自造口处拖出体外。输出端肠管浆肌层与腹直肌前鞘切口采用 4 号丝线间断缝合一周（4~6 针），以固定肠管并防止造口旁疝形成。结肠通道造口端与造口皮肤真皮层间断吻合一周，使造口外翻（图 2-10-4-6）。

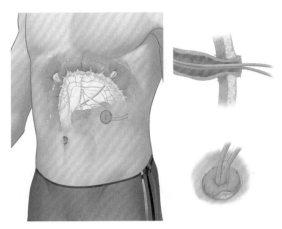

图 2-10-4-6　结肠输出端造口

2. 要点解析

（1）采用结肠通道术，对术前肠道准备的要求明显高于回肠通道术，特别是清洁灌肠必须彻底。一般于术前一天改为无渣饮食，并采用渗透性泻药（乳果糖、聚乙二醇等）分两次服用，再结合手术当天采用生理盐水进行清洁灌肠，必要时可术前口服肠道抗生素，以降低肠吻合口漏的发生率。此外，术中要确认结肠吻合口血运良好，充分游离结肠脾曲和肝曲，减轻吻合口张力。

（2）截取的游离结肠段，用 1∶1 的稀碘伏水反复冲洗，有效清除肠内容物及细菌。结肠通道术对游离肠段的冲洗要求也高于回肠通道术，以降低术后感染并发症的发生率。

（3）结肠通道术因造口直径较回肠通道术要大，造口位置尽量选择穿过腹直肌的位置，做好输出端肠管浆肌层与腹直肌前鞘的缝合，防止造口旁疝的形成。

（4）若横结肠通道位置较高，解剖位置上有压迫十二指肠的可能，应尽量松解 Treitz 韧带，避免结肠通道压迫十二指肠。

（5）横结肠通道术后不常规留置肛管，术后第二天起每日 1~2 次扩肛操作，刺激肠蠕动恢复。

（二）乙状结肠通道术

手术要点及注意事项与横结肠通道术相似。截取 12~15cm 的乙状结肠作为输出道，截取过程中应尤其注意乙状结肠的血供，并尽量完整保留直肠上动脉，避免影响直肠血运。游离肠段置于乙状结肠外侧，采用与横结肠通道术相同的方式恢复肠道连续性，并仔细关闭系膜切口。输尿管与乙状结肠的吻合以及乙状结肠通道输出端的造口与横结肠通道术类似。

四、术后管理

1. 采用加速康复外科流程管理：术中术后可不留置胃肠减压管；术后镇痛避免采用阿

片类药物;术后嘱咀嚼口香糖,促进胃肠功能恢复;术后每日指诊扩肛或开塞露刺激直肠,促进胃肠蠕动。术后 12h 开始饮水,排气后进流食,逐渐改变饮食至普食;术后当天补液量控制在 ≤ 30ml/kg,避免过量补液;术后 24h 下床活动,并予以低分子肝素抗凝;术后抗生素可根据血常规结果停用(≤ 术后 5 天)。

2. 盆腔引流管视引流量拔除(一般在 200ml 以下);通常情况下,于术后 3~4 周拔除双侧输尿管单 J 管。

3. 适时复查电解质和酸碱平衡指标,防止出现电解质失衡及代谢紊乱。

五、并发症及处理

1. 出血和感染　大量鲜红色血液引出,可能与结肠系膜血管结扎不牢靠导致出血有关,必要时应手术止血。切口感染多为肠内容物污染切口所致。切口感染应及时充分敞开切口引流,去除切口内缝线等异物,待切口生长新鲜肉芽后二期缝合。

2. 肠梗阻　术后腹腔感染、积液积血引流不畅可能导致肠道粘连,出现粘连性肠梗阻。横结肠通道术,还可能因横结肠通道压迫十二指肠导致胃排空不畅。此外,因系膜孔隙卡压导致内疝形成或吻合口不通畅可造成机械性肠梗阻。多数肠梗阻可通过胃肠减压或放置肠梗阻导管逐渐缓解,但保守治疗无效及可能出现肠缺血坏死风险时,应早期手术探查。

3. 肠吻合口瘘　肠吻合口瘘多与吻合口张力大和血运差相关,常见于系膜缘。术中应反复确认吻合口的血运及张力情况,提高吻合技术,避免肠瘘发生。一旦可疑肠瘘发生,应尽早探查,避免因肠瘘导致严重感染,危及生命。

4. 输尿管肠吻合口并发症　主要包括吻合口瘘和吻合口狭窄。吻合口漏尿与吻合口张力大、吻合口缺血、线结脱落等情况有关,术中若放置输尿管支架管,可以考虑保守治疗,充分引流局部尿液,使吻合口愈合,如果保守治疗无效,可以考虑手术探查。随着吻合技术的改进和提高,吻合口狭窄的发生率逐渐降低,非抗反流的吻合方式在狭窄发生率方面可能较抗反流吻合更有优势。吻合口狭窄可通过扩张或再次手术方法尝试解决。

5. 肠造口并发症　如造口发生狭窄、内陷、坏死、脱垂及造口旁疝等。关注造口术的细节,系膜留有余地,避免拖出体外对系膜血管的卡压及过大张力,保护输出端血运,做好结肠浆肌层与腹直肌前鞘的固定,可有效预防上述并发症的发生。造瘘口周围皮肤炎症与尿液浸泡有关,可局部涂抹氧化锌软膏治疗,采用防漏膏做好皮肤与尿液的隔离可有效预防皮炎的发生。

6. 结石　结石的发生通常与反复感染有关,此外,线头异物也是结石形成的重要诱因。

六、术式评述

相比于结肠通道术,回肠通道术是目前使用更为广泛的尿流改道方式。回肠内细菌定植数目较结肠少,污染术野概率较低,回肠血运较结肠更好,吻合口并发症的发生率较低,回肠的截取及吻合操作也相对简单,因此临床上回肠通道术的使用更广泛。但回肠通道术仍有不少缺点,例如,远期随访上尿路损害及造口狭窄发生率仍较高。利用结肠作为输出道,远期并发症较回肠少。结肠的单向蠕动特点,使得输出道内尿液排空更好,有利于对抗尿液反流。结肠壁较厚,管径粗,结肠通道术造口挛缩、狭窄等造口并发症较少。

此外,对于因妇科肿瘤、下尿路肿瘤接受广泛盆腔放疗的患者,末段回肠是可能被包括在放射野中的。如果再利用回肠进行尿流改道，术后肠道并发症发生风险大大增加。合并腹膜后纤维化的患者以及各种原因导致长段输尿管狭窄的患者，也不宜采用回肠通道术进行尿流改道，此时横结肠通道术优势更加明显。因解剖位置关系，与横结肠通道输入端吻合不需要太长的输尿管，甚至可以实现横结肠通道与肾盂的直接吻合。而对于已有结肠造口的患者或者需要进行盆腔廓清术并同期结肠造口的患者，乙状结肠通道术的优势就会显现出来。此时，不需做额外的肠道吻合，结肠造口与乙状结肠通道输出端造口位置的选择更加灵活，方便了后期护理，提高患者生活质量。

（吕家驹　宁　豪）

参考文献

［1］ SIEGEL R L, MILLER K D, FUCHS H E, et al. Cancer Statistics, 2021 [J]. CA Cancer J Clin, 2021, 71 (1): 7-33.

［2］ CHEN W, ZHENG R, BAADE P D, et al. Cancer statistics in China, 2015 [J]. CA Cancer J Clin, 2016, 66 (2): 115-132.

［3］ TAN W S, RODNEY S, LAMB B, et al. Management of non-muscle invasive bladder cancer: A comprehensive analysis of guidelines from the United States, Europe and Asia [J]. Cancer Treat Rev, 2016, 47: 22-31.

［4］ 陈晓芳, 陈万青, 周薇薇, 等. 2013 年中国膀胱癌发病和死亡流行状况分析 [J]. 中国肿瘤, 2018, 27 (02): 81-85.

［5］ STEIN J P, SKINNER D G. Surgical Atlas: The orthotopic T-pouch ileal neobladder [J]. BJU Int, 2006, 98 (2): 469-482.

［6］ 蒲春晓, 员海超, 李金洪, 等. 根治性膀胱切除术后常用尿流改道方式研究进展 [J]. 中国修复重建外科杂志, 2013, 27 (4): 492-495.

［7］ 韩精超, 夏溟, 杨飞亚, 等. 带蒂大网膜包裹输尿管皮肤造口术的临床应用 [J]. 中华泌尿外科杂志, 2018, 39 (7): 505-508.

［8］ BRICKER E M. Bladder substitution after pelvic evisceration [J]. Surg Clin North Am, 1950, 30 (5): 1511-1521.

［9］ PARRA R O, ANDRUS C H, JONES J P, et al. Laparoscopic cystectomy: initial report on a new treatment for the retained bladder [J]. J Urol, 1992, 148 (4): 1140-1144.

［10］ KOZMINSKI M, PARTAMIAN KO. Case report of laparoscopic ileal loop conduit [J]. J Endourol, 1992, 6 (2): 147-150.

［11］ GILL I S, FERGANY A, KLEIN E A, et al. Laparoscopic radical cystoprostatectomy with ileal conduit performed completely intracorporeally: the initial 2 cases [J]. Urology, 2000, 56 (1): 26-29; discussion 29-30.

［12］ 黄健, 黄海, 姚友生, 等. 腹腔镜与开放性膀胱全切原位回肠代膀胱术的疗效比较 [J]. 中华泌尿外科杂志, 2005, 26 (3): 172-175.

［13］ MAXWELL-ARMSTRONG C A, ROBINSON M H, SCHOLEFIELD J H. Laparoscopic colorectal cancer surgery [J]. Am J Surg, 2000, 179 (6): 500-507.

［14］ BASILLOTE J B, ABDELSHEHID C, AHLERING T E, et al. Laparoscopic assisted radical cystectomy with ileal neobladder: a comparison with the open approach [J]. J Urol, 2004, 172 (2): 489-493.

［15］ HAUTMANN R E, VOLKMER B G, SCHUMACHER M C, et al. Long-term results of standard procedures in urology: the ileal neobladder [J]. World J Urol, 2006, 24 (3): 305-314.

[16] JOHNSTON J H. Temporary cutaneous ureterostomy in the management of advancerd; congenital urinary aobstruction [J]. Arch Dis Child, 1963, 38 (198): 161-166.

[17] CHITALE S V, CHITALE V R. Bilateral ureterocutaneostomy with modified stoma: long-term follow-up [J]. World J Urol, 2006, 24 (2): 220-223.

[18] ARMAN T, MHER B, VARUJAN S, et al. Health-related quality of life in patients undergoing radical cystectomy with modified single stoma cutaneous ureterostomy, bilateral cutaneous ureterostomy and ileal conduit [J]. Int Urol Nephrol, 2020, 52 (9): 1683-1689.

[19] LUSUARDI L, LODDE M, PYCHA A. Cutaneous ureterostomy [J]. BJU Int, 2005, 96 (7): 1149-1159.

[20] 韩精超, 夏溟, 杨飞亚, 等. 带蒂大网膜包裹输尿管皮肤造口术的临床应用 [J]. 中华泌尿外科杂志, 2018, 39 (7): 505-508.

[21] IZQUIERDO L, PERI L, LEON P, et al. The role of cystectomy in elderly patients-a multicentre analysis [J]. BJU Int, 2015, 116 (Suppl 3): 73-79.

[22] LONGO N, IMBIMBO C, FUSCO F, et al. Complications and quality of life in elderly patients with several comorbidities undergoing cutaneous ureterostomy with single stoma or ileal conduit after radical cystectomy [J]. BJU Int, 2016, 118 (4): 521-526.

[23] SUZUKI K, HINATA N, INOUE T A, et al. Comparison of the Perioperative and Postoperative Outcomes of Ileal Conduit and Cutaneous Ureterostomy: A Propensity Score-Matched Analysis [J]. Urol Int, 2020, 104 (1-2): 48-54.

[24] RODRíGUEZ A R, LOCKHART A, KING J, et al. Cutaneous ureterostomy technique for adults and effects of ureteral stenting: an alternative to the ileal conduit [J]. J Urol, 2011, 186 (5): 1939-1943.

[25] KORKES F, FERNANDES E, GUSHIKEN F A, et al. Bricker ileal conduit vs. Cutaneous ureterostomy after radical cystectomy for bladder cancer: a systematic review [J]. Int Braz J Urol, 2022, 48 (1): 18-30.

[26] HAUTMANN R E, ABOL-ENEIN H, LEE C T, et al. Urinary diversion: how experts divert [J]. Urology, 2015, 85 (1): 233-238.

[27] ABOUMARZOUK O M, DREWA T, OLEJNICZAK P, et al. Laparoscopic radical cystectomy: neobladder or ileal conduit, debate still goes on [J]. Cent European J Urol, 2014, 67 (1): 9-15.

[28] HE JINXIANG, YU DEXIN, BI LIANGKUAN. Comparison of early complications in two urinary diversion after laparoscopic radical cystectomy [J]. Anhui Med J, 2017, 38 (6): 675-678.

[29] GILL I S, FERGANY A, KLEIN E A, et al. Laparoscopic radical cystoprostatectomy with ileal conduit performed completely intracorporeally: the initial 2 cases [J]. Urology, 2000, 56 (1): 26-29; discussion 29-30.

[30] GILL I S, KAOUK J H, MERANEY A M, et al. Laparoscopic radical cystectomy and continent orthotopic ileal neobladder performed completely intracorporeally: the initial experience [J]. J Urol, 2002, 168 (1): 13-18.

[31] BEECKEN W D, WOLFRAM M, ENGL T, et al. Robotic-assisted laparoscopic radical cystectomy and intra-abdominal formation of an orthotopic ileal neobladder [J]. Eur Urol, 2003, 44 (3): 337-339.

[32] HUSSEIN A A, MAY P R, JING Z, et al. Outcomes of Intracorporeal Urinary Diversion after Robot-Assisted Radical Cystectomy: Results from the International Robotic Cystectomy Consortium [J]. J Urol, 2018, 199 (5): 1302-1311.

[33] SMITH J A, HOWARDS S S, PREMINGER G M, et al. Hinman's Atlas of Urologic Surgery [M]. 4th ed. Philadelphia: Elsevier, 2018.

[34] PARTIN A W, DMOCHOWSKI R R, KAVOUSSI L R, et al. Campbell-Walsh-Wein Urology [M]. 12th ed. Philadelphia: Elsevier, 2020.

[35] HINMAN F JR. Atlas of Urologic Surgery [M]. 2th ed. Philadelphia: Saunders, 1998.

第十一章

机器人手术在尿流改道术中的应用

第一节　概　　述

膀胱癌是目前我国最常见的泌尿系恶性肿瘤之一,2022 年发病率达 6.58/10 万,且呈逐渐上升趋势。根据肿瘤对膀胱壁的浸润深度差异,分为肌层浸润性膀胱癌以及非肌层浸润性膀胱癌。目前根治性膀胱切除术 + 盆腔淋巴结清扫术 + 尿流改道术是肌层浸润性膀胱癌以及部分高危非肌层浸润性膀胱癌的标准治疗方式。

随着科技的日新月异和医疗技术及设备的发展,开放根治性膀胱切除术已逐渐被腹腔镜根治性膀胱切除术所取代。近年来,达芬奇机器人由于具有高清、稳定、灵活等特点,较常规腹腔镜系统有一定优势,机器人辅助根治性膀胱切除术已获得认可并在各大医疗中心得到广泛应用。尿流改道术是根治性膀胱切除术的重要组成部分,有诸多手术方式可供选择。

关于机器人根治性膀胱切除术后尿流改道方式尚未有统一标准。以往更倾向于体腔外进行尿流改道,体腔内尿流改道术复杂、技术难度大,对术者有一定的挑战,因此大多医疗中心在完成根治性膀胱切除术后仍然采用体腔外尿流改道术。若在行机器人根治性膀胱切除术后再开腹行尿流改道术,则不能体现出机器人手术的微创优势。随着微创理念的不断更新,最早 Gill 等人曾报道腹腔镜根治性膀胱切除术 + 回肠通道术和体腔内原位新膀胱术,在 2004 年 Balaji 等人报道了机器人根治性膀胱切除术 + 体腔内尿流改道术。机器人手术的发展使得体腔内尿流改道术的临床应用逐渐增多,各大医疗中心关于体腔内尿流改道术的报道也越来越多,目前临床经验证明其在临床上是安全、可行的。随着机器人辅助腹腔镜技术在国内的推广,将来机器人根治性膀胱切除术 + 体腔内尿流改道术或许会逐渐成为治疗膀胱癌的主流手术方式。

第二节　机器人手术行尿流改道术

一、体位与穿刺套管

仰卧位,双上肢内收于躯干两侧,肩部置挡板和软垫,避免过度头低位引起的臂丛神经麻痹或肌肉劳损。下肢半截石位或分腿位,注意保护患者腿部,避免机械臂的压迫。

套管的分布可采用 6 孔操作法,于脐上缘皮肤弧形切口,建立气腹后置入 12mm 通用套管为腹腔镜内镜通道。分别于脐下两横指左、右侧腹直肌旁皮肤切口置入 8mm 机器人专用套管作为 1 号和 2 号臂通道;于 2 号臂外下方皮肤切口置入 8mm 专用套管为 3 号臂通道。于内镜套管与 2 号臂套管连线中点的上方置入 12mm 套管为第一助手辅助通道,于 1 号臂外下方皮肤切口置入 5mm 或 12mm 套管为第二助手通道。各辅助孔及机械臂通道之间的距离要求 8~10cm 为佳。套管的具体位置可根据患者体型和术者习惯加以调整。

二、机器人辅助回肠通道术

应用腔镜用直线切割吻合器截取目标肠管,将保留的近、远端肠管对称排列,对齐系膜缘,取直线切割吻合器将两排钉槽分别插入两段肠腔内,完成肠管侧侧吻合,更换新的钉仓垂直于方才吻合方向闭合肠管断端,恢复其连续性。腔内直线切割吻合器的置入在不同术者有不同喜好,通常经助手通道置入,也可经耻骨上做小切口置入。值得注意的是,肠道连续性的恢复也可以在完成输尿管回肠吻合后进行。截取肠管备用后经乙状结肠系膜打孔将左侧输尿管引至腹腔右侧。与开放尿流改道术相同,输尿管肠吻合术可以使用 Bricker 法、Wallace 法或邢氏吻合法。在完成输尿管回肠后壁以及一半前壁吻合后,经 12mm 助手通道留置双 J 管,亦可经耻骨上小切口留置单 J 管。回肠远端皮肤造口与开放手术技术相同。

三、机器人辅助原位新膀胱术

在构建新膀胱储尿囊时,需考虑到新膀胱的容量、顺应性、与输尿管吻合时的张力、与尿道吻合时的张力、替代材料的可获得性、是否会引起营养不良、代谢异常等并发症、构建方式是否简便易行等。围绕这些关键问题,各种体腔内新膀胱技术的报道十分广泛,本书前文已有详细介绍。

机器人辅助原位新膀胱手术过程可总结归纳为六步法,方便广大医疗同行学习和记忆。根治性膀胱切除六步法:开腹膜,找层次;输尿管,分两侧;找精囊,分后壁;断韧带,分前壁,开盆底;缝静脉,断尿道。新膀胱储尿囊构建六步法:切肠管;关系膜;切肠壁;缝尿囊;输尿管;吻尿道。

机器人根治性膀胱切除术后,按六步法完成腔内尿流改道术,现重点介绍 IUPU 原位回肠新膀胱术。

机器人 IUPU 原位回肠新膀胱术:

1. 取肠管 选取距回盲部约 15~25cm 处长约 54cm 的回肠段,逆肠蠕动方向将肠袢按 12cm,12cm,15cm,15cm 的长度标记。切断肠系膜和肠管。(资源 29)

2. 关系膜 原小肠腔镜下用直线切割吻合器行吻合,浆肌层包埋缝合加固小肠吻合口。关闭肠系膜间隙。(资源 30)

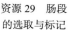

资源 29 肠段的选取与标记　　资源 30 关闭肠系膜

3. 切肠壁 稀释碘伏水冲洗肠袢,对系膜缘剖开远侧 39cm 的回肠,切开方式为远端开始肠管一侧 1/3∶2/3 切开逐渐过渡到肠管 1/2∶1/2 的中心切开,近侧保留 15cm 作为输入

祥。(资源 31)

4. 缝尿囊 按照 IUPU 改良原位新膀胱技术构建储尿囊，首先向上对折远侧的两段 12cm 肠管，连续缝合相邻的小肠边缘，再将 15cm 剖开肠管继续盘绕形成新膀胱后壁，然后再将前壁 15cm 肠管远端留置 1.5cm 后其余肠管用连续缝合形成带输入祥 IUPU 储尿囊。(资源 32)

资源 31 切开肠壁　　资源 32 缝合储尿囊

5. 输尿管 在骶骨岬前方将左侧输尿管穿过乙状结肠系膜送至右侧腹膜后。输尿管无成角、扭曲，与右输尿管并腔缝合后，将输尿管支架管顺肠蠕动方向引入肠道输入祥，剖开双侧输尿管残端，以 4-0 可吸收线先将其并排固定 2 针，将双侧输尿管合并为单腔长约 3cm。吻合输尿管并腔端与肠道输入祥，检查无明显渗漏。剪除其余输尿管组织送病理，缝合线固定支架管。(资源 33)

6. 做吻合 膀胱储尿囊内留置 20F 蘑菇头乳胶引流管，用圆针 4 号线将双侧输尿管支架与修剪后的蘑菇头进行缝合，蘑菇头远端自新膀胱腹侧小孔穿出并由右侧腹壁小切口引出。将尿道及新膀胱远端留置口进行吻合，最后缝合关闭储尿囊前壁，冲洗创面。(资源 34)

资源 33 输尿管并腔与新膀胱吻合　　资源 34 新膀胱与后尿道吻合

耻骨后留置 20F 引流管，由腹壁左侧一小切口引出。耻骨上取一长约 5cm 切口将标本取出，逐层缝合各切口。

四、并发症及处理

1. 出血 出血的部位常发生在膀胱侧韧带及背侧静脉复合体。处理膀胱侧韧带时要充分分离，注意止血方法，避免大块缝扎或电凝。处理背侧静脉复合体时出血可尝试双极电凝止血，或分离前列腺尖部两侧，充分暴露 DVC，进行缝扎，止血更为确切。

2. 肠道损伤 手术过程包括肠吻合，术后可能发生肠瘘、吻合口狭窄及肠梗阻等并发症。膀胱前列腺后方相邻直肠，术中有损伤直肠的风险，必要时可请普外科会诊，根据临床情况，积极处理。

3. 尿瘘或新膀胱堵塞 新膀胱吻合处较多，一方面存在远近端吻合口瘘的可能，另一方面膀胱内压升高导致尿液外渗。充分引流，大多可缓解。另外新膀胱为肠道组织，会产生黏液，阻塞引流管路，造成尿潴留影响新膀胱的恢复。早期规范膀胱冲洗，可减少此并发症的发生。

五、注意事项

1. 持续性肾功能不全是原位新膀胱术的禁忌证（血肌酐 $>176.8\mu mol/L$ 或者 2mg/dl），而单纯的高龄因素并不一定是原位新膀胱术的禁忌证，应根据实际情况对患者的生理年龄与实际年龄进行区分。由于体位、手术时间长，要求患者心肺功能正常。

2. 原位新膀胱术必须在一定的前提下实施，首先尿道括约肌复合体功能完好以保证排尿的可控性，其次在任何情况下不能因为尿路重建而影响肿瘤的根治性切除。

3. 原位新膀胱为球形储尿囊，有一定容量、顺应性好，灌注期间保持腔内压力处于低水平。

4. 尿流改道方式选择依赖临床指征和患者意愿,术前必须认真讨论,向患者说明选择不同尿流改道方式将产生的短期与长期的风险与收益。

第三节 临床现状与展望

开放根治性膀胱切除术+尿流改道术是肌层浸润性膀胱癌和部分高危非肌层浸润性膀胱癌的经典术式。在传统的开放手术中,医生可直接通过手感触觉进行手术,保证肿瘤充分根治性切除,但往往创伤较大、出血较多。随着微创技术的不断进步,腹腔镜手术获得迅速发展,具有创伤小、出血少和术后恢复快等优势,成为外科领域的主要手术方式,并且所获得的临床疗效与开放手术类似。近年来,随着尖端科技的发展,外科手术领域出现了许多重大突破,其中手术机器人的出现在外科手术发展史上具有里程碑意义。2006年,国内引进第一台达芬奇机器人手术系统,标志着我国外科手术领域正式进入机器人手术时代。达芬奇手术机器人系统以其七个自由度的灵活机械臂,三维、高清、放大的手术视野和术中导航等优势,使操作更加精细、解剖层次清晰明了;而且机器人机械臂稳定,避免人手的生物学抖动,更适合保留神经和血管,使得机器人根治性膀胱切除术在全国迅速得到应用和推广。

随着微创时代的到来,机器人根治性膀胱切除术后的尿流改道方式虽大致与腹腔镜类似,主要分为体腔外和体腔内改道方式,但尿流改道有其特殊性,二者各有其优劣之处。

一、体腔外尿流改道术

目前大多数做机器人根治性膀胱切除术的外科医生选择体腔外尿流改道术,手术中通过腹部切口取出手术标本,并且由此切口截取肠袢及肠吻合,并进行回肠通道近端与输尿管末端吻合,或构建新膀胱,条件允许可将输尿管与输入袢吻合,然后重新建立气腹,再次锚定达芬奇机器人,行新膀胱与输尿管或与尿道的吻合。

二、体腔内尿流改道术

体腔内尿流改道术是在腹腔内完成回肠袢的处理、新膀胱的构建与吻合,可以减少肠管的体外暴露时间,减少术中非显性失水,术后肠道功能恢复较快,降低胃肠道及腹腔感染并发症。腹腔镜或者机器人体腔内尿流改道术不仅能使肠管在腹腔内得到保护,而且进行改道时可以减少手术器械对肠管的牵拉损伤;可保留输尿管的适当长度和良好的血供,避免输尿管张力过高或过长而导致上尿路梗阻,有利于输尿管新膀胱及新膀胱与尿道之间的吻合,对肥胖或肠系膜较短者有较大优势。对于接受体腔内尿流改道术的女性患者,通过阴道取出手术标本,避免腹部切口,更加符合微创和美容的理念。完全腔内尿流改道术也存在一些不足之处,包括没有真正解决切除标本的取出问题、腹腔内肠段切开肠内容物污染问题、手术时间尚偏长、技术要求高以及花费增加。

新膀胱构建的基础是肠管的充分去管化,以保证储尿囊的持续低压。在缺乏机器人辅助的情况下,完全腹腔内重建手术步骤多、操作复杂、技术难度高,一度限制了其应用。随着机器人辅助腹腔镜的应用,灵活的机械臂大大降低了缝合难度,实施体腔内尿流改道术的医生越来越多。最初国际机器人根治性膀胱切除术联盟成员单位临床数据研究表明,体腔内尿流改道术和体腔外尿流改道术在手术时间、住院时间和出血量等方面无明显差异,腔内尿流改道术虽然会增加一定的手术难度,但并未影响术后总体并发症发生率,而且此类患者的胃肠道并发症和感染并发症的发生率明显下降。在 2018 年该联盟再次对 26 家成员单位的根治性膀胱切除术临床资料进行汇总分析,共 2 125 例患者行机器人根治性膀胱切除术 + 尿流改道术,其中,体腔内改道比例从 2005 年的 9% 增加至 2015 年的 97%。腔内改道比例大幅提高,而且其在手术时间、围手术期出血量和输血率等方面优于体腔外的尿流改道。另外,体腔内尿流改道术的高级别并发症发生率略高于体腔外改道,但值得一提的是体腔内尿流改道术并发症的发生率逐年减少。

机器人完全体腔内根治性膀胱切除 + 尿流改道术的学习曲线尚无明确定论。对于一般的机器人膀胱切除术,文献报道至少完成 30 例 RARC 才能达到淋巴结清扫至少 20 个、切缘阳性率低于 5% 的水准。考虑到术后并发症的发生风险,如尿漏、输尿管狭窄、切口疝和术后出血等,建议机器人完全体腔内根治性膀胱切除 + 尿流改道术的学习曲线为 100 例甚至更多,即使对于有经验的外科医生也是如此。

随着机器人手术的广泛应用和学习曲线的建立,体腔内构建新膀胱逐渐成为主要的尿流改道方式之一。国际机器人根治性膀胱切除联盟报道了 702 例机器人根治性膀胱切除术患者的长期随访结果,中位随访时间达到 67 个月,5 年无复发生存率 67%,5 年的肿瘤特异性生存率为 75%,5 年总体生存率为 50%,与开放手术的生存率相当。Simone 等进行的随机对照研究表明机器人体腔内根治性膀胱切除术 + 原位新膀胱术可获得与开放手术相当的无病生存率、肿瘤特异性生存率和总生存率,同时术后并发症发生的风险降低(42.4% : 91.3%)。功能学结果方面,机器人体腔内原位新膀胱术的总体日间和夜间控尿率分别为 62%~95% 和 38%~93%。术后 12 个月日间控尿率可达 90%(0~1 个尿垫),而将不需要使用尿垫作为严格标准的控尿率仅为 17%。因术后残余尿增多需自家清洁导尿的比例为 0~11%。性功能方面,术后恢复正常的勃起功能可能与保留神经的程度相关,而与新膀胱技术本身的关系并不密切,并且在很大程度上取决于术前勃起功能。

总之,国内外的研究结果表明,机器人根治性膀胱切除术 + 体腔内尿流改道术在临床工作中是可行的,能充分体现机器人手术系统的微创特点,术后疼痛程度、并发症、肿瘤学与功能学结果都是令人满意的,将来机器人根治性膀胱切除术 + 体腔内尿流改道术会逐渐成为根治性膀胱切除术后尿流改道的主流术式。这个过程要循序渐进,从通道到新膀胱,需要医生更加深刻地了解 ICUD 相关的解剖、病理生理、关键技术,从而缩短手术时间、降低并发症、快速恢复患者生活质量。

目前构建新膀胱仍以末端回肠为主,组织工程膀胱也已经出现,是当前的研究热点,表明了未来新膀胱的发展方向。虽其真正进入临床还有待深入的研究,但人工或组织工程膀胱具有光明的应用前景,本书有相关章节介绍相关内容。

第四节 小 结

从传统的开放手术,发展到腹腔镜以及机器人辅助腹腔镜手术,外科领域的技术在迅速地进步,各种手术方式和技术目前也各有其适用场景,尚且无法相互取代。随着机器人手术在临床的推广和运用,机器人根治性膀胱切除术已从早期经验积累阶段逐渐发展到成熟阶段,成为了一种标准化可重复的术式,逐渐形成了具有微创时代特点的尿流改道术。目前机器人根治性膀胱切除术+体腔外尿流改道术虽然仍是主要手术方式,但是越来越多的研究结果表明完全体腔内尿流改道术在并发症发生率、肿瘤学及功能学等方面表现均较好,预期将会成为一种主流术式。

(李学松 袁昌巍)

参考文献

［1］李辉章, 郑荣寿, 杜灵彬, 等. 中国膀胱癌流行现状与趋势分析 [J]. 中华肿瘤杂志, 2021, 43 (3): 293-298.

［2］SAGINALA K, BARSOUK A, ALURU J S, et al. Epidemiology of Bladder Cancer [J]. Med Sci (Basel), 2020, 8 (1)

［3］GILL I S, KAOUK J H, MERANEY A M, et al. Laparoscopic radical cystectomy and continent orthotopic ileal neobladder performed completely intracorporeally: the initial experience [J]. J Urol, 2002, 168 (1): 13-18.

［4］BALAJI K C, YOHANNES P, MCBRIDE C L, et al. Feasibility of robot-assisted totally intracorporeal laparoscopic ileal conduit urinary diversion: initial results of a single institutional pilot study [J]. Urology, 2004, 63 (1): 51-55.

［5］AKBULUT Z, CANDA A E, OZCAN M F, et al. Robot-assisted laparoscopic nerve-sparing radical cysto-prostatectomy with bilateral extended lymph node dissection and intracorporeal studer pouch construction: outcomes of first 12 cases [J]. J Endourol, 2011, 25 (9): 1469-1479.

［6］AHMED K, KHAN S A, HAYN M H, et al. Analysis of intracorporeal compared with extracorporeal urinary diversion after robot-assisted radical cystectomy: results from the International Robotic Cystectomy Consortium [J]. Eur Urol, 2014, 65 (2): 340-347.

［7］ZHANG J H, ERICSON K J, THOMAS L J, et al. Large Single Institution Comparison of Perioperative Outcomes and Complications of Open Radical Cystectomy, Intracorporeal Robot-Assisted Radical Cystectomy and Robotic Extracorporeal Approach [J]. J Urol, 2020, 203 (3): 512-521.

［8］HUSSEIN A A, MAY P R, JING Z, et al. Outcomes of Intracorporeal Urinary Diversion after Robot-Assisted Radical Cystectomy: Results from the International Robotic Cystectomy Consortium [J]. J Urol, 2018, 199 (5): 1302-1311.

［9］HAYN M H, HUSSAIN A, MANSOUR A M, et al. The learning curve of robot-assisted radical cystectomy: results from the International Robotic Cystectomy Consortium [J]. Eur Urol, 2010, 58 (2): 197-202.

［10］TAN W S, LAMB B W, TAN M Y, et al. In-depth Critical Analysis of Complications Following Robot-assisted Radical Cystectomy with Intracorporeal Urinary Diversion [J]. Eur Urol Focus, 2017, 3 (2-3): 273-279.

[11] LIN T, FAN X, ZHANG C, et al. A prospective randomised controlled trial of laparoscopic vs open radical cystectomy for bladder cancer: perioperative and oncologic outcomes with 5-year follow-upT Lin et al [J]. Br J Cancer, 2014, 110 (4): 842-849.

[12] SIMONE G, TUDERTI G, MISURACA L, et al. Perioperative and mid-term oncologic outcomes of robotic assisted radical cystectomy with totally intracorporeal neobladder: Results of a propensity score matched comparison with open cohort from a single-centre series [J]. Eur J Surg Oncol, 2018, 44 (9): 1432-1438.

[13] TYRITZIS S I, HOSSEINI A, COLLINS J, et al. Oncologic, functional, and complications outcomes of robot-assisted radical cystectomy with totally intracorporeal neobladder diversion [J]. Eur Urol, 2013, 64 (5): 734-741.

[14] SATKUNASIVAM R, SANTOMAURO M, CHOPRA S, et al. Robotic Intracorporeal Orthotopic Neobladder: Urodynamic Outcomes, Urinary Function, and Health-related Quality of Life [J]. Eur Urol, 2016, 69 (2): 247-253.

[15] SALONIA A, CASTAGNA G, CAPOGROSSO P, et al. Prevention and management of post prostatectomy erectile dysfunction [J]. Transl Androl Urol, 2015, 4 (4): 421-437.

第十二章

完全体腔内构建技术在尿流改道术中的应用

第一节 概 述

根治性膀胱切除术是治疗肌层浸润性膀胱癌的标准手术方式,同时也推荐用于治疗一些高危的或反复复发的非肌层浸润性膀胱癌。与传统的开放根治性膀胱切除术比较,腹腔镜下根治性膀胱切除术(laparoscopic radical cystectomy,LRC)具有创伤小,术后恢复快、并发症少等优势。

尿流改道术是根治性膀胱切除术的后续步骤,一个成功的尿流改道术应该达到技术安全性与可行性的双结合,允许尿液从肾脏产生后排出体外的同时达到良好的肿瘤学与功能学结果。采用何种尿流改道方式要根据患者的全身状况、预期寿命、肿瘤情况、自身其他疾病来进行全面评估,向患者及家属详细讲解各种尿流改道方式的优缺点,掌握各种尿流改道术的适应证以及禁忌证,使尿流改道方式的选择更加精准化,从而达到减少围手术期并发症、保护患者肾功能、提高生活质量、延长生存时间的目的。本节将从尿流改道术的发展现状、尿流改道术的分类以及完全体腔内尿流改道术的手术方法、技巧、预后等方面展开论述。

由于尿流改道手术复杂,目前大多行体腔外尿流改道术(ECUD)。这样,整个手术一半是在腹腔镜下完成,一半是通过开放手术完成,因此,这种手术方式总的来讲可称之为半腹腔镜手术。2000 年 Gill 等首次完成 LRC+ 回肠通道术,之后于 2002 年又首先报道了 LRC+完全体腔内尿流改道术(ICUD),从而开启了根治性膀胱切除术 + 尿流改道术的全腹腔镜时代。2003 年最早报道了机器人辅助腹腔镜下根治性膀胱切除术(RARC)+ICUD。2018 年 Hussein 等对国际 26 家机器人联盟单位的 2 125 例患者数据统计,发现 ICUD 的比例由 2005 年的 9% 逐渐增加到 2015 年的 97%。随着微创技术的发展日益成熟,关于腹腔镜与机器人 ICUD 的报道越来越多。虽然 ICUD 技术要求更高、手术时间及学习曲线更长,但是研究表明 ICUD 术后患者肠道功能恢复更快、胃肠道并发症更少。许多大型医疗中心已经陆续开展了腹腔镜与机器人 LRC+ICUD 技术。基于此,本章节对腹腔镜与机器人尿流改道术进展做重点介绍。

第二节　完全体腔内尿流改道术的手术方法和手术技巧

与 ECUD 相比,ICUD 的手术难度更大。主要难点在于缝合重建等精细操作,主要包括体腔内肠管的截取和吻合、输入袢的构建、输尿管与肠管吻合、新膀胱的缝合、新膀胱与输尿管及尿道的吻合。

一、体腔内肠管的截取和吻合

在开放手术时,很容易通过无影灯观察到肠系膜血管弓。而在腹腔镜下肠系膜血管则很难观察,术中采用另一套腔镜光源系统在背侧照射肠系膜,将腹腔镜光源调暗,能够清晰地看见肠系膜血管(见第二篇第九章第二节资源 10)。

对于体内回肠通道术,一般在距回盲部约 15~25cm 处,截取 15~20cm 肠管,长度可依腹壁的厚度调整。对于体内原位新膀胱术,T 形回肠新膀胱是距离回盲瓣 25cm 截取一段 52~54cm 的末段回肠;Studer 回肠新膀胱利用了一段距离回盲瓣 25cm 的 54~56cm 的末段回肠;Hautmann 原位新膀胱选择一段距离回盲瓣 20~25cm 的 60cm 末段回肠;邢氏新膀胱也是距离回盲瓣 15~25cm 截取一段 60cm 末段回肠。为了能够更加准确地截取指定长度的肠管,可以量取 10cm 的 10 号丝线作为标尺。截取肠管时,对于系膜的处理较为关键,一般系膜切开 6cm 左右为宜。使用超声刀可以直视下进行,注意避开较粗的主干血管,超声刀在处理肠系膜血管中有独特优势,能够闭合血管,用慢档效果更好。使用直线切割吻合器截取肠管时,要注意与系膜血管平行,先夹闭系膜观察无明显缺血表现后,再进行下一步截取肠管操作,如夹闭后出现缺血表现,及时调整截取肠管位置或者钉仓与系膜血管平行角度。为清除肠管内的细菌,可向肠管内注入生理盐水稀释的庆大霉素或甲硝唑注射液(资源 35)。

资源 35　冲洗截取的肠管

肠管连续性的恢复可采用腔镜用直线切割吻合器侧侧吻合的方法。腹腔镜下用吻合器吻合时,要尽量向上提拉肠管,也可用吻合器连续切割两次,以保证吻合口足够大,从而很好地预防术后吻合口狭窄导致的肠梗阻(资源 36)。

资源 36　恢复肠管的连续性

恢复肠管连续性后,肠系膜使用 3-0 可吸收线间断关闭,防止内疝发生。

此外,对于回肠通道术,体外造口要经过腹直肌,防止造口疝发生。将左侧输尿管经腹膜后隧道牵拉至右侧,然后将输尿管与回肠通道邢氏吻合。手指分离腹膜外间隙,将回肠通道另一端经腹膜外拉出体外。完全腹腔镜下处理左侧输尿管隧道时,沿着腹主动脉、双侧髂总动脉表面分离,牵拉腹膜,尽量向头侧分离,保证隧道分离充分,以防引起输尿管成角等引起梗阻和积水。同时,一定要注意输尿管勿扭转。

二、新膀胱输入袢的构建

新膀胱构建形式有很多种，如 Hautmann 回肠新膀胱、Studer 回肠新膀胱、T 形回肠新膀胱术、邢氏新膀胱等。Studer 回肠新膀胱最早由 Studer 在 1989 年报道，Studer 回肠新膀胱应用了一段未去管化的顺蠕动肠管作为输入袢以防止尿液反流，Studer 认为一段合适的顺蠕动回肠输入袢能够有效防止患者腹压排尿时尿液反流。这种术式因操作更加简单有效、可以不用吻合器、能够适用较短的输尿管，逐渐成为美国应用最广泛的原位新膀胱构建方式。最早 Studer 回肠新膀胱输入袢长约 20cm，后来 Studer 改进术式，认为 15cm 左右的输入袢抗反流效果与 20cm 相当。T 形回肠新膀胱截取末端回肠近端 8~10cm 的回肠用于制作输入袢，输入袢的远端 4cm 用于制作抗反流瓣。

结合笔者中心的经验，在此着重介绍邢氏新膀胱。邢氏新膀胱是邢念增教授于 2012 年提出的一种新型的适合腹腔镜下操作完成的原位回肠新膀胱，其应用一段去管化的回肠构建顺蠕动双输入袢的球形原位回肠新膀胱。邢氏新膀胱也采用输入袢作为抗反流机制，然而不同的是，其采用两个顺蠕动输入袢，具体来讲就是用超声刀截取 10cm 近心端肠袢，移至远心端，以顺蠕动的方式与远端回肠端端吻合，3-0 倒刺线单层吻合，作为右侧输入袢（资源 37），与右侧输尿管吻合。剩余肠管的近心端再取 10cm 作为左侧输入袢，与左侧输尿管吻合。采用双输入袢后，术中可以不用过度游离左侧输尿管，左侧输尿管与左侧输入袢原位吻合，从而更好地保护左侧输尿管血供。同时双侧输入袢均为顺蠕动，可以有效防止反流。2013 年，Studer 团队回顾分析了 74 例单侧或双侧输尿管回肠输入袢吻合口狭窄的病例，发现左侧吻合口狭窄率是右侧的 2 倍，这与左侧输尿管血供受损以及左侧输尿管受压长期慢性缺血有关，而邢氏新膀胱术后患者均无输尿管吻合口狭窄，所以邢氏新膀胱可防止尿液反流，同时避免左侧输尿管过度牵拉和受压，有效保护上尿路功能。

资源 37　邢氏
新膀胱输入袢的
构建

三、体腔内输尿管与肠管吻合

输尿管与输入袢的吻合方式有很多种，主要有两类：一类是抗反流术式，如 Le Duc 法、Goodwin 法等；一类是非抗反流术式，如 Bricker 法、Wallace 法、邢氏吻合法等。到底采用抗反流还是非抗反流的手术方式，学术上尚有争论。通常认为，抗反流吻合在高压力储尿囊中是有必要的，而抗反流吻合口的狭窄发生率比直接吻合法高出 2 倍多。由于狭窄和梗阻所带来的危害是显而易见的，而抗反流吻合所带来的益处又不确定，在低压储尿囊前提下，抗反流吻合后期吻合口狭窄对上尿路的危害实际上超过了其抗反流作用对上尿路的保护价值。因此，非抗反流的直接吻合法更受推崇。

Studer 等人在 70 例患者中对比了抗反流乳头与顺向蠕动的输入袢肠管两种输尿管新膀胱吻合方式术后并发症的差异，前者发生输尿管新膀胱狭窄的概率高于后者，两者在新膀胱输尿管反流方面无明显差异，最后确定了 Studer 回肠新膀胱以顺向蠕动的输入袢肠管作为新膀胱的抗反流机制。Hautmann 原位新膀胱术从最初的 Le Duc 输尿管再植技术最终向双侧输入袢联合 Wallace 吻合技术转变。T 形回肠新膀胱是将输入袢旁 V 形肠管两臂于侧方剖开,连续缝合中间相邻的切缘,近端将输入袢远端4cm包埋,然后双侧输尿管端端吻合于输入袢近端。邢氏新膀胱对以上技术进行了改进:两侧输尿管末端纵向剖开1.5cm,输尿管与输入袢端端吻合,吻合时采用4-0可吸收线两侧连续缝合(见第二篇第九章第二节资源12)。

四、体腔内储尿囊的构建、新膀胱与输尿管及尿道的吻合

新膀胱的缝合、新膀胱与输尿管及尿道的吻合是新膀胱构建的重点。Studer回肠新膀胱选用远端40~44cm回肠去管化构建储尿囊,主要就是U形肠管沿对肠系膜缘切开,输尿管末端吻合于输入袢近端中央,二次折叠缝合U形储尿囊底端与顶端后连续缝合关闭储尿囊,储尿囊最低点剪开与尿道吻合,最终形成一个具有输入袢的类球形新膀胱。Studer回肠新膀胱相当于四段肠管构建的储尿囊,二次折叠充分去管化方式使得Studer回肠新膀胱具有最大的容量以及尽可能低的储尿囊内压力。Hautmann原位新膀胱是将60cm回肠折叠成为W形,除两端各外留2~3cm肠管作输入袢与两侧输尿管吻合外,对肠系膜缘切开回肠,连续缝合新膀胱后壁,在一侧U形袢底部开孔用于尿道吻合,连续缝合关闭新膀胱前壁,输尿管采用Wallace技术与新膀胱吻合于两端,最后形成一个类球形的储尿囊。T形回肠新膀胱比较复杂,简单来说就是远端44cm回肠折叠成V形,将此段V形肠管的两臂浆肌层缝合在一起,缝线通过输入袢远端4cm肠系膜血管弓间,使其固定于V形肠管的两臂之间,将V形肠管的底部向上折叠,连续缝合关闭新膀胱,最下端的边缘不做闭合以与尿道吻合,最终形成了一个具有输入袢以及抗反流瓣的储尿囊。

资源38　肠管去管化

邢氏新膀胱是将其余40cm肠管用超声刀去管化,去管化的位置多选择对系膜缘。然后将去管化的肠袢对折呈U形(资源38)。

接下来用3-0倒刺线连续缝合储尿囊后壁。注意缝合储尿囊时,每20cm肠管用3-0可吸收线间断缝合4~5针,然后由助手提起两端缝线,使之有一定张力,再用3-0倒刺线连续单层缝合即可。每缝4~5针时收紧缝线,这样既可缝合得严密,又节省时间(资源39)。将新膀胱折叠成球形(资源40),接下来进行新膀胱与输尿管及尿道的吻合,将储尿囊的后壁与尿道或前列腺尖部包膜后壁吻合(资源41)。然后置入单J管(资源42),最后将储尿囊前壁与尿道吻合,并用3-0倒刺线连续缝合彻底关闭储尿囊(资源43),完全体腔内新膀胱构建完毕。最好能将新膀胱构建成球形,若患者肥胖导致肠系膜血管较短,估计与尿道吻合张力大时,可简单地做成"U"形,也能取得较好效果。

资源39　缝合新膀胱后壁

资源40　新膀胱折叠成球形

资源41　储尿囊后壁和尿道的吻合

资源42　双输入袢内置入单J管

资源43　缝合储尿囊前壁

第三节 完全体腔内尿流改道术的预后

一、围手术期预后

Hussein 等的研究对 1 094 例行 ICUD 和 1 031 例行 ECUD 的患者进行了比较,结果发现平均手术时间(357 min∶400 min)无显著差异,但输血率(4%∶19%)有显著差异($P<0.01$)。邢念增教授团队比较了手术开展的前 21 例和后 20 例患者行 LRC+ICUD 的术后情况,结果显示邢氏新膀胱是安全、可行的,并且随着手术经验的积累,构建邢氏新膀胱的时间会越来越短。另外,邢念增教授团队对比了 19 例 ICUD 和 19 例 ECUD 女性膀胱癌患者的围手术期结果,表明了 ICUD 切口更小,恢复更快,并能降低并发症的发生率。有研究显示尿流改道术最常见的并发症为胃肠道相关的并发症,其次是感染和泌尿生殖道并发症。ECUD 术后胃肠道并发症发生率为 23%,而 ICUD 术后胃肠道并发症发生率显著降低,仅为 10%($P<0.001$),主要原因可能是 ICUD 技术可以减少胃肠道的液体损失,以及避免体外过度牵拉、移动引起肠壁的水肿。

二、肿瘤学预后

膀胱癌根治性手术的 3 个主要步骤就是根治性膀胱切除、盆腔淋巴结清扫以及尿流改道术。一项关于多中心的回顾性研究显示选择实施 ICUD 或 ECUD,不影响肿瘤切缘阳性率及淋巴结清扫数,两组人群在肿瘤特异性死亡率以及总生存率方面也无显著差异。该项研究说明影响肿瘤学结果的关键因素为膀胱切除和盆腔淋巴结清扫,而与尿流改道没有直接的关系。

三、功能学预后

膀胱癌根治术后的功能学结果主要根据尿控以及性功能情况进行评估。Asimakopoulos 等报道了 40 例行保留性神经的机器人辅助腹腔镜根治性膀胱切除术 + 体腔内原位新膀胱术的结果。术后 1 个月,白天的尿控率(不使用尿垫)达到 75%。术后 12 个月,夜间尿控率达到 72.5%。术前国际勃起功能指数(international index of erectile function,IIEF)评分平均为 24.4 分,术后 3 个月有 77.5% 的患者恢复勃起功能(勃起功能恢复正常定义为 IIEF 评分>17 分),而术后 6 个月 72.5% 的患者 IIEF 评分恢复到术前。邢念增教授团队报道的 41 例行 LRC+ICUD 的邢氏新膀胱患者,也取得了良好的尿控效果,术后 1 年白天尿控率达到 90.2%,夜间尿控率为 70.7%;考虑白天尿控率较高可能与术中保留前列腺包膜有关;并且还与排尿相关神经感觉敏感、新膀胱顺应性高有关。夜间尿控率较低可能与随访时间短、膀胱容量偏小有关,当然也与夜晚尿液使新膀胱过度扩张而缺乏排尿知觉有关。

第四节　小　　结

完全体腔内根治性膀胱切除术＋尿流改道术是安全、可行的，并且创伤小、术后恢复快，可有效降低患者围手术期并发症的发生率，特别是胃肠道的并发症，而不增加手术时间，甚至缩短手术时间，这种术式将来可能会成为大型医疗中心首选的手术方式。然而关于其围手术期并发症、肿瘤学、功能学的结果仍需要多中心、前瞻性、随机对照研究以及长期的随访来进一步证实。

（杨飞亚）

参考文献

[1] BOCHNER B H, DALBAGNI G, SJOBERG D D, et al. Comparing Open Radical Cystectomy and Robot-assisted Laparoscopic Radical Cystectomy: A Randomized Clinical Trial [J]. Eur Urol, 2015, 67 (6): 1042-1050.

[2] GILL I S, KAOUK J H, MERANEY A M, et al. Laparoscopic radical cystectomy and continent orthotopic ileal neobladder performed completely intracorporeally: the initial experience [J]. J Urol, 2002, 168 (1): 13-18.

[3] BEECKEN W D, WOLFRAM M, ENGL T, et al. Robotic-assisted laparoscopic radical cystectomy and intra-abdominal formation of an orthotopic ileal neobladder [J]. Eur Urol, 2003, 44 (3): 337-339.

[4] HUSSEIN A A, MAY P R, JING Z, et al. Outcomes of Intracorporeal Urinary Diversion after Robot-Assisted Radical Cystectomy: Results from the International Robotic Cystectomy Consortium [J]. J Urol, 2018, 199 (5): 1302-1311.

[5] AZZOUNI F S, DIN R, REHMAN S, et al. The first 100 consecutive, robot-assisted, intracorporeal ileal conduits: evolution of technique and 90-day outcomes [J]. Eur Urol, 2013, 63 (4): 637-643.

[6] STEIN J P, SKINNER D G. Surgical Atlas: The orthotopic T-pouch ileal neobladder [J]. BJU Int, 2006, 98 (2): 469-482.

[7] SKINNER E, SKINNER D, STEIN J. Orthotopic urinary diversion//WEIN A, KAVOUSSI L, NOVICK A, et al. Camp Bell-Wash urology [M]. 10th ed. Philadelphia: Saunders, 2012: 2479-2506.

[8] 邢念增, 平浩, 宋黎明, 等. 顺蠕动双输入襻原位回肠新膀胱术 10 例临床分析 [J]. 中华泌尿外科杂志, 2014, 35 (3): 239-240.

[9] SCHöNDORF D, MEIERHANS-RUF S, KISS B, et al. Ureteroileal strictures after urinary diversion with an ileal segment-is there a place for endourological treatment at all？[J]. J Urol, 2013, 190 (2): 585-590.

[10] 邢念增, 宋黎明, 牛亦农, 等. 一种新的输尿管肠管吻合方法及其在尿流改道中的应用 [J]. 中华医学杂志, 2012, 92 (2): 114-116.

[11] 吴丽媛, 杨飞亚, 牟廉洁, 等. 完全腹腔镜根治性膀胱切除术＋邢氏原位回肠新膀胱的可行性和疗效 [J]. 中华泌尿外科杂志, 2020, 41 (2): 90-94.

[12] WU L, YANG F, SONG L, et al. Comparison of intracorporeal and extracorporeal urinary diversions after laparoscopic radical cystectomy in females with bladder cancer [J]. World J Surg Oncol, 2019, 17 (1): 161.

［13］ AHMED K, KHAN S A, HAYN M H, et al. Analysis of intracorporeal compared with extracorporeal urinary diversion after robot-assisted radical cystectomy: results from the International Robotic Cystectomy Consortium [J]. Eur Urol, 2014, 65 (2): 340-347.

［14］ YUH B, WILSON T, BOCHNER B, et al. Systematic review and cumulative analysis of oncologic and functional outcomes after robot-assisted radical cystectomy [J]. Eur Urol, 2015, 67 (3): 402-422.

［15］ ASIMAKOPOULOS A D, CAMPAGNA A, GAKIS G, et al. Nerve Sparing, Robot-Assisted Radical Cystectomy with Intracorporeal Bladder Substitution in the Male [J]. J Urol, 2016, 196 (5): 1549-1557.

第十三章

尿流改道术后再次改道的决策

第一节 概 述

根治性膀胱切除术后，主要的尿流改道方式包括：原位新膀胱术、回肠通道术、输尿管皮肤造口术及其他尿流改道方法（经皮／肛门可控尿流改道术）。由于经皮／肛门可控尿流改道术后并发症发生率较高，现已很少使用。而原位新膀胱术、回肠通道术和输尿管皮肤造口术已成为临床尿流改道术的主要选择方式。随着微创技术的发展，常规腹腔镜手术和机器人辅助的腹腔镜手术让尿流改道这种复杂的技术得到普及，更多的中心能够独立开展上述三种主流尿流改道术，但随之而来的是术后远期并发症发生率显著增加，严重影响患者的生活质量。

不同尿流改道方式相关的远期并发症既有相似之处又略有不同，根据并发症发生的器官或者部位可以分为以下几种情况：皮肤造口相关并发症、输尿管 - 肠管吻合口相关并发症、肠道 - 尿道吻合口相关并发症、储尿囊相关并发症及肾脏功能相关并发症。远期并发症的发生在导致患者生活质量明显下降的同时显著增加了医疗花费。患者可能面临反复的泌尿系感染、肾脏功能损害、长期留置输尿管支架管、膀胱造口状态、新膀胱瘘、泌尿系结石等复杂情况，需要反复就医治疗。在经历了一系列影响生活质量的事件及并发症后，大部分患者期望通过再次尿流改道术获得较为满意的生存状态，但由于经历了根治性膀胱切除术＋盆腔淋巴结清扫，加之部分患者术后接受辅助放疗，腹腔情况变得异常复杂，这就导致尿流改道术后再次手术改道成为患者及临床医生面临的一大难题，大部分医生通常会建议患者进行保守对症治疗。目前，尿流改道术后再次行手术尿流改道并没有标准的操作指南。极少数较大的泌尿外科诊疗中心拥有一定的诊疗经验，但多数以个案的形式进行报道，缺少高等级的循证医学证据，这就导致尿流改道术后再次行手术改道在临床实践的过程中成为一种挑战。

针对尿流改道术后再次行尿流改道的适应证，尿流改道方式的选择，以及再次尿流改道可能会对患者带来的影响，都需要我们在不断积累经验的基础上汇聚更多的临床证据，为更多有需求行再次尿流改道的患者和临床医生提供正确的认识及合理的选择。

第二节　尿流改道术后再次改道的病因学

由于尿流改道术后再次行改道手术风险大,每例手术都需要个体化评估,加之并发症的判断及处理也异常复杂,医生及患者对术后的远期获益无法进行有效的预判,上述种种原因都导致尿流改道术后再次行改道的大宗研究数据较少被报道。本章节列举的相应数据均来源于已发表的文献。

一项来自德国美茵茨大学医学院的研究,报道了他们所诊治的 39 例接受二次尿流改道的患者中,神经源性膀胱患者占 38%,膀胱外翻和尿道上裂患者占 28%,解剖性 / 功能性膀胱功能丧失患者占 15%,而肿瘤患者仅占 18%。再次尿流改道之前,13 例患者出现反复泌尿系感染,11 例患者存在造口相关问题(炎症或狭窄),13 例患者因输尿管梗阻导致上尿路积水。此外,20 例患者在首次尿流改道术前进行过上尿路相关手术,11 例膀胱外翻 / 尿道上裂的患者在首次尿流改道术前进行过膀胱相关手术,5 例恶性肿瘤患者进行过放疗,其中 2 例患者同时接受了联合化疗。

坦帕总医院和 H. Lee Moffitt 癌症研究所 Pow-Sang 团队总结了 20 例二次行尿流改道患者的临床数据,他们为首次尿流改道术后、需要行二次尿流改道的患者,均进行了 Florida 储尿囊(Florida pouch,1 或 2 型;可控的结肠储尿囊)的制备。报道包含了 11 例男性和 9 例女性患者,平均年龄为 40 岁(17~66 岁)。首次尿流改道术包括以下几种方式:15 例行回肠通道术,1 例行耻骨上膀胱造瘘术,1 例行乙状结肠通道术,1 例行盲肠通道术,1 例行输尿管乙状结肠吻合术,1 例行输尿管皮肤造口术。首次尿流改道术后 3 例患者出现有症状的泌尿系感染,3 例患者出现造口和外部器械并发症,5 例患者共 7 个输尿管出现梗阻。3 例输尿管梗阻的患者进行了肾造瘘术。接受输尿管 - 乙状结肠吻合术的患者存在反复泌尿系感染,同时担心继发肠道恶性肿瘤,坚决要求再次进行尿流改道。

加州大学欧文分校医学中心和 Duarte 医院希望之城国家医疗中心泌尿外科 Ahlering 团队回顾性研究了 11 例二次行尿流改道患者的主要原因,10 例患者存在需要手术干预的并发症(造口狭窄和造口旁疝),2 例因输尿管梗阻导致了肾积脓。2 例肾积脓患者均存在吻合口狭窄,在进行二次尿流改道术的同时切除了无功能肾。

南加利福尼亚大学泌尿外科 Boyd 等报道了该研究中心的一项回顾性研究,该研究包括 9 例因膀胱癌行根治术和 2 例因良性疾病导致膀胱容量异常在多次膀胱重建失败后行膀胱切除术。9 例膀胱肿瘤患者在围手术期均未接受过放疗。6 例患者既往接受过回肠通道术,1 例患者接受过经皮可控尿流改道术,3 例患者接受过回肠通道术后转换为经皮 Kock 储尿囊,1 例患者接受过输尿管 - 乙状结肠吻合术而后转换为经皮可控储尿囊。在所有 6 例初次回肠通道术的患者中,4 例由于对皮肤造口和相应通道问题不满意而希望转换为另一种形式的尿流改道术,1 例患者出现反复复发的造口狭窄,1 例患者在行根治性膀胱切除术和可控尿流改道术后 20 年出现肾功能恶化。在之前接受过经皮可控储尿囊治疗的 5 例患者中,1 例因造口旁疝而导致难以插入导管以及右侧吻合口狭窄而再次行原位新膀胱术替代治疗,1 例患者出现经皮流出道巨大结石并且导管置入困难,其他 3 例因经皮流出道以及失禁等问题再次接受尿流改道术。

德国乌尔姆大学泌尿外科 Hautmann 等回顾了 1 614 例行膀胱切除术的患者,首次尿流改道术的数据如下:71.9% 的男性患者和 42.3% 的女性患者接受了原位新膀胱术,17.6% 的男性患者和 38.6% 的女性患者接受了回肠通道术,9.5% 的男性患者和 12.5% 的女性患者接受了输尿管皮肤造口术治疗,经皮可控尿流改道术和尿粪合流仅限于少数患者。在 1 614 例接受膀胱切除术治疗的患者中,92 例(15.7%)患者切除膀胱的原因是非肿瘤性的,主要包括放疗导致的膀胱功能丧失、间质性膀胱炎、神经源性疾病或细胞毒性药物的副作用,94.3% 的患者为尿路上皮癌。所有患者中,25 例男性患者和 23 例女性患者共计进行过 51 次二次 / 三次尿流改道术。在这 48 例患者中,29 例在该中心接受根治术和首次尿流改道术,有 41 例在该中心进行了二次 / 三次尿流改道术。对二次尿流改道患者的亚组分析发现,患者初次行尿流改道术时平均年龄为 50 岁,二次尿流改道时平均年龄为 65 岁,两次尿流改道术的平均间隔时间为 57 个月。再次改道的方式如下:14 例为可控转为可控,14 例为不可控转为可控,13 例为可控转为不可控,10 例为不可控转为不可控。其中 12 例患者因肿瘤复发行再次尿流改道术,8 例患者为储尿囊 / 流出道尿液引流不畅或辐射损伤导致的脓肿形成或坏死,6 例患者因为肾功能损伤需要再次改道。所有由不可控尿流改道术转变为可控尿流改道术的患者均由于难以接受皮肤造口,4 例患者在围手术期死亡,1 例患者出现了短肠综合征。

总之,以上数据基本反映了膀胱癌诊疗中心尿流改道术后再次改道患者的真实情况,因肿瘤复发相关因素导致二次尿流改道的概率远远低于因不能耐受远期并发症导致的二次尿流改道的概率。

第三节 尿流改道术后再次尿流改道的临床决策

一、尿流改道术后再次进行改道的适应证及禁忌证

由于尿流改道术后再次进行改道在临床实践中较为罕见,加之缺乏相关处理经验,多数临床医生建议对症保守治疗。尿流改道术后有以下情况可考虑再次进行尿流改道:①患者对目前的尿流改道状态不满意,迫切期望通过再次手术提高生活质量。这部分患者在术前由于对尿流改道的手术方式不甚了解及对肿瘤的恐惧,通常选择手术操作简单的输尿管皮肤造口术或者回肠通道术。而患者术后长期无瘤生存及对目前生活状态不满意,迫切期望能够进行原位新膀胱术,改善生活质量。②首次尿流改道术后出现非肿瘤相关并发症:首次尿流改道术后相关并发症通常会显著降低患者的生活质量。最常见的并发症就是尿液引流不畅或者由内置物导致的感染相关并发症,如输尿管 - 皮肤造口导致的患者反复泌尿系感染;输尿管 - 肠道吻合口狭窄导致的反复肾盂肾炎;回肠通道皮肤造口挛缩或者坏死导致尿液引流不畅及其相关感染;女性原位新膀胱阴道瘘导致的生活质量显著下降;造口疝或者

造口旁疝也是导致患者选择再次尿流改道的原因之一。③首次尿流改道术后继发性肿瘤相关并发症：根治性膀胱切除术后输尿管、肾盂、肾盏、储尿囊等部位出现肿瘤复发将严重地影响患者的生存时间及生活质量。在 Mainz Ⅱ式储尿囊（Sigma 直肠储尿囊）的长期随访中发现，在尿液长期刺激下，患者肠道腺性恶性肿瘤的发生率是正常人群的百倍。根治术后泌尿系统肿瘤再次发生后如果能够进行根治性切除，患者仍预后较好。④需要紧急处理上次尿流改道术的并发症：尿流改道术围手术期急性并发症通常与缺血病变及肠道相关并发症有关。无论是回肠通道术还是原位新膀胱术均可能出现肠道血运受损导致肠管坏死、新膀胱肠道吻合口瘘的发生，需要急症手术干预。

尿流改道术后再次进行改道是泌尿外科最为复杂的重建手术之一，相关手术风险大多是未知且致命的。充分的医患沟通、患者对二次尿流改道相关并发症的认可以及术前详细的病情评估是二次尿流改道的前提。但仍有一部分患者不建议再次进行尿流改道术。再次尿流改道术禁忌证包括但不限于以下情况：①肠道反复梗阻病史的患者不建议再次进行经肠道尿流改道术；②盆腔放疗史的患者不建议再次进行经肠道尿流改道术；③有远处脏器转移或非手术区域淋巴转移患者不建议再次进行尿流改道术；④预期生存时间较短及体能状况评分状态较差的患者不建议再次进行尿流改道术。

二、再次尿流改道的手术前评估

再次手术前的评估对于降低手术相关并发症至关重要。是否有残存的前列腺腺体、感染状态、肠道可用性、尿道可用性等均需要进行细致而专业的评估。

1. 残存的前列腺腺体状态评估 尿道吻合的精确性和前列腺尖部的保留是再次尿流改道成功的关键因素。Boyd 等报道 4 例保留部分前列腺的再次原位新膀胱术患者，术后均获得良好尿控，且没有出现吻合口狭窄。另有 5 例与尿道膜部残端吻合的再次原位新膀胱术患者术后情况良好，但其中 2 例患者需要人工括尿道约肌来帮助控制排尿。所有 9 例再次原位新膀胱术患者中，即便有患者必须要使用人工括约肌，他们对手术效果依然很满意。一些因神经源性膀胱或先天性尿路畸形接受过单纯膀胱切除术并行输尿管皮肤造口术的患者，是二次可控尿流改道术的理想人选，因为保留的前列腺尖部允许尿道吻合术在尿生殖膈上方进行，从而保证术后良好的尿控。然而需注意残余前列腺腺体癌变的风险，术后应定期行前列腺特异性抗原（PSA）检查。对前列腺尖部状态的评估可通过以下几个方面进行：①最重要的方式就是术前影像学评估，如果患者首次尿流改道术时采取的方式是经皮可控流出道或者是回肠通道术，盆底应该充满肠管，这就能够通过影像学很明确地判断根治性膀胱切除手术后残存前列腺的情况。②同时也可行经尿道手术对残余前列腺进行确认，此种情况下尿道为一盲端，但如果能够在镜下观察到精阜，也是有前列腺部残存的有力证据。在因良性疾病行膀胱切除的男性患者中，前列腺部残留的可能性极大，需要应用有创或无创的方法进行确认。③尽管 PSA 水平受多种因素影响，但进行 PSA 检测也可在一定程度上对前列腺残留组织进行评估。

2. 尿道可用性评估 男性患者术前必须进行尿道镜检查，除排除肿瘤尿道复发及评估尿道的通畅程度外，需对尿道膜部进行观察，明确尿道外括约肌的完整状态，利用精阜来识别残余前列腺尖部。当需要从尿生殖膈游离尿道进行吻合时，必要时行人工括约肌置入来获得术后较好尿控。对于考虑接受该手术的患者应清楚地了解手术风险和相应选择,只有在他们完全了解并接受这些风险时才能进行手术。研究报道称,即使需要同时行人工括约肌置入,这些患者术后的满意度仍然很高。

3. 感染状态评估　再次尿流改道成功的关键是避免因感染因素导致手术的失败。再次尿流改道的原因通常是并发症导致患者的生活质量明显地下降。这些手术相关并发症常导致尿液引流不畅而出现感染。输尿管皮肤造口术后常出现反复的肾盂肾炎及细菌定植;回肠通道术后皮肤造口狭窄常引起回肠输出道的扩张并导致尿液引流不畅;由于原位新膀胱术患者管理不佳导致的残存尿液显著增加结石的发生率,这种情况也伴随着长期而反复的细菌感染。感染导致周围脏器粘连更加严重,组织更加脆弱,瘢痕更加严重,血运更加不良,重建更不容易成功。所以再次尿流改道时需要提前进行尿液的引流及感染的控制,甚至进行双肾造瘘、留置尿管,为控制感染奠定基础;也需要进行细菌培养、宏基因检测等明确致病菌,进行精准的抗生素治疗。

4. 肠道可用性评估　所有具有再次尿流改道经验的诊疗中心都一致性地强调肠道保护的必要性。接受过肠道尿流改道的患者都进行过回肠或结肠的切除及再吻合手术。切除右侧结肠和回盲瓣形成储尿囊的患者有发生短肠综合征的风险。

三、再次尿流改道的手术策略

目前常用的尿流改道方式同样是再次尿流改道的首选方式,但根据尿流改道的难易程度,临床上更倾向于从复杂的尿流改道转变成相对简单的尿流改道,例如原位新膀胱术后再次行回肠通道术或输尿管皮肤造口术。但对于少数对生活质量要求更高的患者,可能面临着再次经历更为复杂的尿流改道术。如何制定手术策略是手术成功的关键。

1. 从不可控尿流改道术至不可控尿流改道术　最常见的手术策略是从输尿管皮肤造口术改至回肠通道术。患者通常是经历较长时间的反复感染及支架管堵塞导致反复就诊,期待通过再次尿流改道的方式改善生活质量。输尿管皮肤造口术按造口数量可分为双侧皮肤造口及对侧输尿管并腔后至造口侧;按是否经过腹膜可分为腹腔内造口及腹膜外造口。虽未经历肠道手术,但亦容易出现肠道与盆底手术创缘粘连的情况。该手术的要点包括肠道的游离和输尿管的分离。无论是肠管还是输尿管均需要保证充分的血供。国内外也以个案的形式报道了腹腔镜手术及机器人手术在该种尿流再改道方式的探索,最新一代达芬奇机器人(XI型)具备荧光显影(Firefly)功能,对于血运的镜下判断及肠道的细致游离具有非常显著的优势。

2. 从不可控尿流改道术至可控尿流改道术　回肠通道术和输尿管皮肤造口术后再次行尿流改道通常选择原位新膀胱术,但也有再次进行 Mainz II 式储尿囊的报道。如果第一次尿流改道时选择输尿管皮肤造口术,那么再次尿流改道时肠管的功能通常可以满足需求。如果在第一次尿流改道时选择回肠通道术,再次进行尿流改道时可能会涉及回肠通道与原肠道吻合口粘连严重的情况。在无输尿管 - 肠管吻合口梗阻且导管血供良好的患者中,将肠道去管化后保留肠段作为新的储尿囊的一部分,可以保证尽量减少截取肠管的长度和对输尿管 - 肠管吻合口的影响。Ahlering 等人采用了将现存回肠通道合并入 Indiana 储尿囊中的技术,可以将作为储尿容器的右结肠从 33~36cm 缩短到 25~28cm。避免近端导管和输尿管吻合口的剥离,这样可以极大地简化手术进程。为了尽可能保留小肠长度,亦有报道将现有回肠通道并入 Mainz 储尿囊的技术。在已有抗输尿管反流植入的回肠通道中,一般不需要输尿管再植术就可以合并入回盲肠储尿囊中。回肠通道既可以合并入储尿囊内,也可以用于可控输出道的构建(如肠套叠乳头)。肠管的切除和回盲瓣的切除会缩短食物通过肠道的时间。再次尿流改道的患者经常会涉及切除更多的肠管,导致患者出现大便频率改变。

3. 从可控尿流改道术至不可控尿流改道术 原位新膀胱术如果采用 Studer 回肠新膀胱,可以通过将输入袢与新膀胱离断后再次皮肤造口的方式进行再次改道。如果第一次尿流改道时没有输入袢,或选择结肠作为储尿囊,则需要将双侧输尿管仔细游离并在术中详细评估回肠的粘连情况。通常回肠在没有既往截取病史的情况下,能够找到相对游离的肠管,注意保护回肠的血供,防止出现回肠通道的坏死。双侧输尿管皮肤造口术是再次不可控尿流改道术比较常见的选择,通常需要进行双侧造口,左侧牵拉至右侧可能会在之前粘连的基础上加重左侧输尿管血供的负担。

4. 其他 原位新膀胱尿道吻合口狭窄是临床较为常见的远期并发症,腔内狭窄段切开是常用的手术方法,但该部位的狭窄通常是由于局部缺血或者新膀胱旋转,导致该部位出现机械性梗阻,其根本的解决方法是将狭窄段或扭曲段切除并将储尿囊再次与后尿道吻合。再次吻合储尿囊与后尿道的关键问题是狭窄段的暴露、后尿道的分离及血供和括约肌的保护,该手术仅在国内外以个案的形式进行过报道。无论第一次尿流改道是什么方式,第二次尿流改道采用 Mainz Ⅱ 式储尿囊也是一种可行的方案。由于乙状结肠位置比较固定,进行尿粪合流手术可以尽量地减轻输尿管的游离,并不需要进行回肠的游离。但乙状结肠通常在第一次根治性膀胱切除时进行了一定程度的游离,所以需要在术中仔细地分离乙状结肠。

四、多学科诊疗模式在再次尿流改道中的作用与意义

由于在根治性膀胱切除术后行二次尿流改道较为罕见,临床经验有限,这就需要对每例患者采用个体化诊疗的模式,通过多学科诊疗(multi-disciplinary treatment,MDT)的联合诊治,让患者最大限度地获益。MDT 会诊过程中不同学科发挥的作用各有不同,各学科可充分发挥在术前诊断、手术治疗及术后管理过程中的优势力量。MDT 主要涉及的科室包括但不限于影像科、胃肠外科、消化内科、感染科、麻醉科、妇科、血管外科、整形外科等。即便是泌尿外科领域,也可能需要涉及有丰富经验的尿控专家成员。

五、输尿管 - 肠管吻合口狭窄的治疗策略

在任何形式的尿流改道中,对已扩张或纤维化的输尿管进行再次成形都是一种挑战。在回肠通道术中,左侧输尿管自骶前结肠后方牵拉至右侧,结肠系膜的压迫和瘢痕条索的形成致左侧输尿管因血运变差可能是左侧输尿管肠管吻合口容易出现狭窄的主要原因。

如果通过影像学手段证实输尿管 - 肠管吻合口狭窄,应先行肾穿刺造瘘,保护患肾功能。如果患者能够接受长期留置输尿管支架管,则可以通过肾造瘘顺行留置支架管。这样就可以通过定期更换输尿管支架管这种简单的方法解决输尿管 - 肠管吻合口狭窄这种复杂的问题。如果患者对反复更换支架管不认可,也可以为患者置入永久支架管,这种情况下患者不需要定期更换支架管,也无支架管引出体外,患者生活质量更高。随着球囊扩张技术在

临床的大量应用,也可以通过输尿管球囊扩张技术将输尿管-肠吻合口狭窄段扩张并留置不同类型的支架管(永久支架管、海马支架管、D-J管或单J管)。在狭窄段扩张后,尤其是膜状狭窄的病例中,肾积水有可能会在拔出支架管后获得显著的缓解。输尿管镜同样是解决输尿管肠吻合口狭窄的重要工具,在顺行导丝的指引下,可以先通过经皮肾筋膜扩张器进行扩张,如果仍然有瘢痕化的狭窄,则可以通过输尿管镜的针状电极进行局部输尿管侧壁的剖开。

　　输尿管-肠管吻合口的狭窄必然伴随着局部狭窄段血供不良的问题,腔内相关技术无法解决瘢痕化导致输尿管狭窄再次发生的根本性问题,而狭窄段切除再吻合是从根本上解决输尿管-肠管吻合口狭窄的重要手段。在进行狭窄段切除之前,需要尽量地明确双侧输尿管与肠管的吻合方式。最初,输尿管-肠管的吻合方式较多,通常分为隧道法和直接吻合法。通过长时间的探索与回顾性分析发现,输尿管-肠管直接吻合方法导致的吻合口狭窄的发生率最低,其中以 Wallace 吻合法及 Bricker 吻合法最为成熟。如果患者采用 Wallace 吻合法,再次吻合口狭窄段切除可能会损伤对侧正常输尿管。即便是在第一次手术中采用 Bricker 吻合,由于吻合部位通常距离较近、周围瘢痕较重,分离狭窄段的过程中有可能会损伤健侧输尿管的血运状态。

　　影响输尿管肠管狭窄段切除再吻合的关键因素还有输尿管狭窄段的长度、狭窄的侧别、尿流改道的方式等。长段输尿管狭窄的发生原因可能与游离输尿管过程中相关血运破坏严重导致缺血性坏死有关,这种情况下如果患者肠道无明显的粘连,可以通过肠代输尿管进行再次的重建。阑尾通常在行根治性膀胱切除的同时被切除,但如果患者仍存在阑尾,也可以应用阑尾作为代输尿管的通道。另外颊黏膜及舌黏膜等补片技术亦可适用于长段输尿管狭窄的处理。由于回肠通道的位置一般较高,输尿管-肠吻合口狭窄时可以通过松解牵拉造口部位的回肠加以实现。Mainz Ⅱ式储尿囊导致的输尿管-肠吻合口狭窄通常伴随着不同程度的感染及更加严重的粘连。不同形式的原位新膀胱在构建后输尿管吻合的部位及形式各有不同,在临床实践过程中不同的改良也加大了再次成形的难度。

　　总之,吻合术后输尿管梗阻复发的高发生率表明,造成初次梗阻的纤维化过程,在第二次手术后仍然存在,应谨慎处理。输尿管的缩短,尤其是左侧输尿管,常常对肠管的选用产生限制。也许在某些情况下,通过横结肠储尿囊的建立和上段输尿管的使用,可以减少术后瘢痕和输尿管扩张后所导致的梗阻的发生率。

第四节　小　　结

　　再次尿流改道是一项复杂、并发症发生率较高、充满挑战的临床少见手术。再次尿流改道术的不同阶段都需要与患者进行充分的沟通,详细介绍手术的可行性及对患者生活质量及生存的影响,获得患者充分的配合与认可;需要通过多学科的合作,进行详尽的手术方案准备和处理术后并发症的预案。尽管不同的再次尿流改道术相关风险不尽相同,但再次尿流改道建议在手术经验较多的中心和手术经验丰富的医生团队中完成。技术的进步可以让我们更加精准地处理再次尿流改道中的关键步骤，但对于再次尿流改道这种复杂手术，开放手术仍是主流选择。因为再次尿流改道存在较高的术后并发症，术后的密切随访需要更加个体化与精准化。随着尿流改道术的普及，再次尿流改道也必然出现较大的需求，通过经验的积累及不断的探索，再次尿流改道必然会越来越成熟，也会让更多的患者获益。

（胡海龙　吴周亮）

参考文献

［1］ PAHERNIK S, STEIN R, HOHENFELLNER M, et al. Conversion from colonic or ileal conduit to continent cutaneous urinary diversion [J]. J Urol, 2004, 171 (6 Pt 1): 2293-2297.

［2］ POW-SANG J M, HELAL M, FIGUEROA E, et al. Conversion fromexternal appliance wearing or internal urinary diversion to a continent urinary reservoir (Florida pouch Ⅰ and Ⅱ): surgical technique, indications and complications [J]. J Urol, 1992, 147 (2): 356-360.

［3］ AHLERING T E, GHOLDOIAN G, SKARECKY D, et al. Simplified technique with short and long-term followup of conversion of an ileal conduit to an Indiana pouch [J]. J Urol, 2000, 163 (5): 1428-1431.

［4］ BOYD S D, ESRIG D, STEIN J P, et al. Undiversion in men following prior cystoprostatectomy and cutaneous diversion. Is it practical？[J]. J Urol, 1994, 152 (2 Pt 1): 334-337.

［5］ HAUTMANN R E, DE PETRICONI R, SCHWARZ J, et al. Single Center Experience with Secondary Urinary Diversion after Initial Radical Cystectomy and Primary Urinary Diversion [J]. J Urol, 2016, 195 (2): 406-412.

［6］ WELK B, HERSCHORN S, LAW C, et al. Population based assessment of enterocystoplasty complications in adults [J]. J Urol, 2012, 188 (2): 464-469.

［7］ LOCKHART J L, POW-SANG J M, PERSKY L, et al. A continent colonic urinary reservoir: the Florida pouch [J]. J Urol, 1990, 144 (4): 864-867.

［8］ DAVIS N F, BURKE J P, MCDERMOTT T, et al. Bricker versus Wallace anastomosis: A meta-analysis of ureteroenteric stricture rates after ileal conduit urinary diversion [J]. Can Urol Assoc J, 2015, 9 (5-6): E284-E290.

第十四章

经自然腔道取标本手术在尿流改道术中的应用

第一节 概　　述

经自然腔道取标本手术（natural orifice specimen extraction surgery，NOSES）是指使用腹腔镜、机器人等设备完成腹腔内手术操作，经自然腔道（如肛门、阴道）取标本，避免了腹壁辅助切口的手术，主要应用在结直肠、胃、小肠、肝胆、泌尿及妇科肿瘤等领域。根治性膀胱切除术＋尿流改道术是肌层浸润性膀胱癌的主要治疗手段。针对不同的患者应采取个体化的尿流改道术式，并选用不同的 NOSES 策略。NOSES 可以避免腹壁切口，在以下方面具有优势：提高美观度及缓解相关的心理情绪、减轻切口疼痛、避免切口感染及愈合不良、避免腹壁疝等。

第二节　麻醉、消毒、体位、套管位置与术者站位

一、麻醉方式

气管插管全身麻醉。

二、消毒方式

上缘至乳头，下至大腿上三分之一，两侧至腋中线，会阴部及阴道用碘伏消毒三遍，最后一遍碘伏纱布塞入阴道内。

三、手术体位

患者取头低脚高 20°~30° 截石位（图 2-14-2-1）。

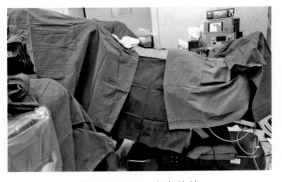

图 2-14-2-1　患者体位

四、套管位置

1. **腹腔镜镜头套管孔（10mm 套管）** 脐上缘 2~4cm；
2. **术者主操作孔（12mm 套管）** 腹腔镜镜头套管孔水平于左侧腹直肌外侧缘；
3. **术者辅助操作孔（5mm 套管）** 左侧髂前上棘内侧 3cm 处；
4. **助手主操作孔（12mm 套管）** 腹腔镜镜头套管孔水平于右侧腹直肌外侧缘；
5. **助手辅助操作孔（5mm 套管）** 右侧髂前上棘内侧 3cm 处（图 2-14-2-2）。

五、术者站位

术者站位于患者左侧,助手站位于患者右侧,扶镜手站立于患者头侧（图 2-14-2-3）。

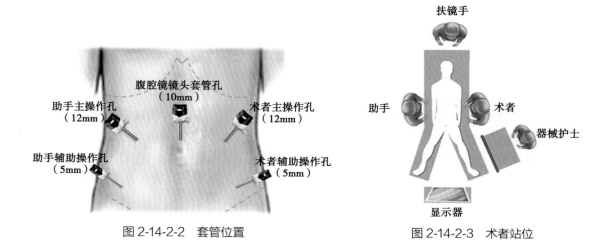

图 2-14-2-2　套管位置

图 2-14-2-3　术者站位

第三节　经阴道或肛门取标本常用方法

1. 对于体积较小的标本可放入标本袋内由助手经阴道取出（图 2-14-3-1~ 图 2-14-3-5）。

2. 对于标本体积偏大时,可将子宫及附件等标本拉长后通过切口保护套从阴道依次拽出（图 2-14-3-6~ 图 2-14-3-9）。

3. 对于标本体积偏大时,使用无菌电线套自制切口保护套置入直肠（或阴道）内,将标本通过无菌保护套拉长后依次拽出（图 2-14-3-10~ 图 2-14-3-15）。

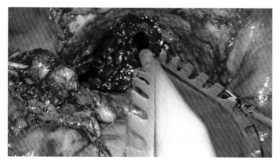

图 2-14-3-1　经阴道放入标本袋

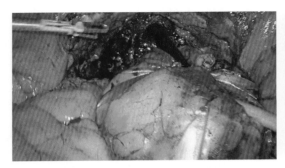

图 2-14-3-2 标本放入标本袋内

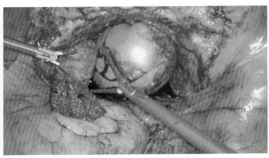

图 2-14-3-3 由助手将标本自阴道取出

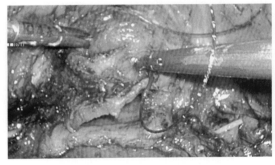

图 2-14-3-4 缝合尿道断端

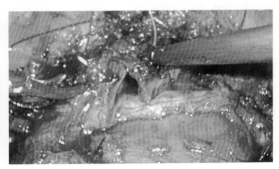

图 2-14-3-5 缝合阴道断端

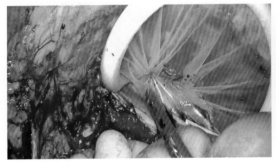

图 2-14-3-6 经切开的阴道放入切口保护套

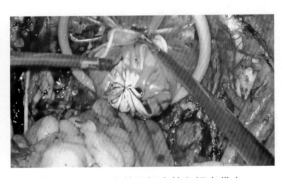

图 2-14-3-7 小体积标本放入标本袋内，经阴道通道取出

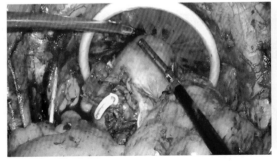

图 2-14-3-8 体积较大的标本，膀胱颈口朝外、经切口保护套通道拉长后依次取出

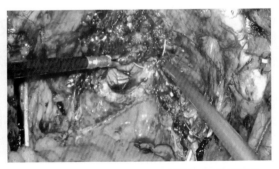

图 2-14-3-9 取出标本后，连续缝合阴道断端

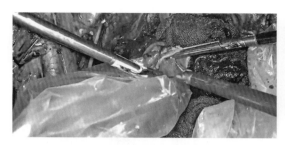

图 2-14-3-10 经提起直肠壁（或阴道壁），
使用卵圆钳自直肠（阴道）拖出保护套

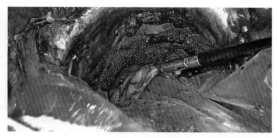

图 2-14-3-11 检查保护套周边直肠壁（或阴道壁），
确保无直肠壁（或阴道壁）内翻

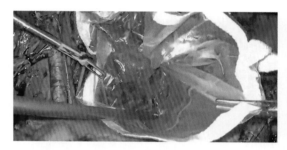

图 2-14-3-12 展开切口保护套

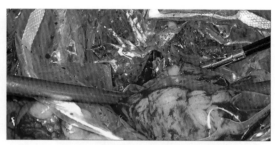

图 2-14-3-13 将体积较小的标本装入标本袋内，
经直肠（或阴道）通道使用卵圆钳取出

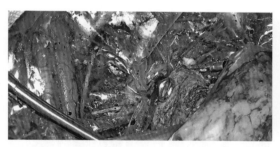

图 2-14-3-14 将体积较大的标本放入保护套内，助
手使用卵圆钳配合主刀医生沿标本长轴放置好标本

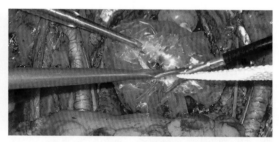

图 2-14-3-15 助手牵拉保护套体外端，主刀同时关闭
无菌塑料保护套体内端，连同标本与保护套一并拉出

第四节 经自然腔道取标本手术在不同根治性
膀胱切除术 + 尿流改道术中的应用

一、腹部无辅助切口经阴道取标本的腹腔镜下女性前盆腔脏器切除术 + 回肠通道术

（一）手术技巧与要点

1. 女性根治性膀胱切除术的标准治疗术式包括膀胱、子宫、双附件及阴道前壁的切除，

即女性前盆腔脏器切除术。

2. 行机器人辅助腹腔镜手术或腹腔镜下女性前盆腔脏器切除术，横行切断阴道穹窿后，直接游离阴道前壁与膀胱之间的间隙至后尿道。子宫前壁与膀胱后壁不游离，整块切除可简化手术步骤。

3. 对于标本大小适中的女性患者，均可经阴道取标本。经阴道通道取标本时应使用标本袋或切口保护套，避免通道肿瘤种植风险。

4. 将标本放入标本袋内，由助手自阴道取出，可用卵圆钳夹住标本袋口辅助取出。若标本体积偏大，可用卵圆钳夹住子宫及附件将标本拉长后依次拽出，切勿损伤膀胱。

5. 标本取出后，在腹腔镜下连续缝合关闭阴道断端。

（二）手术操作步骤

自阴道后穹窿切开阴道，显露阴道内的碘伏纱布（图 2-14-4-1），横行切断阴道穹窿（图 2-14-4-2），游离阴道前壁与膀胱之间的间隙（图 2-14-4-3），游离出尿道（图 2-14-4-4），缝扎尿道近心端（图 2-14-4-5），自缝扎尿道远心端剪断尿道（图 2-14-4-6），并送尿道切缘冷冻病理检查。将标本放入标本袋内，由助手自阴道取出（图 2-14-4-7），缝合阴道。

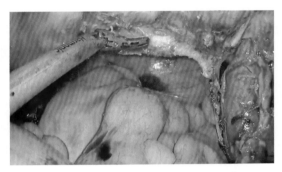

图 2-14-4-1　自阴道后穹窿切开阴道

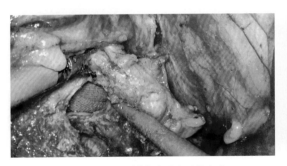

图 2-14-4-2　横行切断阴道穹窿

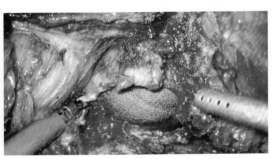

图 2-14-4-3　游离阴道前壁与膀胱之间的间隙

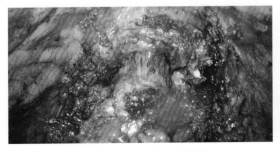

图 2-14-4-4　游离出尿道

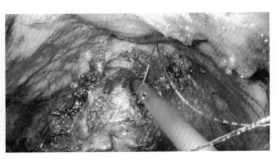

图 2-14-4-5　缝扎尿道近心端

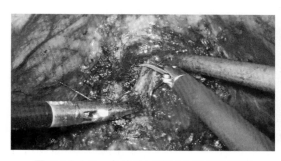

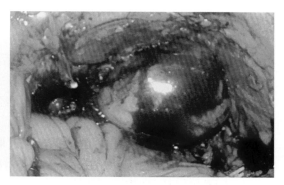

图 2-14-4-6 自缝扎尿道远心端剪断尿道

图 2-14-4-7 将标本放入标本袋内，由助手自阴道取出

二、腹部无辅助切口经阴道取标本的腹腔镜下女性前盆腔脏器切除术 + 原位回肠新膀胱术

（一）手术技巧与要点

对于接受根治性膀胱切除 + 原位回肠新膀胱术，且不保留子宫及附件的女性患者，经阴道取标本后，可游离带血管蒂的大网膜覆盖于尿道吻合口及阴道残端之间，以减少阴道尿道瘘的风险。

（二）手术操作步骤

自阴道取标本后，缝合阴道残端。游离带血管蒂大网膜（图 2-14-4-8），将带血管蒂大网膜移植覆盖至阴道残端（图 2-14-4-9），并缝合固定于阴道残端（图 2-14-4-10）。于带血管蒂大网膜前方，进行新膀胱与尿道残端的吻合（图 2-14-4-11），先进行新膀胱与尿道后壁的吻合（图 2-14-4-12），再缝合前壁。

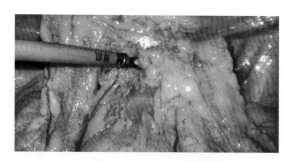

图 2-14-4-8 游离带血管蒂大网膜

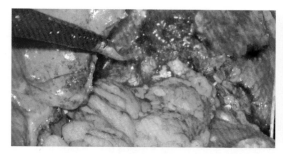

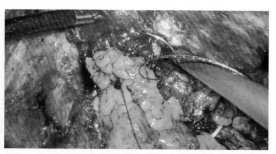

图 2-14-4-9 将带血管蒂大网膜移植覆盖至阴道残端

图 2-14-4-10 将带血管蒂大网膜缝合固定于阴道残端

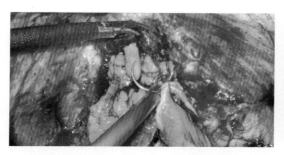

图 2-14-4-11 于带血管蒂大网膜前方，
进行新膀胱与尿道残端的吻合

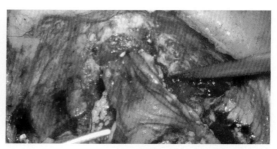

图 2-14-4-12 于带血管蒂大网膜前方，
完成新膀胱与尿道后壁的吻合

三、腹部无辅助切口经阴道取标本的腹腔镜下女性保留子宫及双附件膀胱切除术 + 回肠通道术

（一）手术技巧与要点

1. 女性根治性膀胱切除术经典的切除范围包括膀胱、子宫、双附件及阴道前壁。但对于肿瘤未浸润周围组织、有保留生殖器官意愿的年轻女性患者，如术前影像学评估肿瘤未侵犯子宫、附件及阴道，且生殖器无其他病变者可行保留子宫及双附件的膀胱切除术。

2. 采用腹部无辅助切口经阴道取标本的腹腔镜下女性保留子宫及双附件膀胱切除术 + 回肠通道术的患者，可经阴道前壁切开阴道，建立取标本通道，取出标本后缝合阴道切口。

（二）手术操作步骤

自阴道前壁切开阴道（图 2-14-4-13），经阴道置入标本袋（图 2-14-4-14）。将标本置入标本袋内（图 2-14-4-15），由助手经阴道缓慢牵拉出标本（图 2-14-4-16），将标本自阴道取出（图 2-14-4-17）后，在腹腔镜下缝合阴道前壁（图 2-14-4-18）。

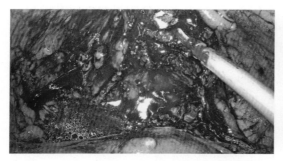

图 2-14-4-13 自阴道前壁切开阴道

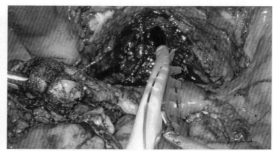

图 2-14-4-14 经阴道置入标本袋

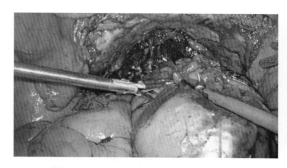

图 2-14-4-15 将标本置入标本袋内

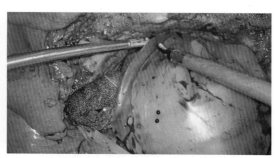

图 2-14-4-16 由助手经阴道缓慢牵拉出标本

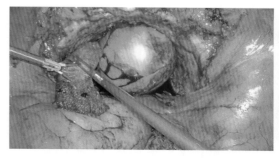

图 2-14-4-17 将标本自阴道取出

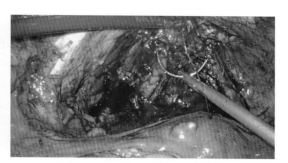

图 2-14-4-18 缝合阴道前壁

四、腹部无辅助切口经阴道取标本的腹腔镜下女性保留子宫及双附件膀胱切除术 + 原位回肠新膀胱术

（一）手术技巧与要点

采用女性原位新膀胱重建患者,标本可自阴道后穹窿切口取出。新膀胱尿道吻合口与阴道后穹窿切口间保留有子宫及阴道前壁,有利于女性原位新膀胱术后减少尿道阴道瘘的风险。

（二）手术操作步骤

提起子宫,自阴道后穹窿切开阴道(图 2-14-4-19),将标本袋放入阴道后穹窿处的切口内(图 2-14-4-20),助手自阴道取出标本(图 2-14-4-21)。阴道切口用可吸收线或倒刺线闭合(图 2-14-4-22)。将标本从阴道后穹窿取出,有利于减少女性原位新膀胱术后尿道阴道瘘的风险。

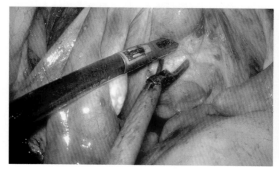

图 2-14-4-19 自阴道后穹窿切开阴道

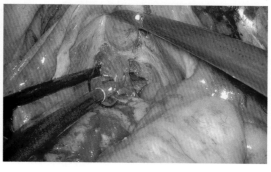

图 2-14-4-20 将标本袋放入阴道后穹窿处的切口内

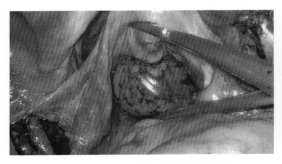

图 2-14-4-21　将标本从阴道取出

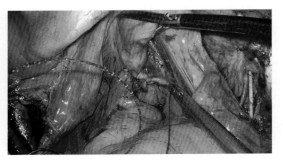

图 2-14-4-22　缝合阴道后穹窿

五、腹部无辅助切口经肛门取标本的腹腔镜下男性根治性膀胱切除术 + 乙状结肠新膀胱术

（一）手术技巧与要点

男性根治性膀胱切除术的手术范围包括：膀胱及周围脂肪组织、输尿管远端，前列腺及精囊，并行盆腔淋巴结清扫术。术中冰冻发现尿道切缘阳性，则需行全尿道切除。对于合适（标本大小适中、无明确结直肠及肛门病变）的男性患者，在采用乙状结肠新膀胱术时可以选择经肛门取出标本，避免腹壁切口，一定程度上减少术后并发症，提高美观度。

（二）手术操作步骤

使用直线切割吻合器截取需要使用的带血管蒂乙状结肠段（图 2-14-4-23）。直肠切缘处切开直肠（图 2-14-4-24），使用碘伏纱布清洁直肠黏膜（图 2-14-4-25）。经腹壁套管放入切口保护套（图 2-14-4-26）。提起直肠壁，使用卵圆钳自直肠拖出保护套（图 2-14-4-27）。检查保护套周边直肠壁，确保无直肠壁内翻（图 2-14-4-28），展开切口保护套（图 2-14-4-29），经直肠通道将抵钉座放入腹腔（图 2-14-4-30）。利用卵圆钳将装有淋巴脂肪组织（体积较小）的标本袋经直肠通道取出（图 2-14-4-31）。将膀胱标本（体积较大）放入保护套内，助手使用卵圆钳配合主刀医生沿标本长轴放置好标本（图 2-14-4-32），助手牵拉保护套体外端，主刀同时关闭无菌塑料保护套体内端（图 2-14-4-33），沿长轴方向将标本经直肠通道取出（图 2-14-4-34）。使用直线切割吻合器关闭直肠断端（图 2-14-4-35）。使用超声刀切开乙状结肠残端切口（图 2-14-4-36），将抵钉座卡簧管向外置入乙状结肠残端腔内（图 2-14-4-37），使用直线切割吻合器关闭乙状结肠残端（图 2-14-4-38）。使用超声刀头在乙状结肠断端系膜对侧缘打开一小孔（图 2-14-4-39），将抵钉座卡簧管自乙状结肠断端系膜对侧缘开孔穿出（图 2-14-4-40）。经肛门置入环形吻合器，释放出穿刺针（图 2-14-4-41），完成抵钉座与穿刺针连接（图 2-14-4-42），行乙状结肠与直肠端端吻合（图 2-14-4-43）。吻合口缝合数针加固，完成肠道连续性的恢复（图 2-14-4-44）。

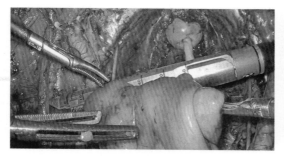

图 2-14-4-23 使用直线切割吻合器截取
需要使用的带血管蒂乙状结肠段

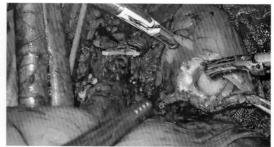

图 2-14-4-24 直肠切缘处切开直肠

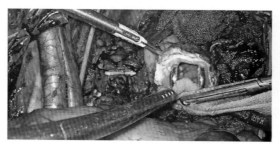

图 2-14-4-25 使用碘伏纱布清洁直肠黏膜

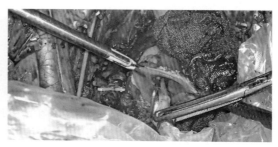

图 2-14-4-26 经腹壁套管放入切口保护套

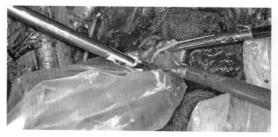

图 2-14-4-27 提起直肠壁，使用卵圆钳
自直肠拖出保护套

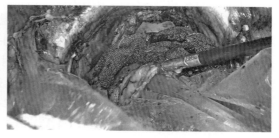

图 2-14-4-28 检查保护套周边直肠壁，
确保无直肠壁内翻

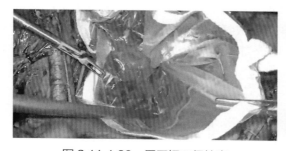

图 2-14-4-29 展开切口保护套

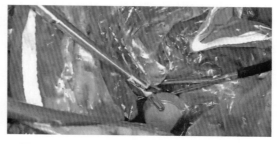

图 2-14-4-30 经直肠通道将抵钉座放入腹腔

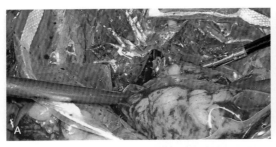
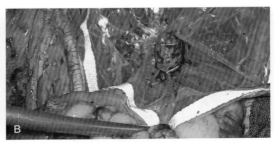

图 2-14-4-31　将装有淋巴脂肪组织（体积较小）的标本袋经直肠通道使用卵圆钳取出

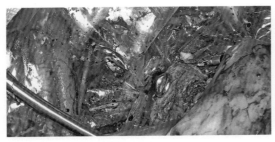
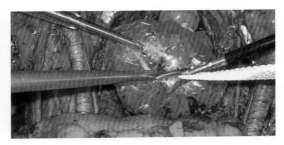

图 2-14-4-32　将膀胱标本（体积较大）放入保护套内，助手使用卵圆钳配合主刀医生沿标本长轴放置好标本

图 2-14-4-33　助手牵拉保护套体外端，主刀同时关闭无菌塑料保护套体内端

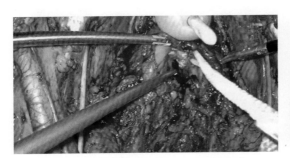
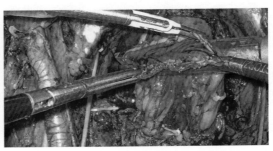

图 2-14-4-34　沿长轴方向将标本经直肠通道取出

图 2-14-4-35　使用直线切割吻合器关闭直肠断端

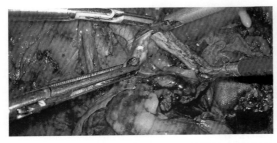
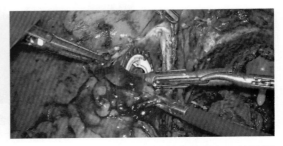

图 2-14-4-36　使用超声刀切开乙状结肠残端切口

图 2-14-4-37　将抵钉座卡簧管向外置入乙状结肠残端腔内

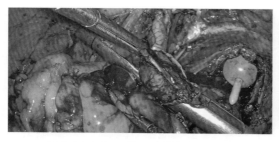

图 2-14-4-38 使用直线切割吻合器
关闭乙状结肠残端

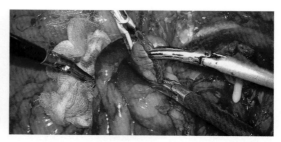

图 2-14-4-39 使用超声刀头在乙状结肠断端
系膜对侧缘打开一小孔

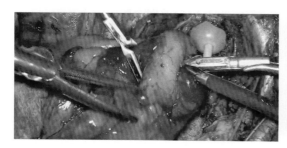

图 2-14-4-40 将抵钉座卡簧管自乙状结肠断
端系膜对侧缘开孔穿出

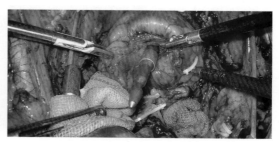

图 2-14-4-41 经肛门置入环形吻合器，
释放出穿刺针

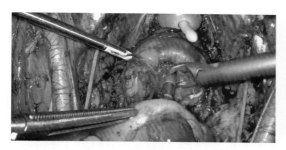

图 2-14-4-42 完成抵钉座与穿刺针连接

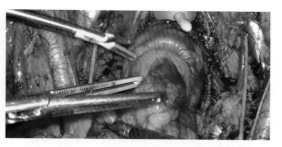

图 2-14-4-43 行乙状结肠与直肠端端吻合

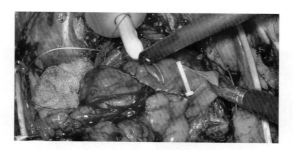

图 2-14-4-44 吻合口缝合数针加固，
完成肠道连续性的恢复

第五节　经自然腔道取标本手术常见并发症及处理

1. 出血　出血是最常见的并发症之一,预防重点在于术中清晰而细致地解剖操作。术后出现需要输血或外科处理的大出血并不常见,主要见于患者围手术期使用影响凝血功能的药物(如阿司匹林)、血管结扎夹脱落、患者自身伴有凝血功能障碍性疾病等。

2. 直肠损伤　女性膀胱与直肠间因存在子宫、阴道,因此行根治性膀胱切除术时一般不会损伤到直肠。但对于有盆腔多次手术史或盆腔放疗史患者,如处理不当可造成直肠损伤,导致肠瘘、腹腔感染等严重并发症。术前应常规行肠道清洁准备。术中一旦发生直肠损伤,如术前肠道准备充分,应在完成膀胱切除后即刻予以修补并充分引流。可用大量碘伏溶液冲洗后,做全层及浆肌层两层横行修补,不必常规行结肠造口术,但术后引流要充分,加强静脉高营养及广谱抗生素治疗,适当延长禁食时间,并避免便秘,同时留置肛管可能有一定帮助。否则需行暂时性结肠造口术。如术后发现直肠损伤,需行清创处理,并行结肠造口术。

3. 尿道阴道瘘　女性患者行根治性膀胱切除术 + 原位新膀胱术时,如存在局部感染、缺血、阴道关闭不严、术中新膀胱与尿道吻合不佳或合并严重糖尿病,术后可发生尿道阴道瘘。对于存在以上危险因素的患者,术中游离带血管蒂的网膜组织填塞于修补好的阴道前壁处,将其与尿道新膀胱吻合口隔离,可降低术后发生尿道阴道瘘的风险。对于可以保留子宫附件的患者,术中采取经阴道后穹窿切开取标本的方式可以降低术后发生尿道阴道瘘的风险。术后发生尿道阴道瘘的患者,如瘘口较小且不伴有腹膜炎者,可尝试留置导尿管,同时加强营养支持及应用广谱抗生素预防、治疗感染,部分患者可自愈。对于保守治疗无效、瘘口较大或伴有腹膜炎的患者应积极行手术修补。

4. 阴道及尿道漏液　可能因阴道及尿道残端关闭不严造成。充分引流、增加营养、预防感染等保守治疗是首选方案。

5. 阴道残端感染　经阴道取标本患者可出现发热、腹部坠胀感、腹痛、血性或黄水样白带,且伴有异味等问题。行血常规一般提示有感染,经彩色多普勒超声仪检查可发现阴道残端有强回声区或不规则包块,超声引导下穿刺可抽出脓液。治疗需要用过氧化氢溶液、生理盐水、甲硝唑液体做阴道冲洗,脓肿者行扩开冲洗引流。一旦确诊立即取分泌物做培养及药敏检查,同时结合临床经验,给予三代头孢、喹诺酮类药物进行抗感染治疗。再根据药敏结果选择敏感抗菌药物。嘱咐患者取半卧位,进行适当的活动,促进引流通畅。

6. 盆底功能障碍　患者可能在术后 3 个月出现阴道松弛,性生活不满意、小腹坠胀、便秘、直肠脱垂等问题,应尽早进行盆底康复训练。

第六节 临床现状与展望

既往患者接受根治性膀胱切除术＋尿流改道术时,通常需要在下腹正中切口取出标本,不但影响腹部美观,还会增加切口相关并发症。1993 年 Franklin 等首次报道 NOSES。随着腹腔镜技术的发展,NOSES 因更加符合微创的理念逐渐受到推广,目前已广泛应用于妇科和结直肠外科等领域,在此过程中该技术的安全性和可行性得到了充分肯定。与传统手术需通过腹正中切口取标本相比,NOSES 最直观的优点是避免了腹壁取标本切口,明显改善腹部美观、降低切口相关并发症。此外,NOSES 在缩短住院时间、缩短首次排气时间、减少术后疼痛、改善心理应激等方面具有优势的同时,不会影响肿瘤学及功能学结果。NOSES 与传统腹部切口组相比,在 3 年总生存率、无病生存率、对性生活满意度及盆底功能等方面均无显著差异。与经自然腔道内镜手术(natrual orifice transluminal endoscopic surgery, NOTES)相比,NOSES 具有手术操作相对简单、对设备依赖程度较低、术者较易掌握等特点。

第七节 小 结

针对不同的根治性膀胱切除患者应采取个体化的尿流改道术式,并选用不同的 NOSES 策略。对于接受根治性膀胱切除术＋回肠通道术或输尿管皮肤造口术且标本大小适中的女性患者,可经阴道取标本;对于接受根治性膀胱切除术＋原位回肠新膀胱术、且需要保留子宫的女性患者,可于阴道后穹窿切开阴道,经阴道取标本,以减少阴道尿道瘘的风险;对于接受根治性膀胱切除术＋原位回肠新膀胱术、不保留子宫的女性患者,经阴道取标本后,可游离带血管蒂的大网膜覆盖于尿道吻合口及阴道残端之间,以减少阴道尿道瘘的风险;对于接受根治性膀胱切除术＋乙状结肠新膀胱术的患者,如标本大小适中,可经肛门取标本。

(韩苏军)

参考文献

[1] 王锡山,刘冰熔,邢念增,等. 经自然腔道取标本手术学- 腹盆腔治疗 [M]. 北京: 人民卫生出版社, 2020: 638-654.

[2] 吴丽媛,杨飞亚,刘飞,等. 标本经阴道取出的 3D 腹腔镜根治性膀胱切除术的可行性和疗效分析 [J]. 中华泌尿外科杂志, 2020, 41 (12): 910-915.

[3] ZHAO Q, YANG F, WU L, et al. A new and practical surgical technique of transvaginal natural orifice

specimen extraction surgery (NOSES) in laparoscopic nephroureterectomy-an initial clinical experience [J]. J Surg Oncol, 2021, 124 (7): 1200-1206.

[4] ZHAO Q, HAN D, YANG F, et al. Transvaginal natural orifice specimen extraction surgery (NOSES) in 3D laparoscopic partial or radical nephrectomy: a preliminary study [J]. BMC Urol, 2021, 21 (1): 123.

[5] LIN J, LIN S, CHEN Z, et al. Meta-analysis of natural orifice specimen extraction versus conventional laparoscopy for colorectal cancer [J]. Langenbecks Arch Surg, 2021, 406 (2): 283-299.

[6] FRANKLIN M E Jr, RAMOS R, ROSENTHAL D, et al. Laparoscopic colonic procedures [J]. World J Surg, 1993, 17 (1): 51-56.

[7] D'HOORE A, WOLTHUIS A M. Laparoscopic low anterior resection and transanal pull-through for low rectal cancer: a Natural Orifice Specimen Extraction (NOSE) technique [J]. Colorectal Dis, 2011, 13 Suppl 7: 28-31.

[8] 张国玺, 刘全亮, 邹晓峰, 等. 经阴道自然腔道内镜手术肾切除术并发症的临床分析 [J]. 中华泌尿外科杂志, 2016, 37 (9): 647-651.

[9] GAO G, CHEN L, LUO R, et al. Short-and long-term outcomes for transvaginal specimen extraction versus minilaparotomy after robotic anterior resection for colorectal cancer: a mono-institution retrospective study [J]. World J Surg Oncol, 2020, 18 (1): 190.

[10] DIANA M, PERRETTA S, WALL J, et al. Transvaginal specimen extraction in colorectal surgery: current state of the art [J]. Colorectal Dis, 2011, 13 (6): e104-111.

[11] LINKE G R, TARANTINO I, HOETZEL R, et al. Transvaginal rigid-hybrid NOTES cholecystectomy: evaluation in routine clinical practice [J]. Endoscopy, 2010, 42 (7): 571-575.

[12] ASTI E, BONAVINA L. Short-term efficacy of transvaginal specimen extraction for right colon cancer based on propensity score matching: A retrospective cohort study [J]. Int J Surg, 2019, 70: 28-29.

第十五章

儿童尿流改道术

第一节　概　　述

儿童期严重的下尿路疾病可造成膀胱储尿和 / 或排尿功能障碍、反复感染、尿失禁等，进而导致上尿路功能损害。对于此类患者，行尿流改道术可有效解决原发疾病，改善生活质量。

儿童尿流改道术可分为临时性尿流改道术和永久性尿流改道术，其中临时性尿流改道术包括尿道置管、耻骨上膀胱穿刺造瘘术、经皮肾穿刺造瘘术、开放肾造瘘术；永久性尿流改道术可分为可控尿流改道术和不可控尿流改道术。不可控尿流改道术包括膀胱造口术、输尿管皮肤造口术、回肠通道术、阑尾流出道术和结肠通道术。可控尿流改道术包括需要患者定时导尿的经皮可控流出道技术和可经尿道自行排尿的原位新膀胱术。由于儿童预期寿命一般较长，可控尿流改道术日益成熟，目前仅针对生活无法自理、恶性肿瘤广泛转移、预期寿命较短的患儿采用不可控尿流改道术。

儿童尿流改道术在 1950 年之前十分罕见，仅对部分膀胱外翻患儿行输尿管直肠吻合术，并发症较多，且治疗效果较差。20 世纪 50 年代后，由于脊髓栓系综合征患儿存活率上升导致儿童神经源性膀胱发病率的上升，伴随肾功能恶化的下尿路功能障碍开始得到重视，儿童期行尿流改道术的需求逐渐增高。回肠通道术最早在 20 世纪 50 年代由 Bricker 报道，也是儿童尿流改道的主要术式之一，手术取带系膜的游离回肠，近端与双侧输尿管吻合，远端行腹壁皮肤造口。Abdelhalim 等人于 2015 年进行的一项研究，回顾了 1981—2011 年期间 29 例行回肠通道术的儿童临床资料，发现回肠通道术并不能延缓患儿肾功能的恶化，同时并发症较多。

膀胱造口术最早是由 Lapides 等在 1960 年首次报道的 Blocksom 技术。他们为脊髓栓系综合征患儿及严重的神经源性膀胱患儿进行了膀胱造口以保护上尿路功能。该技术的主要并发症包括造口狭窄、周围皮肤炎症及黏膜脱垂。输尿管皮肤造口术同样因为容易发生皮肤造口狭窄，目前已较少应用于临床。

1980 年，Mitrofanoff 提出了利用阑尾作为膀胱与腹壁间的尿液流出道的可控尿流改道术。由患儿或家长在尿液集满之后手动进行导尿，使患者摆脱了尿失禁的痛苦和终身佩戴尿袋的不便，由于并发症少，且操作简单，成为了沿用至今的经典术式。此后，若干针对 Mitrofanoff 技术的改良方法被不断提出。针对部分阑尾条件无法满足行 Mitrofanoff 术的患儿,Yang 和 Monti 分别从理念上和动物实验中证实了利用去管化的回肠制作流出道技术的可行性;Peard 等描述了利用膀胱瓣作为流出道的改良技术。这些技术均可通过开放手术、腹腔镜手术和机器人腹腔镜手术完成。

近年来,可通过尿道自主控尿的原位新膀胱术逐渐应用于临床,主要用于儿童膀胱内横纹肌肉瘤(rhabdomyosarcoma,RMS)等多发巨大肿瘤的治疗。RMS 是最常见的小儿软组织肉瘤,它经常发生在 15 岁以下的儿童中,大约 15%~20% 的 RMS 病例位于泌尿生殖道,最常见于膀胱和前列腺。MDT,综合个体化治疗包括化疗、手术和放疗是常用的组合或序贯疗法。迄今为止,尚不清楚哪种治疗策略最适合 RMS。根治性手术被认为是控制肿瘤的有效选择,而切除术后的尿流改道方式仍存在较大争议。

1990 年,意大利学者 Alcini 使用结肠带间断横行切开术构建了回盲肠代储尿囊,他在独立带和网膜带上间隔 3~4cm 作横向切口,深达黏膜下层(独立带上有 3 个,网膜层上有 2 个)。他发现这些横向切口可将储尿囊充盈时内压降低 15~20mmHg,并使新膀胱的容量增加近两倍,因此可以降低遗尿的发生率,并避免新膀胱远期的过度扩张。2006 年,Rigamonti 等首次报道了 4 例开放手术下儿童行根治性膀胱切除术后原位回肠新膀胱术的经验;2014 年,Marco 等报道了其单中心 15 年进行的 11 例回肠新膀胱的手术效果。原位新膀胱术由于具有易护理、并发症少等优势成为符合适应证患儿的适宜治疗策略,选择回肠与结肠均可完成手术。

国内学者刘春晓教授于 2000 年对这种结肠带切开技术进行了较大的原创改良,将截取到的 20cm 乙状结肠行"去带"处理,剔除网膜带和独立带及其之间的浆肌层,仅仅保留黏膜和黏膜下层结构,并将这一技术命名为:去带乙状结肠新膀胱术。该技术改良取得了巨大的成功,早期患者的随访结果显示出令人欣喜的肿瘤控制和功能恢复效果。在此基础上,刘春晓教授所在中心于 2003 年首次将此项技术应用于具有手术全切指征的膀胱 / 前列腺横纹肌肉瘤的小儿患者身上,同样取得了满意的效果。2008 年 6 月该中心完成了一例小儿腹腔镜根治性膀胱切除术 + 去带乙状结肠新膀胱术,是国内率先完成这一手术的单位。2019 年 2 月该中心又完成了世界首例完全腔镜下小儿去带乙状结肠新膀胱术,将此技术推向一个新的高度。截至目前,刘春晓教授及其团队已完成逾 70 例小儿去带乙状结肠新膀胱手术。

本章节将分别介绍儿童机器人辅助腹腔镜下回肠膀胱扩大术 +Mitrofanoff 术和原位结肠新膀胱术。

第二节 儿童机器人辅助腹腔镜下回肠膀胱扩大术 + Mitrofanoff 术

一、手术适应证及禁忌证

1. **适应证** ①重度神经源性膀胱等导致的低顺应性膀胱,累及上尿路;②膀胱解剖或功能异常导致的尿失禁;③儿童膀胱 / 前列腺恶性肿瘤累及后尿道。

2. 禁忌证 ①清洁间歇性导尿和药物治疗有效者；②小儿智力不正常或上肢发育不正常无法自家导尿者；③心、肝、肺等脏器功能异常或营养状况差、不能耐受麻醉或气腹者。

二、手术步骤与要点解析

1. 体位 患儿取头低脚高截石位。受力部位用棉垫衬垫，必要时采用温毯或暖风机保温。CO_2 气腹压力建议维持在 8~10mmHg（1mmHg=0.133kPa），应避免较大幅度的气腹压变化，见图 2-15-2-1。

2. 操作通道位置 根据儿童发育情况，年龄较小患儿可于脐上缘置入机器人镜头通道，年龄较大患儿可适度上移。直视下分别于左、右侧平镜头通道水平腹直肌外侧缘置入机械臂操作通道，并于双侧操作臂通道上方与镜头孔相同位置各置入一 5mm 套管作为辅助孔通道，见图 2-15-2-2。

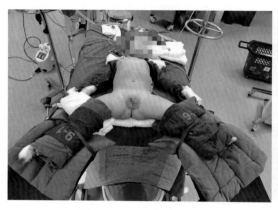

图 2-15-2-1 体位摆放

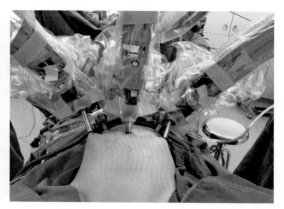

图 2-15-2-2 操作通道布局

3. 手术步骤

（1）进入腹腔后首先电凝离断脐韧带，继而纵向切开腹膜，暴露膀胱，游离膀胱前壁后，纵向切开膀胱前壁至膀胱底。

（2）在盲肠末端截取阑尾，注意保留系膜。根据阑尾长度在膀胱右侧壁建立适当黏膜下隧道，将阑尾末端与膀胱黏膜乳头状固定；该步骤具体过程可见资源 44；

资源 44 腹腔镜下 Mitrofanoff 术（阑尾流出道）

（3）于距回盲瓣 25cm 处截取 20cm 回肠，用 5-0 可吸收线恢复回肠连续性。

（4）在肠系膜对侧纵向切开肠管，用 5-0 可吸收线将切开的肠管缝合成 U 形瓣，注意保护回肠血供。

（5）用 6-0 或 5-0 可吸收线将 U 形瓣与膀胱前壁缝合。

（6）将阑尾末端从腹壁套管口拖出并乳头状固定（图 2-15-2-3~ 图 2-15-2-10）。

4. 要点解析

（1）需保护回肠 U 形瓣和阑尾 Mitrofanoff 管的血供，尽量减少器械对阑尾、回肠 U 形瓣直接的钳夹。良好的血供可减少术后渗出、促进吻合口愈合、降低术后吻合口炎性瘢痕增生导致吻合口狭窄的风险。

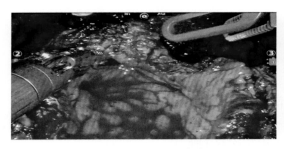

图 2-15-2-3 打开膀胱

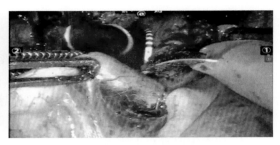

图 2-15-2-4 结扎阑尾

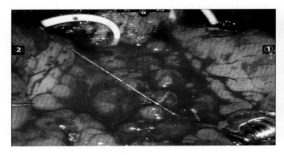

图 2-15-2-5 阑尾膀胱吻合成流出道

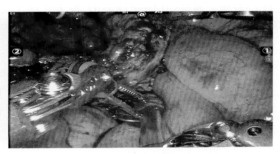

图 2-15-2-6 经流出道置入引流管

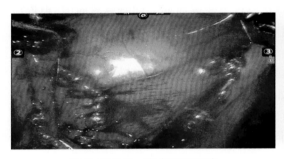

图 2-15-2-7 吻合回肠后壁

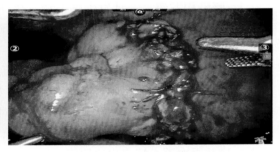

图 2-15-2-8 回肠吻合完成

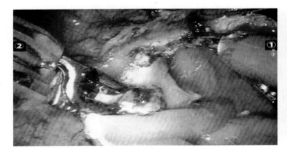

图 2-15-2-9 剖开截取的回肠段

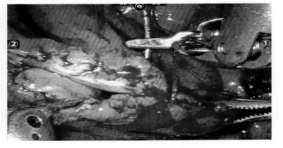

图 2-15-2-10 回肠膀胱吻合

（2）阑尾游离需充分，黏膜下隧道应根据阑尾长度调整，尽量减少吻合口的张力，确保阑尾 Mitrofanoff 管吻合口宽敞、通畅、无张力。

（3）阑尾与回肠瓣与膀胱吻合时应注意保持系膜不扭转，术中要准确地判断方向。

三、术后管理

1. 术后常规禁食水,胃肠减压,静脉输液48h以上,直到肠麻痹期平稳度过,后逐渐从流食过渡。

2. 注意保持各引流管和尿管通畅,管路堵塞应及时处理,及时观察腹腔引流液性状,如出现尿漏可适当延长引流时间。

3. 如术中留置双J管,嘱患儿术后2个月返院拔除双J管。

4. 术后半年复查B超、尿流动力学检查,如术后充盈末逼尿肌压高于20cmH$_2$O,予口服托特罗定[剂量:0.1mg/(kg·d),每天2次]或索利那新[剂量:0.1mg/(kg·d),每天1次]治疗。如术后膀胱压力不能控制可增加剂量,药物效果不佳患儿考虑膀胱扩大失败,建议再次行膀胱扩大。

5. 术后自腹壁输出道间歇导尿,儿童需对家长进行导尿教学引导。一般学龄儿童建议其睡前,起床后,上午上学前,中午放学后,下午上学前,下午放学后每天共导尿6次,中间根据情况可自行排尿或增加导尿次数。部分儿童自行排尿时可用手按压下腹部增加腹压,更利于排空尿液。

四、并发症及处理

1. **感染和发热** 一旦发生感染和发热,应在保持引流管通畅的同时寻找原因,根据尿液及分泌物培养结果选择敏感抗生素,积极预防和尽早处理婴幼儿的感染性休克。注意保持膀胱低压状态。

2. **血尿** 术后血尿多由术后残余血引流或体内留置支架管刺激所致,一般予以充分补液、多饮水、少活动等保守观察治疗可好转。如出血较多应考虑吻合口出血,可适当增加补液量,同时给予止血药物预防或治疗血尿。对肉眼血尿较重患儿应密切观察。若出现尿管堵塞,及时冲洗或更换,保持导尿管引流通畅,同时密切监测血红蛋白变化情况,必要时给予输血治疗及再次手术探查出血原因。

3. **吻合口尿漏** 保持腹腔引流管通畅,通过延迟拔除引流管多可治愈,如果术后尿漏持续存在,应考虑阑尾造瘘口引流管堵塞可能,必要时更换引流管,并加强营养,促进伤口愈合,一般1~2周后均可好转。

4. **流出道狭窄** 可利用尿道探子或膀胱镜对阑尾腹壁流出道进行直视下扩张,并留置引流管;对于顽固性流出道狭窄甚至闭锁的患者,也可选择回肠通道术进行再次手术。

5. **麻痹性肠梗阻** 可能原因有:①因术中渗出较多及气腹压力的影响,术后胃肠功能恢复较慢;②吻合口尿外渗至腹腔内,若腹腔引流不通畅,尿液滞留于腹腔内导致尿源性腹膜炎。给予禁食水,胃肠减压,肠外营养支持治疗,同时注意防治水、电解质紊乱,一般可自行缓解。

6. **膀胱结石** 根据结石大小选择不同碎石取石术,并口服药物预防结石再生。

五、术式评述

清洁间歇导尿术、回肠膀胱扩大术和Mitrofanoff术(阑尾可控流出道术)是神经源性膀胱治疗过程的三个里程碑。膀胱扩大术可在增加膀胱容量的同时减少储尿期压力,创造了一个有功能的储尿囊,避免了继发性的上尿路功能恶化。对于无法正常完成清洁间歇导尿的患者来说,阑尾腹壁流出道可为导尿提供了一条技术上更容易的途径,从而避免了尿道的损伤和尿管通过生殖道时引起的不适感。膀胱扩大术和 Mitrofanoff 术相结合则可兼顾二者之长,在避免肾功能丢失的同时提升患者生活质量。随着微创外科技术的发展,腹腔镜或机器人辅助腹腔镜下进行回肠膀胱扩大及 Mitrofanoff 术可以在显著减少手术创伤的同时,获得与开放手术相同的尿流改道效果,从而可进一步提高神经源性膀胱患儿及其家庭的生活质量。

第三节　儿童去带乙状结肠新膀胱术

一、手术适应证及禁忌证

1. 适应证　①术前病理确诊膀胱/前列腺横纹肌肉瘤;②影像学排除远处转移;③术前肾功能正常,血肌酐值低于 200μmol/L。

2. 禁忌证　①乙状结肠长度不足,结肠炎、放射性肠炎等结肠疾病;②严重基础疾病或合并症;③术前影像学证据表明远处转移或局部侵犯已无法完整切除的患者。

二、手术步骤与要点解析

1. 所需器材清单　常规手术操作器械;2-0/3-0 单乔线,5-0 可吸收缝合线,丝线,荷包线等;环状肠吻合器;开放用双极镊或开放用超声刀;单 J 管(6F 以下小儿用为宜)。

2. 内镜下尿道预挂线(图 2-15-3-1)　在膀胱切除之后,可以采用 6 根 2-0/3-0 单乔线进行尿道预挂线,留备尿道吻合。经尿道口置入尿管后,利用尿管提示方位,依次在顺行截石位尿道 8 点钟、10 点钟、12 点钟、2 点钟、4 点钟、6 点钟处预先缝线并保留缝针,缝针可依据主刀位置选择由内向外或由外向内,保证线结位于尿道外,避免形成包裹性肉芽肿或结石等。

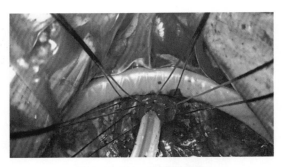

图 2-15-3-1　尿道预挂线

3. 游离双侧输尿管,末端劈开外翻乳头(图 2-15-3-2)。游离双侧输尿管,便于新膀胱输尿管无张力吻合,注意保护输尿管末端血运。修剪输尿管残端,采用劈开输尿管末端外翻缝合形成半乳头或乳头状进行抗反流保护,深度约 0.5 cm,置入单 J 管,置管深度 20~25cm,5-0 可吸收线固定。

4. 截取合适乙状结肠肠段(图 2-15-3-3)　根据笔者观察,小儿乙状结肠长度均较为充裕,选取更近盆底、符合生理位置的 15~20cm 长度乙状结肠肠段进行构建,术中不需要特别辨别和保留血管弓，一般采用双极镊或超声刀即可完成系膜的分离，通常于远近端打开约2cm 的系膜裂隙。

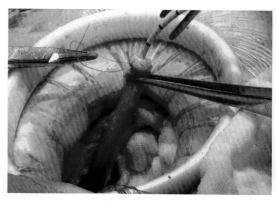

图 2-15-3-2 输尿管末端劈开，外翻乳头

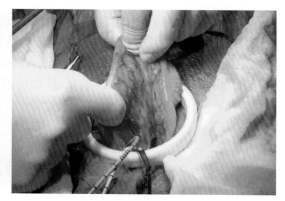

图 2-15-3-3 截取乙状结肠肠段

5. 恢复结肠连续性（图 2-15-3-4） 笔者早期使用的可降解肠道吻合环，通常降解时间为 18 天，而对于有条件的单位，推荐采用一次性环状肠道吻合器进行乙状结肠的吻合，恢复消化道的连续性，术后流质饮食时间可大大缩短，通常小儿吻合器采用型号为 25# 或 26#。

6. 勾画去带边界（图 2-15-3-5） 碘伏盐水冲洗截取肠管后，使用 15 号小半圆刀在乙状结肠段上勾画出去带边界。首先，标记出需要保留的尿道吻合口位置及输尿管吻合口位置的部分结肠带和浆肌层结构。选取系膜自由度最大的位置作为新膀胱尿道吻合的位置，即为最低点，标记留出长 2cm，宽 1cm 区域作尿道吻合；乙状结肠段两端位置，标记留取长 3cm，宽 1cm 区域作输尿管吻合；余部肠祥沿系膜边缘勾画。结肠层次相对分明，选择合适的层面进行勾画，深度宜划透整个肌层，但不要划破肌层下方的内膜层，勾画期间可能造成系膜出血，双极镊电凝处理即可。

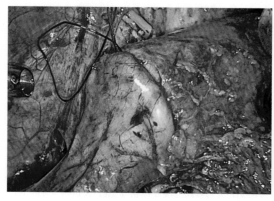

图 2-15-3-4 利用肠吻合器恢复结肠连续性

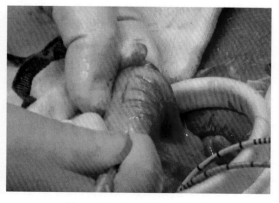

图 2-15-3-5 勾画去带边界

7. 去带操作（图 2-15-3-6） 在助手的提拉帮助下，沿结肠黏膜下层面剥离剔除对系膜缘的两条结肠带及其间的浆肌层组织。儿童相较于成人，结肠发育并不十分完全，去带难度

大于成人,但寻找到合适层面后,沿平面扩大,亦能快速分离。如若术中因操作不当,导致切割过深,采用 5-0 可吸收缝合线"8 字"缝合关闭瘘口即可。

8. 去带乙状结肠新膀胱的容量测定与修整(图 2-15-3-7)　结肠带剔除完成后,可选择置入"蕈状"胶管,进行新膀胱的容量测定。根据截取肠道的长短、管径等不同,小儿去带乙状结肠新膀胱的容量在 120~280ml 之间。如感觉容量偏小,可于肠道注水膨隆后,在近系膜边缘进一步松解浆肌层组织,使容量进一步增加(资源 45)。

资源 45　小儿去带乙状结肠新膀胱构建

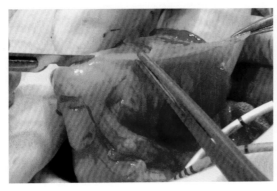

图 2-15-3-6　结肠去带

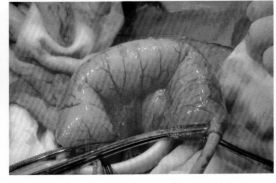

图 2-15-3-7　测定去带新膀胱容量

9. 输尿管新膀胱吻合(图 2-15-3-8)　剪除游离肠袢尿道吻合处直径 0.8cm 的浆肌层组织,形成新膀胱尿道内口,留作新膀胱尿道吻合。在游离肠袢的一端,对半划开预先留备输尿管新膀胱吻合的结肠带及浆肌层组织,深度亦为划透整个肌层,将浆肌层组织稍作分离,推向两侧,制作成"黏膜床"以保证足够间隙包埋输尿管。距肠袢盲端3cm 位置切开 0.5cm 去带储尿囊,将该侧预先置管的输尿管乳头由此切口置入,单 J 管由新膀胱尿道内口引出。5-0 可吸收线将输

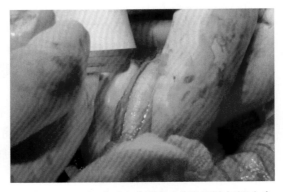

图 2-15-3-8　新膀胱上"黏膜床"抗反流包埋吻合

尿管乳头采用"一针吻合法"包埋缝入去带乙状结肠新膀胱内。将输尿管置于"黏膜床",继而连续缝合分离的两侧浆肌层组织包埋输尿管,形成抗反流结构。同法处理另一侧输尿管。2-0 可吸收线荷包缝合关闭肠袢盲端,新膀胱构建形成。

10. 新膀胱尿道吻合(图 2-15-3-9)　采用胶管绑线或尿管引导等方式,将单 J 管引出尿道外口,并由尿道外口再次置入 14F 乳胶尿管至新膀胱尿道内口,注射 6~8ml 水囊,5-0可吸收缝线固定后,按既定顺序排列 6 根预挂尿道缝线,按截石位对应位置完成新膀胱尿道吻合,避免绞线或滑脱。牵拉尿管及单 J 管将新膀胱推入盆腔,分别依次打结 6 处间断吻合的缝线,避免撕脱,小儿患者通常骨盆较窄,有条件的单位可选择推结器进行操作。

11. 去带乙状结肠新膀胱的锚定与腹膜外化（图 2-15-3-10） 尿道吻合完成后，留置盆腔引流管，盐水湿纱布推挤小肠，显露后腹膜。1 号丝线关闭后腹膜裂口，将输尿管及新膀胱裸区恢复至腹膜后状态。缝合侧腹膜裂隙时，可将去带乙状结肠新膀胱的肠祥两端锚定在侧腹膜上，使之成为一个前倾位、稳定的 U 形储尿囊。

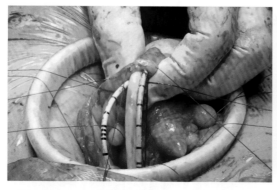

图 2-15-3-9 利用预挂线完成新膀胱尿道吻合

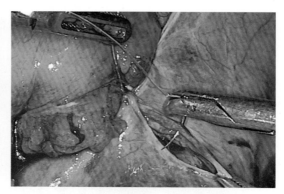

图 2-15-3-10 新膀胱的锚定与腹膜外化

12. 要点解析

（1）小儿的器官发育不成熟，术中需谨慎操作，避免损伤，而正因为如此，小儿的再造性强，恢复通常比成人更快更好，这可能是因为新陈代谢的优势。

（2）小儿年龄太小，无法完成有效的术后盆底肌锻炼，术后泌尿功能恢复多依赖术中精准操作，术后父母对肛周肌肉的主动刺激亦能帮助患儿尽快恢复。

（3）腹膜外化的处理：膀胱属于间位器官，在完成去带乙状结肠新膀胱后将患者打开的后腹膜关闭，可将新膀胱和输尿管隔离至腹膜后，避免术后并发症的发生，也维持了膀胱的间位器官生理特性。

（4）抗反流吻合：乙状结肠的生理学特性不同于回肠，如果没有很好的抗反流机制，患者术后很有可能出现尿液反流，以致肾积水腰痛等症状。笔者中心通过长期的临床实践，选择改良 Leadbetter-Clarke 方式进行输尿管新膀胱吻合，长期的随访结果显示罕有小儿输尿管吻合口狭窄发生。

（5）术后的管道护理与康复护理同样重要，秉持加速康复外科理念，减少管道留置时间，早期活动对患儿的预后和功能恢复均有益处，而因为患儿不擅表达，术后的密切观察和及时复查便于围手术期管理。

（6）去带乙状结肠新膀胱术后不需要常规冲洗，以减少患儿术后出现泌尿系感染及代谢性疾病的发生率，术后可规律服用碳酸氢钠片碱化尿液，进一步减少黏液的产生。

三、术后管理

1. 采用医患一体的术后管理 术后患儿不需要常规留置胃管，不需要常规使用镇静药物，鼓励患儿家长搀扶坐立、行走，必要时行人工扩肛治疗，促进肠道恢复。术后 3 天开始少量饮用糖盐水，100ml/12h。无腹胀后改进流质饮食，并逐步转变为半流质饮食。

2. 建议术后定期行实验室检查，了解患儿恢复状态。视盆腔引流量进行退管处理，100ml 内可考虑拔除，一般术后 1 周内拔除。术后 4 周返院拔除双侧输尿管支架管及尿管。

3. 术后 2 年内，每 3~6 个月返院复查一次，对肿瘤学控制及功能恢复等多方面进行评估。

四、并发症及处理

1. 出血和感染 吻合口出血可能与吻合确切程度及肠道功能恢复有关。建议选择牢靠环形吻合钉进行肠吻合操作，因吻合口位于低位，术后禁忌使用开塞露或灌肠等强烈刺激促进排便。患儿罹患横纹肌肉瘤多于术前行放化疗处理，术后易感因素多，需要视病原学培养结果等对症使用抗生素，术中注意无菌原则，维持围手术期电解质平衡。

2. 肠梗阻 术中过度的肠道操作、肠管外露时间长、术后感染、卧床时间长等均为肠梗阻高危因素，可能导致肠麻痹和肠胀气，术后应鼓励患儿家属辅助督促早期活动，避免肠梗阻情况发生，进食水应循序渐进，不宜早期过量饮水和进食。

3. 吻合口瘘 包括新膀胱瘘和肠瘘。①新膀胱瘘可发生于新膀胱储尿囊与输尿管及尿道的吻合口处，女性患儿亦可出现新膀胱阴道瘘，此类患儿术后建议继续留置引流管，保持吻合口干燥，以求达到自愈效果，如保守治疗效果欠佳，可考虑后续手术治疗。②肠瘘，多见于肠吻合口处，甚至可形成新膀胱结肠瘘，主要原因为术后腹腔感染未得到控制、持续肠胀气或肠梗阻、肠吻合不确切等，常表现为不明原因的发热、腹痛、腹胀、尿袋中查见粪渣等，一旦出现肠瘘，建议尽早行"肠道短路"手术，推荐使用横结肠单腔造口，可尽快改善症状，控制感染，防止病变进一步加重。

五、术式评述

去带乙状结肠新膀胱术由中国泌尿外科医师在总结前人基础上大胆改良，并在长期临床实践中创立的一种独创性术式。这一术式打破了传统构建新膀胱均需要"去管化"的技术局限，创新性地采用去带方式处理肠管，构建"低压大容量"新膀胱。自 2000 年开始，该技术在全国 120 多家医院推广应用。近 2 000 例患者接受了这一术式。最小年龄的患者为仅 9 个月大的幼儿，年龄最大的手术时已达 89 岁高龄，而在实践中，笔者团队也再次证明这一术式同样适用于小儿膀胱/前列腺横纹肌肉瘤患者。目前笔者所在中心已完成逾 70 例小儿去带乙状结肠新膀胱手术，最长随访时间的患儿已达到 18 年。该术式具有如下优点：

1. 取材容易，不需要担心血供，构建新膀胱步骤简单、省时（10min）；

2. 仅需 15~20cm 长度肠段，即可达到平均容量 200ml 的新膀胱，并且长期随访结果显示，随着患儿的身体发育，新膀胱的容量也会缓慢增加，满足患儿日常生活所需；

3. 患儿的可塑性、自适应性均较成人更有优势，术中、术后并发症少且容易处理。术后管理简便，不需要常规冲洗新膀胱；

4. 完全腹腔镜下的小儿去带乙状结肠新膀胱构建已证实可行，术后短期恢复效果更佳，未来希望在机器人辅助下完成此类手术，达到更好的手术效果。

第四节　临床现状与展望

近 20 年来，微创技术在外科治疗中的应用不断突破。腹腔镜技术及机器人辅助腹腔镜技术在取得与开放手术近似的手术成功率的基础上，因其具有创伤小，术后恢复快，操作精细度更高等优势逐渐获得医生和患者的青睐。儿童患者因其生理发育尚未成熟，对于治疗微创化的需求尤为迫切。

既往由开放入路行可控尿流改道术创伤较大，腹腔镜手术则受限于儿童腹腔内较小的操作空间，完全行腔内尿流改道术操作难度大，手术时间较长，国际上仅见少数报道。机器人辅助腹腔镜技术的出现同时具备了扩展操作空间、提高手术精细度、增加输尿管重建及尿路修复精细度、最大限度减少患儿创伤等多种优势，尤其适合在需要精细操作的膀胱、前列腺切除手术及相关的尿路重建过程中应用，其在成人尿流改道术中的价值已经得到了广泛验证。同时，机器人系统降低了全腔内进行尿流改道术的难度，而腔内尿流改道术在手术时间、出血量、输血率等方面均优于腔外尿流改道术。随着科学技术进一步发展，全机器人下可控尿流改道术应是儿童尿流改道术的未来。

第五节　小　　结

随着医疗水平的提高，儿童尿流改道术及下尿路重建技术有了长足发展。可控尿流改道术是目前的主要治疗方式，腹腔镜和机器人辅助腹腔镜下的全腔内尿流改道术安全可行，适宜在临床上进行推广。

（周辉霞　刘春晓　李　品　徐啊白　许　鹏）

参考文献

［1］黄澄如. 实用小儿泌尿外科学 [M]. 北京: 人民卫生出版社, 2006.

［2］ABDELHALIM A, ELSHAL A M, ELSAWY A A, et al. Bricker Conduit for Pediatric Urinary Diversion-Should we Still Offer It ? [J]. JOURNAL OF UROLOGY, 2015, 194 (5): 1414-1419.

［3］DUCKETT J W Jr. Cutaneous vesicostomy in childhood. The Blocksom technique [J]. Urol Clin North Am, 1974, 1 (3): 485-495.

［4］MITROFANOFF P. Trans-appendicular continent cystostomy in the management of the neurogenic bladder [J]. Chir Pediatr, 1980, 21 (4): 297-305.

［5］YANG W H. Yang needle tunneling technique in creating antireflux and continent mechanisms [J]. J Urol, 1993, 150 (3): 830-834.

［6］MONTI P R, LARA R C, DUTRA M A, et al. New techniques for construction of efferent conduits based on the Mitrofanoff principle [J]. UROLOGY, 1997, 49 (1): 112-115.

［7］PEARD L, FOX P J, ANDREWS W M, et al. Continent Catheterizable Vesicostomy: An Alternative Surgical Modality for Pediatric Patients With Large Bladder Capacity [J]. UROLOGY, 2016, 93: 217-222.

［8］RIGAMONTI W, IAFRATE M, MILANI C, et al. Orthotopic continent urinary diversion after radical cystectomy in pediatric patients with genitourinary rhabdomyosarcoma [J]. JOURNAL OF UROLOGY, 2006, 175 (3 Pt. 1): 1092-1096; discussion 1096-1090.

［9］刘春晓, 郑少渡, 许凯, 等. 世界首例小儿腹腔镜下根治性膀胱切除全去带乙状结肠原位新膀胱术 [J]. 南方医科大学学报, 2009, 29 (1): 105-108.

［10］CASTAGNETTI M, ANGELINI L, ALAGGIO R, et al. Oncologic outcome and urinary function after radical cystectomy for rhabdomyosarcoma in children: Role of the orthotopic ileal neobladder based on 15-year experience at a single center [J]. JOURNAL OF UROLOGY, 2014, 191 (6): 1850-1855.

第十六章

女性原位新膀胱术

第一节 概　述

原位新膀胱术应用于临床已经有超过 35 年的历史,在男性患者中已经取得广泛的认可。随着对女性盆腔解剖认识的不断深入,女性患者不再被认为是新膀胱手术的禁忌证。自 20 世纪 90 年代开始,一系列组织病理学的研究表明,膀胱切除术时尿道肿瘤受累的主要危险因素是膀胱颈肿瘤或肿瘤侵犯子宫颈或阴道。如果排除具有这些因素的患者,同时结合膀胱切除术中尿道边缘的冰冻快速病理切片结果进行保留尿道手术,术后尿道复发极为罕见。有研究报道了通过对 180 例女性中位 57 个月的随访,仅发现 2 例患者出现肿瘤尿道复发。另外一项研究显示在 120 例接受根治性膀胱切除术和原位新膀胱术的女性患者中,通过中位 103 个月的随访,仅发现 1 例尿道复发。正是因为越来越多的证据表明保留尿道不影响女性膀胱癌根治性切除后的肿瘤学预后,且膀胱颈并不是女性控尿的必要解剖结构,新膀胱术式在女性患者中的应用逐渐增加。随着临床经验的增加和术后随访时间的延长,临床发现膀胱切除术中保留子宫可以降低术后女性原位新膀胱(female orthotopic neobladder)尿潴留的风险、改善女性性功能,而且还可以降低新膀胱 - 阴道瘘的风险。进入 21 世纪以后,通过对女性膀胱癌患者病理标本的分析发现,尿路上皮癌侵犯子宫和阴道前壁的概率分别为 0.3%~5.0% 和 3.6%~4.4%,且均为直接侵犯,目前尚未见卵巢转移或者被直接侵犯的报道。因此对于无子宫和阴道直接受累征象的女性膀胱癌患者,可以通过恰当的手术技术在切除膀胱的同时保留子宫或者阴道前壁、卵巢,而不影响肿瘤治疗效果。

此后新膀胱术式越来越多地作为女性膀胱切除术后的尿流改道方式,也出现了诸多为改善术后新膀胱控尿及排尿功能的新术式探索,譬如保留神经的根治性膀胱切除术、保留盆腔器官的根治性膀胱切除术(pelvic organ-preserving radical cystectomy)、保留女性生殖器官的膀胱切除术(gynecologic-tract sparing cystectomy)等。但是由于女性盆底结构较复杂,控尿及排尿机制尚未完全明确,新膀胱术式在女性患者中的应用尚存在一些争议,笔者拟结合自己的经验,介绍不同的手术方法及其适用人群,阐述如何在保证肿瘤控制效果的前提下,提高新膀胱功能学结果,进而改善患者术后的生活质量。

第二节　手术适应证及禁忌证

应根据患者个体情况决定是否采用新膀胱术式作为女性的尿流改道方式,包括了功能学因素和肿瘤学因素。

适应证包括:良性疾病,尿道无明确病变;尿道无肿瘤或狭窄;女性肿瘤未累及膀胱颈;术中冷冻病理证实断端无残留;肿瘤能彻底切除,局部复发可能性小;肾功能良好;心肺功能良好、肝脏功能良好,能耐受手术;没有伴随因腹压增加而加重的其他疾病,如腹壁疝、子宫脱垂、食管裂孔疝等。

禁忌证包括:肾功能不全(GFR<40ml/min)、肠道存在病变或尿道括约肌功能不佳。既往有盆腔放疗史或拟行盆腔放疗的患者应慎重考虑。

第三节　手术步骤与要点解析

一、女性盆腔解剖特点与手术策略

经典的女性膀胱癌根治性膀胱切除术,除了需要进行盆腔淋巴清扫以及膀胱切除以外,还需要同时切除女性生殖系统(包括子宫、卵巢、阴道前壁)。因此熟悉女性生殖系统与泌尿系统、腹膜后血管及神经走行的解剖关系,对高质量完成女性根治性膀胱切除术,而且在保证肿瘤学效果的同时保留脏器功能非常重要。

卵巢悬韧带内含有卵巢的血管和神经,其功能有悬吊和固定卵巢的作用。卵巢动脉通常自腹主动脉分出,在腹膜后沿腰大肌前下行至骨盆腔,并跨过输尿管与髂总动脉下段,术中会影响髂血管周围淋巴脂肪组织的暴露和切除。因此,在淋巴清扫时应该首先根据手术方案处理卵巢,如需要保留卵巢,清扫时应将卵巢与阔韧带游离,提起卵巢逆行游离,将卵巢向上翻起以保留卵巢悬韧带及卵巢的血供。若不需要保留卵巢,应离断卵巢悬韧带,将卵巢向内侧游离以充分显露髂血管周围淋巴脂肪组织。

子宫动脉通常自髂内动脉前干发出,向内下方穿经子宫阔韧带基底部,在距子宫颈外侧约2cm处从输尿管末段的前上方越过达到子宫侧缘。因此在游离输尿管下段过程中,游离至子宫下段水平时,应特别注意输尿管前方的暴露,避免误伤子宫动脉导致出血。

盆腔神经丛(盆丛)主要支配盆腔脏器,盆丛的背侧部分主要支配直肠,腹侧部分主要支配泌尿生殖道。因此,保护来自盆丛的自主神经,对保护术后女性盆底功能非常重要。部分女性患者在接受传统根治性膀胱切除术后,由于来自盆丛的自主神经损伤导致盆底功能失调,术后常发生性功能及新膀胱控尿排尿功能异常。

盆丛主要位于双侧髂内动脉的内侧,从直肠和阴道的侧面延伸到膀胱颈。在阴道近端近宫颈处,盆丛与阴道外壁和子宫外侧非常接近,主要分布于阴道两侧的 9 点和 3 点方向,同时在邻近膀胱颈时发出终末分支并穿入盆筋膜和肛提肌,分布于尿道和阴蒂。此外,在盆筋膜深面,阴部神经发出会阴神经(躯体神经)与上述自主神经分支共同支配尿道括约肌及阴蒂。

对于接受根治性膀胱切除术的女性膀胱癌患者,应按照诊疗规范进行盆腔淋巴结清扫,但清扫的时候要注意保护髂内动脉内侧的盆腔神经丛。在良性疾病或不违反肿瘤根治的原则下,可以采用保留阴道前壁的根治性膀胱切除 - 新膀胱术,因为阴道的完整性和分泌功能的保留可明显提高性生活满意度,此外对于控尿功能也得以更好地保留。在以前的研究中,膀胱癌合并原发性生殖器肿瘤的发生率较低。一些观察表明,未接受过子宫切除术的女性患者保留子宫可能在术后新膀胱的功能结果方面具有一定优势,具体原因可能是由于更好地保护盆腔神经丛,以及原位子宫可以避免新膀胱后倾导致膀胱出口成角引起尿潴留。因此,笔者建议在不违反肿瘤根治的原则下,育龄期女性可以选择保留所有生殖器官,绝经期女性应常规切除卵巢,再根据子宫有无病变决定是否保留子宫。

女性盆腔血供丰富,术中容易损伤盆壁血管,渗血严重,应注意避免紧贴盆壁分离。切除膀胱(和子宫)过程中,应小心处理髂内血管及其分支(和子宫主韧带及侧韧带),利用能量器械离断阴道可减少阴道壁出血。

二、女性膀胱切除术

手术步骤:

1. 患者取分腿平卧位或者平卧 - 截石位,头低脚高以暴露盆腔脏器,阴道塞入纱球作引导。

2. 按计划完成盆腔淋巴结清扫。

3. **游离输卵管、卵巢**　建议绝经期女性应常规切除卵巢,育龄期女性可以选择保留生殖器官。如需切除卵巢及子宫,首先在髂外动脉上方游离出卵巢悬韧带,用 LigaSure 或 Hem-o-lok 夹闭后离断,沿输卵管伞及卵巢外侧切开阔韧带及卵巢韧带,将卵巢向子宫侧游离,以便和子宫一并切除。如需保留卵巢,则将阔韧带提起,用超声刀将卵巢与阔韧带游离,提起卵巢逆行游离,保留卵巢悬韧带及卵巢的血供,将卵巢向上翻起。

4. **游离子宫**　笔者建议如果术前评估无肿瘤直接侵犯证据以及原发疾病证据,采用新膀胱作为尿流改道方式的患者应常规保留子宫。将膀胱向前方牵拉,分离膀胱及子宫间隙,当接近子宫颈时,可以找到输尿管膀胱入口处。此时可在阴道中置入带有纱球的卵圆钳以帮助识别子宫颈和阴道前壁之间的交界处。将膀胱两侧输尿管在靠近膀胱壁处结扎并切断,将输尿管断端送冷冻切片。游离远端输尿管时应注意保留与之交叉的子宫血管。来自盆丛的自主神经位于直肠的后外侧,沿阴道侧壁,到达膀胱颈和尿道。沿着阴道侧壁、膀胱颈和近端尿道进行细致的解剖分离,可以将大部分这些神经纤维保留。

如需切除子宫,则在游离卵巢后沿盆壁向下游离子宫阔韧带及子宫圆韧带,注意夹闭子宫动脉。用抓钳将两侧的阔韧带、输卵管(和卵巢)拉向前上方,显露子宫后方空间及直肠子宫陷凹。于阔韧带基底部切开腹膜,切口横过直肠子宫陷凹底部腹膜反折,紧贴子宫颈后面游离至阴道后壁。将子宫拉向对侧,在靠近盆壁部位切断主韧带,将子宫移向前方以暴露骶韧带,凝闭后切断,此时子宫基本与盆壁分离。

5. 游离膀胱 分离膀胱前耻骨后间隙至尿道周围,保留耻骨-尿道膀胱韧带。将膀胱拉向对侧,显露膀胱侧血管蒂,用 Hem-o-lok 夹闭及剪刀或者超声刀靠近膀胱离断膀胱侧血管蒂。向远端游离尿道至外括约肌上方,牵拉气囊导尿管,判断膀胱颈位置。拔除导尿管,在膀胱颈下方约 0.5cm 处应用 Hem-o-lok 夹闭尿道,以防尿液流出,切断尿道。将膀胱向头侧牵引显露膀胱后方,锐性分离阴道前壁和膀胱后壁。完整游离膀胱后取出标本。

如需切除子宫:应在辨认子宫颈位置后,环绕阴道穹窿切除子宫。此时助手可在患者脚侧利用卵圆钳及纱布球从阴道插入至后穹窿,向头侧抬高,将阴道壁抬起,从而抬高前穹窿,辨认阴道前壁顶部及前穹窿。在子宫颈下方依次横向切断阴道前后壁。为降低术后新膀胱阴道瘘风险,应尽可能保留阴道前壁。为避免神经损伤,在不违反肿瘤治疗原则的情况下,此处注意尽可能在阴道 10 点至 2 点方向之间紧贴膀胱壁游离。若创面出血较多,可用可吸收缝线缝合止血,避免使用电凝止血。

三、女性原位新膀胱的构建

女性原位新膀胱的构建与男性基本相同,常用的有原位回肠新膀胱、乙状结肠新膀胱,有不同的构建方法。

目前国内外利用回肠作为新膀胱替代的应用最为广泛,故本节主要以原位回肠新膀胱为例介绍手术操作要点(乙状结肠新膀胱详见相关章节)。

新膀胱应该保证满足合适的容量、低压和可排空这三个重要原则,回肠因为肠段较长,而且对水电解质的重吸收影响小于结肠,故成为尿流改道首选。为保证合适的容量,建议使用 40cm 长的回肠段,同时为了减少对维生素 B_{12} 吸收的影响,应该避免选择末段回肠。低压的新膀胱是保护远期肾功能的重要因素,根据 Laplace 定律,应对肠管进行充分的去管化并折叠成球形以保证合适容量的同时减少新膀胱腔内压力。为了减少对肾功能的影响,应保证新膀胱可以排空,避免尿液潴留引起水电解质平衡紊乱和泌尿系感染。

手术步骤:

1. 隔离回肠段 找到末段回肠,在距回盲部约 15~25cm 处近端截取 40cm 长带蒂回肠段。将回肠拉至切口外,将回肠两断端用碘伏清洗后于隔离肠管上方作吻合,缝合肠系膜缺口后还纳腹腔。

2. 形成储尿囊 以碘伏冲洗干净游离回肠腔,在对系膜缘纵向剖开该肠段后 M 形折叠,用 3-0 可吸收缝线连续内翻缝合,形成储尿囊。

3. 吻合输尿管 修整输尿管末端至合适的长度并保证良好的血供,纵向剖开 0.5cm,外翻形成劈裂乳头,插入 8F 单 J 管作输尿管支架管引流尿液,用 4-0 可吸收缝线妥善固定。在储尿囊后顶部两侧各戳一小口,将输尿管末段插入储尿囊 1cm,用 4-0 可吸收线缝合 5-6 针固定输尿管外膜肌层及储尿囊开口全层。输尿管支架引流由储尿囊前壁穿出。

4. 吻合尿道 找到储尿囊最低点,在底部切开一约 0.8cm 小孔作吻合口与尿道吻合。可以荷包缝合吻合口以减少吻合口张力,储尿囊放入腹腔。腹腔镜手术下可以进行连续缝合吻合,开放式手术可以采用连续缝合吻合或者间断缝合吻合。

第四节 术 后 管 理

一、围手术期管理

1. 术后鼓励患者早期下床活动。视尿流改道方式及术中情况,根据快速康复理念,术后第一天开始可少量流质饮食和/或咀嚼口香糖,促进肠蠕动,如无腹胀可逐渐增加至正常饮食。

2. 引流管管理

(1) 术后应保持引流管的通畅。从术后第 1 天开始每 6~8h 应行新膀胱间歇冲洗,用 50ml 冲洗器低压手动新膀胱冲洗,防止肠黏液堵塞尿管。

(2) 术后腹腔引流管引流液少于 100ml 可以拔除。

(3) 输尿管外引流管(单 J 管)可在 1~2 周左右拔除,内引流管(双 J 管)可 3 个月左右拔除。

(4) 术后 10~14 天膀胱造影无明显渗漏可拔除尿管,嘱患者训练定时排尿、利用腹压排尿。

二、出院后管理

1. 术后应嘱咐患者多饮水,每天约 1.5~2L。

2. 术后应定期复查水电解质及酸碱平衡、肾功能、残余尿量以及泌尿系感染情况。

3. 术后短期内通常会有轻度尿失禁,应向患者解释术后早期由于新膀胱容量较小,容易出现尿失禁,嘱患者进行盆底肌锻炼。当患者病情稳定后,可以在刚出现漏尿时不要急于排尿,而是利用新膀胱内压升高促使新膀胱扩张,使膀胱容量达到 400ml 左右目标。

4. 必须向患者解释术后膀胱与神经系统的反馈机制会出现改变。因此术后应定期排尿,特别是在夜间应主动排尿,避免新膀胱过度充盈。

5. 必须对患者进行细致的终身随访,定期复查新膀胱功能(包括控尿功能、上尿路情况、有无残余尿,有无合并感染、有无水电解质及酸碱失衡等),女性患者应特别注意残余尿情况,对于异常情况应及时处理,避免产生远期并发症。

第五节 女性原位新膀胱术后并发症

一、术后尿失禁

新膀胱患者术后存在尿失禁的风险。目前对大宗病例长期随访的数据显示,女性原位新膀胱术后日间尿失禁的比例在 8%~70%,夜间尿失禁的比例在 24%~65%,不同医疗中心的发生率差异较大,这可能是由于评价标准或者手术方式与技巧不同所致。总体来说,女性原位新膀胱术患者出现尿失禁的风险低于男性患者,其原因可能与两性患者控尿机制不尽相同有关。对于术后 6~12 个月持续性尿失禁的女性患者,应注意是否存在新膀胱 - 阴道瘘。对于出现尿失禁的患者,可以首选盆底功能锻炼。针对女性压力性尿失禁的填充剂或者尿道中段悬吊可能可以改善部分患者的尿失禁情况,但是在进行尿道中段悬吊术时,应小心避免穿刺针和吊带穿入新膀胱或者其他盆腔脏器,也应注意术后尿潴留的潜在风险。

二、术后尿潴留

尿潴留(过度控尿)在女性原位新膀胱术患者中明显比男性更常见,据报道,尿潴留在女性原位新膀胱术后的发生率为 20%~60%,而男性新膀胱患者中仅为 4%~10%。目前这种差异的原因尚不明确,考虑可能与两性控尿机制不同以及术后新膀胱解剖位置有关,目前认为女性盆腔自主神经受损以及术后新膀胱解剖位置后倾导致膀胱出口梗阻是最主要的因素。由于慢性尿潴留可能导致尿液电解质重吸收增加,增加肾功能负担,以及增加泌尿系感染的风险,因此对女性原位新膀胱术患者应该常规随访残余尿的情况。对于持续尿潴留或者反复泌尿系感染的患者,应该积极寻找原因,并利用间歇性导尿促进新膀胱排空。可以通过膀胱尿道镜检评估尿道括约肌和尿道黏膜情况,通过经尿道手术解除梗阻相关因素。对于术后 1 年后出现的新发尿潴留,应注意评估新膀胱容量以及膀胱尿道镜检查,以排除肿瘤尿道复发。

三、新膀胱 - 阴道瘘

新膀胱 - 阴道瘘是女性原位新膀胱术后较特殊的并发症,总体发生率为 2.7%~6.0%。由于容易误诊为单纯性术后尿失禁,因此文献报道其发生的时间差异较大。对于术后长期尿失禁患者,应注意是否合并新膀胱 - 阴道瘘。新膀胱 - 阴道瘘可能与根治性膀胱切除术中造成阴道前壁损伤,或与保留阴道前壁的根治性膀胱切除术中阴道断端的位置有关。因此手术过程中小心操作,注意确切缝合阴道残端、避免新膀胱缝合线与阴道残端缝合线位置重叠是减少新膀胱 - 阴道瘘发生的最主要方式。此外,有学者提出新膀胱 - 阴道间隙填充大网膜可以减少新膀胱 - 阴道瘘的风险。外科手术是新膀胱 - 阴道瘘的最主要处理方式。手术入路可以选择经阴道手术或者经腹手术,经腹手术时应注意前次手术造成的粘连及解剖学改变,避免肠道及输尿管的损伤。

第六节　临床现状与展望

随着对女性盆腔解剖认识的不断深入,临床实践经验的不断增加,女性患者也不再被认为是新膀胱手术的禁忌证,但是目前尚未被临床广泛采用。笔者认为主要是由于传统手术范围对新膀胱疗效的影响:既往女性根治性膀胱切除需要切除膀胱、尿道、子宫及阴道前壁,广泛的切除范围对术后控尿、排尿功能会有一定的负面影响。此外,新膀胱术要获得良好的效果,需要丰富的手术经验、精细的手术技巧、细致的长期随访和有针对性的医学指导,由于女性膀胱癌患者需要接受根治性膀胱切除术的人数通常少于男性,所以各医疗中心女性患者的尿流改道术的选择较为保守。目前国内外大型医学中心的女性原位新膀胱术式的应用不断增加,关于改善女性原位新膀胱功能学结果的术式改进及其对膀胱肿瘤患者肿瘤学预后的随访分析文献报道也在不断增加。基于目前的临床数据,对于经过选择的女性患者,原位新膀胱术是一个安全可行的选择,具有良好的肿瘤学和功能学结果。随着目前微创技术的应用和普及,腹腔镜及机器人手术在精准切除和重建方面展现出了一定的优势,特别是完全腔内构建新膀胱技术,可以在保证疗效的同时进一步减少手术创伤。笔者相信微创技术将对改善女性原位新膀胱功能提供独特的优势。

第七节 小 结

对于部分女性患者,原位新膀胱术是膀胱切除术后行尿流改道术的一个合理选择。术前仔细评估患者身体及肿瘤学情况,与患者及家属充分沟通了解其对手术的期望,术中优化技术改善控尿及排尿功能,加强围手术期管理、密切随访、及时指导和处理相关并发症,对改善女性原位新膀胱功能学结果非常重要。

(黄 健 刘 皓)

参考文献

[1] 陈凌武, 高新, 梅骅. 泌尿外科手术学 [M]. 3 版. 北京: 人民卫生出版社, 2008.

[2] 黄健. 中国泌尿外科和男科疾病诊断治疗指南 (2019 版)[M]. 北京: 科学出版社, 2020.

[3] PARTIN A W, DMOCHOWSKI R R, KAVOUSS L R, et al. Campbell-Walsh-Wein Urology [M]. 12th ed. Philadelphia: Elsevier, 2020.

[4] STEIN J P, COTE R J, FREEMAN J A, et al. Indications for lower urinary tract reconstruction in women after cystectomy for bladder cancer: a pathological review of female cystectomy specimens [J]. J Urol, 1995, 154 (4): 1329-1333.

[5] STENZL A, DRAXL H, POSCH B, et al. The risk of urethral tumors in female bladder cancer: can the urethra be used for orthotopic reconstruction of the lower urinary tract ? [J]. J Urol, 1995, 153 (3 Pt 2): 950-955.

[6] CHEN M E, PISTERS L L, MALPICA A, et al. Risk of urethral, vaginal and cervical involvement in patients undergoing radical cystectomy for bladder cancer: results of a contemporary cystectomy series from M. D. Anderson Cancer Center [J]. J Urol, 1997, 157 (6): 2120-2123.

[7] ALI-EL-DEIN B. Oncological outcome after radical cystectomy and orthotopic bladder substitution in women [J]. Eur J Surg Oncol, 2009, 35 (3): 320-325.

[8] STEIN J P, PENSON D F, LEE C, et al. Long-term oncological outcomes in women undergoing radical

cystectomy and orthotopic diversion for bladder cancer [J]. J Urol, 2009, 181 (5): 2052-2058; discussion 2058-2059.

[9] CHANG S S, COLE E, SMITH J A Jr, et al. Pathological findings of gynecologic organs obtained at female radical cystectomy [J]. J Urol, 2002, 168 (1): 147-149.

[10] SALEM H, EL-MAZNY A. Primary and secondary malignant involvement of gynaecological organs at radical cystectomy for bladder cancer: review of literature and retrospective analysis of 360 cases [J]. J Obstet Gynaecol, 2012, 32 (6): 590-593.

[11] 于浩, 薛苗新, 李错文, 等. 改良腹腔镜下根治性膀胱切除＋盆腔淋巴结清扫术治疗女性膀胱癌的安全性和有效性 [J]. 中华泌尿外科杂志, 2017, 38 (5): 337-341.

[12] ZLATEV D V, SKINNER E C. Orthotopic Urinary Diversion for Women [J]. Urol Clin North Am, 2018, 45 (1): 49-54.

[13] LIN T X, ZHANG C X, XU K W, et al. Laparoscopic radical cystectomy with orthotopic ileal neobladder in the female: report of 14 cases [J]. Chin Med J (Engl), 2008, 121 (10): 923-926.

[14] KAUFMAN M R. Neobladder-Vaginal Fistula: Surgical Management Techniques [J]. Curr Urol Rep, 2019, 20 (11): 67.

第十七章

肾移植术后尿流改道

第一节　概　　述

　　肾移植以及术后长期免疫抑制药物的应用,使得肾移植术后患者长期处于免疫抑制状态,其恶性肿瘤的发病率较普通人群明显升高 2~7 倍,其中尿路上皮肿瘤的发病率为 0.4%~2%,而膀胱的尿路上皮癌的发病率相对较低。在中国,肾移植术后尿路上皮癌(urothelial carcinoma after renal transplantation)的发生率报道不一致:中国北方的田野团队报道了 3 370 例肾移植患者的长期随访结果,发生尿路上皮癌 106 例(3.1%),其中有 21 例为单纯膀胱癌(0.6%);上海的 Yan 等对肾移植术后膀胱癌发生风险进行了荟萃分析,发现在 79 988 例肾移植患者中,发生膀胱癌 306 例(占到总例数的 0.38%),肾移植术后患者比正常人群患膀胱癌的风险高 3.18 倍,而且与人种有关(欧洲人升高 2 倍,亚洲人升高 15 倍),诊断为膀胱癌时平均年龄为 46.8 岁,肿瘤发生与肾移植间隔时间平均为 75.4 个月。

　　一般认为肾移植后诱发尿路上皮癌的可能机制有:①肾移植患者生存时间延长,术后长期应用免疫抑制剂,造成免疫监视功能抑制;②在肾移植等待期的尿毒症状态时,体液免疫和细胞免疫的缺陷;③异体肾移植器官的持续存在造成的长期抗原刺激;④一些致癌病毒易感,或者潜伏致癌病毒的重新激活;⑤镇痛药和含马兜铃酸中草药的长期使用、既往肾小球肾炎及透析史等。比较国内肾移植术后尿路上皮癌的发病报道,引人注意的是,北方报道的发病率是明显高于南方的,南方大型肾移植中心的相关病例报道极少,发生在膀胱的尿路上皮癌更少。

　　对于肾移植术后膀胱癌治疗的临床研究不多,随机对照研究也几乎没有。有研究认为,这种膀胱癌和常见的膀胱癌不一样,在局部治疗后易复发并发生浸润、转移迅速。一项回顾性多中心研究对 1988—2014 年中 4 375 例肾移植患者进行随访,共发现 28 例新发膀胱尿路上皮癌,发病率为 0.64%;1 年、5 年和 10 年的癌症特异性生存率分别为 100%、75% 和 70%。诊断年龄高于 60 岁是独立的复发风险因素,肿瘤进展率为 14%,原位癌的存在与进展显著相关,所有癌症特异性死亡均为从非肌层浸润性膀胱癌进展为肌层浸润性膀胱癌,并且认为肾移植术后膀胱尿路上皮肿瘤预后最差。早期行根治性膀胱切除术,可能是减少癌症特异性死亡的可取方法。

　　肾移植后膀胱癌患者的根治膀胱切除术,因为右侧髂窝有移植肾,增加了淋巴结清扫和膀胱切除的难度,而且因为是功能性孤立肾,如何行尿流改道术是挑战,大部分病例选择输尿管皮肤造口术,很少选择回肠通道术或者原位新膀胱术。但是如果能选择回肠通道术,会提高患者术后生活质量,同时能提高术者的信心。如何将移植输尿管与新膀胱吻合,如何选择输出道皮肤出口,国内外相关文献报道极少,特在此介绍相关手术。

第二节 手术适应证及禁忌证

适应证包括无远处转移的局部可切除的肌层浸润性膀胱癌、高危或者极高危组的非肌层浸润性膀胱癌、膀胱非尿路上皮癌。

禁忌证为严重并发症不能耐受手术者。

第三节 手术步骤与要点解析

一、手术步骤

1. 男性平卧位,女性截石位,消毒铺巾后,膀胱留置 18F 气囊尿管。

2. 脐上做环形切口 1.5cm,建立气腹后置入 10mm 套管,在腔镜直视下于左侧腹直肌外缘平脐下 2 指及髂前上棘内侧 1 指分别置入 10mm 和 5mm 套管,于右侧对应位置分别置入 10mm 和 5mm 套管。操作时应注意触摸移植肾位置,尽量在腹直肌外侧缘,紧贴移植肾内侧缘在腔镜直视下放置 5mm 套管,再在腹直肌外缘较对侧偏内 1cm 处放置 10mm 套管。主刀位于左侧,一助位于右侧,若为女性患者则截石位留助手位置做举宫操作。

3. 清扫盆腔淋巴结,可清扫左侧淋巴结及部分右侧淋巴结,分别装袋取出。

清扫范围为左输尿管跨髂血管处到以下的髂总淋巴结、髂外淋巴结、闭孔淋巴结和髂内淋巴结,右侧范围受原手术影响,尽力而为,避免损伤移植肾输尿管及其血供,如有可能,尽量清扫闭孔淋巴结。

4. 游离膀胱及右侧移植肾的输尿管,游离右侧移植输尿管时要注意保护输尿管鞘,在分离输尿管与髂血管交汇处时风险大,特别是髂外静脉,应提前备好血管缝线,如粘连严重则靠近膀胱游离,游离到移植输尿管和膀胱吻合口处即可用带线的 Hem-o-lok 夹闭并离断,同时行术中冷冻病理确保移植输尿管远端为肿瘤阴性;原泌尿系统的输尿管可以结扎离断。若粘连部位分离顺利,余下操作和常规腹腔镜膀胱根治术区别不大,切除膀胱后仔细检查止血,尿道残端及周围出血可以用 3-0 倒刺线缝扎止血。

5. 在脐下行 8cm 纵向切口至腹腔,将膀胱标本取出;检查肠道,若肠道条件许可,从距离回盲部 15~25cm 处的回肠往近心端共取 15~20cm 肠襻,在体外完成回肠输出道制作。

6. 将移植输尿管远端裁剪后置入单 J 管,将其与回肠输出道吻合;将输出道远端由右侧腹直肌外旁套管切口穿出腹壁外,做外翻乳头,分别固定于外鞘和皮下,固定单 J 管,在输出道内留置 16F 尿管,见图 2-17-3-1。

7. 检查腹腔,排列肠管,放腹腔引流管,关闭切口。

二、要点解析

1. 手术最关键的是移植肾输尿管的游离。为保证移植肾功能,防止术中无法分离移植肾输尿管或者输尿管太短无法后续操作,可以先行移植肾造瘘。但如果移植肾没有明显积水,则肾造瘘难度较大。笔者认为,输尿管短时夹闭对肾功能影响不大,如果术前肾造瘘困难,同时术中移植肾输尿管分离困难,无法行尿流改道,则可以先封闭输尿管末端,待膀胱切除后再行永久肾造瘘。该手术为二次手术,虽然目前绝大部分移植肾手术是经腹膜外途径,但不排除既往腹部手术史、移植术中腹膜损伤或移植肾往腹腔挤压,因此在建立腹腔气腹及建立套管时,需要时刻警惕损伤肠道、移植肾或者其他脏器血管的风险。

2. 不管是淋巴结清扫,膀胱游离,还是分离输尿管,右侧都是较困难的,术者应有心理准备,特别是血管损伤的可能,要提前准备血管缝线、阻断钳等器械。

3. 原泌尿系的输尿管处理是有争议的,一般认为,结扎离断和旷置是可行的。另外一种做法有争议,但可以参考,即原泌尿系每日尿量很多的患者,可以将原泌尿系输尿管和流出道做吻合,移植肾输尿管和原输尿管"Y"形吻合,再将流出道从左侧腹壁做出口。该术式极少应用,仅供特别需要时参考,见图 2-17-3-2。

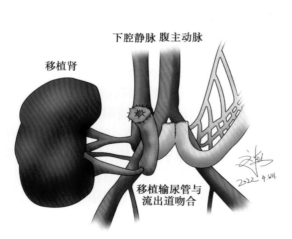

图 2-17-3-1　移植输尿管与回肠流出道吻合
(Wallace 法),流出道从右腹直肌外穿出腹壁

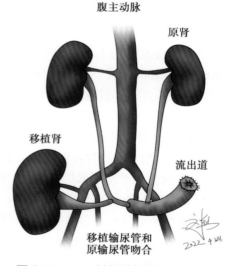

图 2-17-3-2　移植肾输尿管和原输尿管
"Y"形吻合,流出道从左侧腹壁出口

4. 移植肾输尿管往往较短,不用要求腹膜外放置。如输尿管粘连不重,术中尽量同时将移植肾的肾盂分离出来,以获取最大的移植肾输尿管长度,便于将其与回肠输出道吻合,如移植肾输尿管较短,可将回肠通道适当做长一些。移植肾输尿管和输出道的肠段吻合可以采取输尿管回肠端端吻合(Wallace 法)。

第四节 术 后 管 理

1. 目前膀胱根治术采用加速康复外科 ERAS 流程管理是可行的。术中留置胃肠减压管可以减轻胃肠胀气、避免腹腔操作空间小,术后可以不留置胃肠减压管;术后镇痛避免采用阿片类药物,VAS 评分超过 4 分给予非甾体抗炎药静脉滴注;术后 6h 缓慢坐起,咀嚼口香糖,每次 30min,每天 3 次,至术后排气;术后 6h 开始饮水,50ml/h;排气后进流食,排出大便后逐步改变饮食至普食;术后当天补液量控制在 ≤30ml/kg,避免过量补液;早日正常下地活动;术后 24h 开始予以低分子肝素抗凝;术后抗生素可根据血常规结果停用(≤术后3 天)。

2. 盆腔引流管视引流量拔除(100ml 以下),术后 4 周拔除双侧输尿管单 J 管。

3. 尿流改道术后,储尿囊可以不冲洗,笔者近五年不做冲洗,长期予以口服碳酸氢钠片或者枸橼酸氢钾钠,储尿囊未发生过尿漏或者容量不够。

第五节 临床现状与展望

随着器官移植技术进步,肾移植患者获得长期生存可能,其并发恶性肿瘤的可能性提高,肾移植患者并发膀胱癌的可能性也在提高。目前的现实是,南北及各中心发病率有明显差异,应该比较多方面致病因素,比如免疫药物治疗方案,中药马兜铃酸的影响等,找到致病因素,采取针对性措施减少肾移植患者膀胱癌发病率。

王晓峰团队提出应重视肾移植后对肿瘤的预防,以下几点应引起足够重视:

1. 完善对供者的检查,防止将肿瘤患者的器官移植给受者;

2. 移植术前对患者进行全面检查,防止对肿瘤患者行移植手术;

3. 移植术后合理应用免疫抑制剂,尽可能采用低剂量免疫抑制方案,在减少排斥反应的同时,也防止过度抑制;

4. 移植术后可预防性应用抗病毒药物;

5. 抗胸腺/淋巴细胞球蛋白(ATG/ALG)、CD3 单克隆抗体(OKT3)等可增加肿瘤发生风险,应减少其应用;

6. 及时调整免疫抑制方案,应用具有抗排斥反应及抗肿瘤效应的新型免疫抑制剂(西罗莫司);

7. 定期对患者进行健康教育,使患者保持良好的依从性和健康的生活方式,降低或避免肿瘤发生的危险因素;

8. 全面仔细地定期复查(特别是针对肿瘤的检查),提高警惕,如发生移植后肿瘤,务必做到早期发现、早期治疗。

其次,随着影像学的发展,多参数磁共振对膀胱和上尿路尿路上皮癌的诊断效能明显提高,避免了既往过于依靠增强 CT 又被肾功能因素限制应用的问题,期待能早期发现肿瘤,给患者提供保留膀胱的机会。目前,随着尿液及血液的肿瘤筛查手段层出不穷,通过液体活检手段能更早发现肿瘤,肾移植患者需要长期定期随访,增加膀胱癌的针对性检查。

在治疗上,肾移植患者长期应用免疫抑制剂并非是 BCG 灌注和免疫检查点抑制剂药物的绝对禁忌证,所以 2016 年后国内新发膀胱肿瘤患者治疗上有了更多选择,应该给予患者更多的治疗选择机会。在手术上,目前腹腔镜下根治性膀胱切除术已经在国内各三甲医院普及,对获得移植资格的中心,手术本身在技术上不会有问题,问题在于目前发病率不高,没有随机对照研究或者单中心系统性的大样本量研究,所以术式和处理细节没有高等级证据的推荐,希望本章内容可以给接触到此类患者的医师提供一定的参考价值。

第六节 小 结

肾移植后尿流改道术与常规此类手术最大的不同就是对移植肾输尿管的处理。建议首先做好游离移植肾输尿管困难的准备,如果术中游离输尿管困难,可以行永久肾造瘘术,如果输尿管游离有限,用回肠做输出道是比较好的选择,可以截取稍长的肠袢,与输尿管端端吻合,再将肠袢引出腹腔。更多的操作经验,长期和较大样本量的临床研究将有助于对这一技术进行全面评估。

(王少刚 刘 征)

参考文献

[1] PALAZZETTI A, BOSIO A, DALMASSO E, et al. De Novo Bladder Urothelial Neoplasm in Renal Transplant Recipients: A Retrospective, Multicentered Study [J]. Urol Int, 2018, 100 (2): 185-192.

[2] ZHANG A, SHANG D, ZHANG J, et al. A retrospective review of patients with urothelial cancer in 3, 370 recipients after renal transplantation: a single-center experience [J]. World J Urol, 2015, 33 (5): 713-717.

[3] YAN L, CHEN P, CHEN E Z, et al. Risk of bladder cancer in renal transplant recipients: a meta-analysis [J]. Br J Cancer, 2014, 110 (7): 1871-1877.

[4] DILLER R, GRUBER A, WOLTERS H, et al. Therapy and prognosis of tumors of the genitourinary tract after kidney transplantation [J]. Transplant Proc, 2005, 37 (5): 2089-2092.

[5] 邱敏, 邓绍晖, 侯小飞, 等. 腹腔镜膀胱全切及回肠膀胱术治疗女性肾移植术后膀胱癌的可行性 [J]. 北京大学学报 (医学版), 2018, 50 (5): 945-946.

[6] BOISSIER R, HEVIA V, BRUINS H M, et al. The Risk of Tumour Recurrence in Patients Undergoing Renal Transplantation for End-stage Renal Disease after Previous Treatment for a Urological Cancer: A Systematic Review [J]. Eur Urol, 2018, 73 (1): 94-108.

[7] 曲星珂, 王晓峰, 黄晓波, 等. 肾移植术后发生尿路上皮癌的临床探讨和分析 (附 14 例报告)[J]. 北京大

学学报 (医学版), 2011, 43 (4): 579-581.

[8] LIN S H, LUO H L, CHEN Y T, et al. Using Hematuria as Detection of Post-kidney Transplantation Upper Urinary Tract Urothelial Carcinoma Is Associated With Delayed Diagnosis of Cancer Occurrence [J]. Transplant Proc, 2017, 49 (5): 1061-1063.

第十八章

尿流改道术中的特殊器械及其在手术中的应用

第一节 概 述

尿流改道术作为一种最早解决异位膀胱的术式,已扩展应用到各种良恶性下尿路疾病的手术治疗中。在众多尿流改道术式中,Bricker 最先采用的回肠通道术最具标志性。该术式将输尿管与截取的回肠入口端进行吻合,并将出口端吻合在患者腹壁。多年来,尿流改道术根据不同的治疗需求,已衍生出多种术式及变种,本书前述章节已有详细描述。术者在实施这些尿流改道术时,可能采用一些特殊的器械,以简化和改良手术步骤,缩短手术时间,降低手术并发症的发生风险,从而达到更好的治疗效果。本章节将介绍部分尿流改道术中使用的一些特殊器械及其使用方法以供参考,因手术习惯差异,不同术者可根据自己操作习惯进行调整。

第二节 特殊器械在术中的应用

在尿流改道术中,除了常用的外科器械以外,通常还需要用到以下几类器械:留置在尿路通道内引流尿液的支架管,处理肠管使用的切割吻合器,缝合所用的缝线以及切口保护套等。

一、输尿管支架管

输尿管支架管是特殊材料制作而成的空心管,相对柔软,便于置入输尿管内。在尿流改道术中,输尿管支架管可以用来维持尿液引流通畅;预防术后因输尿管水肿或瘢痕形成导致的输尿管狭窄,帮助吻合口正常愈合。在大多数尿流改道术后,留置输尿管支架管是暂时性的,也有部分患者(如选择输尿管皮肤造口术的患者)需要长期留置并定期更换。通常尿流改道术后使用单 J 管(图 2-18-2-1)的情况较为多见。

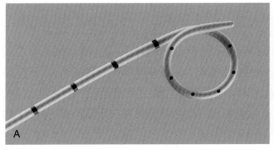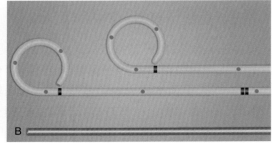

图 2-18-2-1　尿流改道术中常用的单 J 管
A. 单开口单 J 管；B. 单开口及双开口单 J 管。

二、切口保护套

在实施腹腔镜或机器人辅助腹腔镜手术的根治性膀胱切除术及尿流改道术时，为简化手术操作，有时术者会在体外进行储尿囊的构建，然后将制作好的肠管等代膀胱结构重新置入腹腔，再进行下一步腹腔镜或机器人辅助腹腔镜下的吻合操作。通常体外操作过程中，需在腹部取的小切口处，置入一次性用切口保护套（图 2-18-2-2），既可以保护切口，又可以获得较好的操作空间；在体外步骤制作完成后，有些术者为了在气腹压力下完成后续操作，需要采用乳胶无菌手套制作切口封堵装置（图 2-18-2-3），以便维持气腹的密闭性。如需在切口处进行操作，可将封堵手套与腹腔镜操作套管捆绑在一起（图 2-18-2-4），若切口处不需置入操作通道，通常术者会将切口先进行缝合。

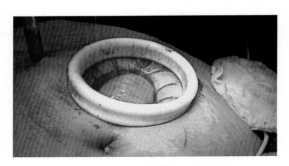

图 2-18-2-2　一次性切口保护套

切口保护套的选择应根据切口决定，可选择比切口稍大一点的切口保护套，以便后续建立气腹时可维持很好的气密性。

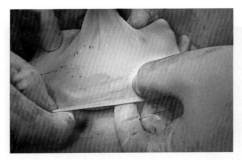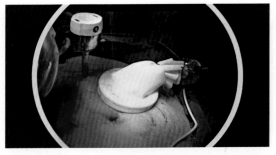

图 2-18-2-3　自制切口封堵装置，采用双层无菌手套，剪去手指端并用 7 号丝线结扎，手腕端套于切口保护套上

图 2-18-2-4　自制具有操作套管的切口封堵装置，将套管捆绑于手套中心处

三、直线切割吻合器

在尿流改道术中,直线切割吻合器用于切割和吻合肠管,以简化手术过程,缩短手术时间。直线切割吻合器包括手柄本体、推刀、钉仓座以及抵钉座,手柄本体上设置有用于控制推刀的推钮,手柄本体上转动连接有凸轮,凸轮上具有钩部。凸轮的侧部设置有保险机构,当保险机构处于锁定状态时,钩部钩在推钮上,凸轮相对手柄本体固定;当保险机构处于解锁状态时,钩部释放推钮。保险机构锁定时,凸轮相对手柄本体固定,推钮便无法前移,如此便可避免推刀在器械位置未调整好时被过早地推动。

常用的直线切割吻合器主要分为开放手术用吻合器(图 2-18-2-5)和腔镜手术用吻合器(图 2-18-2-6~ 图 2-18-2-8)。腔镜手术中,又有全手动激发和电动激发的直线切割吻合器。相较于全手动器械,电动激发的吻合器可以减少使用者在激发器械过程中的抖动引发的缝合偏差,提高操作效率。同时,腔镜直线切割吻合器可使术者实施全腔镜下的尿流改道术,以达到更微创的手术效果。

开放手术的直线切割吻合器钉仓长度为 75cm,腔镜直线切割吻合器钉仓有 45cm 和 60cm 两种长度,在使用时,需要熟悉不同厂家生产的不同型号的器械,尽管基本原理一致,但在使用过程中需要掌握其性能以便达到最佳手术效果。同时,应警惕吻合口瘘、吻合口出血、肠管损伤等并发症,在切割吻合前确定肠管钳夹的确切,可根据习惯在切割吻合后选择性缝合加固。

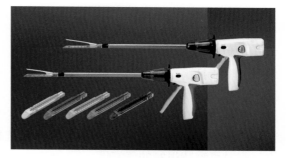

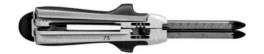

图 2-18-2-5　开放手术使用的直线切割吻合器

图 2-18-2-6　腔镜手术使用的直线切割吻合器

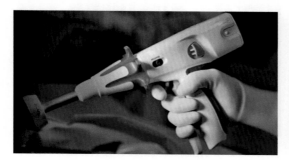

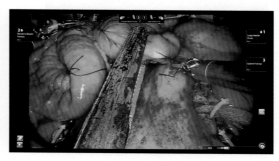

图 2-18-2-7　腔镜手术过程中直线切割吻合器通过操作套管进入腹腔使用

图 2-18-2-8　机器人尿流改道术中,使用腔镜直线切割吻合器以达到全腔镜下手术的效果

四、手术缝线

尽管外科医生对于手术缝线并不陌生,但随着材料学及医疗器械的发展,越来越多的新科技融入其中。为了更好、更快、更有效地达到手术缝合效果,手术缝线也越来越多样化,尤其是自锁定可吸收倒刺缝线的产生,让手术缝合变得越来越简单、可靠。

可吸收倒刺缝合线的出现,大大提高了尿流改道术中吻合步骤的效率,尤其是在代膀胱制作、肠管吻合等过程中,倒刺缝合线降低了缝合难度,减少了缝合时间,最大限度地避免了吻合不确切带来的术后风险,尤其是腹腔镜下或机器人手术下,可吸收倒刺缝合线让手术变得越来越简洁、高效(图 2-18-2-9)。

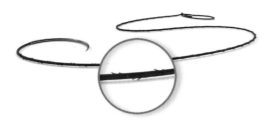

图 2-18-2-9　自锁定可吸收倒刺缝合线

第三节　临床现状与展望

随着技术的进步和发展,越来越多的新器械及新技术应用到尿流改道术中,让手术过程变得更加快捷、高效,也让患者获得更好的疗效。目前许多器械因为价格相对昂贵等各方面原因,在一些发展中国家或地区尚未普及。不过,熟悉并掌握这些器械的使用方法已成为一名泌尿外科医师不可或缺的技能,相信这些“特殊”器械随着医学、经济和社会的发展,必将越来越普及。

第四节　小　　结

尿流改道术实施过程中随着一些专用器械的加入,手术已变得简洁、高效,希望越来越先进的医疗技术能进一步融入到尿流改道术中,让术者变得更轻松的同时,也让患者获得更好的手术疗效。

(李学松　杨昆霖)

参考文献

［1］ TANNA RJ, POWELL J, MAMBU LA. Ileal Conduit [M]. Treasure Island (FL): StatPearls Publishing, 2022.

［2］ MUTO G, COLLURA D, SIMONE G, et al. Stapled orthotopic ileal neobladder after radical cystectomy for bladder cancer: Functional results and complications over a 20-year period [J]. Eur J Surg Oncol, 2016, 42 (3): 412-418.

［3］ MINEO BIANCHI F, ROMAGNOLI D, D'AGOSTINO D, et al. Posterior muscle-fascial reconstruction and knotless urethro-neo bladder anastomosis during robot-assisted radical cystectomy: Description of the technique and its impact on urinary continence [J]. Arch Ital Urol Androl, 2019, 91 (1): 5-10.

第三篇 康 复 篇

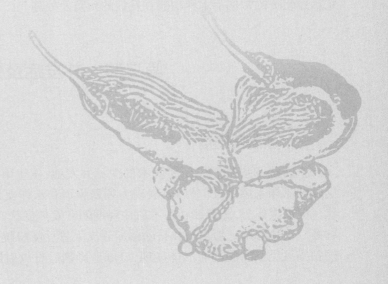

第十九章

原位新膀胱术并发症及处理

第一节 概 述

原位新膀胱术是不同尿流改道术中最为复杂的手术之一。由于手术步骤多,手术耗时长,涉及泌尿和消化系统,因而发生近远期并发症的概率较高。文献描述的术后早期(≤90天)并发症的差异较大(20%~80.5%),其原因可能是不同中心手术量的差异(高手术量和普通手术量的经验),是否分亚专业和是否执行 ERAS 造成的差异,更重要的是早期的文献缺乏描述和定义外科手术并发症的规范和标准。最近10余年泌尿外科手术并发症评估是依据 Clavien-Dindo 的分类分级方法,使不同的尿流改道术式和不同手术途径之间(包括开放手术、腹腔镜手术和机器人辅助的手术)具有更好的可比性。远期并发症(>90天)多数是与尿流改道相关的并发症。Hautmann 等报道1 000例回肠新膀胱最长随访25年,远期并发症发生率为40.8%。与原位新膀胱术相关的早期并发症有术后继发性出血、不全性肠梗阻、切口感染、腹腔脓肿、肺炎、肾盂肾炎、上消化道出血、淋巴囊肿、新膀胱尿外渗、深静脉血栓、心脑血管急症(脑卒中、肺动脉栓塞、心肌梗死)、肠瘘、新膀胱肠瘘、新膀胱阴道瘘等。远期并发症有尿失禁、新膀胱排空障碍、新膀胱炎和肾盂肾炎、上尿路损害、新膀胱尿道吻合口狭窄、新膀胱输尿管吻合口狭窄、新膀胱结石、代谢紊乱、新膀胱破裂等。本节主要介绍与新膀胱重建相关的常见手术和功能并发症的预防及处理。

第二节 并发症及处理

一、新膀胱肠瘘

新膀胱肠瘘是原位新膀胱术的少见并发症,发生率<2%。其临床表现为粪尿、气尿和反复的泌尿系感染,部分患者表现为频繁腹泻和水样便,查体一般无腹膜刺激征,无发热症状。但追溯病史,患者往往在术后住院期间有发热症状,提示可能存在局部感染造成新膀胱肠瘘。上述症状一般出现在拔除输尿管支架管后新膀胱开始充尿排尿早期。电子计算机断层扫描可见新膀胱内有气体显现,口服造影剂后行放射影像检查可见尿路系统有造影剂显

示。微小的瘘口可以通过保守治疗：禁食、生长抑素、静脉内高营养、序贯应用肠内营养素治疗，同时留置新膀胱尿管，保持引流通畅。如果保守治疗失败，可以进行手术修复治疗，开放手术修复是新膀胱肠瘘治疗的金标准。

关于手术治疗，一般在根治性膀胱切除术后 3 个月进行，由于二次手术，腹部内脏器粘连，开放手术是首选。瘘口常发生于新膀胱前壁和回肠吻合口之间，因而手术时需要仔细分离新膀胱前壁和肠吻合口之间的粘连，寻找到瘘口，切除瘘道，显露新膀胱和肠吻合口创面血供好的新鲜组织，用 3-0 可吸收缝线关闭新膀胱瘘道口。同时全层关闭肠道瘘道口并进行浆肌层内翻缝合（图 3-19-2-1）。对于新膀胱和肠道粘连较重难以寻找到确切瘘道的患者，可以先切除新膀胱前壁的瘢痕，修补新膀胱。再由粘连瘢痕两侧游离出正常肠道，离断肠道后再进行吻合器或手工吻合。术后要保持尿管，术区引流管通畅，预防感染，同时给予充分的营养支持，避免低蛋白血症的发生。

对于有经验的医师也可尝试用腹腔镜或机器人辅助的腹腔镜进行修补手术，难点是建立空间较困难，在放置镜头套管时，最好做一小切口在直视下放入套管和镜头，在镜下建立其他操作孔，以防损伤腹腔内脏器。即便如此仍需做好开放手术的准备。由于该手术为二次手术，腹腔内新膀胱和肠道以及肠道之间的粘连较为广泛，分离粘连是较大的挑战，术后发生新的肠瘘的风险较高，术前需重点与患者沟通。

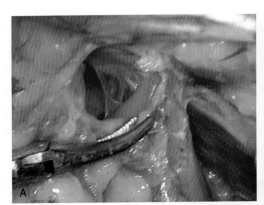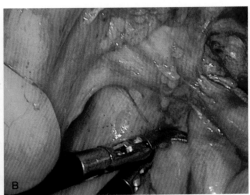
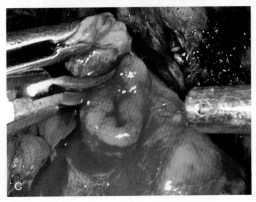

图 3-19-2-1　新膀胱肠瘘的修复
A. 游离肠道粘连；B. 分离新膀胱和肠道间的瘘道；C. 修复肠道。

二、新膀胱阴道瘘

新膀胱阴道瘘是女性原位新膀胱术的特异性并发症,其发生率为 2.7%~8.8%。标准的女性根治性膀胱切除范围包括:膀胱、阴道前壁、子宫和双侧附件。因此阴道壁残端的缝合关闭处与新膀胱尿道吻合处位置最近,是新膀胱阴道瘘的易发部位。发生瘘的原因可能与引流不畅、局部感染、低蛋白血症、吻合口缺血、阴道壁电外科器械损伤等因素有关。新膀胱阴道瘘一般发生在术后 7~10 天,患者自诉床垫打湿,尿管拔除后的患者表现为完全"尿失禁"。瘘口较小的患者能自主排尿,但在新膀胱过度充盈时尿液自阴道流出,需要与充溢性尿失禁鉴别,患者往往在出院后行尿动力学检查时被发现。新膀胱阴道瘘容易诊断,截石位可见尿液自阴道流出,阴道指诊可触及隆起或凹陷瘘口。一旦发现新膀胱阴道瘘,可留置尿管保持新膀胱空虚,调整盆腔引流管,保持上述引流通畅。给予敏感抗生素治疗,局部高锰酸钾盆浴。只有早期发现的微小的新膀胱阴道瘘可能通过保守治疗治愈。多数患者需要进行外科手术修补。

关于手术治疗,宜在根治性膀胱切除术后 3 个月进行,在治疗前需要进行膀胱镜检查以明确新膀胱瘘口位置,多数患者的瘘口位于新膀胱尿道吻合口处,容易观察到。对于较小的瘘口,如果膀胱内不易发现,可在膀胱内注射亚甲蓝,观察阴道内亚甲蓝的流出位置,用导丝沿阴道瘘口导入,可以观察到新膀胱瘘口。手术以经阴道路径修补为主,由于阴道瘘口多发生在阴道前壁或阴道残端,取蛙卧体位更易操作。阴道瘘口留置导丝或小儿气囊尿管作为标记,环形切开阴道壁,彻底切除阴道瘘口瘢痕,由于新膀胱壁较薄,将尿管进行适度牵拉以利于看到新膀胱壁,环形切除新膀胱壁内瘘口的瘢痕,并尽量分离新膀胱壁与阴道壁组织,新膀胱壁用 4-0 可吸收线间断缝合,向新膀胱注入生理盐水 100ml 确定无显著外渗,用 3-0 可吸收线间断关闭阴道壁(图 3-19-2-2)。对于难以分层的患者,在充分切除瘘道及瘢痕后可直接进行新鲜创面的缝合。术后保持尿管通畅,患者尽量俯卧位休息,2 周后拔除尿管。对于修复失败的患者,3 个月后可再做修补术,对于多次修复失败的患者也可考虑其他尿流改道术。

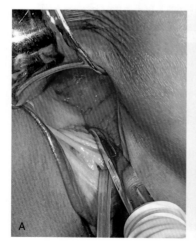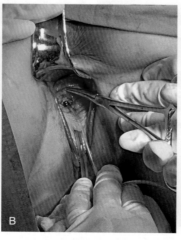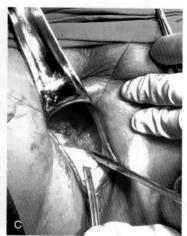

图 3-19-2-2 新膀胱阴道瘘的修复
A. 确定阴道瘘口;B. 切除瘘道;C. 修复新膀胱和阴道。

三、尿失禁

术后尿失禁有一定的发生率,因尿道括约肌损伤而造成的真性尿失禁极少发生,多数为压力性尿失禁。新膀胱不同于自然膀胱,自然膀胱具备完整的排尿反射。储尿期,膀胱逼尿肌松弛,膀胱颈和尿道括约肌收缩维持高张力状态;排尿期,膀胱颈和尿道括约肌松弛,膀胱逼尿肌正反馈收缩,完成排尿。而新膀胱由肠道自主神经支配,正常储尿排尿反射弧受损。同时,肠道肌层较自然膀胱薄弱,对于男性,切除前列腺造成功能尿道变短,因而拔除尿管后尿失禁的发生率高,需要通过盆底训练增加盆底肌肉张力来恢复尿控功能。除此之外要训练患者正确的排尿动作,即排尿时增加腹压(瓦氏动作)同时放松盆底肌以最大限度完成排尿。原位新膀胱术后的尿控取决于完整的外括约肌,完整的盆底肌,足够的功能尿道长度和年龄。原位新膀胱的容量和尿控一般在术后 6 个月开始出现显著的改善,术后 1 年达到较理想状态。原位新膀胱的白天尿控和夜间(睡眠时)尿控不同,白天新膀胱在储尿期膀胱内压作用于尿道,使尿道外括约肌和盆底肌保持一定张力(收缩状态),因而尿失禁发生率低。而夜间睡眠时,新膀胱与自然膀胱相比,缺乏感知,从而缺乏中枢神经的上行激活唤醒排尿,一方面盆底肌放松处于低张力状态,另一方面,夜间肾脏排出的浓缩尿液进入新膀胱,新膀胱壁因高渗尿液导致分泌增多使夜间尿液多于自然膀胱,上述因素导致夜间尿失禁发生率高于日间。评估新膀胱尿失禁的发生率分为白天和夜间,并与术后时间有关,一般在术后 1 年尿控达到稳定状态。尿控评估的方式多采用分层评估法,以 Hautmann 的分层评估为主要评估方法(表 3-19-2-1,表 3-19-2-2)。在高手术量的中心,术后 1 年白天的完全尿控率可达 85%~90%,夜间的完全尿控率达到 45%~65%,满意以上尿控率的患者达到 71%~80%。

表 3-19-2-1　白天尿控的评估

尿控量化描述	尿控等级	尿控程度
不须任何保护完全干燥	完全可控	好
每天不超过 1 块尿垫,1 周潮湿 1~2 次	社会性可控	满意
每天超过 1 块尿垫被打湿或浸透	失禁	不满意

表 3-19-2-2　夜间尿控的评估

尿控量化描述	尿控等级	尿控程度
不需任何保护完全干燥	完全可控	好
每晚排尿 2 次但完全干燥	功能性可控	满意
每晚排尿 3 次但完全干燥,不超过 1 张尿垫,1~2 次潮湿 / 周	社会性可控	满意
每晚多于 1 张尿垫被打湿浸透	失禁	不满意

基于上述分析,对于尿失禁的处理应在手术时就开始预防。术中应保留足够长的后尿道,并尽量用冷刀离断尿道,以尽量保留足够长的功能尿道。术中避免用电外科器械过度电凝后尿道周围盆底肌。在保证完整切除肿瘤的基础上行保留性神经的手术,将有助于尿控

的早期恢复。

除了精细的手术操作和术后的长期随访,排尿管理至关重要。围手术期要对患者进行健康教育,术后尿控康复是主要内容之一。在尿管拔除后1周内出现不能控尿是常见现象,并不意味着长期尿失禁,应告知患者术后尿控的获得是以时间为依赖并通过正确的训练而最终实现的,使患者树立信心,消除焦虑。由专业的医护工作者指导患者如何进行盆底肌肉训练,使用图示或视频有助患者理解并有效进行训练。术后最初新膀胱容量一般在150~200ml,术后6~12个月可达到300~500ml。因此,在术后早期进行盆底训练将增加尿道周围肌肉的张力,补偿功能尿道的静息张力,减少压力性尿失禁的发生。当新膀胱获得足够容量时,应告知患者定时排尿(≤3h),以防充溢性尿失禁的发生,夜间应用闹钟定时唤醒患者主动排尿可以改善夜间尿失禁的发生。笔者认为虽然外科手术打破了自然的神经反射结构,但通过个体化的术后训练和时间的积累,多数患者可获得排尿反射的重塑。

四、排空障碍

排空障碍或慢性尿潴留是原位新膀胱术与排尿功能相关的远期并发症,排空障碍有不同定义,多数文献将排尿后残余尿量大于100ml称为排空障碍,也有作者认为大于膀胱最大容量的四分之一的残余尿为排空障碍,绝大多数排空障碍的患者最终需要间歇性自家清洁导尿协助新膀胱排空,需要自家导尿的男性排空障碍发生率为4%~10%,女性的则高达20%~60%。排空障碍的病因学可能与解剖和神经因素有关。常见的解剖性因素有:尿道成角、膀胱颈延长、新膀胱出口不在最低位、腹压增加不能形成漏斗状、新膀胱壁向出口处塌陷、肠黏液堵塞、过大容量的新膀胱、吻合口狭窄等。而神经因素是由于近端尿道失神经支配,盆底肌肉松弛不协调导致过度尿控。

造成性别差异的排空障碍与男女性的盆腔解剖结构差异有关。男性骨盆较女性骨盆窄,原位新膀胱术后与自然膀胱解剖位置一致,且在排尿时更易形成漏斗状。女性骨盆宽大,标准的根治性膀胱切除包含子宫,阴道前壁及附件切除,原位新膀胱术后失去子宫的支撑,新膀胱重建后解剖位置与自然膀胱相比发生后倾。此外,由于宫颈和阴道前壁切除,造成盆底结构薄弱,有研究发现在排尿时部分患者容易形成阴道疝从而导致排空障碍。保子宫的新膀胱重建术后,排空障碍的发生率显著降低,从而也证实解剖的改变是女性根治性膀胱切除原位新膀胱术后导致排空障碍发生率高的主要原因。

排空障碍多数发生在术后半年,随着时间的推移,其发病率有不断增加的趋势,也有极少数女性患者术后拔管就发生排尿困难。排空障碍的临床表现为排尿困难,部分患者在获得满意的尿控后逐渐出现尿频、充溢性尿失禁、反复的新膀胱感染,部分患者可出现腰痛、发热等肾盂肾炎的表现。在诊断排空障碍时,需要鉴别和排除新膀胱出口梗阻的情况。笔者报道了231例行原位新膀胱术的男性患者,其中有37例出现排尿困难,这其中三分之二以上的患者是因出口梗阻导致(新膀胱尿道吻合口狭窄及结石、尿道狭窄、新膀胱尿道出口瓣膜、黏液栓、后尿道肿瘤复发、盆腔肿瘤复发等),有10例(4.3%)患者为无任何梗阻的排空障碍。多数出口梗阻能够通过微创治疗解除病因,取得满意的疗效。因此,除了按计划的常规随访外,当患者出现排尿障碍时,需要详细采集排尿模式,超声或尿动力学评估残余尿的状况,排尿性新膀胱尿道造影,膀胱尿道镜检,CTU等检查。排除其他病因导致的排尿困难,最终可以诊断为源于新膀胱的排空障碍。针对这一部分患者,可以通过排尿日记了解患者排尿模式(排尿间隔、每次排尿量、排尿姿势等),是否存在泌尿系感染和双侧上尿路积水情况。有少量患者因新膀胱感觉功能不敏感,排尿间隔时间过长(5~6h 一次),排尿姿势(蹲姿、坐姿、抬高臀部或站立排尿)不同而造成排尿难易程度不同,因此可以通过定时排尿(2~3h 一次),选择优势排尿姿势进而改善排空障碍。多数患者最终需要间歇性自家清洁导尿(图 3-19-2-3)。

女性原位新膀胱的排空障碍发生率远高于男性,除了上述的处理方式,要降低其发生率。在新膀胱重建手术时,根据其病因学中的解剖和神经因素进行解剖位置的重建和神经的保护将具有重要意义。

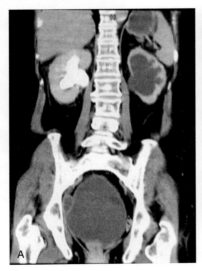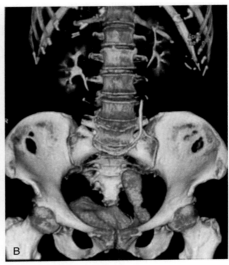

图 3-19-2-3　排空障碍导致双侧上尿路积水
A. 双侧上尿路积水伴肾功能不全及反复感染；B. 间断性自家清洁导尿 1 年后。

五、新膀胱尿道吻合口狭窄

新膀胱尿道吻合口狭窄的发生率为 2%~14.3%,病因多与吻合口张力高影响解剖对位、局部炎症、局部缺血等因素有关,也与患者个体差异(瘢痕体质)有一定关系。临床表现为排尿困难,排尿时间延长,严重者呈滴沥排尿。导尿困难往往提示可能有尿道狭窄,通过排尿性新膀胱尿道造影可以明确诊断。多数吻合口狭窄段较短,为膜状狭窄,可以通过经尿道膀胱颈电切,切除环状瘢痕,术后留置 18F-20F 导尿管 2 周,手术效果好。对于尿道狭窄超过 1cm 的患者,除了进行经尿道瘢痕电切除术,术后有可能狭窄复发,需要个体化随访监测,进行定期尿道扩张术。需要强调的是,在临床表现为出口梗阻的患者中,病因学鉴别诊断对于治疗是关键,尤其是肿瘤尿道复发,虽然原位新膀胱术后的尿道复发率较低(3%),一旦误诊或漏诊有可能丧失治疗的窗口期。肿瘤尿道复发往往表现为逐渐出现的排尿困难伴尿道滴血,膀胱镜易于诊断。

六、输尿管新膀胱吻合口狭窄

无论哪一种输尿管新膀胱的吻合方式,都存在一定的吻合口狭窄发生率。文献描述的发生率为 1.3%~10%,多数发生在术后的 2 年内(图 3-19-2-4)。有临床随机对照研究表明抗反流的吻合和直接吻合相比,前者对上尿路的保护并不优于后者,相反,抗反流吻合组行二次手术干预的几率显著高于直接吻合组。输尿管狭窄的常见危险因素为输尿管末端血供不良、吻合张力过高、抗反流吻合以及局部慢性感染等。输尿管新膀胱吻合口狭窄的临床症状较为隐匿,部分患者可出现腰背部隐痛,严重者可伴随反复发热,超声、静脉肾盂造影或 CTU 可以明确诊断。多数患者为单侧上尿路扩张积水,对于双侧上尿路扩张积水的患者需要与输尿管反流进行鉴别,可以行新膀胱排尿性造影,对于伴有显著排空障碍的患者可留置尿管后行放射性核素检查。如果检查未见梗阻,提示上尿路扩张可能为慢性排空障碍所致,重点处理下尿路。输尿管新膀胱吻合口狭窄首选开放手术治疗。肾积水严重合并双肾衰竭的患者可以先行肾穿刺造瘘,最大限度恢复肾功能后再行手术,也可留置输尿管支架管引流,但成功率低。术中寻找到输尿管后,分离至新膀胱吻合处,彻底切除狭窄瘢痕,直到可见血供丰富的输尿管切缘为止。将输尿管与新膀胱再进行间断吻合,留置单 J 管引流。该手术由于是二次手术,手术的难易具有不确定性,手术难度依赖于腹腔肠道的粘连程度,最常见的并发症是肠道并发症。

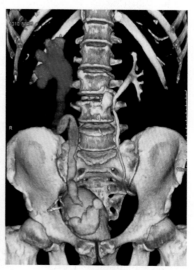

图 3-19-2-4　右输尿管新膀胱吻合口狭窄,输尿管扩张积水

七、新膀胱结石

新膀胱结石也是原位新膀胱远期并发症之一,其病因学与肠黏膜分泌造成尿液理化性质的改变、排空障碍(残余尿)、异物(金属肠吻合钉)、慢性菌尿及感染等因素有关。有文献报道新膀胱与吻合钉相关的结石总发生率为 4.6%,而且是时间依赖性的,生存时间越长发生率越高。因而新膀胱重建避免运用金属吻合器可以减少结石的发生。由其他原因产生的结石多为感染性结石或混合性结石,可首选腔内碎石治疗。而由异物产生的结石多坚硬多发,新膀胱切开取石是较好的选择(图 3-19-2-5)。

八、泌尿系感染

泌尿系感染是新膀胱的常见并发症,由于新膀胱是由肠道重建构成,无症状菌尿的发生率较高,有报道高达 50%,这部分患者 5 年发生泌尿系感染和脓尿的风险分别为 58% 和 18%。对于无症状的菌尿,多数学者不建议药物治疗。如果培养出假单胞菌属(如铜绿假单胞菌),无论有无症状都需要及时使用敏感抗生素治疗,因为这部分患者更易出现上尿路感染而造成肾功能损害。多数泌尿系感染的患者与排尿功能障碍(残余尿)有关,因而在药物治疗的同时,留置导尿管引流是治疗的重要手段。

九、上尿路损害

上尿路的损害是新膀胱重建后由多种因素导致的慢性肾功能损害,常见的原因有输尿管新膀胱吻合口狭窄,排空障碍所致的慢性尿潴留,新膀胱高压($>40cmH_2O$),输尿管反流

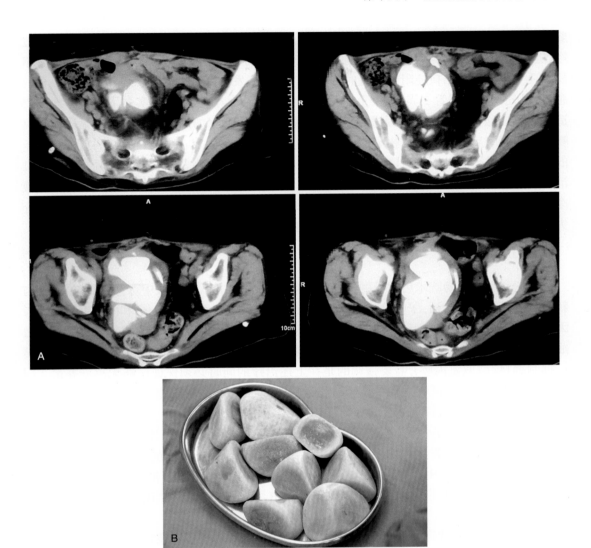

图 3-19-2-5 新膀胱结石（吻合器重建的回结肠新膀胱）

A. 新膀胱结石 CT 影像；B. 取出的结石。

及反复的肾盂输尿管炎症。虽然反流和狭窄是上尿路损害的重要原因，但有关抗反流与输尿管狭窄之间的相关性存在争议。两项随机对照研究表明抗反流的输尿管新膀胱吻合口狭窄的发生率为 13.6%~16.7%，而非抗反流吻合（端侧吻合）口狭窄的发生率仅为 1.7%~3.3%。此外，与自然膀胱的排尿不同的是，新膀胱排尿需要借助于腹压，而腹压在作用于膀胱的同时也会作用于输尿管，从而减少了反流的发生率。最近，美国南加州大学的一项随机对照试验（RCT）也证实抗反流和直接吻合术后 3 年的肾损害发生率无统计学差异。因此，当前多数学者推荐行端侧吻合而不建议行抗反流吻合。

要预防上尿路的损害，重点是重建去管化、双折叠、容量足够大的低压新膀胱。上尿路肾损害的发生是渐进隐匿的过程，多数患者出现肾功能不全的临床症状（乏力、食欲缺乏）时才来就诊。因此，规律地术后随访对于患者是至关重要的。患者一旦出现上尿路肾损害需要进行实验室检查、影像学检查(超声、CTU)、尿动力学检查,必要时行排尿性新膀胱尿道造影,进行病因学诊断和鉴别诊断。一般单侧上尿路积水的患者多为输尿管狭窄,双侧上尿路积水要考虑下尿路出口梗阻或反流的可能性。对于新发现双侧上尿路积水伴肾功能不全的患者,可先留置导尿管2周,观察上尿路积水和肾功能改善情况,以证实是下尿路排尿障碍造成的上尿路损害。根据病因进行治疗,输尿管吻合口狭窄的患者需要进行狭窄段切除再吻合。新膀胱后尿道吻合口狭窄的患者进行经尿道瘢痕切除术。显著排空障碍或膀胱高压的患者需要进行间歇性自家清洁导尿。反复泌尿系感染的患者需要进行敏感药物的抗感染治疗及病因学处置(导尿、结石处理等)。一小部分就诊时已发生严重梗阻性肾衰(需要血液净化)的患者,可以先行肾穿刺造瘘,最大限度恢复肾功能后再进行病因学治疗。上述治疗失败的患者可考虑进行其他非可控的尿流改道术。

十、代谢紊乱

代谢紊乱是新膀胱术后常见的远期并发症,最常见的是代谢性酸中毒,其原因是尿液与新膀胱黏膜长时间接触,尿中的氨类分子重吸收入血导致盐丢失(K,Na)和酸中毒。轻症者无显著临床表现,重症者可表现为精神萎靡,软弱无力,厌食和呕吐,从而进展为低钾低钙血症。有效的治疗可以用林格液输注或口服碳酸氢钠碱化治疗。顽固的酸中毒可用氯离子转运抑制剂(烟酸或氯丙嗪),需要强调的是在上述治疗的同时必须保证尿路无感染并最大限度排空新膀胱尿液。低钾血症多见于结肠新膀胱,因为回肠新膀胱能重吸收钾,补偿了肾脏丢失的钾,所以枸橼酸钾更适合治疗结肠新膀胱导致的低钾血症。

维生素 B_{12} 缺乏是常见的远期并发症,尤其是回结肠新膀胱,采用长度大于60cm的回肠构建的新膀胱更易发生。如果长期维生素 B_{12} 缺乏可导致不可逆的神经系统和血液系统并发症。体内维生素 B_{12} 储备在3~5年才出现耗竭。虽然指南没有推荐常规进行 B_{12} 的监测,但有学者提出在长期随访中定时补充维生素 B_{12} 可以避免维生素 B_{12} 缺乏和相关并发症的发生。

镁离子缺乏,氨代谢异常可导致部分新膀胱手术患者出现精神症状如高氨性脑病,尤其是在那些肝功能异常和肝硬化的患者中更易发生。虽然该代谢并发症发生率低,但一旦出现临床表现,需考虑高氨性脑病的可能。治疗上可以留置尿管减少新膀胱的重吸收和口服新霉素以减少血氨负荷。

十一、新膀胱破裂

新膀胱破裂是很罕见的并发症,Hautmann 等报道其发生率为0.32%(3/923),可能的病因为导尿时穿孔、车祸撞击伤、黏液堵塞致新膀胱出口梗阻,也有患者因新膀胱过度充盈造成新膀胱壁缺血或盆腔放疗后导致的自发性破裂。预防自发破裂可以通过定时排尿,间断导尿来避免新膀胱过度充盈。新膀胱破裂的临床表现为急腹症症状,腹部查体呈移动性浊音,压痛,严重者有反跳痛,超声检查可见腹腔积液,腹腔穿刺液可进行尿素和肌酐测定,新膀胱造影可见造影剂外溢。由于其罕见,在遇到上述突发症状时要考虑该并发症的可能。对于症状轻的患者,治疗以引流为主,建立腹部引流通道,新膀胱留置尿管,部分合并出血的患者需要及时行探查手术并进行修补、引流。

第三节　小　　结

　　本节介绍了与原位新膀胱术相关常见并发症的发生与防治,因而对于要开展原位新膀胱术的术者和团队,需要对该手术可能产生的外科和功能并发症有一个较全面的了解。同样,对于患者,由于该术式在维持"正常解剖""生理性排尿"和"自我形象"上具有优势和吸引力,更应让患者了解接受该手术可能面临的并发症风险和概率。全面了解尿流改道方式的优缺点,尤其是一旦出现严重手术并发症和功能并发症对于生活质量的影响,从而对原位新膀胱术作出客观的预期,使患者在术后康复及功能训练方面具备更好的依从性。

(陈志文)

参考文献

[1] HAUTMANN R E, DE PETRICONI R C, VOLKMER B G. Lessons learned from 1, 000 neobladders: the 90-day complication rate [J]. J Urol, 2010, 184 (3): 990-994; quiz 1235.

[2] HIROBE M, TANAKA T, SHINDO T, et al. Complications within 90 days after radical cystectomy for bladder cancer: results of a multicenter prospective study in Japan [J]. Int J Clin Oncol, 2018, 23 (4): 734-741.

[3] NAZMY M, YUH B, KAWACHI M, et al. Early and late complications of robot-assisted radical cystectomy: a standardized analysis by urinary diversion type [J]. J Urol, 2014, 191 (3): 681-687.

[4] ALI-EL-DEIN B, ASHAMALLAH A. Vaginal repair of pouch-vaginal fistula after orthotopic bladder substitution in women [J]. Urology, 2013, 81 (1): 198-202.

[5] HAUTMANN R E, DE PETRICONI R C, VOLKMER B G. 25 years of experience with 1, 000 neobladders: long-term complications [J]. J Urol, 2011, 185 (6): 2207-2212.

[6] TINOCO1 CL, LIMA E. Urinary diversions for radical cystectomy: a review of complications and their management [J]. Mini-invasive Surg, 2021, 5: 28.

[7] JI H, PAN J, SHEN W, et al. Identification and management of emptying failure in male patients with orthotopic neobladders after radical cystectomy for bladder cancer [J]. Urology, 2010, 76 (3): 644-648.

[8] ZLATEV D V, SKINNER E C. Orthotopic Urinary Diversion for Women [J]. Urol Clin North Am, 2018, 45 (1): 49-54.

[9] ZHOU X, HE P, JI H, et al. Round ligament suspending treatment in orthotopic ileal-neobladder after radical cystectomy in women: a single-centre prospective randomised trial [J]. BJU Int, 2021, 128 (2): 187-195.

[10] SKINNER E C, FAIREY A S, GROSHEN S, et al. Randomized Trial of Studer Pouch versus T-Pouch Orthotopic Ileal Neobladder in Patients with Bladder Cancer [J]. J Urol, 2015, 194 (2): 433-439.

[11] WOOD D P Jr, BIANCO F J Jr, PONTES J E, et al. Incidence and significance of positive urine cultures in patients with an orthotopic neobladder [J]. J Urol, 2003, 169 (6): 2196-2199.

[12] KASSOUFA W, HAUTMANNB RE, BOCHNERC BH, et al. A critical analysis of orthotopic bladder substitutes in adult patients with bladder cancer: is there a perfect solution？[J]. Eur Urol, 2010, 58: 374-383.

[13] SHAABAN A A, ABDEL-LATIF M, MOSBAH A, et al. A randomized study comparing an antireflux system with a direct ureteric anastomosis in patients with orthotopic ileal neobladders [J]. BJU Int, 2006, 97 (5): 1057-1062.

第二十章

输尿管皮肤造口术并发症及处理

第一节 概　　述

输尿管皮肤造口术指输尿管断端皮肤造口的永久或暂时性的不可控尿流改道术,手术方式较为简单、手术时间短、术中出血量少、不扰乱腹腔内脏器、不需要肠切除及切除后吻合,因此术后能更早地恢复饮食及缩短术后住院时间、减少早期及远期术后并发症,尤其对于独肾伴有输尿管扩张时,更适合此种术式。一侧或两侧输尿管扩张者可以采用输尿管端侧吻合术,将扩张的一侧输尿管做皮管式输尿管皮肤造口术,术后不需要留置输尿管引流管,收集尿液也颇为方便。

当然,相对于其他尿流改道术,输尿管皮肤造口术也存在一些明显的缺点:①输尿管造口狭窄;②长期带管所致反复泌尿系感染、慢性肾积水及慢性肾功能不全;③输尿管末端坏死,特别是输尿管周围血管受到损伤或吻合后张力较大时,血管会受到牵拉或压迫,导致血供受到影响,从而易引起输尿管末端坏死;④尿瘘;⑤皮瓣发生坏死、裂开而不能形成皮管或虽已形成皮管但逐渐发生萎缩并向周围退缩,需要长期留置输尿管引流管。

输尿管皮肤造口术大体分为两种类型:①输尿管袢皮肤造口术;②输尿管末端皮肤造口术。其中输尿管袢皮肤造口术常采用平卧位术式,取下腹部斜切口,在腹膜后游离输尿管的中下段,将粗大迂曲的输尿管拉出一段并注意保留输尿管周围组织及保证血液供应,后将扩张的输尿管提出皮肤切口后,纵向切开管壁,并与皮肤创缘缝合,输尿管近端插入 8F 左右支架管引流。对于高龄膀胱癌并施行根治性膀胱切除术后无法采用回肠通道术的患者,采用此种术式进行尿流改道也较为简便易行,手术创伤较小。单纯输尿管末端皮肤造口术常采用两下腹斜切口,经腹膜外途径施行手术;对于施行根治性膀胱切除术或剖腹探查术者,常使用下腹正中切口,经腹腔施行手术。输尿管皮肤末端造口术是将一侧或双侧输尿管断端做皮肤造口,或将双侧输尿管末端内侧缘吻合形成一个开口或缝合成蝴蝶状的造口,也可将一侧输尿管与口径较大的对侧输尿管行端侧吻合,然后再做皮肤造口。

输尿管皮肤造口术适应证包括:①膀胱及邻近器官的晚期恶性肿瘤,膀胱广泛受累,容量缩小,反复出血,压迫输尿管下段引起尿毒症者;②儿童患下尿路梗阻或功能性疾患,致上尿路严重迂曲扩张,尤其是合并感染和尿毒症者;③患者神经源性功能障碍,伴有膀胱输尿管反流、反复感染及肾功能受损,不能耐受较大手术者。但输尿管皮肤造口术后存在较多并发症,如泌尿系感染、肠梗阻、尿瘘、造口狭窄、尿路结石、肾积水、肾功能障碍、刺激性皮炎等,这些术后并发症可能会对患者的生活质量及其心理与社会功能产生影响,加强对于输尿管皮肤造口术后并发症的防治也是临床治疗的重要部分,下面将从这些并发症的近期以及远期的处理分别进行论述。

第二节　并发症及处理

一、泌尿系感染

泌尿系感染并发症发生率高达 90%。可能与患者一般情况差,如年龄大,合并肿瘤、糖尿病、高血压等危险因素,手术切口易感染有关。此外输尿管皮肤开口与外界直接相通,皮肤定植菌或外来细菌可直接感染,更换输尿管支架管可引起细菌逆行性感染,输尿管水肿梗阻,也可导致尿液外渗、细菌入血。有研究结果显示根治性膀胱切除术＋输尿管皮肤造口术后半年内泌尿系感染发生率高达 31%,其中 44.4% 并发血行感染。有研究表明,每日饮水 1 500~2 000ml,排汗增多至 3 000~4 000ml,并适当补充电解质,可降低泌尿系感染的风险。

革兰氏阴性菌为主要致病源,占 66.7%,其中大肠埃希菌和肺炎克雷伯菌分别占 50% 和 33%,与泌尿系感染的常见致病菌一致,但同时也检出弗氏枸橼酸杆菌、木糖氧化无色杆菌、鲍曼不动杆菌等其他革兰氏阴性杆菌。革兰氏阳性球菌中检出表皮葡萄球菌占比最高,其次为肠球菌,与既往肠球菌占比最高的报道不相符。术后早期需常规合理应用抗生素,密切观察造口情况,保持支架管通畅,治疗和护理时严格无菌操作。

复杂性泌尿系感染的致病菌十分广泛,而且对抗菌药物耐药的可能性也较大,尤其是与治疗相关的复杂性泌尿系感染。复杂性泌尿系感染的治愈率明显较低。治疗要达到 3 个目标:控制泌尿系统疾病、抗菌治疗以及所需要的支持治疗。除非完全去除易感因素,否则复杂性泌尿系感染很可能因复发而无法治愈,一般至少 50% 的患者在治疗 6 周内复发。多项前瞻性随机对照临床试验表明,在泌尿系统结构异常无法纠正的情况下,对于泌尿系感染反复发作的患者,可考虑长疗程抑菌治疗。但如何选择抑菌疗法(包括抗生素的选择、剂量、疗程),目前尚无系统的研究报道。

二、尿瘘

预防尿瘘主要应注意:①严格掌握适应证,近端输尿管有癌浸润、狭窄或腹膜有广泛炎症粘连不易游离输尿管者不适应行此术;②保证输尿管有良好血运,游离时尽可能远离输尿管,并多保留其周围组织,以锐性分离为主,勿用力牵拉,不宜用手指紧贴输尿管钝性剥离;③游离输尿管长度应充分,并且造口完成后,两侧输尿管均应不成角、无张力;④吻合完成后,造口侧输尿管拉出腹壁,吻合口的位置确定后将造口处的输尿管外膜固定于后腹壁,以防其回缩增加张力;⑤输尿管内支架管最好采用细软硅胶管,不宜用硬的输尿管导管,乳头成形前应插放妥善,避免脱管;⑥一旦发生漏尿应采取负压吸引、控制感染、加强营养等措施。赵显国等人的研究报道了 1 例漏尿经上述处理后 1 个月余漏尿停止,另 1 例漏尿后乳头部溃烂,3 个月后实施二次手术治愈。

三、输尿管皮肤吻合口狭窄

输尿管皮肤吻合口狭窄一般发生在术后 3~6 个月,为远期并发症,与皮肤缝合后易产生瘢痕、输尿管口径太小、输尿管造口长期受尿液刺激有关。术后留置支架管支撑引流是预防吻合口狭窄的关键。预防的措施包括充分保留输尿管血供,减少吻合张力,避免输尿管扭曲,输尿管末端外翻吻合,严格控制感染,延长引流管的留置时间。

一旦发生输尿管皮肤吻合口狭窄,轻者可通过扩张、切开、留置输尿管引流管 4~6 周治愈,重者需手术纠正。术中常可发现输尿管缺损,手术应将输尿管重新游离,拉出腹壁皮肤外固定;如输尿管缺损较多,可根据输尿管游离段长度,重新选择输尿管皮肤造瘘口部位。

四、刺激性皮炎

刺激性皮炎与造口排出的尿液刺激、造口用品使用不当及患者本身内在皮肤敏感性、外界环境的温湿度等有关,这些状况使得造口周围皮肤受尿液浸泡、污染、腐蚀,导致造口周围皮肤出现感染、红肿或者灼痛,发生率为 15%~65%。

一旦出现刺激性皮炎,更换造口袋时,要保持周围皮肤干爽。周围皮肤未破溃时用温水洗净造口周围皮肤。有皮损时,选择用 0.9% 氯化钠溶液冲洗创面及创面周边 5cm 的皮肤。大量的研究报道指出,选择合适的造口产品和附件并正确使用是预防皮肤问题发生和进一步恶化的重要措施之一。Erwin-Toth 等在对北美洲造口患者生活质量研究的报道中指出,运用两件式造口袋可改善造口周围皮肤情况。可在造口周围皮肤上均匀涂抹造口护肤粉和喷洒皮肤保护膜,在皮肤凹陷皱褶处用防漏膏填平,并使用微凸底盘及腰带,最后用弹性腹带加固造口用品及腹部。指导患者在变换体位时要用手掌加固造口底板,避免与皮肤之间产生缝隙而渗漏。若出现皮肤溃疡,则不能再继续应用造口袋,避免造口袋底板和破损的皮肤粘贴而加重皮肤损坏。可以将输尿管支架取出,改用一次性无菌硅胶导尿管,在导管末端接上一次性使用无菌尿袋,造口周围的皮肤用 0.5% 的碘伏擦拭,每天 3~4 次,干后用无菌辅料覆盖,将尿袋的手提环挂在腹带上固定。

五、尿路结石

尿路结石是输尿管皮肤造口术后容易发生的一个长期并发症。尿流改道的患者较一般人群更易发生尿路结石。各种类型的尿流改道之间的尿石症风险似乎相似。肠代膀胱尿流改道术后尿路结石发生率为 3%~43%,但输尿管皮肤造口术后继发上尿路结石的发生率较低。输尿管皮肤造口术后出现尿路结石的因素很多,比如输尿管口狭窄、逆行感染、支架管刺激等,这些因素会增加输尿管皮肤造口术后形成尿路结石的风险。有研究表明,输尿管皮肤造口对侧的输尿管更容易发生梗阻,这可能由于对侧输尿管走行曲折,更容易受肠道等压迫致输尿管引流不畅,因此发生尿路结石的风险较高。形成尿路结石的成分存在个体差异,但由于感染因素是输尿管皮肤造口术后发生尿路结石的重要因素,因此术后继发上尿路结石常为感染性结石。输尿管皮肤造口术后因解剖结构改变导致治疗时存在一定困难,微创的治疗方式成为了患者的主要选择。Deliveliotis 等报道采用体外冲击波碎石术(extracorporeal shock wave lithotripsy,ESWL)治疗 11 例尿流改道术后并发的上尿路结石,结石清除率可达到 81.8%。Hertzig 等采用经皮肾镜取石术(percutaneous nephrolithotomy,PCNL)、ESWL 及输尿管镜碎石术(ureteroscope lithotripsy,URL)三种微创手术治疗尿流改道术后并发的上尿路结石,其中 PCNL 组的结石体积最大,但结石清除率最高。

六、肠梗阻

肠梗阻是根治性膀胱切除输尿管皮肤造口术后最常见的肠道并发症。在多个研究中表明,回肠通道术组比输尿管皮肤造口术组更容易发生肠梗阻及其他肠道相关并发症。但是国内也有研究表明根治性膀胱切除术后,行不同尿流改道术式患者肠梗阻的发生率均较高,与是否行肠道手术无关。输尿管皮肤造口术后的肠梗阻常发生在围手术期内,属于近期并发症,根据病因可分为麻痹性肠梗阻及机械性肠梗阻。对于麻痹性肠梗阻,术中减少对肠管的机械性刺激、缩减手术时间、最大可能地关闭腹膜均有一定预防作用,对已出现麻痹性肠梗阻的患者应积极纠正低蛋白血症,维持钾、钠等电解质稳态,给予留置胃管、灌肠刺激等措施。对于机械性肠梗阻,术中保证输尿管游离段于腹膜外,同时术中运用防粘连生物制剂、术后早下床活动等相关措施可预防机械性肠梗阻的发生。术后若经保守治疗无效的肠梗阻,应尽早行腹腔探查。

七、肾积水

输尿管皮肤造口术后输尿管走行发生改变,可能出现输尿管成角、受压、扭曲以及输尿管继发性狭窄等情况,从而导致尿路梗阻。因此,输尿管皮肤造口术患者往往需要长期留置并定期更换输尿管支架管,从而预防肾积水的发生。输尿管支架管堵塞、脱出是输尿管皮肤造口术后常见的问题,如果发生这类情况,应及时就诊并更换支架管。对于更换输尿管支架管失败的严重输尿管狭窄所致的肾积水,可以通过经皮肾穿刺顺行置管术治疗,并可根据具体情况采取输尿管软镜探查,结合球囊扩张、电刀或冷刀内切开、放置金属网状支架等操作进行治疗。

八、肾功能障碍

不同研究中尿流改道术后肾功能恶化率从 20%~70% 不等。一些研究认为,与基线相比,评估的 GFR 下降 25% 是肾功能恶化的标志。尿流改道术后肾功能恶化可能是相关并发症的结果,包括泌尿系感染、肾积水以及与尿流改道无关的因素,如年龄、药物、高血压和糖尿病。Eisenberg 等在一项中位随访 10.5 年的研究中显示,可控和不可控尿流改道术患者肾功能下降的风险分别为 71% 和 74%。因此,无论改道类型如何,相当多的患者可能会出现肾功能恶化。在另一项研究中,研究者将三种不同的尿流改道术进行了对比,发现输尿管皮肤造口术、回肠通道术和原位新膀胱术在中位随访 106 个月时肾功能障碍的比率分别为57.1%、50.0% 和 39.0%。尽管输尿管皮肤造口术出现肾功能障碍的比例最高,但进一步研究分析显示尿流改道类型不是术后肾功能恶化的重要预测因素,原因在于选择尿流改道类型时固有的选择偏差可能会部分掩盖术后肾功能的实际差异。多参数变量分析确定,基线高血压和急性肾盂肾炎发作,可以作为术后肾功能恶化的独立预测因子。在长期的临床工作中发现,输尿管皮肤造口术的患者由于长期支架管的刺激和逆行感染的发生,合并反复发作肾盂肾炎的患者不在少数,其慢性的炎症刺激最终可能导致肾功能的损害。然而,终末期肾病的发生率仍然很低。

九、其他

(一) 输尿管髂血管瘘

输尿管动脉瘘(ureteroarterial fistula)一般为罕见但非常严重的并发症,大多发生于左侧输尿管与右侧髂动脉间。由于左侧输尿管经骶前引至右侧行皮肤造口,因此左侧输尿管转折处会邻近右侧髂血管。此类并发症发生的原因一般为:①长期输尿管支架管的挤压造成输尿管与髂血管之间组织坏死形成瘘,因此,术后更换的输尿管支架管应该为质软并且尽量不要太粗,建议 8F 以下,太粗的输尿管支架管对输尿管管壁挤压磨损太强,输尿管支架管的目的是支撑引流,支架管过粗或长期留置会造成输尿管蠕动功能降低,所有尿液单纯从支架管中流出;②更换支架管时动作太粗暴,此时如果支架管太硬,在输尿管转折处,恰好就是输尿管邻近髂动脉处,会造成支架管对输尿管管壁及髂动脉压力过大,易形成瘘;③ BMI 低的患者,输尿管与髂血管之间无过多脂肪支撑,易形成瘘;④行淋巴结清扫的患者,由于髂血管鞘被打开,因此血管壁裸露,与左侧输尿管之间无坚韧结缔组织保护。

临床表现一般为严重血尿,常发生在更换输尿管支架管时,拔出支架管后,输尿管会有新鲜动脉血涌出,此时应立即压迫止血。

处理策略:不建议行输尿管镜探查术,出血量大难以找到出血点,并且发现出血点也较难处理。建议直接行介入栓塞治疗,根据瘘口的位置和大小,可以选择动脉覆膜支架及弹簧圈栓塞治疗,一般介入治疗效果好(图 3-20-2-1)。

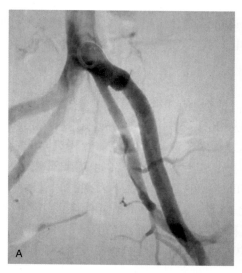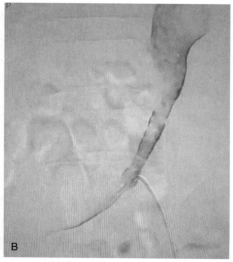

图 3-20-2-1　髂血管介入栓塞治疗输尿管动脉瘘
A. 髂血管造影;B. 髂血管显影后输尿管显影。

(二)输尿管皮肤造瘘口融合、假道形成,造成换管困难

左右输尿管造口距离太近,可能会融合成为一个造口,会造成换管困难。预防措施为,手术过程中行输尿管皮肤造口时,左右输尿管造口中间间隔一定距离正常皮肤,防止两个造口融合为同一造口,不易辨识,造成换管困难。

长期换管造成输尿管假道,无法正常换管。换管时建议应用柔软且粗细适中的输尿管支架管,预防假道形成。

一旦造口融合或假道形成造成换管困难,不建议二次手术寻找输尿管造口,建议行肾穿刺造瘘,顺行置入导丝,沿导丝置入输尿管支架管。

(三)其他心脑肺等全身并发症

例如下肢静脉血栓形成、肺栓塞、心肌梗死、脑梗死、肺炎、感染性休克等。此类并发症的发生与输尿管皮肤造口术无直接相关性,与根治性膀胱切除术+淋巴结清扫的手术创伤、全身麻醉及合并基础疾病密切相关。输尿管皮肤造口术患者应尽量实行快速康复外科管理,术前充分营养储备,术后尽快进食。预防血栓发生风险,术前行静脉血栓栓塞(venous thromboembolism,VTE)风险评估,术中仔细止血,术后尽快抗凝治疗,预防血栓发生。对于合并心脑血管疾病患者,术后尽快恢复相关药物治疗。对于感染患者,术前控制好泌尿系感染,术后如有感染发生,及时行血培养检查,调整抗生素的应用。

第三节　小　结

相比其他尿流改道术式,输尿管皮肤造口术具有手术简单、术中出血少、术后恢复快等优点,在临床中常被应用,但是对于输尿管造口术后出现的并发症应进行重点防治,我们可以加强对该术式的优化及术后护理,加强对出院后患者的随访与心理干预,提高对术后并发症的认识来更好地防治这些并发症。近期和远期并发症的处理关系到患者的生活质量,甚至还会影响到患者的生存期,因此,对于输尿管皮肤造口术手术指征的选择、并发症的诊断、处理以及术后随访与护理也应该受到重视。

(史本康　陈军　朱耀丰　陈守臻　王硕　王文富)

参考文献

[1] 魏惠燕,胡宏骞,顾跃英,等.输尿管皮肤造口周围严重皮肤感染的护理[J].中华护理杂志,2012,47(9):850-851.

[2] TRINCHIERI A, PAPARELLA S, CAPPOLI S, et al. Prospective assessment of the efficacy of the EAU guidelines for the prevention of nosocomial acquired infections after genitourinary surgery in a district hospital [J]. Arch Ital Urol Androl, 2009, 81 (1): 46-50.

[3] 赵显国,高建光,苗延宗,等.膀胱全切输尿管Y形吻合皮肤单孔造口术20例[J].河南医科大学学报,1992 (02): 190-191.

［4］汪红霞. 肠造口患者造口并发症的预防及护理 [J]. 中国现代药物应用, 2012, 6 (5): 98-99.

［5］ERWIN-TOTH P, THOMPSON S J, DAVIS J S. Factors impacting the quality of life of people with an ostomy in North America: results from the Dialogue Study [J]. J Wound Ostomy Continence Nurs, 2012, 39 (4): 417-422; quiz 423-424.

［6］AL HUSSEIN AL AWAMLH B, WANG L C, NGUYEN D P, et al. Is continent cutaneous urinary diversion a suitable alternative to orthotopic bladder substitute and ileal conduit after cystectomy？[J]. BJU Int, 2015, 116 (5): 805-814.

［7］OKHUNOV Z, DUTY B, SMITH A D, et al. Management of urolithiasis in patients after urinary diversions [J]. BJU Int, 2011, 108 (3): 330-336.

［8］DELIVELIOTIS C, VARKARAKIS J, ARGIROPOULOS V, et al. Shockwave lithotripsy for urinary stones in patients with urinary diversion after radical cystectomy [J]. J Endourol, 2002, 16 (10): 717-720.

［9］LONGO N, IMBIMBO C, FUSCO F, et al. Complications and quality of life in elderly patients with several comorbidities undergoing cutaneous ureterostomy with single stoma or ileal conduit after radical cystectomy [J]. BJU Int, 2016, 118 (4): 521-526.

［10］WUETHRICH P Y, VIDAL A, BURKHARD F C. There is a place for radical cystectomy and urinary diversion, including orthotopic bladder substitution, in patients aged 75 and older: Results of a retrospective observational analysis from a high-volume center [J]. Urol Oncol, 2016, 34 (2): 58. e19-e27.

［11］SUZUKI K, HINATA N, INOUE T A, et al. Comparison of the Perioperative and Postoperative Outcomes of Ileal Conduit and Cutaneous Ureterostomy: A Propensity Score-Matched Analysis [J]. Urol Int, 2020, 104 (1-2): 48-54.

［12］AMINI E, DJALADAT H. Long-term complications of urinary diversion [J]. Curr Opin Urol, 2015, 25 (6): 570-577.

［13］NISHIKAWA M, MIYAKE H, YAMASHITA M, et al. Long-term changes in renal function outcomes following radical cystectomy and urinary diversion [J]. Int J Clin Oncol, 2014, 19 (6): 1105-1111.

［14］EISENBERG M S, THOMPSON R H, FRANK I, et al. Long-term renal function outcomes after radical cystectomy [J]. J Urol, 2014, 191 (3): 619-625.

［15］杨超, 孙伟, 毕良宽, 等. 医源性髂动脉输尿管瘘 1 例报告 [J]. 中国微创外科杂志, 2020, 20 (9): 862-864.

第二十一章

回肠通道术并发症及处理

第一节 概 述

根治性膀胱切除术后尿流改道的方式主要包括输尿管皮肤造口术、回肠通道术和原位新膀胱术等术式。输尿管皮肤造口术主要适用于身体状况差、预后不良的患者；原位新膀胱术保持了正常的生理排尿功能，有利于提高患者的生活质量，但由于存在一系列的近远期并发症，也限制了其在临床上的广泛应用。目前回肠通道术仍然是根治性膀胱切除术后尿流改道的主要术式之一。据文献报道，回肠通道坏死、输尿管回肠吻合口狭窄、肠梗阻、尿漏、肠瘘、回肠皮肤造口狭窄、肾积水、尿路结石、电解质代谢紊乱、泌尿系感染尤其是肾盂肾炎是目前较为常见的术后并发症。

第二节 并发症及处理

一、输尿管回肠吻合口狭窄

输尿管回肠吻合口狭窄（ureteroileal anastomotic stricture）是回肠通道术后非常严重的并发症。吻合口狭窄一旦发生，随之而来的肾积水、肾功能损伤将严重影响患者的生活质量及生存时间，临床处理也极为棘手。

目前认为缺血、尿液外渗是造成吻合口瘢痕形成进而狭窄的主要原因，外科医生的经验以及吻合方法也是要考虑的因素。手术过程中为了更好地保护输尿管血运，在游离输尿管的过程中，要充分保留输尿管周围的脂肪组织，防止输尿管过度裸露，尽可能地避免钳夹输尿管，止血时远离输尿管，减少止血时产生的热量对输尿管造成热损伤。此外，截取回肠时一定要确保断端有丰富的血供，输尿管回肠吻合时要避免有张力。经典的输尿管回肠吻合方法主要包括 Bricker 吻合法和 Wallace 吻合法。虽然 Wallace 吻合法较 Bricker 吻合法降低了吻合口狭窄的发生率，但仍然不能绝对避免吻合口狭窄的发生，且 Wallace 吻合法中双侧输尿管狭窄的发生率较 Bricker 吻合法增高。抗反流吻合方法目前已很少应用。

一旦发生输尿管回肠吻合口狭窄，就需要根据狭窄的程度采取不同的治疗方法。如果吻合口狭窄造成轻度肾积水,可以密切随访,也可内置输尿管支架管。狭窄造成较重的肾积水时,如果吻合口可见,则进行狭窄段球囊扩张或者激光内切开;如果无法找到吻合口,则需要行输尿管回肠再吻合术,但由于组织粘连严重,二次手术操作往往相当困难。如果上述方法都不能够成功,需要及时行积水侧肾造瘘。

二、肠梗阻

根治性膀胱切除术后肠梗阻发生率为 2%~32%。该手术经腹腔进行操作,手术时间长、术中刺激、术后肠粘连或其他机械性因素等均可造成肠梗阻;慢性肠梗阻多与吻合口狭窄或肠道粘连等因素有关;而急性肠梗阻则通常与术后感染、腹膜后血肿及术中粗暴操作所导致肠麻痹和肠胀气有关,此外也与营养不良、电解质紊乱有关。麻痹性肠梗阻影像学上多表现为阶梯状积液积气,而因内疝或吻合口不通畅造成的机械性肠梗阻多表现为多处气液平面,还可能有孤立的扩张肠袢;经过积极、有效治疗后,大多数肠梗阻患者能够治愈,排气和排便恢复正常,腹痛等症状消失,不影响正常工作生活。

通常结合病史、体征以及相关危险因素可作出肠梗阻的疑似诊断。肠梗阻的临床表现主要取决于受累肠管的部位和范围、梗阻对血运的影响、梗阻是否完全、造成梗阻的原因等多方面因素。典型的肠梗阻诊断要点包括:术后出现腹痛、呕吐、腹胀、肛门停止排气排便等;腹部查体可见肠型,伴或不伴腹部压痛,肠鸣音亢进或消失;腹部 X 线或 CT 可见肠腔明显扩张与多个液平面;通常符合上述诊断要点即可确诊。此外,实验室检查也是必要的,可以评估患者是否合并严重感染、电解质紊乱以及酸碱平衡紊乱等,从而为后续治疗提供依据。

多数肠梗阻均需要积极治疗。早期诊断、及时处理是改善预后的关键。肠梗阻的处理原则是解除梗阻和纠正因梗阻引起的全身性生理紊乱。患者的初始管理应包括对呼吸和循环的评估,最终的治疗措施取决于梗阻的病因和严重程度。

基础治疗包括胃肠减压、纠正水、电解质及酸碱平衡失调和防治感染等。对于单纯性粘连性肠梗阻、麻痹性肠梗阻,基本都可通过基础治疗,使肠管休息,症状缓解后恢复。

手术治疗适用于绞窄性肠梗阻以及经保守治疗无效的肠梗阻患者。原则是在最短时间内,以最简单的方法解除梗阻或恢复肠腔的通畅。方法包括粘连松解术、肠切开异物取出术、肠切除吻合术、肠扭转复位术、短路手术和肠造口术等。

术后肠梗阻是患者延迟出院的主要原因之一,推荐的预防措施包括:不使用或早期拔除鼻胃管;减少围手术期镇痛药物的使用;避免围手术期液体负荷过重;提倡腹腔镜微创手术;减少手术过程中对肠道的机械刺激、尽可能恢复腹腔器官生理位置;尽可能关闭腹膜以防止内疝发生;输尿管下段及回肠通道造口尽量置于腹膜外;鼓励早进食;术后咀嚼口香糖可缩短首次排气及肠蠕动恢复时间;积极纠正低蛋白血症、电解质紊乱;加强营养支持;强调 ERAS 管理,鼓励患者早期下床活动。对于有严重便秘病史的患者,麻醉复苏前扩肛有助于肠道恢复,经保守治疗无效的肠梗阻,应尽早手术探查明确病因。

研究表明,传统机械性肠道准备可导致水电解质的丢失及紊乱,增加手术应激及术后并发症。加速康复外科方案有利于术后肠道功能恢复,而并发症并不会增加。传统肠道准备要求术前口服肠道不吸收或较少吸收的抗生素 3 天,如庆大霉素、新霉素、红霉素、甲硝唑等,由于可能导致菌群失调和维生素 K 缺乏,破坏肠道自身免疫功能,近年来已经不常规使用。

推荐行膀胱切除术＋尿流改道术患者在术前 1 天服用泻药,如甘露醇、复方聚乙二醇电解质等,不行清洁灌肠,不使用肠道抗生素。但对于严重便秘的患者,建议术前应予充分的机械性肠道准备,并联合口服抗生素。

三、吻合口肠瘘

吻合口瘘是根治性膀胱切除回肠通道术后并发症之一,指回肠重建后吻合口出现破口,肠腔内容物渗漏至腹腔引起腹膜炎、感染等严重并发症。可表现为术后腹腔引流液混浊、可伴肠腔分泌物、患者出现腹痛、腹肌紧张等腹膜炎刺激征,结合腹部 CT 等检查可确诊。肠道漏口多见于系膜边缘,主要原因是离断肠管时对肠系膜过度分离导致吻合口缺血。其他原因还包括吻合技术欠佳、局部血肿和感染、肠道病变、远端肠梗阻或便秘等。常表现为发热,腹痛,白细胞升高,肠麻痹,肠梗阻或肠液渗出。早期瘘出现在术后 3~5 天,多与手术处理不当有关,如吻合不严密、局部缺血、吻合口有张力或应用吻合器失误等;中期瘘多发生在术后 2 周内,以 1 周内最为常见。此期发病原因较为复杂,如吻合口局部缝线感染、组织切割坏死、合并糖尿病、营养不良等致组织愈合能力欠佳、剧烈频繁咳嗽、肠梗阻等导致肠腔吻合口张力增大等;而迟发性肠瘘则多出现在术后 2 周以后。多由吻合口周围的局部感染所引起的继发性吻合口瘘或由于吻合瘘口较小引起。吻合口瘘的严重并发症多,最常见的是形成腹腔包裹性脓肿,严重时出现全身脓毒症表现,危及生命,应该予以重视。因此,肠瘘一旦确诊,应积极采取措施,早期发现并及时手术修补,少数症状轻的患者可采用严格禁饮食、通畅引流、抗感染、必要时腹腔冲洗等保守治疗方法,但须严密关注症状及体征变化,一旦病情无缓解甚至有加重倾向,则务必积极手术探查;此外,对于局部缺血引起的早期肠瘘和临床症状严重者,应尽早手术探查,视情况决定行肠瘘修补术或切除病变肠段行再吻合术,必要时可试行近端肠造口以促进吻合口愈合;术后需保证腹腔引流管通畅、加强营养支持及积极抗感染治疗。

预防吻合口瘘发生的最主要措施是遵循外科手术的基本原则,保护肠壁的血供;保持充足营养支持;降低手术创伤应激反应,避免围手术期长期禁饮食所致抵抗力下降等。必要时输注白蛋白以减轻吻合口水肿;保持腹腔引流管通畅,充分引流是恢复快、减少肠瘘的有效措施之一;术中可适当减小肠吻合时缝合边距,保证吻合口良好血供等。

四、回肠皮肤造口狭窄

回肠皮肤造口狭窄是指造口缩窄,直径通常小于 1.5cm,是造口术后常见并发症之一。多发生在术后 1 周到数年不等,国内相关资料显示发生率为 6%~15%。临床上如果造口不能放入患者小指前段且伴有尿液流出困难即可判断存在回肠皮肤造口狭窄。

皮肤造口狭窄往往与以下因素有关:手术时皮肤切口或腹壁肌肉层切口过小;造口局部皮肤缺血坏死形成瘢痕;肠造口位置设置不当;肠造口远端肠道扭转、组织坏死引起的纤维化等压迫肠管;肠造口皮肤化脓性感染,二期愈合后形成的瘢痕挛缩。

浅度狭窄通常造口皮肤开口较小,造口黏膜内陷观察不清;深度狭窄时造口外观正常,但指诊时可发现肠管周围组织紧缩,手指难以进入造口。回肠通道造口狭窄可引起尿液排空不畅,腹胀、腹痛、肠液堵塞、上尿路积水等情况;严重者可并发不完全肠梗阻、肾功能不全、电解质紊乱、严重感染等。

避免肠造口狭窄的措施包括:选择血供正常的肠段,充分保留所截取肠段的血管弓,以保证造口处回肠有正常血供。如果血供不佳,必然会发生造口坏死、狭窄、回缩等并发症;造口皮肤切口不宜过小或过大,一般以 2 个手指为宜;腹膜外隧道式造口,将肠壁全层与皮肤Ⅰ期缝合。除此以外,术后护理至关重要,需密切关注回肠造口引流尿液及肠液情况,造口定期清洁消毒并及时更换,必要时定期扩张造口,可在术后 1 周开始。若定期扩张无法解决问题,后期则需要进行二次造口术。

五、泌尿系感染

泌尿系感染是根治性膀胱切除术和回肠通道术后常见并发症之一,多发生于术后最初几个月。与正常人相比,行尿流改道术患者下尿路感染发展到肾盂肾炎的比例较高,肾盂肾炎也是患者再次入院的最常见原因之一。10%~20% 的尿流改道患者经历过急性肾盂肾炎,肾盂肾炎迁延不愈易造成肾功能损伤,特别是在变形杆菌或假单胞菌感染时,更容易出现肾功能损伤。泌尿系感染还可能造成远期的输尿管肠吻合口狭窄。尚未发现年龄、性别、间歇性导尿、重建肠段选择、围手术期化疗等因素对术后泌尿系感染发生率的影响。

泌尿系感染的诊断主要根据症状和尿常规检查,回肠通道术后出现的泌尿系感染必须立即使用敏感的抗生素治疗并积极寻找病因,排除输尿管梗阻或反流造成的上尿路积水。对于复发性有症状的泌尿系感染,需要行影像学检查,确定是否存在排空异常和输尿管回肠吻合口狭窄,如果存在输尿管回肠吻合口狭窄,需及时处理。回肠的使用本身可以促进细菌聚集,预防性使用抗生素推荐用于有症状的泌尿系感染,尿培养阳性但缺乏特征性感染症状者不提倡使用。

泌尿系感染防治主要措施包括:①定期行影像学检查排除尿路梗阻;②及时处理输尿管回肠吻合口狭窄,保持输出道通畅;③对有症状的患者及早行尿细菌培养和抗感染治疗,同时避免过度治疗导致耐药菌的产生。

六、尿漏

尿漏是回肠通道术后常见的并发症,以输尿管回肠吻合口漏尿多见,但多在术后早期,大多经保守治疗后可治愈。尿漏主要由回肠通道肠黏液的过多分泌、输尿管与回肠吻合不确切、术后输尿管支架管引流不通畅,尿液过多积聚致局部压力过高而尿液外渗等原因所致。保证输尿管与肠道吻合确切并保持回肠通道通畅是预防尿漏发生的关键,回肠通道术后通道内的黏液分泌呈上升趋势,一般术后第 7 天达到分泌高峰,术后碳酸氢钠溶液冲洗回肠通道可有效预防黏液堵塞,保持输出道的通畅,减少尿漏的发生。

尿漏的治疗措施主要包括:①充分引流漏尿,保持尿液输出道和引流管通畅;②利用敏感抗生素进行抗感染治疗;③改善患者营养状态,促进漏口愈合。闭合的尿漏可以通过经皮穿刺引流进行处理,必要时使用引流管和双侧肾造瘘管,应避免早期开放性手术翻修,尿漏经保守治疗多能愈合,如不能愈合则需要再次手术修补漏口。

七、肾积水

肾积水是尿流改道术后的并发症之一,也是导致肾功能下降的最主要原因。与回肠新膀胱相比,回肠通道术后发生肾积水的概率较低。肾积水发生的最主要原因是输尿管回肠吻合口狭窄,长期随访结果显示约 20%~30% 的回肠通道术患者出现吻合口狭窄和上尿路功能以及形态学改变。另外肾积水的发生与泌尿系感染也存在密切关系,远期发生肾积水也可能与肿瘤复发浸润有关。

肾积水可以通过泌尿系超声、CT 等检查诊断,术后早期出现的轻度肾积水多可自愈,如积水较重则要考虑是否存在输尿管肠道吻合口狭窄。对于输尿管回肠吻合口狭窄患者,一般可采用经皮肾输尿管镜下狭窄切开、扩张及置管治疗,因复发率较高,术后应定期复查。

八、造口缺血坏死

回肠造口坏死是回肠通道术后早期并发症之一,其发生率约 1%~5%,多发生于术后24~48h。许多患者术后早期会出现造口水肿,一般 5~7 天后可自行缓解,如造口颜色晦暗持续不缓解,需考虑缺血坏死可能。造成坏死的可能原因包括肠管松解不充分导致肠管或系膜过度紧张、损伤肠系膜导致动脉供血不足或静脉淤血、腹壁开口过小压迫肠管以及肠造口附近组织的过度游离等。肥胖也是其高危因素之一,有统计显示肥胖患者发生肠造口缺血坏死风险较正常人群升高 7 倍以上。为避免肠造口坏死,应先准备好拟用于造口的肠管,充分观察其血供,避免对肠系膜的过度修整,如断端有出血点需要缝合或烧灼,术毕前应再做一次评估。小肠系膜的终末血管弓必须保留,腔内的血管只能提供远端肠管约 1cm 的血供。如考虑发生回肠造口坏死,可通过肠镜检查以明确肠管坏死长度,如延续到腹腔内,需立即再次手术重新建立新鲜的肠造口。如坏死局限于腹腔外的肠管,可考虑采取单纯清创或保守性治疗,但最终多会导致造口回缩或造口狭窄。

九、结石

回肠通道术后约 1.1% 的患者会发生泌尿系结石,其中大部分为肾或输尿管结石;而回肠通道内也可因肠黏液及吻合钉等异物留存形成结石,但因回肠通道较粗大,结石容易排出,故就诊率较低。

回肠通道术后发生泌尿系结石的高危因素包括泌尿系感染、输尿管回肠吻合口狭窄和尿流改道术后代谢异常。其中吻合口狭窄导致的引流不畅是结石形成的重要因素,而结石形成后又可加重输尿管梗阻,严重者可影响患侧肾功能甚至导致肾衰竭。

采取保守治疗往往效果不佳。为缓解肾绞痛症状、挽救肾功能、有效控制泌尿系感染,临床上对于回肠通道术后输尿管回肠吻合口结石需积极采用手术治疗。回肠通道术手术范围大,术后腹盆腔粘连严重,行开放输尿管切开取石术困难。尿流改道术后解剖的改变及回肠黏膜皱褶使从输出道寻找输尿管回肠吻合口异常困难。另一方面,输尿管肠吻合口结石多嵌顿于输尿管回肠吻合口狭窄处,位置偏低,且因回肠通道术后输尿管生理走行发生改变,单纯实施经皮肾镜碎石术易导致输尿管硬镜无法到达结石所在部位造成手术失败。有学者尝试采用经皮肾通道联合顺行输尿管软镜钬激光碎石取石术,取得了良好的临床效果。

术中需注意：①回肠通道术后泌尿系感染发生率高，术前应充分控制感染，如穿刺发现肾积脓，可留置肾造瘘管待感染控制后再行手术治疗；②经皮肾穿刺通道出血可影响顺行软镜操作，对于出血较重者可留置肾造瘘管待出血控制后再行手术治疗；③对于合并肾盂或肾盏结石者，可同期行经皮肾镜一并处理肾结石及输尿管吻合口结石，但对于复杂性肾结石患者，建议首先处理肾结石，留置经皮肾通道，二期处理输尿管吻合口结石；④多数患者合并输尿管回肠吻合口狭窄，碎石完成后可同期行直视下狭窄部位内切开或球囊扩张术，术后留置输尿管支架管降低再狭窄率，建议留置单J管以便于术后拔除。

十、电解质紊乱

电解质紊乱是经肠管多种溶质异常重吸收的结果。影响溶质吸收量和吸收类型的因素包括所使用的肠管内表面积、尿液暴露于肠管的时间等。

回肠通道术后电解质紊乱多为高氯性代谢性酸中毒，回肠通道术后约 60%~70% 患者发生高氯性酸中毒，但一般程度较轻，多无明显临床表现，严重者可出现易疲劳、厌食、体重减轻、烦渴及嗜睡症状。

高氯性酸中毒产生的机制是由于氨的离子化转运，在 Na^+-H^+ 逆向转运中氨离子取代了钠离子。弱酸性的 NH_4^+ 与氢离子交换伴随 HCO_3^- 与氯离子交换，这样氯化氨经肠腔被吸收入血交换碳酸。

高氯性酸中毒的治疗包括给予碱性药物或氯离子转运阻滞剂。口服碳酸氢钠可有效恢复正常酸碱平衡，但碳酸氢盐可产生大量肠道内气体，可改用枸橼酸钠、枸橼酸钾和枸橼酸溶液。对于顽固性高氯性酸中毒患者，可给予氯丙嗪（25mg，tid）或烟酸（400mg，tid），氯丙嗪和烟酸可抑制 cAMP，从而抑制氯离子的转运，这些药物并不能直接纠正酸中毒，但可限制酸中毒发展，并减少碱性药物的应用。

此外，部分回肠通道术后患者会合并低钾血症，这在长期未纠正的酸中毒患者中更多见，可能与渗透性利尿导致的肾脏失钾和肠道分泌导致的消化道失钾有关。严重低钾可导致患者出现乏力甚至弛缓性瘫痪。对于低钾血症合并酸中毒患者，治疗时应同时给予补钾和碳酸氢盐纠正酸中毒。

第三节 小 结

根治性膀胱切除术后采用回肠通道术作为尿流改道方式，其术后并发症主要以泌尿系统与消化系统为主。输尿管回肠吻合口狭窄是泌尿道最严重的并发症，处理不及时会造成严重的肾功能障碍。肠梗阻、肠瘘是消化道最严重的并发症。除此之外，下肢静脉血栓形成、肺炎、肺栓塞等全身其他并发症也较为常见。近年来 ERAS 已广泛用于临床。术后充分镇痛、及早下地活动、促进肠道功能早期恢复等措施可以有效地减少术后并发症的发生，促进患者快速康复。

（史本康 陈 军 刘希高 李 岩 张兆存 刘 磊）

参考文献

［1］BECERRA M F, VENKATRAMANI V, REIS I M, et al. Health Related Quality of Life of Patients with Bladder Cancer in the RAZOR Trial: A Multi-Institutional Randomized Trial Comparing Robot versus Open Radical Cystectomy [J]. J Urol, 2020, 204 (3): 450-459.

［2］中华医学会泌尿外科学分会, 中国膀胱癌联盟. 根治性膀胱切除尿流改道术中国膀胱癌联盟共识 [J]. 中华泌尿外科杂志, 2021, 42 (7): 481-484.

［3］SMITH A B, MUELLER D, GARREN B, et al. Using qualitative research to reduce readmissions and optimize perioperative cystectomy care [J]. Cancer, 2019, 125 (20): 3545-3553.

［4］SATKUNASIVAM R, TALLMAN C T, TAYLOR J M, et al. Robot-assisted Radical Cystectomy Versus Open Radical Cystectomy: A Meta-analysis of Oncologic, Perioperative, and Complication-related outcomes [J]. Eur Urol Oncol, 2019, 2 (4): 443-447.

［5］SOOD A, KACHROO N, ABDOLLAH F, et al. An Evaluation of the Timing of Surgical Complications Following Radical Cystectomy: Data From the American College of Surgeons National Surgical Quality Improvement Program [J]. Urology, 2017, 103: 91-98.

［6］熊一帆, 邵海燕, 王帅, 等. 腹腔镜根治性膀胱切除术后回肠膀胱造口旁疝形成的相关危险因素分析 [J]. 中华泌尿外科杂志, 2019, 40 (11): 838-842.

［7］MANO R, GOLDBERG H, STABHOLZ Y, et al. Urinary Tract Infections After Urinary Diversion-Different Occurrence Patterns in Patients With Ileal Conduit and Orthotopic Neobladder [J]. Urology, 2018, 116: 87-92.

［8］BENSON C R, AJAY D, BARRETT-HARLOW B L, et al. Ureteroenteric anastomosis in orthotopic neobladder creation: do urinary tract infections impact stricture rate？[J]. World J Urol, 2021, 39 (4): 1171-1176.

［9］NIEUWENHUIJZEN J A, DE VRIES R R, BEX A, et al. Urinary diversions after cystectomy: the association of clinical factors, complications and functional results of four different diversions [J]. Eur Urol, 2008, 53 (4): 834-842; discussion 842-844.

［10］DE ROBLES M S, BAKHTIAR A, YOUNG C J. Obesity is a significant risk factor for ileostomy site incisional hernia following reversal [J]. ANZ J Surg, 2019, 89 (4): 399-402.

［11］葛建章, 傅发军, 刘玉明. 经皮肾造瘘联合顺行输尿管软镜治疗 Bricker 术后输尿管-肠吻合口结石的疗效观察 [J]. 微创医学, 2019, 14 (4): 440-442, 460.

［12］KOCH M O, MCDOUGAL W S. The pathophysiology of hyperchloremic metabolic acidosis after urinary diversion through intestinal segments [J]. Surgery, 1985, 98 (3): 561-570.

第二十二章

可控尿流改道术并发症及处理

第一节 概　　述

　　根治性膀胱切除术和尿流改道术被认为是泌尿外科领域最困难的手术,大多数关于尿流改道术后并发症的研究都集中在接受根治性膀胱切除术的患者上。膀胱切除术后约75%的并发症都与尿流改道相关,并且并发症的类型与改道的具体方式相关。经皮可控尿流改道术后的并发症发生率在89%~94%之间。考虑到老年患者和体弱患者罹患膀胱癌的风险更高,如何避免和处理并发症显得尤为重要。但是由于现阶段缺乏一个被广泛接受认可的尿流改道术并发症的定义标准,研究者很难对不同尿流改道方式的并发症进行准确的比较。

　　尿流改道术可以分为三种类型:不可控尿流改道术、可控尿流改道术和原位新膀胱术。不可控尿流改道术会有持续性的尿液流出,因此患者需要持续性佩戴集尿袋。可控尿流改道术通过构建由肠管形成的储尿囊来存储尿液,并通过插入导尿管来排出尿液。原位新膀胱则利用肠管在原位构建储尿囊,患者使用天然尿道括约肌控制尿液排出。本章节主要讨论与可控尿流改道术相关的手术并发症。首先需要介绍的是 Clavien-Dindo 系统,这一系统被用来评估并发症的严重程度:0 级指未观察到任何并发症;Ⅰ级指需要使用口服药物或者床旁干预治疗;Ⅱ级指需要使用静脉药物、全肠外营养、肠内营养或者输血进行治疗;Ⅲ级则需要介入科、内镜检查或者治疗、气管插管或者血管造影检查;Ⅳ级指需要进行器官切除,会导致残疾,需要持续性的康复训练;Ⅴ级指患者死亡。一般认为,早期并发症指术后 90d 之内的并发症,远期并发症则出现在 90d 后。

第二节 并发症及处理

一、早期并发症

　　早期并发症主要有尿瘘、输出袢坏死、导管相关并发症、泌尿系感染、胃肠道问题、一般并发症等。

（一）尿瘘

在可控尿流改道术后的前几天,由于伤口尚未完全恢复,纤维结缔组织尚未完全成熟,皮肤造口处常常会有一定的溢尿。只要尿液能够从引流管内或者引流管周围流出,这就不是真正的尿瘘。只要保持良好的引流,这一现象几乎总会随着时间的推移而愈合。对储尿囊进行间断性的冲洗有可能加快溢尿的康复,适当调整引流管的位置也可能有益于问题的解决。

真正的尿瘘表现为尿液不从造瘘口排出,而是从其他部位漏出,症状往往更加严重。可表现为腹胀、肠梗阻、尿量减少,发热或者血清尿素氮升高。此时可行储尿囊造影或者泌尿系CTU检查,以明确引流管的位置,根据造影剂的位置确定有无尿液外渗。泌尿系CTU有助于评估渗出尿液在体内的具体位置以及输尿管的状态,明确这些信息有助于尿瘘的进一步处理。如果存在积液,可以考虑穿刺抽液检查肌酐和尿素氮,也可以在影像学引导下置管引流。

持续性的尿瘘可能由单侧或者双侧的输尿管和/或储尿囊引起。术中过多的游离输尿管引起术后输尿管缺血坏死、储尿囊的缝合不够严密、术后感染等可能与尿瘘相关。在明确瘘口后可以考虑行单侧或者双侧肾造瘘术引流尿液,这一方式对大部分的漏尿有效。拔出肾造瘘管前可进行顺行造影明确瘘口恢复情况。由于术后的炎症和水肿,不推荐术后早期进行开放手术修复。任何持续性漏尿的修复应该延迟到术后4~8周。

（二）输出袢坏死

一般而言,输出袢的坏死是极为少见的。由于输出袢或者阑尾远端的血液较为脆弱,术后黏膜边缘的颜色稍暗并不罕见,但是一般可自行恢复。进行间断性的储尿囊冲洗、改善凝血功能对防止输出袢坏死有益。术中构建输出袢时加强对血供的保护有利于降低输出袢坏死的发生率。如果组织和黏膜颜色发黑,怀疑有坏死的可能,则需要进行内镜检查,如果看到健康的黏膜,则不需要干预,如果输出袢完全坏死,则需要重新手术构建新的输出袢。

（三）导管相关并发症

由于肠道制成的储尿囊往往有分泌黏液的功能,因此应该定期冲洗以清除黏液。特别是在术后早期,储尿囊分泌的大量黏液可能对储尿囊功能的发挥产生不利影响。在对其进行冲洗时往往需要更换导管,这一步骤会引起轻微血尿,也有引起泌尿道逆行感染的可能。操作中注意无菌操作,选用合适型号的引流管有益于降低导管相关的并发症。大多数轻微血尿可以自行好转,不需要特殊处理。

（四）泌尿系感染

发热和泌尿系感染在术后早期患者中相对常见,尤其是在存在导管的情况下。某些极端的情况下,泌尿系感染引起的尿源性脓毒血症甚至可能导致死亡。真菌感染和耐药性细菌感染在住院患者中已变得更加常见,在未能及时发现的情况下可能导致严重的并发症,甚至患者死亡。在怀疑出现泌尿系感染症状时候进行尿常规、尿培养检查,视情况进行血常规、降钙素原等检查明确病情,及时选用敏感抗生素。对于高龄、营养状况差、免疫力低下的患者,及时完善相关科室会诊、采用合适的抗生素,注重营养支持疗法,将有益于感染的控制和病情的恢复。

（五）肠瘘和其他肠道并发症

早期肠道并发症通常与肠切除和随后的吻合有关。这些并发症包括吻合口瘘、肠瘘、肠

（六）一般并发症

梗阻和肠功能延迟恢复。这些并发症通常在术后早期表现为发热、伤口感染或腹腔脓肿，如果未被发现，可能发展为脓毒症。这些并发症相对少见，但可能是导致早期死亡的原因，强调需要及时识别和治疗。

引流袋或者引流管中出现粪渣样物提示可能出现肠道吻合口瘘，这一症状常常由肠吻合口瘘或者肠道损伤引起，常常伴随发热和腹痛。同样地，由于术后早期炎症反应的存在，不建议立即行手术探查，推荐进行肠外营养和充分引流。可利用影像学手段定期监测，无症状性肠瘘偶尔在术后影像学检查中被发现，在没有感染症状和腹泻的情况下可以考虑保守治疗。

肠道手术后肠功能恢复延迟的最常见原因是麻痹性肠梗阻。发病率因不同的研究报道、不同的年代和具体的定义而异，但一般接近20%。绝大多数病例通过保守治疗得以解决。怀疑长期肠梗阻状态的患者应尽早开始全肠外营养，以避免随后出现的营养不良和病情恶化。

术后早期机械性肠梗阻不常见，其发病率在5%~10%之间。与麻痹性肠梗阻一样，大多数机械性肠梗阻通过保守治疗得以解决，仅有一小部分患者需要再次手术。影像学检查有助于进一步确定机械性梗阻的位置。肠梗阻最常见的原因是粘连和内疝。对于出现远期肠道相关并发症的患者，在鉴别诊断时应始终考虑癌症复发的可能。

吻合口漏或吻合口破裂是一种严重的手术并发症，其发生率在1%~5%左右。导致吻合口破裂的因素包括肠缺血、放疗、类固醇药物的使用、炎症性肠病、吻合口张力过大、引流管不慎直接放置在吻合口上以及远端梗阻等。应该采取各种可能的措施避免吻合口瘘的发生。包括术前对病史的仔细询问，使用未经放射线照射且血运良好的肠道，注意吻合时张力的控制、吻合时的严密程度、肠道吻合时候引流管的摆放等。将大网膜置于吻合口上方可能有益于降低吻合口瘘的概率。未得到及时处理的吻合口瘘可能导致脓毒症并发症，包括腹腔内脓肿形成、伤口裂开和瘘管形成，因此强调早期识别和及时处理的重要性。

正确的术前准备和严格遵守外科原则对于预防肠道相关并发症至关重要。与术前正规肠道准备的患者相比，未进行肠道准备的患者发生伤口感染、腹腔内脓肿和吻合口裂开等并发症发生率都有所增加。因此，接受选择性肠道重建的患者可选择进行机械和抗生素肠道准备。包括术前利用聚乙二醇或者番泻叶清理肠道、口服诺氟沙星、甲硝唑等抗生素。术中，严格遵守一般原则，如保护血运、轻柔地处理组织、避免肠道内容物溢出、仔细定位肠段和重新排列肠系膜是避免相关并发症的关键措施。

近年来，得益于术后快速康复技术，包括减少肠道准备、仔细液体管理和麻醉药管理，术后肠梗阻的发生率已经出现了明显降低。据统计，上述肠道并发症约占尿流改道术后早期并发症的30%左右。

（六）一般并发症

一些并发症是由于手术本身引起，和具体的尿流改道方式无关，包括术后的出血、血栓形成、长期卧床引起的肺部感染、压疮形成等。考虑到接受膀胱切除术和尿流改道术患者的平均年龄较高，应该尽可能在术前纠正和改善患者的身体状况。对于术前使用抗凝药物的患者，尤其需要注意术后凝血状态的检测。同时，嘱患者定时翻身、拍背排痰等操作也有利于减少一般并发症的发生。

306

二、远期并发症

（一）感染

由于可控尿流改道术患者需要进行间歇性导尿，逆行感染的风险始终存在，因此尿液中常常有细菌定植。一般而言，在没有上尿路梗阻或者泌尿系结石的情况下，肾盂肾炎或尿源性脓毒血症相对少见。因此对于无症状的细菌定植，不建议患者使用不必要的抗生素。

对于存在感染症状的可控尿流改道术患者，可进行彩超检查以评估储尿囊的排空、有无肾盂积水、有无泌尿系结石等情况。一部分没有解剖学异常和泌尿系结石的患者会出现反复发作的泌尿系感染，常伴有混浊且带有臭味的尿液。建议每天使用生理盐水冲洗储尿囊，长期低剂量的抗生素可能改善症状。需要注意的是，长期使用抗生素有被高耐药性细菌定植的风险。

（二）尿失禁

约 15% 左右的可控尿流改道术患者会出现尿失禁现象。在进行导尿操作时从尿管周围溢出部分尿液并不是尿失禁，多考虑尿液从导尿管外渗出。但是，尿液的持续性渗漏往往是由于括约机制的失效，部分患者可以通过内镜下注射填充剂得到改善。但是更多的患者可能需要选择频繁地插入尿管导尿或者使用集尿袋。大多数有着明显漏尿的患者最终仍然需要开放手术修补，手术修补的方式取决于尿流改道术的具体方式。一般而言，术前需要完善膀胱造影、尿流动力学检查，视情况行膀胱镜检查等。

Kock 储尿囊合并尿失禁常常由输出袢功能不全引起，例如输出袢痉挛、输出袢中存在结石或者瘘管等。内镜检查往往能够识别出病变并进行及时处理，也可以考虑构建新的储尿囊。Indiana 储尿囊的尿失禁往往是由于加强的回盲瓣功能不全，也有可能是因为储尿囊内高压引起，特别是在结肠没有充分的去管化的情况下。推荐进行尿流动力学检查。如果是回盲瓣功能不全，可以通过缝线加固，如果是囊内高压，则可以通过在储尿囊上添加回肠补片改善。也有报道通过内镜在靠近回盲瓣的底部注射胶原蛋白来改善尿失禁症状。

（三）储尿囊内结石

任何形式的储尿囊中都有可能出现囊内结石，该并发症的发生率在 5%~10% 之间，随时间的推移，发病率逐渐提高。使用吻合器构建的储尿囊发生结石的概率较高。一般认为囊内结石与黏液产生、慢性细菌定植和储尿囊的不完全排空相关。因此推荐所有的可控尿流改道术患者每年进行一次 X 线片检查或者 CT 检查。鼓励患者定期冲洗导管和储尿囊。补充枸橼酸钾和枸橼酸氢钾钠有可能减少结石的形成。

对于存在血尿、疼痛、导管插入困难或者复发性泌尿系感染的患者，需要考虑存在结石的可能。因为大部分结石都是不透射线的，因此 CT 扫描在囊内结石的诊断中发挥着重要的作用。特别要强调的是泌尿外科医师需亲自阅片，因为许多放射科医师并不熟悉这种重建的解剖结构。MRI 对于储尿囊中结石的识别不够灵敏。

没有被及时处理的结石将有可能逐渐长大并进一步导致相关并发症，因此推荐在发现结石的早期进行干预。不建议对储尿囊内的结石进行体外冲击波碎石术，对于小的囊内结石，可以直接经造口插入输尿管镜，通过激光击碎结石并用套石网篮取出。但是由于这些输尿管镜的直径比较细，较小的工作通道限制了其清石效率，膀胱镜或者肾镜可能更适宜处理较大的结石。可以考虑使用扩张鞘进入储尿囊，并通过扩张鞘置入器械进行碎石操作。扩张鞘可以降低储尿囊内压力，方便结石的冲出。由于术后输出袢可能出现水肿，推荐留置导尿管，待水肿消退后拔除。

在某些情况下，为了避免损伤输出袢，可能需要避免从输出袢置入内镜进行碎石。对于较大或者处于困难位置的结石，可以考虑利用经皮穿刺碎石术进行处理，使用超声或者 CT 检查确定穿刺路径。需要注意的是，碎石术后需要从穿刺通道中冲洗出所有的结石碎片，因为这些碎片可能无法从输出袢流出而形成新的结石病灶。当出现巨大结石内镜治疗困难时，可以考虑简单的储尿囊切开取石术。

（四）造口相关并发症

造口相关并发症广泛存在于各种类型的可控尿流改道术后，主要表现为输出袢狭窄、回缩，以至于导尿管插入困难。造口相关并发症常常给患者带来困扰，例如导尿管插入困难常使得患者延长导尿间隔时间，这可能导致尿液长期在储尿囊内积蓄，从而引起储尿囊的容量改变并导致细菌定植和结石形成。术者需要在术中注意对手术细节的把控来避免造口相关并发症的发生，例如恰到好处的控尿和抗反流机制、无张力吻合、避免管道出现成角或者扭转等。输出袢的狭窄往往需要先行温和扩张，然后严格坚持间歇导尿。也可以通过切除和重建造口来进行修复。

（五）输尿管肠道吻合并发症

输尿管肠道吻合的远期并发症主要是狭窄。病因主要包括未能实现黏膜对黏膜的吻合、吻合处张力较大、组织缺血、放疗损伤或者恶性肿瘤复发。可行泌尿系 CTU 检查明确狭窄情况。若狭窄严重，CTU 检查时造影剂无法下行，可行经皮肾造瘘术和顺行造影检查。如果肿瘤复发已经排除，则可以考虑进行腔内治疗，包括内镜下狭窄切开成形和球囊扩张等手术方式。有报道称腔内治疗成功率在 30%~90%。和其他类型中的输尿管肠道狭窄类似，球囊扩张的长期成功率较低，而内镜切开的成功率稍高。开放手术有着更高的成功率，但是也带来了更高的风险。

（六）肾功能下降

肾功能下降是尿流改道术后非常令人关注的一点。肠黏膜对尿液成分的吸收会导致体内酸负荷增加。肠道表面积越大，与尿液接触的时间越长，酸负荷就越大。和不可控尿流改道术相比，可控尿流改道术由于需要存储尿液，更容易引起体内酸负荷增加。在储尿囊能够正常排空、肾功能正常的情况下，患者一般能够对酸负荷增加进行代偿。氢离子的再吸收引起的轻度代谢性酸中毒在可控尿流改道术后较为常见，并且可能需要长期的药物纠正。

（七）代谢相关并发症

尿流改道术后常常有潜在的代谢并发症。这些并发症可以通过仔细选择患者、使用合适的肠段和细致的随访来最小化。良好的肾功能、规律排尿、无菌尿液和正常的血气对预防代谢功能障碍至关重要。回肠和结肠在代谢方面存在明显差异。

高氯血症性酸中毒最常见于输尿管乙状结肠吻合术后，尿液可能接触到整个结肠黏膜。回肠储尿囊和结肠储尿囊的比较研究受到限制，因为吸收表面积难以计算。然而，结肠中的氯化物吸收和碳酸氢盐排泄更为明显，有证据表明，当与尿液接触时，会保持固有的氯化物吸收速度。因此，最好使用回肠而不是结肠进行膀胱重建，以降低高氯血症性酸中毒的风险,尤其是在存在肾功能损害的情况下。

　　无论使用哪一段肠道,定期排尿和引流充分都很重要。尚无证据证明一个肠段比另一个肠段具有明显优势。长期来看,代谢的变化对骨代谢和继发性肿瘤方面的影响仍存在一些疑问,这些影响只有经过很长一段时间后才会显现出来。如果严格遵守这些注意事项,膀胱切除术后可控尿流改道术是一种比较安全的手术方式。

第三节　小　结

　　尿流改道术作为一种重建手术,不可避免地存在一定的并发症。但是由于缺乏被普遍接受的手术并发症的定义和报告系统,相关研究很难给出高级别建议。但是由于手术主要涉及肠道和泌尿系两个腔道系统。腔道进出口的瘘、狭窄、梗阻、结石、电解质吸收和对腔道上下游脏器的影响都会导致并发症的出现。不管应用哪种具体的尿流改道方案,术前和患者应进行充分的沟通,认真制定手术方案,严格手术操作,密切术后监护才能降低并发症的发生率,减少并发症对患者的影响,从而提高患者的生存质量。

(刘修恒)

参考文献

[1] FISCH M, THüROFF J W. Continent cutaneous diversion [J]. BJU Int, 2008, 102 (9 Pt B): 1314-1319.

[2] ARDELT P U, WOODHOUSE C R, RIEDMILLER H, et al. The efferent segment in continent cutaneous urinary diversion: a comprehensive review of the literature [J]. BJU Int, 2012, 109 (2): 288-297.

[3] SKINNER E C. Continent cutaneous diversion [J]. Curr Opin Urol, 2015, 25 (6): 555-561.

[4] PAREKH D J, DONAT S M. Urinary diversion: options, patient selection, and outcomes [J]. Semin Oncol, 2007, 34 (2): 98-109.

[5] HAUTMANN R E, ABOL-ENEIN H, DAVIDSSON T, et al. ICUD-EAU International Consultation on Bladder Cancer 2012: Urinary diversion [J]. Eur Urol, 2013, 63 (1): 67-80.

[6] FARNHAM S B, COOKSON M S. Surgical complications of urinary diversion [J]. World J Urol, 2004, 22 (3): 157-167.

[7] PERROUIN-VERBE M A, CHARTIER-KASTLER E, EVEN A, et al. Long-term complications of continent cutaneous urinary diversion in adult spinal cord injured patients [J]. Neurourol Urodyn, 2016, 35 (8): 1046-1050.

[8] FISCH M, THüROFF J W. Continent cutaneous diversion [J]. BJU Int, 2008, 102 (9 Pt B): 1314-1319.

[9] STANGL F P, THALMANN G N. Continent diversion: five decades of developments and evolution [J]. BJU Int, 2020, 126 (6): 653-660.

[10] PEARCE S M, DANESHMAND S. Continent Cutaneous Diversion [J]. Urol Clin North Am, 2018, 45 (1): 55-65.

[11] 叶章群. 尿流改道和膀胱替代成形术 [M]. 北京: 人民卫生出版社, 2000.

[12] 潘铁军. 膀胱切除与尿流改道手术学 [M]. 武汉: 湖北科学技术出版社, 2013.

第二十三章

尿流改道术后肾功能、电解质与代谢变化

第一节 概 述

根治性膀胱切除术+尿流改道术是浸润性膀胱癌的标准治疗术式，其中尿流改道术包括原位新膀胱术、回肠通道术、输尿管皮肤造口术及较少用的其他尿流改道方法，如经皮可控尿流改道术和经肛门可控尿流改道术等。不同的尿流改道方式对肾功能的影响是不同的。尿流改道术后影响肾功能的原因主要有机械性或功能性下尿路梗阻、泌尿系感染和结石的形成，此外自然衰老及全身基础性疾病如高血压、糖尿病及某些药物等也会导致肾功能的下降。

尿流改道术常选用肠管作为输出道或储尿囊，以回肠和结肠占绝大多数，而胃、空肠和直肠现已少用。而肠管作为重要的吸收器官，不同的肠段具有不同的生理特点，承担的吸收功能不尽相同，由此可能影响患者的电解质（electrolyte）与代谢（metabolism），并降低患者生活质量，甚至危及患者生命。尿流改道术后影响电解质与代谢的因素有：①肝、肾功能：肾脏是人体内最重要的维持内环境平衡的调节器官，肾功能受损的患者更易发生酸中毒；肝脏在氨代谢、脂肪代谢中占据重要地位，肝功能异常者更加容易出现脂肪泻、氨昏迷等。②尿液与肠黏膜的接触时间及接触面积：一般可控储尿囊较单纯的不可控流出道更易发生酸中毒。③肠管的选择与切除长度：回肠主要功能为吸收胆盐及维生素 B_{12}，所以回肠通道术的患者易发生维生素 B_{12} 缺乏及胆盐代谢异常，缺失回肠肠管超过 60cm 更易发生代谢紊乱，临床医师应个体化慎重选择最合适的尿流改道术式。

第二节 尿流改道术后的肾功能及代谢改变

一、尿流改道术对肾功能影响

（一）原位新膀胱术

原位新膀胱术是通过对肠道组织进行外科修整以在解剖和功能上达到近似膀胱的一种尿流改道术式。研究显示原位新膀胱术后 70% 的患者可在日间维持正常的控尿功能。该

术式具有美观、保留自然尿道的优势,但术后对患者肾功能的影响程度方面,不同报道的结论却不尽相同。

原位新膀胱术后发生肾功能受损的主要原因包括高龄、上尿路感染、吻合口狭窄及尿路结石等。国外一项大宗病例的研究显示,563例膀胱癌患者施行尿流改道术(两组:回肠通道术491例;原位新膀胱术72例)后5年肾功能呈现显著下降,两组GFR较术前分别下降14%、17%。近几年随着机器人辅助腹腔镜技术的发展,有研究者认为机器人辅助腹腔镜尿流改道术后发生慢性肾脏病(chronic kidney disease,CKD)情况并不罕见,与术前有无CKD及改道式类型均有相关性。尤以原位回肠新膀胱术后3年CKD的累积发生率最低,为21%。为此,笔者将进一步阐述不同因素与原位新膀胱术后的肾功能变化的关系。

首先,患者术前的基础肾功能状况对根治性膀胱切除术及原位新膀胱术后的肾功能会产生何种影响。长期随访结果显示Ⅲa期CKD患者在接受原位新膀胱手术后,其肾功能与术前GFR大于60 ml/min者在施行原位新膀胱术后的长期肾功能结局无显著差异。因此,患者术前存在的一定程度肾功能损害在其施行原位新膀胱手术后并未出现进一步加剧。其次,原位新膀胱术后最常见的并发症包括排尿困难、泌尿系感染及输尿管狭窄,而上述并发症均可一定程度上导致肾功能的损害。例如,在肠上皮细胞萎缩前,用肠管做储尿囊不可避免地会出现囊袋的过度扩张,因此需要延长自家导尿的时间以避免尿潴留、继发性肾积水的发生,进而保护双肾功能。

总之,对于原位新膀胱术后患者,影响肾功能的潜在因素包括患者术前的肾功能、反复泌尿系感染、输尿管狭窄及术中尿道重建的技术。因此术中应尽可能构建低压、高容量的储尿囊,并在术后给予个体化的辅助治疗措施,如间歇性导尿、盆底肌训练,维持良好的排尿功能,从而使患者的肾功能得到更好的保护。

(二)回肠通道术

回肠通道术在20世纪50年代由Bricker首先开创,手术操作相对简单,并发症较少,患者需腹壁造口、终身佩戴集尿袋,术后生活质量较差,但至今仍是根治性膀胱切除术后尿流改道的主要术式。

回肠通道术后早期影响肾功能的主要原因包括泌尿系感染、输尿管回肠吻合口狭窄,远期影响肾功能的原因主要是吻合口相关并发症及泌尿系感染、结石等。

吻合口狭窄可造成上尿路梗阻继而影响肾功能,原因主要有吻合口纤维化、炎症、肿瘤复发等,其中纤维化是最常见的因素。故对于尿流改道患者要定期检查肾脏情况(包括肾功能)。有文献报道称BMI较高的患者术后更容易出现吻合口狭窄。术中对肥胖患者输尿管的游离较正常人更困难、创伤相对大,较易影响输尿管血供,导致输尿管纤维化及狭窄从而引起肾积水。

上尿路感染是引起肾功能损害的原因之一,上尿路感染主要为肾盂肾炎,严重者可发展为肾积脓或肾周围脓肿,在尿流改道术后,发生泌尿系感染的概率为14%~96%。在回肠通道术后,代谢的改变、回肠通道中黏液的产生以及尿液的滞留都是导致术后泌尿系感染的高危因素。此外感染也是尿路结石的高危因素,结石可以造成肾输尿管积水,进而使肾功能恶化。上尿路结石的产生也与尿流改道的类型有关,回肠通道术后发生尿路结石可能与回肠输尿管造口尿液反流有关。

(三)输尿管皮肤造口术

输尿管皮肤造口术是一种比较简单的尿流改道术式,其优势在于并发症的发生率明显低于回、结肠通道术,但其缺点是术后发生造口狭窄及泌尿道感染的几率高于回肠通道术,这也决定该术式只适合于预期寿命短、有远处转移、姑息性切除、全身状况差及无法用肠道进行尿流改道的患者。

相关研究表明,术后对肾功能影响的因素有很多,其中包括:年龄、合并症、肾毒性药物的使用、尿路梗阻及泌尿系感染等,有相关研究表明,根治性膀胱切除术 + 尿流改道术后肾功能损害的患者比例为 20%~30%,而且损伤风险随着时间的推移逐渐增加,这与 Eisenberg 等人的报道相一致。在一项基于 1 600 例行根治性膀胱切除术 + 尿流改道术患者的研究中,Eisenberg 等人发现术后 73% 的患者 GFR 下降>10ml/min。

输尿管皮肤造口术后肾功能受影响的原因:①年龄:接受这一术式的患者年龄往往偏大,部分患者术前肾功能基线值已低于正常阈值。②合并症:当患者同时合并肾小球及肾小管相关的慢性肾脏病和 / 或高血压、糖尿病等基础疾病控制不佳时,术后肾功能也可能呈进行性下降。③肾毒性药物的使用:术后应用具有不同程度的肾毒性药物也会导致肾功能损伤。④尿路梗阻及泌尿系感染:输尿管皮肤造口术式虽然较简单,但是术后存在较多的并发症,比如造口感染、乳头萎缩、尿瘘、造口狭窄以及双 J 管的梗阻。

为了更好地保护肾功能,可采取以下措施预防:①术式的选择:选择改良的输尿管皮肤造口术,则术后不容易发生乳头的萎缩及回缩;②术中注意事项:术中应保护输尿管血供,避免输尿管坏死,吻合口增大可降低乳头萎缩概率,输尿管置管长度要能够避免张力过大引起乳头的回缩,留置两根输尿管双 J 管以避免狭窄及漏尿;③术后护理:术后及时更换输尿管双 J 管、造口定期消毒以及使用更先进的造口袋;④预防感染:术后应多饮水,感染发生时应用抗生素抗感染治疗;⑤术后避免使用肾毒性药物;⑥术后积极治疗合并症。

(四)其他尿流改道术

1. 经皮可控尿流改道术 经皮可控尿流改道术,一种兴起于 20 世纪 80 年代的手术方式,由肠管去管化重建低压储尿囊、抗反流输尿管吻合和可控尿的腹壁造口组成,通过患者术后自行导尿实现可控排尿,如 Kock 可控性回肠膀胱、Indiana 储尿囊,虽然该术式术后并发症率较高,包括非阻塞性肾积水、输尿管狭窄、肾盂肾炎、复发性泌尿系感染、造口狭窄、造口旁疝、尿石症和储尿囊穿孔。尽管随着近些年技术的不断提高,回肠通道术和原位新膀胱术成为主流术式,但是经皮可控尿流改道术仍然是一种治疗选择。经过几十年的手术经验积累,尤其对控尿机制的不断优化,该术式在很大程度上可降低并发症发生率和肾功能损伤,提高患者术后满意度和生活质量。

一项涉及 322 人的研究证实,改良 Indiana 储尿囊或阑尾造口等经皮可控尿流改道术较原位新膀胱术和回肠通道术在并发症发生率、肾功能变化方面无差异性。应用回肠双 T 形储尿囊进行经皮可控尿流改道术,通过长达 8 年(1998—2006 年)的随访,轻度酸中毒是观察到的唯一代谢紊乱,随访期间所有患者肾功能保持稳定,未发现尿液反流、肾盂肾炎复发或结石形成。针对无法通过尿道进行间歇性自家导尿的脊髓损伤患者,长期并发症统计分析(2001年7月至2012年1月)显示,经皮可控尿流改道术可帮助这些患者维持间歇性自家导尿的排尿模式,其主要并发症与输尿管和膀胱扩张有关,因此需要进行定期监测。

2. 利用肛门控尿术式

(1)尿粪合流术是利用肛门括约肌控制尿液排出的术式之一,其主要包括输尿管乙状结肠吻合术、改良Mainz Ⅱ式储尿囊术,低张力Roux-Y乙状结肠尿流改道术等。合流术操作相对简单,对肠管扰动小、术后尿控、排空较满意,但此式对患者肾功能的影响原因及程度却不同。

术后肾功能损害与多种因素有关,包括年龄、上尿路感染、吻合口狭窄等尿路梗阻及尿路结石等;有研究对尿流改道术后长期肾功能损害影响因素分析发现高血压、糖尿病是术后肾功能损害的独立预测因素。最早由Simon报道将输尿管与乙状结肠直接吻合,操作简便,但由于容易发生逆行感染、高氯性酸中毒、吻合口恶变、肾功能受损等严重并发症,逐渐被弃用。Mainz Ⅱ式储尿囊(Sigma直肠储尿囊)是1993年Fisch和Hohenfellner等在输尿管乙状结肠吻合术的基础上建立的一种低压可控尿流改道方法。Bastian等研究后认为,改良Mainz Ⅱ式储尿囊早期并发症发生率约为12%,肾脏功能损害发生率14%。Liu于2010年尝试改良的Roux-Y形乙状结肠新膀胱技术,其总结尿流改道术引起的肾功能下降归因于尿反流、感染或造口的梗阻。抗反流吻合存在争议,但大部分临床随访报道显示抗反流吻合更容易导致输尿管吻合口狭窄而影响肾功能。

尿粪合流对肾功能的影响主要取决于患者的术前肾功能、年龄、血压、血糖、尿路反流及梗阻情况,然而这种术式即使通过改良后,相比目前主流术式其并发症及预后效果仍不尽如人意,仅被少部分泌尿外科医生改良后应用于临床。

(2)尿粪分流术是另一种利用肛门排尿的术式,常见的包括:直肠膀胱术、乙状结肠腹壁造口术和直肠膀胱、乙状结肠会阴造口术等,直肠膀胱乙状结肠造口术是1894年由Giordano提出,于1895年被Mauclaire首次报道并施行,相对简单,腹腔所受刺激较小,粘连发生的概率相应减少,对体质差的老年人尤其适宜,但是结肠造瘘影响患者形象,难被患者所接受;1898年Gersuny提出直肠膀胱乙状结肠会阴造口术,后由Lowsley和Johnson改进(Lowsley-Johnson手术),该术式使用直肠代膀胱,使乙状结肠通过直肠前方和肛门括约肌在肛门前方造口,优点为尿粪分流均由肛门括约肌控制,腹部无造瘘口,但手术操作复杂困难,术后并发症较多,仅作为一种选择性应用术式。

直肠膀胱在解剖学上部位较低,吸收能力也较低,排空完全,对肾功能影响较小。肾功能受损与术前肾功能不全、术后肾积水、高龄、抗反流吻合等有关,Gondo等发现年龄、术前肾功能是影响肾功能的独立危险因素。Sefik等发现术前评估的GFR<60ml/min的患者总体生存率更低,更容易发生肾积水,术后肾积水与腹壁造口狭窄、直肠膀胱段过长和输尿管直肠膀胱吻合口反流等因素有关,肾积水可引起肾盂肾炎,进一步影响肾功能;相比于尿粪合流术,尿粪分流术能减少尿液与肠黏膜的接触面积和在肠道中的停留时间,尿液中的代谢物不易被肠黏膜吸收,从而使酸中毒和电解质紊乱得以纠正,改善肾功能。尿粪分流术对患者肾功能的影响与肾积水、年龄、术前肾功能、梗阻、反流等有关,抗反流吻合可以保护肾功能,尿粪分流术可以改善尿粪合流术后肾功能不全,但是仍需要进一步的大宗临床研究报道证实。

二、尿流改道术后电解质与代谢改变

本节按照尿流改道术后电解质及代谢改变的机制分类探讨不同类型的代谢及电解质紊乱。

（一）高氯性代谢性酸中毒

高氯性代谢性酸中毒是可控尿流改道术后的常见并发症之一，肠道黏膜具有阴离子交换通道，重新吸收氯化物（Cl^-）和分泌碳酸氢盐（HCO_3^-），并具有从尿液中重吸收铵（NH_4^+）的能力，最终的结果是重吸收了氯化铵，而排出了二氧化碳和水，这是高氯性代谢性酸中毒发生的主要机制。

不同的尿流改道方式发生酸中毒的原因不同，输尿管皮肤造口术因无肠管吸收问题，一般不会出现代谢性酸中毒；而回肠通道术因压力低，接触面积小，发生酸中毒的概率较低。一项回顾性分析发现，原位回肠新膀胱术和回肠通道术后 1 月发生酸中毒的几率分别为 31%（18/62）和 14.8%（4/33），术后 1 年分别为 22.9%（11/62）和 10%（2/33），两者存在差异，虽然最终数据没有统计学差异，但是可能与病例数有限及随访不完善等因素有关。而术后 1 年较术后 1 月酸中毒发生率减少，考虑为肠黏膜萎缩、吸收功能下降所致。尿流改道术后高氯性代谢性酸中毒的临床报道差异很大，一项纳入 160 例患者的研究，其中回肠通道术 129 例，输尿管皮肤造口术 23 例，原位回肠新膀胱术 8 例，结果均未发现有意义的酸中毒。有研究报道 32 例改良原位螺旋构型回肠新膀胱术后 6 个月未发现酸中毒，而另外一项报道称原位回肠或结肠新膀胱酸中毒概率可高达 25%~46%。对于结肠通道术和回肠通道术之间酸中毒的比较有不同结果，发生这种统计差异的原因可能是对于酸中毒的定义不同。目前比较认可的诊断标准为碳酸氢盐 <21mmol/L，pH 值 <7.35，氯 >106mmol/L，但有必要进一步统一对高氯性代谢性酸中毒的标准。

代谢性酸中毒的临床表现不典型，可能发生易疲劳、厌食、体重减轻、烦渴、嗜睡等症状，当酸中毒进一步发展，可能出现其他伴随症状，如软骨症，可出现骨痛等相应症状。对于应用肠道的尿流改道术后患者，在随访时要高度重视类似症状，必要时应借助实验室检测来明确诊断。

代谢性酸中毒的治疗以补充碱性药物为主，最常用的药物为碳酸氢钠，口服碳酸氢钠可以有效地碱化体液，达到纠正酸中毒的目的，用法为碳酸氢钠 1.0~2.0g 口服，每天 3 次。对于肾功能正常患者，一般口服碳酸氢钠可达到很好的预防酸中毒目的，有报道 109 例改良 Sigma 直肠膀胱术后患者均常规服用碳酸氢钠片（1g，每天 2 次）并定期随访，实验室检查血 BUN、Cr 均正常，均未发生明显酸碱平衡紊乱。其主要副作用为产生大量肠道内气体，如患者不能耐受，可更换为枸橼酸钠（1~3g，每天 4 次）。如因心脏疾患需要限制钠盐摄入或者合并低钾血症时可以用枸橼酸钾代替，可以达到纠正酸中毒和补钾的目的。氯丙嗪和烟酸是 Cl^- 通道抑制剂，可以减少氯离子的吸收。用法为烟酸（500mg~2g，每天 1 次）或氯丙嗪（25~50mg，每天 1 次）。严重的药物难以纠正的酸中毒可考虑手术治疗。

（二）胆盐吸收障碍及脂肪泻

回肠是胆盐吸收的重要场所，回肠缺失可导致胆盐吸收障碍，而胆盐缺失可导致脂肪代谢异常。大量胆汁进入结肠，刺激结肠黏膜，导致腹泻。回盲瓣具有重要的防止肠内容物反流的作用，且可以延缓回肠的排空，如手术导致回盲瓣缺失，可引起肠内容物反流。结肠内容物细菌含量明显高于回肠，过量的细菌可加重胆盐吸收及脂肪吸收障碍，加重腹泻。脂肪吸收减少可导致过量脂肪进入结肠，引起脂肪泻。以上因素综合作用可出现明显腹泻，影响生活质量。控制腹泻可通过限制脂肪饮食，适当增加纤维素摄入，并可口服考来烯胺。考来烯胺的剂量必须从 4g bid 开始逐渐增加到 8g bid。特别指出考来烯胺必须与其他药物分开服用，长期、大剂量使用考来烯胺也会导致脂溶性维生素缺乏。

（三）骨代谢障碍

骨软化症发生的原因是矿化骨减少，因为持续的代谢性酸中毒可引起骨钙与氢离子交换，释放出骨钙，钙经肾脏排出，导致低钙血症和尿路结石。由于胆汁酸损失和脂肪吸收不良，身体吸收维生素 D 的能力以及因此吸收钙的能力可能会受损。而酸中毒进一步加剧了这种情况，因为它会影响肾脏对维生素 D 的激活。即使是轻度肾功能损害也会加剧这些影响，长时间可发展为软骨病，症状包括嗜睡、负重关节疼痛和近端肌病。骨软化患者的血清钙和磷酸盐通常减少，碱性磷酸酶升高，实验室检查有助于诊断。治疗包括纠正酸中毒，同时补充钙和维生素 D。

（四）维生素 B_{12} 吸收障碍

维生素 B_{12} 是唯一的一种需要内因子帮助才能被吸收的维生素。内因子与维生素 B_{12} 结合而保护维生素 B_{12} 免遭肠内水解酶的破坏，内因子与回肠黏膜细胞膜的相应受体结合促进维生素 B_{12} 的吸收。因为内因子受体主要位于回肠末段，所以长段的末段回肠缺失可导致维生素 B_{12} 缺乏。维生素 B_{12} 参与制造红细胞，防止恶性贫血，参与神经组织中一种脂蛋白的形成，防止大脑神经受到破坏。在利用回肠或回肠末段构建原位新膀胱的患者中存在不同程度的维生素 B_{12} 缺乏，长时间的维生素 B_{12} 缺乏可导致恶性贫血及神经损害。但因为人体内储存的维生素 B_{12} 足够人体使用 3~5 年，所以维生素 B_{12} 缺乏一般于术后数年出现，而且不能用实验室检查的方法来确定。治疗可口服或肠外补充维生素 B_{12}，高剂量口服补充剂（1~2g，qd）可能与肠外（肌内或皮下）给药每月 1g 一样有效。

（五）钾代谢异常

尿流改道术后患者出现钾代谢异常主要以低钾血症为主，低钾血症可归因于肠道流失和肾脏排出过多。但回肠对钾有更好的重吸收能力，可部分抵消钾丢失。纠正酸中毒会进一步加剧低钾血症，酸中毒会导致钾转移到细胞外空间，出现细胞内的缺钾，从而加剧钾的消耗。因此，在纠正酸中毒时，应特别注意钾的补充。另有部分文献报道术后出现高钾血症，这常发生于使用空肠肠段者，这可能与肠道对钾离子的重吸收过多相关，但是肾功能正常的患者因肾脏良好的排钾能力，很少出现具有临床意义的高钾血症。

（六）氨代谢异常

在正常情况下，尿流改道术不会显著改变肝脏代谢。由于肠段尿液中氨的重吸收增加，肝脏接收氨的负荷增加。由于肝脏在鸟氨酸循环中使用氨来产生尿素，尿素又通过肾脏分泌，正常肝脏可以轻松适应这种增加的负荷。但尿素分解细菌（奇异变形杆菌、催产克雷伯菌等）的感染会进一步以急性方式增加氨负荷。此外，内毒素显著影响肝脏转运和代谢。在合并尿路梗阻的情况下，这种感染可能会导致高氨血症性脑病，甚至肝性脑病。治疗包括充分引流和应用抗生素,限制蛋白质的摄入,使用不可吸收的二糖(如乳果糖灌肠剂)和口服新霉素等,这些治疗方法可以减轻患者的氨负荷。术前存在肝脏方面疾病会使患者面临这种并发症的风险显著增加,它也是尿流改道术患者感觉改变的常见原因。

(七)低钙血症、低镁血症

低钙血症可能由肾脏消耗和骨储存损失引起。对于慢性代谢性酸中毒,碳酸盐作为缓冲剂从骨骼中转移,导致钙被释放。由于酸中毒,肾脏对钙的重吸收受损,导致低钙血症。应用钙补充剂(500mg~1g,qd)是首选的治疗方法。而临床上低镁血症相对罕见,发生原因可能与其消耗有关。

第三节 小 结

综上所述,尿流改道术是浸润性膀胱癌手术治疗的重要组成部分,在关注控瘤的同时,不能忽视尿流改道术在肾功能、电解质及代谢相关领域中导致的问题,各种尿流改道术对肾功能、电解质及代谢领域中的影响主要取决于患者术前自身状况、尿流改道术式的选择、术中尿道重建的技术及手术相关并发症的处理。我们要根据不同患者的基础状态及术者所掌握的技术选择合适的尿流改道术,尽量避免出现任何水平的尿路梗阻,及时处理泌尿系感染、结石及患者合并的其他基础疾病,并在长期的随访过程中不仅关注肿瘤问题,还要关注肾功能、电解质及代谢的改变。未来随着各种尿流改道术的进一步改良和革新、达芬奇机器人等先进手术器械的广泛临床应用及组织工程技术的飞速发展,尿流改道术对肾功能、电解质、代谢的影响将会越来越小,为患者带来更多的临床获益。

(臧运江)

参考文献

[1] QU L G, LAWRENTSCHUK N. Orthotopic Neobladder Reconstruction: Patient Selection And Perspectives [J]. Res Rep Urol, 2019, 11: 333-341.

[2] FARAJ K S, MI L, EVERSMAN S, et al. The effect of urinary diversion on long-term kidney function after cystectomy [J]. Urol Oncol, 2020, 38 (10): 796. e15-e796. e21.

[3] AHMADI H, REDDY S, NGUYEN C, et al. Long-term renal function in patients with chronic kidney disease following radical cystectomy and orthotopic neobladder [J]. BJU Int, 2022, 130 (2): 200-207.

[4] CHRISTOPH F, HERRMANN F, WERTHEMANN P, et al. Ureteroenteric strictures: a single center experience comparing Bricker versus Wallace ureteroileal anastomosis in patients after urinary diversion for bladder cancer [J]. BMC Urol, 2019, 19 (1): 100.

[5] SQUIERS A N, TWITCHELL K. Metabolic and Electrolyte Abnormalities Related to Use of Bowel in Urologic Reconstruction [J]. Nurs Clin North Am, 2017, 52 (2): 281-289.

[6] LIU D, FENG F, SHEN Z, et al. Clinical experience in a modified Roux-Y-shaped sigmoid neobladder: assessment of complications and voiding patterns in 43 patients [J]. BJU Int, 2010, 105 (4): 533-538.

［7］　EISENBERG M S, THOMPSON R H, FRANK I, et al. Long-term renal function outcomes after radical cystectomy [J]. J Urol, 2014, 191 (3): 619-625.

［8］　AL HUSSEIN AL AWAMLH B, WANG L C, NGUYEN D P, et al. Is continent cutaneous urinary diversion a suitable alternative to orthotopic bladder substitute and ileal conduit after cystectomy？[J]. BJU Int, 2015, 116 (5): 805-814.

［9］　PERROUIN-VERBE M A, CHARTIER-KASTLER E, EVEN A, et al. Long-term complications of continent cutaneous urinary diversion in adult spinal cord injured patients [J]. Neurourol Urodyn, 2016, 35 (8): 1046-1050.

［10］　FISCH M, HOHENFELLNER R. Sigma-rectum pouch (Mainz pouchII)[J]. BJU Int, 2007, 99 (4): 945-960.

［11］　EL MEKRESH M M, HAFEZ A T, ABOL-ENEIN H, et al. Double folded rectosigmoid bladder with a new ureterocolic antireflux technique [J]. J Urol, 1997, 157 (6): 2085-2089.

［12］　GONDO T, OHNO Y, NAKASHIMA J, et al. Preoperative determinant of early postoperative renal function following radical cystectomy and intestinal urinary diversion [J]. Int Urol Nephrol, 2017, 49 (2): 233-238.

［13］　SEFIK E, CELIK S, GUNLUSOY B, et al. The significance of preoperative estimated glomerular filtration rate on survival outcomes in patients who underwent radical cystectomy and non-continent urinary diversion [J]. Int Braz J Urol, 2020, 46 (4): 566-574.

［14］　CHO A, LEE S M, NOH J W, et al. Acid-base disorders after orthotopic bladder replacement: comparison of an ileal neobladder and an ileal conduit [J]. Ren Fail, 2017, 39 (1): 379-384.

［15］　MIYAKE M, OWARI T, TOMIZAWA M, et al. Long-term Changes in Renal Function, Blood Electrolyte Levels, and Nutritional Indices after Radical Cystectomy and Ileal Conduit in Patients with Bladder Cancer [J]. Urol J, 2019, 16 (2): 145-151.

第二十四章

加速康复外科在尿流改道术中的应用

第一节 概 述

加速康复外科（enhanced recovery after surgery，ERAS）以循证医学证据为基础，通过外科、麻醉、护理、营养等多学科、多模式的协作方式，有效地优化围手术期处理措施，缓解患者围手术期各种应激反应，达到减少术后并发症、缩短住院时间及促进康复的目的。这一优化的临床路径贯穿于住院前、手术前、手术中、手术后、出院后的整个诊疗过程，其核心是强调以患者为中心的诊疗理念。研究结果显示，ERAS 相关路径的实施有助于提高外科患者围手术期的安全性及满意度、缩短术后住院时间、降低术后并发症的发生率。

之所以强调 ERAS 的全程管理，是因为近几十年来，随着麻醉和外科技术的不断进步，术后并发症成为影响患者、外科医生和护理团队的主要问题。在不发生任何麻醉或手术意外的情况下，手术应激往往是导致患者术后并发症甚至是死亡的主要原因。围手术期的 ERAS 管理，就是为了减轻患者治疗过程中生理和心理方面的应激，其根本目的是让患者平稳地度过围手术期并促进其尽早恢复正常功能。

丹麦的 Henrik Kehlet 于 1997 年首次提出 ERAS 理念，随后 2001 年在欧洲成立了 ERAS 研究小组（ERAS study group），并于 2005 年发表了第一个 ERAS 临床共识——《结肠切除手术应用加速康复外科的专家共识》。但是，ERAS 研究小组很快发现，不仅临床工作中的实施与文献中已知的最佳方案之间大相径庭，而且各机构之间的方案也存在巨大差异。于是，2010 年 ERAS 研究小组改名为 ERAS 协会（ERAS society），并于 2012 年在法国巴黎举办第一届国际 ERAS 协会大会。之后，协会发布了心脏、结直肠、妇科肿瘤、肝胆、肥胖症治疗、上消化道、骨科、胸科和头颈外科等多个学科的 ERAS 指南，旨在国际范围内不断规范、优化和完善围手术期的 ERAS 管理，促进患者的快速康复。

2007 年，黎介寿院士首次将 ERAS 理念引入中国，于 2015 年成立了中国第一个 ERAS 协作组，并举办了第一届中国 ERAS 学术会议，之后发表了第一个中国加速康复外科领域的专家共识——《结直肠切除应用加速康复外科中国专家共识》。此后，中国多个领域 ERAS 专家共识相继发布。2019 年 11 月国家卫生健康委办公厅决定于 2019—2020 年在全国范围内开展 ERAS 试点工作，同时发布《加速康复外科试点工作方案（2019—2020 年）》。随后于 2023 年，国家卫生健康委办公厅再次下发关于进一步推进加速康复外科的有关工作的通知。自此，ERAS 在中国进入一个快速推广的上升期。

根治性膀胱切除术（RC）联合双侧盆腔淋巴结清扫和尿流改道术是肌层浸润性膀胱癌的标准治疗方案，是泌尿外科最为复杂的手术之一，也是最容易发生围手术期并发症的术式。RC（包括机器人手术）联合尿流改道术的并发症发病率较其他泌尿外科常规手术要高，其中胃肠道症状和感染是主要原因，这就意味着患者将面临较大的生理和心理应激。因此，RC联合尿流改道术患者是理想的ERAS管理实施对象，以期减少手术应激和术后并发症。

2013年，ERAS协会以《结肠切除手术应用加速康复外科的专家共识》为模板，结合系统的文献回顾，首次发布了RC的ERAS指南。2017年，林天歆等报道了针对RC的ERAS多中心随机对照试验（RCT），发现ERAS方案不增加30天内的并发症；2018年，笔者在国内发表ERAS在腹腔镜RC围手术期应用的早期效果研究，详细列出了适合自身医疗条件的ERAS流程；随后，我国成立了中华医学会泌尿外科学分会膀胱癌联盟加速康复外科专家协作组，并制定《根治性膀胱切除及尿流改道术加速康复外科专家共识》，推动ERAS在泌尿外科领域的应用。

值得注意的是，由于手术之间存在较大的差异（例如小肠吻合、肿瘤梗阻引起的肾功能不全风险、术中和术后腹腔内尿液的刺激、不同的手术通路、更长的手术时间、失血风险增加等），结直肠手术ERAS管理并不能完全适合RC联合尿流改道术。此外，随着机器人手术的推广，ERAS核心理念下的围手术期处理措施在新的手术环境下需要有进一步的优化。因此，结合现有框架，根据RC联合尿流改道术的特点制定适合的ERAS方案至关重要。本章节将详细分析与尿流改道术相适应的ERAS方案，帮助读者深入了解ERAS方案，以便开展结合自身中心特点的ERAS流程。

第二节　加速康复外科在根治性膀胱切除术联合尿流改道术中的应用

ERAS是在其核心理念的基础上逐渐拓展开来的操作流程。国际ERAS协会现已发布心脏、结直肠、妇科肿瘤、肝胆等多个学科的ERAS指南。尽管ERAS的基本原理和基本要素在各专业之间有相似之处，但是不同专业的ERAS干预措施存在一定差异。RC联合尿流改道术的ERAS指南是基于结直肠外科的ERAS框架构建，其循证医学证据等级较低甚至缺失（表3-24-2-1）。不过，经过多年的实践，逐渐形成适合尿流改道术的ERAS基本原则以及操作流程，以下便是ERAS的核心项目及措施。

表3-24-2-1　根治性膀胱切除术和结直肠手术ERAS项目的证据级别和推荐等级

ERAS项目	证据等级 （膀胱/结直肠）	推荐等级
1. 术前宣教	暂无/低	强
2. 术前医疗优化	暂无/中-高	强
3. 术前机械性肠道准备	中/高	强

ERAS 项目	证据等级 (膀胱 / 结直肠)	推荐等级
4. 术前碳水化合物储备	暂无 / 低	强
5. 术前禁食	暂无 / 中	强
6. 术前麻醉用药	暂无 / 中	强
7. 预防血栓	暂无 / 高	强
8. 硬膜外镇痛	暂无 / 高	强
9. 微创手术	低 / 中	强
10. 手术部位引流	暂无 / 低	弱
11. 预防性抗生素和备皮	暂无 / 高	强
12. 标准化麻醉程序	暂无 / 中	强
13. 围手术期液体管理	低 / 高	强
14. 预防术中低体温	暂无 / 高	强
15. 鼻胃管留置	低 / 高	强
16. 尿液引流	非常低 / 低	弱
17. 预防术后肠梗阻	中 / 中	强
18. 预防术后恶心呕吐	非常低 / 低	强
19. 术后镇痛	暂无 / 高	强
20. 早期活动	暂无 / 低	强
21. 早期经口饮食	暂无 / 中	强
22. 随访	暂无 / 低	强

一、术前阶段

(一)术前宣教

采用卡片、手册、多媒体、展板等形式,对患者及其家属给予充分的术前宣教,可以帮助患者了解手术方案和术后康复,减轻对手术的恐惧及焦虑。宣教内容包括麻醉、手术及围手术期处理等诊疗事项。对于不同尿流改道方式的患者,应分别给予针对性的宣教与指导。对选择原位新膀胱术的患者,指导其如何进行腹压排尿和盆底肌康复训练以加强控尿;对回肠通道术或输尿管造口术的患者,指导其如何进行造口护理。对于并发症的宣教可以增加患者围手术期配合程度,营养和护理的配合均有助于患者的加速康复,降低平均住院时间。患者对自己的术后恢复的积极预期,在一定程度上会对愈合过程有更好的帮助,从而更好地遵守 ERAS 标准。术后患者回归社会的态度、造口管理的能力或对新膀胱护理的了解程度是早期出院的关键。

（二）术前医疗优化

大多数膀胱癌患者的年龄较高，经常伴随老年相关疾病，例如糖尿病、冠心病、高血压、贫血等，多有不同程度的营养不良，所以术前调整内科用药，改善健康状况和增加营养支持将有助于患者术后快速恢复。

1. 术前戒烟、戒酒　吸烟是膀胱癌的主要危险因素，吸烟者的膀胱癌发病风险是非吸烟者的 2.5 倍，大约一半的膀胱癌新发病例和 40% 的膀胱癌死亡病例归因于吸烟。吸烟可降低组织氧合，增加切口感染、血栓栓塞以及肺部感染等并发症风险，与术后住院时间和病死率显著相关。有研究结果显示，术前戒烟>4 周可显著减少术后住院时间、降低切口感染及总并发症发生率。对于膀胱癌患者来说，戒烟还可以降低术后肿瘤复发和进展。戒酒也可显著降低术后并发症发生率。戒酒 2 周即可明显改善血小板功能，缩短出血时间。因此，一般推荐患者术前戒烟戒酒 4~8 周。

2. 术前访视与评估　术前应全面筛查患者营养状态、心肺功能及基础疾病，并经相关科室会诊予以针对性处理；审慎评估手术指征、麻醉与手术的风险及患者耐受性等，针对伴随疾病及可能发生的并发症制定相应预案，初步确定患者是否具备进入 ERAS 相关路径的条件。

3. 预康复　预康复指拟行择期手术的患者，通过术前一系列干预措施改善其生理及心理状态，以提高对手术应激的反应能力。预康复主要内容包括：术前贫血的纠正、预防性镇痛、衰弱评估、术前锻炼、认知功能评估、术前炎症控制、术前心理干预。最近发表的一项回顾性研究指出，虽然预康复可能会改善心肺健康和生活质量，但目前的研究尚未证明其对手术结果的影响；未来的预康复研究应采用标准化的内容量表，以确保治疗的有效性。预康复在胃肠等领域已经成为共识和推荐，随着应用的推广，相信其在泌尿外科领域，尤其是尿流改道等复杂手术也将逐步得到大家的关注和采纳。

4. 术前营养支持　营养不良是增加膀胱切除患者病死率的独立危险因素，有研究显示高达 33% 的 RC 患者术前存在营养不良。术前补充营养可以降低吻合口瘘和感染的风险。最近的证据表明，术前体育锻炼、营养支持和造口教育可以改善与健康相关的生活质量。这些干预措施应被视为所有接受复杂泌尿外科手术患者 ERAS 方案的延伸，也是减轻康复负担的有效途径。

营养风险评分（nutritional risk score，NRS）是欧洲肠外与肠内营养学会官方推荐的最有价值的手术患者营养筛查工具（表 3-24-2-2）。它是根据手术患者的营养不良程度（体重减轻、食物摄入量和 BMI）和疾病严重程度进行评分。对合并营养风险的患者（NRS 评分 ≥ 3分）制定营养诊疗计划，包括营养评定、营养干预与监测。当存在下述任一情况时应予术前营养支持：① 6 个月内体重下降>10%；② NRS 评分 ≥ 5 分；③体重指数（BMI）<18.5 且一般状态差；④人血白蛋白<30 g/L。首选经消化道途径，如口服及肠内营养支持。当经消化道不能满足需要或无法经消化道提供营养时可行静脉营养。术前营养支持时间一般为7~10d。存在严重营养问题的患者可能需要更长时间，以改善营养状况，降低术后并发症发生率，但并不推荐完全肠外营养支持。

表 3-24-2-2 营养风险筛查评估表(NRS-2002)

一、基本资料			
身高(m)		体重(kg)	
体重指数(BMI)		人血白蛋白(g/L)	
评估项目			分数
二、疾病状态			
• 正常状态			0
• 骨盆骨折、慢性病患者合并以下疾病：如肝硬化、慢性阻塞性肺疾病、长期血液透析、糖尿病、肿瘤			1
• 腹部重大手术、脑卒中、重症肺炎、血液系统肿瘤			2
• 颅脑损伤、骨髓移植、重症监护患者(APACHE>10 分)			3
三、营养状况指标(单选)			
• 正常营养状态			0
• 3 个月内体重减轻>5% 或最近 1 个星期进食量(与需要量相比)减少 20%~50%			1
• 2 个月内体重减轻>5% 或 BMI 18.5~20.5 或最近 1 个星期进食量(与需要量相比)减少 50%~75%			2
• 1 个月内体重减轻>5%(或 3 个月内减轻>15%)或 BMI<18.5(或人血白蛋白<35g/L)或最近 1 个星期进食量(与需要量相比)减少 70%~100%			3
四、年龄			
• 年龄≥70 岁			1
营养风险筛查总分			

备注：
1. BMI = 体重(kg)/身高(m)^2
卧床患者 BMI=14.42–14.63× 身高(m)^2+0.61× 上臂围 +0.46× 小腿围
APACHE = acute physiology and chronic evaluation
2. NRS2002 总评分包括三个部分的总和,即疾病严重程度评分 + 营养状态评分 + 年龄评分
3. 总分≥3 分：患者有营养不良的风险,需营养支持治疗,报告医师,转营养师调整
总分<3 分：视病情变化评估其营养状况,如放化疗副作用引起进食明显减少、腹部大手术或疾病特殊状况需长期禁食等情况时需评估。
4. 疾病状态：对于表中未明确列出诊断的疾病参考以下标准：
(1)1 分 慢性疾病因出现并发症而住院治疗；患者虚弱但不需要卧床；蛋白质需要量略有增加,但应通过口服补充剂来弥补。
(2)2 分 患者需要卧床,如腹部大手术后,蛋白质需要量相应增加,但大多数人仍可以通过肠外或肠内营养支持得到恢复。
(3)3 分 患者在重症监护室中靠机械通气支持,蛋白质需要量增加而且不能被肠外或肠内营养支持所弥补,但是通过肠外或肠内营养支持可使蛋白质分解和氮丢失明显减少。

　　最近的 RCT 证实免疫营养(immunonutrition)支持可以增加 RC 患者的免疫抵抗,有助于减少感染和肠梗阻等主要并发症。所谓免疫营养涉及宿主的免疫系统和炎症反应。相关

的 RCT 已经证明,免疫营养(精氨酸、鱼油和核苷酸的一种组合)能正向调节重大手术后的免疫抑制/炎症反应以及宿主防御机制,从而减少住院时间和感染风险。

(三) 术前机械性肠道准备

机械性肠道准备包括术前灌肠,术前服用泻剂,如硫酸镁、磷酸钠溶液、聚乙二醇溶液等。这一操作对于患者属于应激因素,特别是老年人,可导致水电解质的丢失及紊乱。在回肠通道术研究中,已有 2 项前瞻性和 1 项大型回顾性研究指出,肠道准备与否并不影响并发症发生率、住院时间和首次肠蠕动时间。国内目前推荐行膀胱切除术+尿流改道术的患者在术前 1 天服用甘露醇、复方聚乙二醇电解质等泻药,不行清洁灌肠,不使用肠道抗生素。但对于严重便秘的患者,建议术前应予充分的机械性肠道准备,并联合口服抗生素。一项机器人辅助完全腹腔镜下尿流改道术研究指出,未消化的蔬菜可能会残留在回肠内,致使切开小肠时会出现蔬菜残渣进入腹腔的后果,因此建议术前 24h 避免食用蔬菜和任何富含纤维的营养元素。

(四) 术前碳水化合物储备

在麻醉前 2~4h 口服无渣的富含碳水化合物的电解质饮料,可以减缓术前饥渴和焦虑,减少因手术及饥饿所致胰岛素抵抗、有效降低手术应激、同时维持体重,因而对术后恢复有积极的影响。通常是在术前 10h 饮用 12.5% 碳水化合物饮品 800ml,术前 2h 饮用 ≤ 400ml。对于结直肠手术,术前碳水化合物储备已被发现是改善术后临床结果的独立预测因子。此外,已有文献支持,术前 2h 口服碳水化合物对糖尿病患者群是安全的。

(五) 术前禁食禁饮

缩短术前禁食时间,有利于减少手术前患者的饥饿、口渴、烦躁、紧张等不良反应,减少术后胰岛素抵抗,缓解分解代谢,缩短术后的住院时间。目前提倡术前 6h 禁食和 2h 禁饮,在不增加麻醉风险的前提下,其有助于术后肠道功能的早期恢复。

(六) 术前麻醉用药

患者术前常有紧张和焦虑,因此术前使用抗焦虑药物有其必要性。但是不应常规给予长效镇静和阿片类药物,会延迟术后苏醒,减弱患者术后早期的运动和饮食能力。如果必须给药,推荐给予短效镇静剂(如咪达唑仑)。老年患者术前应慎用抗胆碱药物及苯二氮䓬类药物,以避免术后谵妄。

(七) 预防性抗血栓治疗

恶性肿瘤、继往盆腔手术史、新辅助化疗、复杂手术(手术时间 ≥ 3h)和长时间卧床患者是静脉血栓栓塞的高危人群。尽管采取了充分的预防措施,接受 RC 的患者术后 30 天内深静脉血栓的发生率高达 5%,因此必须加强预防血栓的管理。目前建议术前 12h 注射低分子肝素,术后如无出血风险,可 12h 后重复注射。由于静脉血栓栓塞与 30 天和 2 年死亡率的增加有关,因而建议对高危患者延长预防时间。特别是针对术后活动延迟的患者,还需采取弹力袜、间歇性压力梯度仪等机械性的预防抗血栓治疗措施。

(八) 预防性应用抗生素与皮肤准备

由肠道参与的尿流改道术,抗生素要覆盖需氧菌和厌氧菌。RC 属于"清洁—污染"类手术,建议使用第二代或第三代头孢菌素在皮肤切开前 1h 内单次用药,持续至术后 24h,对于存在特殊感染或者手术时间长(>3h)的可延长至 72h。不过要注意,延长抗生素预防可能增加医院获得性难辨梭菌感染的风险。多个 ERAS 指南均推荐术前用氯己定—乙醇备皮，其可以防止切口感染。

二、术中阶段

（一）镇痛

在开腹结直肠手术中，有强有力的证据显示 48~72h 硬膜外镇痛（thoracic epidural analgesia，TEA）的优势，因为其更好的疼痛控制有助于术后恢复，同时有助于降低并发症的发生率和阿片类药物的使用率。在 RC 中，相比静脉吗啡镇痛，TEA 表现出更好的预后效果。但是，TEA 会引起周围血管扩张和体位性低血压，从而影响患者的活动和延长住院时间。因此，欧洲机器人泌尿外科委员会绝大多数会员不建议行硬膜外镇痛。

（二）微创手术

近十年，体外或体内以及机器人辅助腹腔镜下尿路分流联合 ERAS 方案逐渐引起人们的兴趣。尽管，腹腔镜手术在主要并发症方面与开放入路相当，然而，根据多项临床试验，微创手术可以降低炎症和应激反应，而且术中出血量和术后住院时间均有所降低。从肿瘤学角度来看，微创手术的疾病复发率、肿瘤特异性生存期和总生存期与开放的 RC 相当。因此，ERAS 方案中推荐采用微创手术方式。需要注意的是，目前还没有长期肿瘤学预后结果。

（三）手术部位引流

关于结直肠手术的荟萃分析显示，尽管有无腹膜/骨盆引流在吻合口瘘和整体预后方面没有差异，但是，其手术创面大，术后可能会出现淋巴漏、肠吻合口漏、新膀胱吻合口漏等后果。由于上述原因，这一方案并不完全适合 RC 手术。因此，一般需留置盆腔引流管。为避免引流管对肠道功能恢复的影响，在术后如无肠瘘和漏尿，且每日引流量<200ml 的情况下，推荐尽早拔除盆腔引流管。

（四）标准化麻醉程序

ERAS 标准化麻醉程序的目的是通过多种镇痛技术以减少阿片类药物的使用。鉴于目前还没有针对 RC 的具体麻醉方案，建议遵循 ERAS 协会胃肠外科共识声明。标准化麻醉涉及术中麻醉药物、麻醉方式、应激控制、体温管理、液体治疗、控制血糖（应小于 10mmol/L）等方面，这些均可能对患者术后转归及康复产生影响。腹腔镜 RC 手术要求患者过度地头低脚高位（Trendelenburg 体位），这会限制麻醉师对患者的观察，影响患者的心肺脑生理功能，导致并发症（如二氧化碳皮下气肿、压疮、骨筋膜室综合征等），因此密切监测和术中团队的良好沟通是减少手术和麻醉并发症的关键。

（五）围手术期液体管理

液体输入过量或不足均可引起内脏血流灌注不足，造成术后器官功能不全和相关并发症，从而影响患者康复速度。自从引入动态参数（收缩压或脉压变化）以来，液体管理有了实质性的发展，这些参数指示液体的反应性并帮助麻醉师决定。

自由液体治疗（liberal fluid therapy，LFT）常伴随着手术后体重的显著增加。基于连续测量血流动力学指标的目标导向液体治疗（GDFT），通过术中连续测量血流动力学指标（如心排量、中心静脉压、肺毛细血管楔压、上腔静脉血氧饱和度、乳酸等）判断机体对液体需求，进而采取个体化的补液疗法。一项针对根治性膀胱切除术中 GDFT 的前瞻性研究提示，采样多普勒超声监测体液平衡可以减少术后肠梗阻和恶心呕吐的发生率。不过,GDFT常用的基于生物阻抗的经食管超声监测、应用温度作为指示剂的热稀释法和动脉压波形分析法等监测方法,除了需要特殊设备的操作,还增加了患者创伤风险和提高了医疗费用,因此限制了GDFT在国内的推广和应用。

限制性液体治疗(restrictive fluid therapy,RFT)是近几年提出的概念,也称为围手术期接近于零的液体平衡方法。相对于LFT,RFT对术中液体管理更为严苛,但较GDFT方式容易执行并能达相同的效果。RFT的最终目标是保证术中不损失循环容量并维持组织灌注及氧合。RFT在文献中并没有严格的定义,术中总入液量为基础需求量(皮肤、切口、内脏和呼吸道的蒸发)和术中损失量(术中出血量)之和。液体缺乏或过量可能导致麻痹性肠梗阻,这被认为是影响早期恢复的主要问题之一。术中在保证生理需要及血流动力学稳定的前提下,限制液体输入量(尤其是晶体液入量)以减少应激反应及组织水肿,促进术后肠功能的快速恢复。因此,所谓的零液体平衡策略被认为是最佳的围手术期液体管理。

去甲肾上腺素可以通过减少麻醉药对外周血管的扩张来控制术中入液量,从而显著地减少术中出血,降低术后并发症和减少住院时间。有研究指出,在尿流改道术中,去甲肾上腺素联合RFT可以改善手术预后。

最近,RFT管理受到了很大的挑战,因为在大型腹部手术中,实施ERAS方案似乎削弱了GDFT的优势。最近的前瞻性研究没有将RC患者术中静脉输液量的增加与并发症发生率的增加联系起来。此外,研究显示RFT管理具有潜在的急性肾损伤风险。因此,针对尿流改道术患者,还需前瞻性研究评估不同液体方案的适用性。此外,对于有慢性肾病患者等特殊人群也应关注RFT引起急性肾损伤的问题。

(六)预防术中低体温

已经证明低温会增加手术的术后并发症,因此在重大手术中保持恒定的体温是至关重要的。特别是对身体虚弱的患者,术前实施手术室升温配合术中体温监测是最有效和方便的策略。患者术中维持核心体温应不低于36℃,同时也须防止体温过高。目前常采用的策略包括使用加温毯,加温静脉输液和术中冲洗液。

三、术后阶段

(一)鼻胃管的留置

在RC中,不推荐常规留置鼻胃管,仅限于术后长时间肠梗阻的病例采用。一项荟萃分析结果显示,腹部手术后留置鼻胃管会增加术后并发症,不留置鼻胃管有利于减少发热、咽炎、肺不张、肺炎,以及恶心、呕吐等并发症的发生率,并且不增加吻合口瘘的发生风险。

(二)尿液引流

无论采用哪种尿流改道方式,输尿管与肠管吻合后,留置输尿管支架管可以降低术后上尿路扩张和代谢性酸中毒的风险。此外,与没有支架管的患者相比,围手术期留置支架管可以显著改善肠道功能的恢复。国内共识建议行原位新膀胱术的患者留置尿管2周,并留置输尿管支架外引流,术后如无吻合口瘘,1周左右拔除;如采用内引流,则术后1个月左右拔除。

(三)预防术后肠梗阻

术后肠梗阻是患者延迟出院的主要原因之一,也是ERAS管理中的关键。发生术后肠梗阻的危险因素包括年龄、男性、术前低蛋白、使用阿片类药物、既往腹部手术史、手术时间长和失血等。与传统 RC 围手术期护理相比,ERAS 管理的患者术后肠梗阻的发生率较低。

研究显示,术中液体管理(避免内脏灌注不足 / 液体过多)、微创手术(减少肠道操作、创伤和炎症)和输尿管支架置入可以有效缩短术后肠道恢复时间,术后嚼口香糖也可缩短首次排气时间和肠蠕动恢复时间。

爱维莫潘(alvimopan)是一种作用于外周的 μ 型阿片受体拮抗剂,在预防术后肠梗阻方面具有一定优势。μ 型阿片受体主要存在于肠道,而爱维莫潘可以有效的抑制阿片类药物对胃肠功能造成的紊乱,但不影响其对中枢神经系统的镇痛作用。自 2013 年被美国食品药品监督管理局(FDA)批准用于肠吻合手术以来,一些随机临床试验表明,它可以降低 RC 患者术后肠梗阻和留置鼻胃管的发生率。不过,要注意爱维莫潘可能增加心血管事件的发生率。

国内共识推荐的预防术后肠梗阻措施包括:不使用或早期拔除鼻胃管;减少阿片类药物使用;避免围手术期液体负荷过重;提倡腹腔镜微创手术;鼓励早进食;咀嚼口香糖及使用爱维莫潘等药物;鼓励患者早期下床活动。对于有严重便秘病史的患者,麻醉复苏前扩肛有助于肠道恢复。

(四)预防术后恶心呕吐(postoperative nausea and vomiting,PONV)

PONV 是术后最常见的不良事件(占 25%~35%),会导致误吸和出血,是困扰患者术后恢复的最常见原因,也是增加住院时间的主要原因。麻醉气体和阿片类药物的联合使用会导致 PONV,而女性患者、有 PONV/ 晕动病史、不吸烟者和慢性阿片类药物使用者发生的风险更高。建议采用多模式方法预防 PONV。5- 羟色胺(5-HT3)受体拮抗剂为一线用药(昂丹司琼、格拉司琼和托烷司琼等),其可以复合小剂量地塞米松(5~8mg)。二线用药包括神经激肽 -1(NK-1)受体拮抗剂、抗多巴胺能药、抗组胺药、抗胆碱能药物等,也可依据患者情况采取非药物措施降低 PONV 的风险如针灸、补液等。有研究报道,GDFT(通过食管多普勒监测心血管容积)和输尿管回肠吻合处支架管置入也可显著降低 PONV。

(五)术后疼痛管理

术后疼痛管理和减少阿片类药物的使用是 ERAS 流程的两大基石。术后疼痛会影响患者的住院满意度,延长术后住院天数,同时会影响患者的远期生活质量。建议采取多模式镇痛,其目标是:①有效的运动痛控制(VAS 评分 ≤ 3 分);②较低的镇痛相关不良反应发生率;③加速患者术后早期的肠功能恢复,确保术后早期经口摄食及早期下地。迄今为止还没有针对泌尿外科手术的具体疼痛管理,但考虑到与腹部手术的相似之处,可以参照腹部手术疼痛管理并预期获益。常用的镇痛方案包括:非甾体抗炎药、罗哌卡因切口局部浸润麻醉、椎管内镇痛、神经阻滞、静脉利多卡因、腹横肌平面阻滞、切口留置导管持续输注局麻药等均是多模式镇痛的组成部分。国外推荐以对乙酰氨基酚为基础的镇痛,不建议硬膜外镇痛,这是因为其会影响患者术后早期活动。国内针对腹腔镜手术也不推荐术后采用硬膜外镇痛。对于腹腔镜手术后早期恢复饮食的患者,可采用口服药物镇痛。有推荐以非甾体抗炎药为基线的镇痛治疗,不过其可能增加吻合口漏的风险。

(六)术后早期下床活动

早期下床可预防肺部感染、胰岛素抵抗、压疮和下肢深静脉血栓形成,促进呼吸系统、胃肠系统、肌肉和骨骼、认知水平等多器官系统功能恢复。尽管还没有针对泌尿外科手术早期活动方面的随机对照研究,但是其已经成为泌尿外科 ERAS 流程中的普遍共识。推荐术后清醒即可半卧位或适量在床上活动,不需要去枕平卧 6h;术后 1 天即可开始下床活动,建立每日活动目标,逐日增加活动量。此外,术后给患者制定有计划的活动和多方式的运动也是至关重要的。

(七) 术后饮食

在 ERAS 方案中,避免术后饥饿是改善术后恢复的关键步骤。禁食导致的分解代谢状态和胰岛素抵抗会引起伤口愈合不良和术后应激加剧,因此外科术后早期经口饮食变得越来越常规化。在最近的一系列研究中发现,当使用全胃肠外营养时,感染的发生率更高,同时住院时间和胃肠功能恢复也没有明显改善。此外,早期饮食还能通过影响脑 - 肠轴提高感觉和决策等术后更高级的认知功能。因此,在患者可以耐受的情况下,术后应尽早开始经口饮食,而对于术后 5~7 天不能经口饮食的患者才考虑给予肠外营养。

(八) 随访及结果评估

随访是对 ERAS 方案的最重要反馈,其主要目的包括:①衡量临床结果(发病率,死亡率,住院时间等);②衡量非临床结果(成本效益,患者满意度等);③衡量 ERAS 流程的依从性;④尽可能保持 ERAS 理念的灵活性(包括引入新的可用证据和修改多模态概念)。需要建立再入院的"绿色通道"。在患者出院后 24~48h 内应常规进行电话随访及指导,术后 7~10 天应到门诊进行回访,并进行切口拆线、告知病理学检查结果、讨论进一步地抗肿瘤治疗等。一般而言,ERAS 的临床随访至少应持续到术后 30 天。与此同时,应建立 ERAS 评估系统,监督相关路径的执行情况,评价其对临床转归的影响,建立反馈机制,不断调整修正,有助于调高 ERAS 路径的可行性及依从性。最近发表的一项回顾性研究表明,高依从性的 ERAS 方案(即>70%)与结直肠癌术后 5 年肿瘤特异性生存率的提高之间存在显著相关性。因此,随访和评估是成功实施和改进 ERAS 流程的关键步骤。

第三节 小 结

RC 是泌尿外科最为复杂的手术之一,需要联合盆腔淋巴结清扫和尿流改道术,其早期并发症发生率可以达到 30%~67%。同时,中位患病年龄高和相关的伴随疾病,意味着患者在手术过程中将面临较大的应激。近十年,将围手术期循证医学证实的干预措施有效地整合起来,协助和促进患者机体功能加速恢复至正常状态的 ERAS 理论在 RC 中的效果获得广泛认可。但是,由于 RC 的 ERAS 指南是根据结直肠经验制定,缺乏有力的循证医学证据,限制了 ERAS 的发展。

不过 ERAS 流程允许在核心原则的基础上,根据不同疾病特点进行针对性改变。在许多涉及 RC 患者的研究中,这一基于现有和获得的证据整合的 ERAS 方案,已经成功地降低了住院时间和并发症发生率,并帮助肠道快速恢复。但是,纵观 ERAS 在国内发展的 10 余年历史,结合笔者团队的实施和推广经验,ERAS 的实施仍存在诸多困难。究其原因主要是受传统观念和习惯的束缚以及欠缺多学科合作。未来需要科室、医院、学会和国家等多个层面的介入,助力 ERAS 的推广。

　　本文详述的 ERAS 路径条目均源于临床实践,是根据既往围手术期诊疗措施进行的优化。但是,鉴于临床实践的复杂性及患者的个体差异性,在实施 ERAS 过程中不可一概而论。应结合患者自身情况、诊疗过程、科室及医院的实际情况具体分析,而不可简单、机械地理解和实施 ERAS。开展 ERAS 过程中应注重缩短患者住院日,降低医疗费用,但更应注重提升患者功能恢复。秉承安全第一、效率第二的基本原则,更为健康、有序地开展 ERAS。

（瓦斯里江·瓦哈甫　马嘉露）

参考文献

［1］ KEHLET H. Multimodal approach to control postoperative pathophysiology and rehabilitation [J]. Br J Anaesth, 1997, 78 (5): 606-617.

［2］ LJUNGQVIST O, SCOTT M, FEARON K C. Enhanced Recovery After Surgery: A Review [J]. JAMA Surg, 2017, 152 (3): 292-298.

［3］ CERANTOLA Y, VALERIO M, PERSSON B, et al. Guidelines for perioperative care after radical cystectomy for bladder cancer: Enhanced Recovery After Surgery [ERAS (®)] society recommendations [J]. Clin Nutr, 2013, 32 (6): 879-887.

［4］ LIN T, LI K, LIU H, et al. Enhanced recovery after surgery for radical cystectomy with ileal urinary diversion: a multi-institutional, randomized, controlled trial from the Chinese bladder cancer consortium [J]. World J Urol, 2018, 36 (1): 41-50.

［5］ 瓦斯里江·瓦哈甫, 高建东, 刘赛, 等. 加速康复外科在腹腔镜根治性膀胱切除术围手术期应用的早期效果 [J]. 中华泌尿外科杂志, 2018, 39 (3): 178-182.

［6］ 中华医学会泌尿外科学分会膀胱癌联盟加速康复外科专家协作组. 根治性膀胱切除及尿流改道术加速康复外科专家共识 [J]. 中华泌尿外科杂志, 2018, 39 (7): 481-484.

［7］ AZHAR R A, BOCHNER B, CATTO J, et al. Enhanced Recovery after Urological Surgery: A Contemporary Systematic Review of Outcomes, Key Elements, and Research Needs [J]. Eur Urol, 2016, 70 (1): 176-187.

［8］ COLLINS J W, PATEL H, ADDING C, et al. Enhanced Recovery After Robot-assisted Radical Cystectomy: EAU Robotic Urology Section Scientific Working Group Consensus View [J]. Eur Urol, 2016, 70 (4): 649-660.

［9］ SAIDIAN A, NIX J W. Enhanced Recovery After Surgery: Urology [J]. Surg Clin North Am, 2018, 98 (6): 1265-1274.

［10］ BRIGGS L G, REITBLAT C, BAIN P A, et al. Prehabilitation Exercise Before Urologic Cancer Surgery: A Systematic and Interdisciplinary Review [J]. Eur Urol, 2022, 81 (2): 157-167.

［11］ KONDRUP J, RASMUSSEN H H, HAMBERG O, et al. Nutritional risk screening (NRS 2002): a new method based on an analysis of controlled clinical trials [J]. Clin Nutr, 2003, 22 (3): 321-336.

［12］ MYLES P S, BELLOMO R, CORCORAN T, et al. Restrictive versus Liberal Fluid Therapy for Major Abdominal Surgery [J]. N Engl J Med, 2018, 378 (24): 2263-2274.

［13］ BAACK KUKREJA J E, MESSING E M, SHAH J B. Are we doing "better"？The discrepancy between perception and practice of enhanced recovery after cystectomy principles among urologic oncologists [J]. Urol Oncol, 2016, 34 (3): 120. e17-e21.

第二十五章

尿流改道术后的生活质量评估

第一节　概　　述

随着社会的发展、科技的进步和外科手术技术的提高,医疗活动的目的不仅是延长患者的生命,而且要提高其生活质量。目前健康相关生活质量(health-related quality of life,HRQOL)研究已广泛应用于临床实践。对于行根治性膀胱切除术 + 尿流改道术的膀胱癌患者而言,术后患者的泌尿功能、性功能以及身体形象等方面受到严重损害,因此,对生活质量的评估和研究至关重要。国内外学者对不同尿流改道术后患者的生活质量做了较多的对比研究,以期寻求合理的尿流改道方式使患者治疗后获得最佳的生活质量。

尿流改道的理念从过去的单纯改道及保护上尿路功能转变到现今的尽可能恢复患者术前的解剖及排尿功能。1852 年 Simon 首次尝试将输尿管与乙状结肠吻合,开创了尿流改道术的先河;1950 年 Bricker 首次进行了一种经典的、安全的根治性膀胱切除术 + 回肠通道术;1979 年 Camey 和 Le Duc 首次报道了原位新膀胱替代的临床经验,原位回肠新膀胱术被予以重视,受到很多外科医师的研究和推广。生活质量这一社会学概念引入到医学领域后,医学模式经历了由单纯的生物医学模式向生物 - 心理 - 社会医学模式转变的过程,健康相关生活质量量表被引入到临床中,该表在围手术期及术后远期可方便医生评估患者的心理及生理情况,便于医生评估患者的状态及更进一步指导临床。尿流改道术种类繁多,也各有优缺点,目前关于手术术式的选择多基于患者年龄及身体状态和术者的经验。随着人们生活水平的提高,越来越多的泌尿外科医师开始关注手术术式对于患者术后生活质量的影响。

得益于医疗技术的发展,膀胱癌术后生存率逐渐提高,患者生存时间逐渐延长。随着社会的进步和人民生活水平的提高,人们对生活质量的要求也越来越高,手术方式对生活质量影响的问题也就变得越来越突出。可控膀胱和原位新膀胱术虽然可提高生活质量,但过去由于手术技术不够成熟,被认为操作复杂、并发症高而难以推广。随着医生手术技术的提高和对新膀胱储尿、排尿及控尿机制更加深入的了解,可控膀胱和原位新膀胱技术的应用逐渐增加并不断成熟。然而现阶段,针对个体患者选择哪一种尿流改道术式能最大限度地提高其术后的生活质量仍存在争论。

目前研究普遍认为不同尿流改道术后患者躯体状态、社会 / 家庭状态、精神状态、功能状态等方面的差异是影响膀胱癌患者术后 HRQOL 的主要原因。由于不同尿流改道术涉及尿路重建、腹壁造口、佩戴储尿器、近期与远期并发症以及新膀胱功能等问题,患者术后机体各方面如解剖结构、生理功能、心理状态等会发生改变,这些变化会严重影响患者术后的生活质量。由于一些已有的研究表明几种不同尿流改道术的近期和远期并发症发生率、死亡率及肿瘤复发率的差异无统计学意义,因此 HRQOL 作为另一个评价手术远期疗效的指标有重要的意义,它可以为外科医生选择手术方式提供一定的参考。

第二节 生活质量评估工具

目前国内外研究者常使用三种量表来测量膀胱癌患者的 HRQOL:①通用 HRQOL 量表;②癌症相关性 HRQOL 量表;③癌症特定部位的膀胱癌相关性 HRQOL 量表。简明健康状况调查问卷(the MOS 36-item short form health survey, SF-36)就是一种通用性的测量方法,具有普适性。癌症相关性的测量方法包括癌症治疗功能评价系统 - 总体(function assessment of cancer therapy-bladder cancer-general, FACT-G)、欧洲癌症研究治疗组织患者生存质量测定量表(the european organization for reasearch and treatment of cancer-quality of life questionnare-core 30, EORTC-QLQ-C30),这些测量工具主要关注的是肿瘤患者,但是对于一些特定癌症的特殊症状没有加以区分,使用价值受到了一定的限制,不过它们较通用量表在肿瘤相关性方面的表现相对更好。最后就是基于 FACT-G 开发的 FACT-BL(function assessment of cancer therapy-bladder cancer)、FACT-VCI(function assessment of cancer therapy scale-vanderbilt cystectomy index),还有在 EORTC-QLQ-C30 上进一步分类的 EORTC-QLQ-BLM30 及最近使用的膀胱癌指数(bladder cancer index, BCI)。在各项研究中最常用的量表为美国密歇根大学研发的膀胱癌特异性量表 BCI、简明健康状况调查问卷 SF-36、膀胱癌特异性量表 FACT-BL。

一、膀胱癌指数 BCI

BCI 是一种经过验证的疾病特异性 HRQOL 问卷调查表,包括泌尿功能、肠道功能、性功能 3 个主要领域和 36 个项目。各项目以李克特式 4 点或 5 点量尺计分,每一个项目都被分为两个子项目(功能项和困扰项)。功能状况以症状发生的频率为重点,困扰状况主要反映个体对这些症状的感知。将每个项目转换成百分制的标准化分,计算并比较各领域标准化分的平均值,分数越高表明患者的生活质量越好。每份合格的调查量表必须完成 80% 以上。这种膀胱癌特定部位相关的测量工具在尿流改道领域中应用比较广泛,在特异性方面表现比较好,其主要针对与膀胱癌治疗普遍相关的症状,并且对差异反应敏感。很多研究使用该测量工具来比较尿流改道术后患者的生活质量,希望可以找到更合适的尿流改道方式。然而,BCI 也有一定局限性,例如缺乏衡量一般 HRQOL 的核心模块,同时它也缺少特定性别及身体形象的项目。

二、简明健康状况调查问卷 SF-36

简明健康状况调查问卷 SF-36 是美国医学结局研究组(medical outcomes study, MOS)

开发的一个普适性量表,共包括 36 个条目。除了第 2 个条目是自我对 1 年来健康状况改变的评价,不参与量表得分的计算外;其余 35 个条目分别归属 8 个不同领域:躯体功能(physical functioning,PF)10 条、躯体角色限制(role limitations due to physical health,RP)4 条、身体疼痛(bodily pain,BP)2 条、总体健康认知(general health perceptions,GH)5 条、生命活力(vitality,VT)4 条、社会功能(social functioning,SF)2 条、情感角色限制(role limitations due to emotional problems,RE)3 条、心理健康(mental health,MH)5 条。PF、RP、BP 和 GH 归为总体生理健康(total physical health,TPH),VT、SF、RE 和 MH 归为总体心理健康(total mental health,TMH)。全部调查对象均在无医护人员干扰的情况下,填写健康状况调查问卷,填写调查问卷项缺失少于 4 项者视为合格,详见表 3-25-2-1。

表 3-25-2-1　SF-36 量表

分量标名称	内容	条目
躯体功能(PF)	躯体活动受限的程度	3a,3b,3c,3d,3e,3f,3g,3h,3i,3j
躯体角色限制(RP)	躯体健康对工作或其他日常生活的影响	4a,4b,4c,4d
身体疼痛(BP)	疼痛强度及其对工作或其他日常生活的影响	7,8
总体健康认知(GH)	对自身健康的估计	1,11a,11b,11c,11d
生命活力(VT)	精力充沛或疲惫感	9a,9e,9g,9i
社交功能(SF)	躯体健康或情感问题对社交活动的影响	6,10
情感角色限制(RE)	情感改变对日常生活和工作的影响	5a,5b,5c
心理健康(MH)	一般心理健康(抑郁、焦虑情绪等)	9b,9c,9d,9f,9h
健康变化自评(HT)	与 1 年前的健康相比	2
总体生理健康(TPH)	躯体健康状况	PF,RP,BP,GH
总体心理健康(TMH)	心理健康状况	VT,SF,RE,MH

三、癌症治疗功能评价系统 FACT-BL

FACT-BL 是指测量膀胱癌生活质量共性部分的一般量表,也是共性量表 FACT-G 和膀胱癌特异性量表(bladder cancer specific scale,BSS)构成的量表群。FACT-G 在生命质量测定中起着至关重要的作用,其既可以与特异模块搭配使用,也可以单独使用测定癌症生命质量的共性部分。FACT-BL 中文版由 FACT-G 的 27 个项目和膀胱癌特异性量表的 12 个项目组成,共分为 5 个子量表:①生理状况子量表(physical well-being,PWB),由 7 个项目组成,简记为 GP1-7;②社会 / 家庭状况子量表(social/family well-being,SWB),由 7 个项目和 1 个问题组成,简记为 GS1-7 和 Q1;③情感状况子量表(emotional well-being,EWB),由 6 个项目组成,简记为 GE1-6;④功能状况子量表(functional well-being,FWB),也由 7 个项目组成,简记为 GF1-7;⑤膀胱癌特异性量表(BSS),包括 12 个项目,简记为 BL1-12。FACT-G 由生理状况、社会家庭状况、情感状况及功能状况四个方面共 27 个条目组成。各个条目采用五级评分法,分为:一点也不(0)、有一点(1)、有些(2)、相当(3)、非常(4)五个等级。BSS 有 12 个问题,包括排尿、控尿、性功能、躯体外观等与尿流改道术相关的问题。每个问题得分为 0~4 分,各领域的得分相加得到总量表得分。FACT-G 总分为 108 分,FACT-BL 总分为 156 分,分数越高代表生活质量越高,详见表 3-25-2-2。

表 3-25-2-2　FACT-BL 量表

量表名称	内容	项目数	得分范围	计分方法
PWB	生理状况	7	0~28	GP1+2+3+4+5+6+7
SWB	社会 / 家庭状况	7	0~28	GS1+2+3+4+5+6+7
EWB	情感状况	6	0~24	GE1+2+3+4+5+6
FWB	功能状况	7	0~28	GF1+2+3+4+5+6+7
FACT-G	总体得分	27	0~108	PWB+SWB+EWB+FWB
BSS	膀胱癌相关	12	0~48	BL1+2+3+4+5+6+7+8+9+10+11+12
FACT-BL	生活质量总得分	39	0~156	PWB+SWB+EWB+FWB+BSS

　　各个量表均较完整地概括了生理、心理、功能以及主观感受等各方面的健康概念,适应于普通人群的生存质量测量、临床试验以及健康政策评估。其不仅具有短小、灵活、易管理、可信度与有效度令人满意和敏感性较高等优点;还包括了与膀胱癌相关的特异性条目如泌尿系统状况、排尿功能和性功能等,因此可全面地对膀胱癌患者术后生活质量进行评估。

第三节　不同尿流改道术后生活质量

　　由于膀胱癌患者的自然膀胱被切除后采用肠道进行尿流改道术,因此根治性膀胱切除术影响患者生活质量最主要的因素是排尿方式的改变。因为解剖结构、生理功能、心理状态等发生改变,必然会影响患者的生活质量。根治性膀胱切除术可彻底切除肿瘤原发病灶,减少了膀胱癌的复发机会,术后预后较好,生存期延长。如果没有肿瘤复发和转移,尿流改道术和膀胱重建方式是决定患者生活质量的主要因素。生活质量在肿瘤治疗成果评定中已成为一个越来越重要的参数,其可以更全面、更客观地评价治疗的效果,因此是衡量理想的尿流改道方式的标准。除了传统观点如肿瘤复发率和生存率作为重要标准以力求延长生存时间外,理想的尿流改道方式标准还包括对患者生活质量的评估,以求最大限度改善患者术后的生活质量。接受输尿管皮肤造口术的患者虽然有腹壁造口的缺点,但他们不会出现与尿潴留或大小便失禁相关的问题。而接受原位新膀胱术的患者不需要腹壁造口,并且具有能够自主通过尿道排尿的优势。由于回肠通道术和原位新膀胱术在肿瘤学结果上没有显著差异,因而很多临床泌尿外科医生一直认为原位尿流改道术能重塑正常的排尿形式,行该术式的患者具有比不可控尿流改道术更高的生活质量。因此,原位新膀胱术目前已成为国内外最常见的尿流改道方法之一。但是部分行原位新膀胱术患者术后出现了尿潴留或大小便失禁等状况,导致生活质量下降,且新膀胱的存在还可能导致泌尿系结石等并发症风险的升高。所以,至今国际上尚未得出明确结论证实某一种尿流改道方式术后患者的生活质量是否明显优于另外一种。

一、原位新膀胱术

不同尿流改道术对患者的排尿、控尿、性功能及躯体外观等有不同的影响,这些因素是造成术后患者生活质量差异的重要原因。研究表明,原位新膀胱术患者认知功能、社会功能和心理健康上的评分明显高于回肠通道术患者,而且原位尿流改道患者的社交活动也多于前者,因而情绪更加稳定。同时,情感角色上的评分也存在差别,说明更多的原位尿流改道患者认为他的工作或日常活动很少受情绪的影响。因此,多数原位尿流改道患者认为自己的身体健康,除了排尿功能问题其总体健康状况评分高于回肠通道术患者。原位新膀胱术后患者可以通过正常尿道排尿,依靠尿道括约肌控尿,其接近生理性膀胱的储尿与排尿功能,因此,从生理方面来看更接近正常人群。接受原位新膀胱术的患者术后经尿道排尿,避免了在腹壁造口及相应并发症,不需挂尿袋,不必间歇导尿,保证了患者身体形象,因此患者基本无生理缺陷感觉,利于身心健康。接受原位新膀胱术的患者更为自信,康复更快,在较短时间内即可恢复日常生活、工作与社交,亦可进行休闲活动与旅行,生活质量大大提高,对所行术式乐观满意。因此,在生活质量和心理方面得分均高于其他术式。数据显示有近一半的原位新膀胱术患者表示喜欢自己现在的样子,但是由于新膀胱无正常膀胱的感觉和逼尿肌功能,排尿时依靠的是腹压,因此排尿时膀胱内压偏低,尿流率较低,残余尿量增加。有相当一部分原位新膀胱术患者表示不能很好地自主控制排尿,甚至需要间歇清洁自家导尿。研究表明原位新膀胱术患者白天控尿功能良好,但夜间尿失禁发生率高,部分患者需要在晚间定时排尿才能避免尿失禁。另外,原位新膀胱术患者术后并发症包括新膀胱出口梗阻、输尿管吻合口狭窄、泌尿系感染、黏液梗阻、肾积水等都可能增加再住院率,这些问题从一定程度上影响了患者的生活质量。

虽然原位新膀胱术患者在生活质量和心理方面评分更高,但有研究指出其泌尿功能评分低于回肠通道术患者,这主要是因为原位新膀胱术患者尿失禁,特别是夜间尿失禁发生率较高。可能是因为原位新膀胱术不需腹壁造口,不需携带集尿袋,保持了自身形象,因此减轻了手术对患者的心理影响,并随着时间的推移,患者也逐渐适应了自身排尿功能障碍。因此,为提高原位新膀胱术患者的生活质量,不仅要重视术后尿失禁等并发症,更应注意术中保护神经血管束,改善术后日间及夜间尿控。原位尿流改道术之间,如原位回肠新膀胱、乙状结肠新膀胱及回盲肠新膀胱等术式,患者生活质量大多无明显差异,但在排尿功能、性功能及肠道相关并发症方面存在不同。目前多数学者建议对符合新膀胱尿流改道指征的患者首先考虑行原位回肠新膀胱术,而乙状结肠新膀胱及原位回盲肠新膀胱也是不错的备选。

二、输尿管皮肤造口术

输尿管皮肤造口术是将输尿管末端直接或并腔后腹壁造口,其操作简便、创伤小、恢复快,尤适于体质差的高龄患者。其不干扰腹腔,肠道并发症少,尿粪分流,没有吸收性电解质紊乱,但患者需终身留置导尿管或佩戴集尿袋。尿液易渗漏,从而导致造口处皮肤潮湿糜烂,因此患者长期处于焦虑之中。夜间漏尿现象可能影响睡眠,以及夏天的异味严重影响患者和家属的生活质量,导致患者业余娱乐减少,户外活动的兴趣明显降低,工作和学习能力明显下降,精神压抑,与社会接触明显减少,社会生活功能受限。研究表明,一些输尿管皮肤造口术患者可能存在间断渗尿,从而导致造口周围皮肤炎,严重影响日常生活,因此生活质量各方面得分较其他术式最低,多数患者不愿接受该术式。故输尿管皮肤造口术仅适用于全身情况差、高龄、不能耐受其他手术或有肠道疾患无法利用肠管进行尿流改道的患者。

三、回肠通道术

回肠通道术患者术后亦不能自主控制排尿。回肠通道仅为一通道,不储存尿液,排尿依靠的是腹壁的集尿装置,造瘘口无控尿能力,人工膀胱实质上起到流出道的作用,储尿功能差,因此下尿路压力低,不易引起反流,从而减少了泌尿系感染的机会,对肾功能的保护较好。患者只需定时排空尿袋,无尿失禁的烦恼,且较输尿管皮肤造口术渗尿机会减少,很少涉及控尿问题对生活质量的困扰。但回肠通道术患者腹壁有可见的瘘口,瘘口需终身护理,佩戴腹壁集尿装置,可能对患者造成负面影响,使患者认为自己的躯体外观形象有异于正常人。因而患者会产生自我形象紊乱等心理问题,从而精神状况下降,造成一部分回肠通道术患者不喜欢自己现在的外观。此外,患者术后仍有漏尿的可能,造瘘口周围因为尿液浸泡发生皮肤病的概率增加,集尿装置会影响患者的日常生活和工作。部分患者会长期处于渗漏状态,产生厌恶情绪,对患者的社交和运动等具有一定负面影响,生活质量明显降低。有研究表明回肠通道术患者生活质量心理方面得分低于经皮可控尿流改道术和原位新膀胱术患者。但研究人员认为,回肠通道术操作简单,术后并发症少,不需要自导尿,仍然是目前最常用的尿流改道方式之一。

四、经皮可控尿流改道术

经皮可控尿流改道术造瘘口为乳头套叠而成的有控尿功能的流出道,也有部分患者以阑尾作为流出道,术式简单,减少了术后肠瘘的发生。一般所需肠管较短,具有低内压、大容量、防止输尿管反流及术后肾功能稳定等优点。患者术后依靠定时自行插管排尿,因此不需要佩戴集尿装置。患者可以规律排尿,降低了造口皮肤炎等并发症的发生率。造瘘口多位于脐部或右下腹,位置隐蔽,外表美观,并发症较少,黏膜不易外翻,导尿方便,进一步改善了患者的生活质量。患者能够基本正常生活和工作,并能参加社会活动,总体满意度较高,因此能为部分患者所接受。但是由于仍存在腹壁造口,且定期插管排尿需要侵入性操作,患者术后泌尿系感染的概率大大增加。而且,患者由于乳头瓣滑脱、纤维化、假道形成或者输出段过长等问题,面临尿失禁和插管排尿困难等问题,这些确实对患者造成了困扰,影响患者术后生活质量。

第四节　尿流改道术对性功能的影响

性功能是影响患者膀胱癌术后整体生活质量的重要因素,也是膀胱癌特异性量表中重要的组成部分,根治性膀胱切除术＋尿流改道术对性功能的影响是显著的。男性术后性功能障碍主要包括勃起功能障碍、性欲减退、性高潮障碍及感知丧失等,其严重程度受多种因素影响。年龄和术前勃起功能状况是术后性功能关键的独立预测因素。当然,术中保留神经血管束对性功能的恢复至关重要。由于很多男性患者在接受根治性膀胱切除术时切除了膀胱、前列腺以及精囊,术后患者性功能损害明显,即使术中对神经血管束进行保护,性功能的恢复率也相当有限。不同保留方法效果不同,保留前列腺包膜的根治性膀胱切除术后性功能恢复更好,而不同尿流改道术式之间,性功能恢复也有一定差异。众多研究表明回肠通道术患者的性功能评分明显偏低,对患者的性功能损害明显,而原位新膀胱术患者较回肠通道术患者具有更好的性欲和勃起功能恢复。可能的原因是回肠通道术患者往往年龄偏大、身体虚弱、分期较晚、肾功能较差、可能合并心血管疾病,这些均可能造成研究的偏倚。同时,患者皮肤造口所带来的一系列问题包括漏尿、皮炎、自身形象改变等也会影响性功能。很多患者还面临生理和心理的双重挑战,例如心情悲伤烦恼、术后并发症以及辅助化疗等也会导致性功能障碍。

值得注意的是,手术对性功能的影响方面女性明显不同于男性,研究认为对于女性患者,性交疼痛、尿失禁、身体外观、性欲减少和缺乏性高潮等可能是影响女性性功能的主要原因。但是,对于原位新膀胱术患者与同年龄段无肿瘤的女性相比,在性功能满意度和身体吸引力感受方面无明显差异。不同的手术方式对患者性功能的影响不同,对于切除生殖器官的根治性膀胱切除术的患者,可能出现雌激素水平降低引起的阴道萎缩、分泌物减少、性欲减退等情况,性生活指数评分显著降低。保留女性子宫、阴道前壁及分布于阴道前外侧壁的神经血管束可以显著改善女性患者的性生活质量,提高原位新膀胱的控尿能力,显著降低术后储尿囊脱垂或阴道瘘的风险。因此,对于年轻、性生活活跃及有生育需求的女性患者,选取适当适应证的前提下,行保留女性生殖器官和性神经的根治性膀胱切除术,可以尽可能提高患者术后的性生活质量,而不影响肿瘤预后。

第五节　尿流改道术后的健康教育

除了手术本身对患者生活质量的影响,健康教育也是一个重要因素。研究者认为术前向患者详细介绍各种尿流改道的方法,术后的并发症以及术后可能面临的问题,并且让患者参与手术方式的选择,术后教育患者正确使用集尿器、自行插管导尿或使用腹压排尿等可以让患者更加容易地适应术后生理和心理的变化。研究表明,回肠通道术的患者通常期望值最低,因为他们一般年龄偏大或者合并其他疾病,术前心理上已普遍接受这种传统术式,而原位新膀胱术患者期望值较高,他们认为自己接受的是新的术式,应该有更好的排尿控尿能力和正常的性功能。这或许就可以一定程度上解释有些回肠通道术的患者对自己排尿和控尿情况的满意度较经皮可控尿流改道术和原位新膀胱术还要高。术前健康教育能让患者充分了解病情,树立正确的期望值,从而避免因为高期望值引起的满意度下降。研究建议对膀胱癌患者及其家属同步实施健康教育,可提高家属的照护水平及配合程度,从而进一步提高患者生活质量。

　　总体来看,原位尿流改道患者术后的心理上更健康,这可能与原位尿流改道不需要腹壁造口和佩戴集尿器具,身体很少带有尿液气味,患者具有良好的外观形象,能够正常参加休闲活动、工作、旅行、社交活动有关。同时,也应看到非原位尿流改道患者术后生理健康恢复并不差于原位尿流改道,这也为非原位尿流改道患者的术后护理和心理治疗提供依据。只有通过心理疏导、进行遵医行为教育、与患者沟通、鼓励参与社会活动等方式,才能最大限度促进患者恢复健康的心理状态,增进生理和心理健康全面恢复,提高生活质量。

第六节　小　　结

　　虽然不同尿流改道术式的生存率没有明显差别,但尿流改道的方式决定着患者术后的生活质量。排尿方式的改变对患者的生理、生活和工作都有很大影响,都会产生心理上的负担和不适应,合理地选择和应用尿流改道的方法可以降低对患者生活质量的影响。

　　输尿管皮肤造口术操作简单,创伤小,但患者生活质量低因此更适用于全身情况差、高龄、不能耐受其他手术的患者。回肠通道术比较简单,并发症少、远期效果好,但需终身佩戴集尿器而影响患者生活质量,适用于不适合行可控膀胱的患者。经皮可控尿流改道术虽相对复杂,但手术较安全,疗效良好,一定程度上改善了患者的生活质量,但无法达到其接近生理排尿的要求,对患者的生活质量仍有一定影响。不过,对于尿道有病变或高危而不能行原位新膀胱术的患者,经皮可控尿流改道术是能保证患者一定生活质量的改道方案。原位新膀胱术具有能够最大限度地接近生理排尿的特点,患者生活质量高,在符合适应证的前提下,年轻患者可首选原位新膀胱术。以上这4种手术方式适应证不同,目前国际上较常用的尿流改道方式包括原位新膀胱术和回肠通道术。原位新膀胱术虽然比较接近生理排尿方式,并可以消除患者对于长期携带集尿器及尿管的顾虑,但在生活质量调查上,除了躯体功能方面得分较高,其总体生活质量尚不能得出优于回肠通道术等其他尿流改道方式的结论。

　　总之,目前对于所有患者来说,没有哪一种尿流改道方式在总体生活质量评价上是最优的。选择尿流改道方式的总原则是结合患者的具体情况,在保证安全可靠的前提下,尽可能实现自主排尿。具体选择哪种方式,需要根据肿瘤的分期分级、患者的年龄以及身体情况做出个体化的选择,以提高生活质量。因此术者在进行术前交代时,应充分解释说明各术式之间的差别及术后患者佩戴体外造口装置的注意事项,使患者及家属在无术后生活质量差异顾虑的前提下进行手术方式的选择。因此,患者的选择也是尿流改道方式选取的关键因素。

(平　浩)

参考文献

［1］ FUSCHI A, AL SALHI Y, SEQUI M B, et al. Evaluation of Functional Outcomes and Quality of Life in Elderly Patients (＞75 y. o.) Undergoing Minimally Invasive Radical Cystectomy with Single Stoma Ureterocutaneostomy vs. Bricker Intracorporeal Ileal Conduit Urinary Diversion [J]. J Clin Med, 2021, 11 (1).

［2］ CLEMENTS M B, ATKINSON T M, DALBAGNI G M, et al. Health-related Quality of Life for Patients Undergoing Radical Cystectomy: Results of a Large Prospective Cohort [J]. Eur Urol, 2022, 81 (3): 294-304.

［3］ SHI H, YU H, BELLMUNT J, et al. Comparison of health-related quality of life (HRQoL) between ileal conduit diversion and orthotopic neobladder based on validated questionnaires: a systematic review and meta-analysis [J]. Qual Life Res, 2018, 27 (11): 2759-2775.

［4］ RANGARAJAN K, SOMANI B K. Trends in quality of life reporting for radical cystectomy and urinary diversion over the last four decades: A systematic review of the literature [J]. Arab J Urol, 2019, 17 (3): 181-194.

［5］ CHEN Z, HE P, ZHOU X, et al. Preliminary Functional Outcome Following Robotic Intracorporeal Orthotopic Ileal Neobladder Suspension with Round Ligaments in Women with Bladder Cancer [J]. Eur Urol, 2021.

［6］ ZHONG H, SHEN Y, YAO Z, et al. Long-term outcome of spiral ileal neobladder with orthotopic ureteral reimplantation [J]. Int Urol Nephrol, 2020, 52 (1): 41-49.

［7］ CERRUTO M A, D'ELIA C, SIRACUSANO S, et al. Health-related Quality of Life After Radical Cystectomy: A Cross-sectional Study With Matched-pair Analysis on Ileal Conduit vs Ileal Orthotopic Neobladder Diversion [J]. Urology, 2017, 108: 82-89.

［8］ FURRER M A, KISS B, WüTHRICH P Y, et al. Long-term Outcomes of Cystectomy and Crossfolded Ileal Reservoir Combined with an Afferent Tubular Segment for Heterotopic Continent Urinary Diversion: A Longitudinal Single-centre Study [J]. Eur Urol Focus, 2021, 7 (3): 629-637.

［9］ CHOI H, PARK J Y, BAE J H, et al. Health-related quality of life after radical cystectomy [J]. Transl Androl Urol, 2020, 9 (6): 2997-3006.

［10］ FURRER M A, KISS B, WüTHRICH P Y, et al. Long-term Outcomes of Cystectomy and Crossfolded Ileal Reservoir Combined with an Afferent Tubular Segment for Heterotopic Continent Urinary Diversion: A Longitudinal Single-centre Study [J]. Eur Urol Focus, 2021, 7 (3): 629-637.

［11］ SAAD M, MOSCHINI M, STABILE A, et al. Long-term functional and oncological outcomes of nerve-sparing and prostate capsule-sparing cystectomy: a single-centre experience [J]. BJU Int, 2020, 125 (2): 253-259.

［12］ LOH-DOYLE J C, BHANVADIA S K, HAN J, et al. Patient Reported Sexual Function Outcomes in Male Patients Following Open Radical Cystoprostatectomy and Urinary Diversion [J]. Urology, 2021, 157: 161-167.

［13］ DAVIS L, ISALI I, PRUNTY M, et al. Female Sexual Function Following Radical Cystectomy in Bladder Cancer [J]. Sex Med Rev, 2022, 10 (2): 231-239.

第二十六章

尿流改道术营养评估及相关术后管理

第一节 概 述

自 19 世纪中期以来,通过肠段进行尿流改道已被用于尿路重建。其中最常见的治疗对象是泌尿系统恶性肿瘤和先天性泌尿生殖系统异常的患者。泌尿外科技术的进步使得目前出现了许多重建手段。然而,所有的尿流改道术都与营养代谢问题相关,并带来短期和长期的管理挑战。由于尿流改道人群的数量随着发病率的升高而增加,并且之前较少关注这部分患者的营养状态,因此对于泌尿科医护人员来说,了解与这些手术相关的营养代谢异常事件,以及它们的评估和管理方式是非常重要的。

第二节 尿流改道术的营养管理

一、尿流改道患者术前营养评估

筛查是为了确定哪些人术后营养不良风险最大以及哪些人将从营养干预中受益,这是最大、也是重要的第一步。1996 年,美国医疗机构认证联合委员会曾规定,所有患者在手术前都要进行营养风险筛查,然而实际操作中依从性仍然很低,只有不到一半的机构使用经过验证的筛查工具,并采用适当后续评估和干预措施。

营养风险筛查(the nutritional risk screening,NRS-2002)和营养不良通用筛查工具(malnutrition universal screening tool,MUST)在肿瘤手术中具有最强有力的有效性和可靠性。NRS-2002 使用 4 种指标来测量营养不良:BMI、体重变化(非预期的体重减轻)、食物摄入量(食欲下降)和代谢应激(如手术、败血症和多重创伤)。MUST 是一个包含 3 个问题的工具,通过体重状况(当前 BMI)、过去 3~6 个月的意外体重减轻和急性疾病引起的食物摄入量变化来衡量营养不良。NRS-2002 及 MUST 具体评估方式见表 3-26-2-1 及表 3-26-2-2。

表 3-26-2-1　NRS-2002 筛查系统

初始筛查

1	BMI 是否小于 20.5？	是	否
2	患者过去 3 个月内是否有体重减轻？	是	否
3	患者过去 1 周是否有饮食量减少？	是	否
4	患者疾病程度是否严重？（如监护室治疗）	是	否

最终筛查

项目	得分	营养受损状态	疾病严重程度
无	0 分	正常营养状态	正常营养需求
轻度	1 分	体重 3 个月内减少 5% 以上或过去 1 周食物摄入量为正常的 50%~75%	髋部骨折,慢性病患者,特别是急性并发症,肝硬化,COPD,慢性血液透析,糖尿病,肿瘤
中度	2 分	体重 2 个月内减少 5% 以上或 BMI 18.5~20.5+ 一般情况不佳或过去 1 周食物摄入量为正常的 25%~60%	腹部大手术,脑卒中,重症肺炎,血液系统恶性肿瘤
重度	3 分	体重 1 个月内减少 5% 以上(3 个月内减少 15% 以上)或 BMI<18.5+ 一般情况不佳或过去 1 周食物摄入量为正常的 50%~75%	脑损伤,骨髓移植,重症监护患者(APACHE>10 分)
合计		两项分数相加 = 总分数 年龄>70 岁总分加 1,得出最终总分数	

注：如果初始筛查的任意一项回答为是,则进入第二道筛查;若三项均为否,则每周对患者进行复查,如果患者计划进行大手术,则应考虑预防性营养保健计划,以避免相关的风险状态。总分数 ≥ 3 分：患者营养状况存在风险,需要进行营养保健计划;分数 <3 分：每周对患者进行复查,如果患者计划进行大手术,则应考虑预防性营养保健计划,以避免相关的风险状态。

表 3-26-2-2　MUST 筛查系统

	BMI	过去 3~6 周体重减少
0	≥ 20.0	≤ 5%
1	18.5~20.0	5%~10%
2	≤ 18.5	≥ 10%
若患者因急性疾病 5 天内无营养摄取则总分加 2 分		

0 分：低危,普通临床护理,医院内每周复查,护理中心每月复查,社区每年复查;1 分：中危,观察,医院及护理中心记录 3 天内饮食及液体摄入量,社区重复筛查;2 分：高危,临床干预,咨询营养科专家并补充饮食结构。

通过上述方式进行营养筛查,可以及早识别高危患者并将其转诊到营养服务机构。被认为有营养风险的患者应由营养科进行会诊以实施营养护理过程,包括干预、监测和评估。

为了解决诊断不足引起的营养不良问题,美国营养与饮食学会和美国肠外与肠内营养学会在 2012 年发布了一份共识声明,将营养不良的识别和记录标准化。共识声明将成人营养不良定义为以下 6 个特征诊断中的 2 个或 2 个以上:能量摄入不足、意外体重减轻、肌肉质量减少、皮下脂肪减少、水肿或肌肉功能减退。

营养评估的一个重要特点是以营养为重点的全身检查,以更好地指导干预。主观全面评定(subjective global assessment,SGA)采用体重变化、饮食摄入量、胃肠症状、功能状态、代谢应激、身体检查来评估脂肪和肌肉的储存以及体液平衡,之前已经被证明可以预测重大胃肠手术患者的术后并发症。SGA 工具仅需要一个简短的体格检查、患者反馈和表格审查,便可提供营养良好、中度营养不良或严重营养不良的分级诊断。然而,SGA 的局限性在于无法检测短时间内(例如在住院期间)的变化,并且不能解释患者报告的症状。因此,基于患者参与的主观全面评定(patient-generated subjective global assessment,PG-SGA),一个从SGA 改编而来的营养评估方式被提出,此方法是目前营养评估的金标准。该工具评估营养不良的 7 种构成:无意识的体重变化、肌肉状态、脂肪量、液体状态、代谢应激、可运动状态或功能表现、食物摄入(数量、类型和一致性的变化)和影响食物摄入的症状。该工具将营养不良的程度分为营养良好、中度营养不良和严重营养不良。此外,PG-SGA 还提供了一个数值评分,得分越高,说明更需要营养干预,以帮助护理团队进行分诊。由于 PG-SGA 评分较复杂,限于篇幅,PG-SGA 评分表及具体评分方式请参考相关文献。

二、尿流改道患者围手术期营养管理

(一)术后早期肠梗阻患者的营养管理

肠梗阻是尿流改道术后早期常见的并发症之一,导致术后早期肠梗阻最主要的原因是手术造成的粘连,其不仅延长了患者术后住院时间、增加了住院费用,还减缓了患者的康复进程。由于肠梗阻势必会影响肠道的吸收功能,导致患者营养状况下降,因此在此阶段对于患者进行及时的营养管理,保证患者能量供应是降低术后其他并发症、加速患者康复的重要措施。肠梗阻患者营养管理主要分为肠外营养及肠内营养,本段将主要介绍两种营养方式的内容,营养方式的选择见后。

肠外营养由碳水化合物、脂肪乳剂、氨基酸、水、维生素、电解质及微量元素等基本营养素组成。葡萄糖是人体最主要的能源物质,其供给量一般为 $3\sim3.5g/(kg\cdot d)$,供能约占总热量的 50%。严重应激状态的患者,应将葡萄糖供给量降为 $2\sim3g/(kg\cdot d)$,以避免摄入过量所致的代谢副作用。氨基酸是机体合成蛋白质所需的底物,由于各种蛋白质所需要的氨基酸不同,因此输入的氨基酸液中各种氨基酸配比应合理以提高其使用率,有利于蛋白质的合成。理想的氨基酸制剂为平衡型氨基酸溶液,推荐摄入量为 $1.2\sim2.0g/(kg\cdot d)$,严重分解状态下需增加。脂肪乳剂可提供能量、生物合成碳原子及必需脂肪酸。其具有能量密度高、等渗、不从尿排泄、富含必需脂肪酸、对静脉无刺激等优点。一般应占总热量的 30%~40%,剂量为 $0.7\sim1.3g$ 甘油三酯 $/(kg\cdot d)$,存在高脂血症的患者需减少或停用。电解质对维持机体水电解质及酸碱平衡,保持内环境稳定,维护神经、肌肉应激性等均具有重要作用,应根据不同患者体内电解质真实情况进行调整。维生素是维持人体代谢和生理功能不可缺少的营养素,需添加水溶性和脂溶性维生素预防维生素缺乏。

目前对于肠外营养主张采用全营养混合液(total nutrient admixture)方法,将各种营养制剂混合配制后输入,以使营养物质可以获得更好的代谢、利用及减少污染。输注有持续输注法和循环输注法两种。持续输注法可使机体氮源、能量及其他营养物质的供给处于持续状态,对机体的代谢及内环境的影响较少,适用于短期内进行肠外营养的患者。而循环输注法是在持续输注营养液基础上缩短输注时间,适合于病情稳定但需长期肠外营养的患者。

肠内营养制剂根据其组成主要分为非要素型、要素型、组件型及疾病专用型。非要素型是以整蛋白或蛋白质游离物为氮源,渗透压接近等渗,口感较好,口服和管饲均可,使用方便,耐受性强,适用于胃肠道功能尚好的肠梗阻患者。要素型制剂是氨基酸或多肽类、葡萄糖、脂肪、矿物质和维生素的混合物。它具有成分明确、营养全面、不需要消化即可直接或接近直接吸收、残渣少、不含乳糖等特点,口感较差,适用于胃肠道消化吸收功能受损的患者。组件型制剂仅以某种营养素为主,是对完全型肠内营养制剂的补充和强化,主要有蛋白质组件、脂肪组件、糖类组件、维生素和矿物质组件等。疾病专用型组件则是针对类似糖尿病、肝病等特殊患者专用的制剂,其考虑这些患者的特殊性调整不同营养素的剂量。肠内营养输注方式有一次性投给、间歇性重力滴注和连续性经泵输注 3 种。临床上推荐使用连续经泵输注,因为胃肠道反应较少,营养效果好。

肠内营养液的输注应循序渐进,开始时采用低浓度、低剂量、低速度,随后再逐渐增加营养液浓度、滴注速度以及投给剂量。一般第 1 天用 1/4 总需要量,浓度可稀释一倍。如能耐受第二天增加至 1/2 总需要量,第 3~4 天增加至全量,使胃肠道逐步适应并耐受肠内营养液。开始输注时速度一般为 25~50ml/h,以后每 12~24h 增加 25ml/h,最大速率为 125~150ml/h。营养液的温度应保持在 37℃左右,避免过凉引起的并发症。

(二) 术后早期营养方式的选择

肠外营养(parenteral nutrition,PN)在 20 世纪 70 年代和 80 年代很流行,当时许多欧洲重症监护病房将其作为复杂手术(包括根治性膀胱切除术)术后护理的一部分。它被不加区别地用于对抗与术后营养相关的问题。然而,随着循证医学的兴起,PN 的显著益处尚未得到证明。Heyland 等人评估了 26 项随机对照试验,共涉及 2 211 例患者,比较了 PN 与标准护理(常规口服饮食加静脉输液)在所有类型手术患者中的应用,该分析结果显示 PN 无死亡率获益,但有降低并发症发生率的趋势,在营养不良患者中显著获益。另一方面,肠内营养(enteral nutrition,EN)被认为是一种减少黏膜萎缩、增加肠道通透性从而减少肠道细菌移位和败血性并发症发生率的方法。此外,EN 很受欢迎,因为它更便宜、更接近生理、而且可能更安全。然而 Braunschweig 等人的一项比较所有类型手术术后 EN 和 PN 的荟萃分析也未显示 EN 比 PN 有显著的优势。

对于根治性膀胱术后尿流改道患者营养方式的对比研究大多为回顾性研究。Pham 等人对其中心进行的一项回顾性研究,收集了 2002~2010 年间的 174 位行根治性膀胱切除术的患者,结果发现术后立刻进行 PN 的患者未在住院时间、恢复饮食时间等方面有显著优势,并且 PN 的患者菌血症的发生率显著高于非 PN 患者(9% : 1%)。而一项汇集了 5 项国外临床研究,共 556 例患者的荟萃分析结果显示,术后 EN 的患者在总体并发症、感染的发生率远低于 PN,而且 EN 相比 PN 节约了 614~3 120 欧元的住院费用。该研究未发现 PN 与 EN 在死亡率、术后肠道事件发生率、住院时间及恢复饮食时间方面有显著差异。

目前涉及根治性膀胱术后营养方式对比的前瞻性随机对照研究是 2013 年由 Roth 等人开展的。该研究纳入了 157 例根治性膀胱术后的患者,其中 74 人接受 PN,83 人接受 EN。结果显示 PN 组 51 人术后发生并发症(69%),与 EN 组(41 人,49%)差异显著,其中 PN 组感染性并发症的发生率相比 EN 组显著升高(32%:11%;$P=0.001$)。术后前 12d 两组人血白蛋白、人血前白蛋白、总蛋白均显著下降。其中术后前 7 天,EN 组人血前白蛋白和血清总蛋白显著低于 PN 组,这些差距在术后 12d 均不再显著。C- 反应蛋白在两组中均显著升高,但是术后第三天出现高峰时 PN 组比 EN 组更低。恢复饮食时间(9d:9d)、住院时间(16d:15.5d)两组无明显差异。进一步分析术前被归为营养不良的患者,两组在并发症及感染发生率均无明显差异($P=0.096$ 及 0.692),但是在术后第 7 天 EN 组的人血前白蛋白水平相比 PN 组更低(0.14 g/L:0.19 g/L;$P=0.011$)。

目前大部分研究发现 PN 反而会增加根治性膀胱术后并发症尤其是细菌感染的发生率,对此可能的原因包括:①与肠内配方相比,肠外配方对免疫系统和胃肠道系统的支持程度较低,其还会引起 B 淋巴细胞、T 淋巴细胞、巨噬细胞和中性粒细胞功能障碍;② PN 使血糖水平升高,需要进行胰岛素治疗,这反过来对免疫系统又有负面影响,增加了感染的易感性;③ PN 导致肠黏膜萎缩,肠通透性增加,有利于肠道细菌移位,相反,肠内营养可防止肠道屏障结构和功能的不良改变,改善肠道血流量,增加全身和局部免疫反应;④ PN 增加导管相关感染的风险。

目前临床上,EN 已经成为了主流的营养方式,尤其是 EN 的早期应用已成为加速康复外科的一部分。然而,一些患者术后经历了长时间的肠梗阻,并且在术后的前几天不耐受口服,这时可以考虑 PN。而在危重患者中,如果(半)饥饿持续 7~10d,也应考虑 PN,以防止长期蛋白质 - 能量营养不良的严重副作用(半饥饿状态指人体摄入能量不足生理需要量的70%)。

(三)免疫营养治疗

免疫营养治疗(immunonutrition,IM),也被称为免疫增强或免疫调节疗法,在过去的十年中已经在内科和外科领域得到了越来越多的研究。最初对 IM 的研究主要是在危重症和脓毒症患者中的作用,现在已转向手术和对手术应激的反应。这些物质包括谷氨酰胺、精氨酸、各种氨基酸、omega-3 多不饱和长链脂肪酸(omega-3 polyunsaturated long-chain fatty acids,n-3 PUFAs)、核苷酸和抗氧化剂。在 PN 的情况下,谷氨酰胺 -PN 混合物也可以使用。IM 对免疫反应的增强是通过调节促炎和抗炎化合物的比例来实现的。肠相关淋巴组织(gut-associated lymphoid tissue,GALT)是 IM 治疗的重要贡献者。GALT 里有 T 辅助淋巴细胞,它们对来自感染病灶的抗原呈递细胞做出反应。在肠内 IM 中,GALT 暴露于大量的免疫调节化合物。在炎症免疫细胞中,精氨酸、RNA 和 n-3 PUFA 可增加二十碳五烯酸对花生四烯酸的平衡,这减少了促炎介质(如前列腺素 E_2 和 IL-6)的产生,与标准喂养方案相比,导致更少的术后并发症。目前也认为 n-3 PUFAs 对 TNF-α 和 NF-κB 具有间接介导作用。2018 年 Hamilton-Reeves 等人对根治性膀胱切除患者行 IM 开展了一项前瞻性随机对照研究,这项研究主要关注于 IM 患者术后免疫系统的变化,结果发现 IM 的患者相较于普通术后管理组,Th1 和 Th2 细胞(辅助性 T 细胞的两种不同亚型)的比例更高,变化更显著,血浆中 IL-6 的浓度更低,术后精氨酸的损耗也更少。研究结果与其他胃肠道手术进行 IM 的报道相一致,证明了 IM 具有调节患者术后免疫系统功能的作用。有趣的是,该项研究未发现 IM 对于患者营养不良、体重减轻或骨骼肌损耗有显著优势。

(四) ERAS 的应用

ERAS 是近年来兴起的多学科、多元素的护理方式,其目的是标准化和改善围手术期管理。ERAS 的目标是使用循证实践实现更快、更有效的恢复。研究表明,ERAS 的采用减少了 50% 的术后并发症,减少了 30% 的住院时间,并降低了再入院率,从而降低了医疗成本。ERAS 包括了术前的充分营养评估、术前营养治疗、术后早期恢复进食、早期下床移动等多方面。由于目前对于 ERAS 的研究都是将胃肠道手术后的经验沿用至尿流改道患者,缺乏对于泌尿系统疾病的直接的前瞻性大样本的研究,因此将来迫切需要评估接受泌尿外科手术,特别是膀胱切除术患者的 ERAS 方式。关于 ERAS 的具体内容可见第三篇第二十四章。

三、尿流改道患者术后长期营养问题及管理

(一) 维生素 B_{12} 缺乏

维生素 B_{12} 的受体广泛分布于回肠远端的 3/5,且在距离回肠末端 90~150cm 的范围内分布最密集。当尿流改道术使用的末端回肠范围大于 60cm 时,人体吸收维生素 B_{12} 的能力就会受损。然而,机体本身对于维生素 B_{12} 的储备是很充足的,当机体无法摄取维生素 B_{12} 时,仍需要 3~4 年才会完全消耗其储备。维生素 B_{12} 缺乏引起的后果很显著,其会引起巨幼细胞性贫血及不可逆的周围神经损害。幸运的是,通过对血清中维生素 B_{12} 的检测可以很容易管理其水平,当血清维生素 B_{12}<100ng/L 时提示有维生素 B_{12} 缺乏。通过肌内注射(1mg/d)或口服维生素 B_{12} 片剂治疗(2mg/d)可改善症状。

(二) 脂肪酸及胆盐吸收

胆盐从胆道系统分泌后,脂肪酸与其结合并在小肠中被重吸收。这些胆盐通常在远端回肠被重新吸收并回到肝脏重新排泄。即便是适中的小肠改道(使用小于 100cm 的回肠),未吸收的胆盐就会进入结肠中。在结肠中,胆盐会激活腺苷酸环化酶,引起氯离子和水的主动分泌。不仅如此,未经小肠吸收的胆盐进入结肠后,会引起结肠黏膜的损伤,导致结肠吸收面积的减少,进而减少水和电解质的吸收。当使用的回肠长度大于 100cm,或尿流改道破坏了回盲瓣结构时,胆盐的损失会更多,肝脏来不及合成损失的胆盐,使人体的胆盐储备减少,进而导致脂肪的吸收障碍,引起脂肪痢。对于这些患者,考来烯胺可以帮助患者解决问题,其可在小肠内与胆酸结合,形成不溶性化合物随粪便排泄,降低回肠切除后的大便频率。同时低脂饮食也是被推荐的。对于更严重的胆汁酸吸收不良患者,胆肌氨酸,一种胆汁酸类似物,可用于替代,但是其会干扰脂溶性维生素如维生素 A、D、K 的吸收,因此需定期检查维生素水平。

(三) 水电解质紊乱

正常的尿路上皮是一道对尿液中的溶质高度不渗透的屏障,尿路上皮的性质使得肾脏可以浓缩地排出与血清中浓度完全不一致的机体废弃物。一般来说,尿液是高度浓缩的,钠含量低,钾含量高,一般呈酸性,碳酸氢盐含量可以忽略不计。然而粪便与尿液相反,一般是碱性的,因此选用不同节段的肠道进行尿流改道会对机体的水电解质代谢产生不同的影响。

1. 回肠及结肠改道导致高氯性代谢性酸中毒、低钾血症。回肠和结肠的顶端膜表面都

含有氯 - 碳酸氢盐逆向转运体,正常的回肠和结肠会吸收尿氯并排泄碳酸氢盐到肠腔,从而引起酸中毒。最初发生酸中毒时,肾脏通过游离氢离子的形式排出酸性物质,并通过尿液中的磷酸盐或少量的硫酸盐来缓冲这些酸性物质。但这种情况不能无限期地持续下去,否则身体中的磷酸盐就会耗尽,而磷酸盐是骨骼矿化的重要组成部分。此时机体通过在远端小管产生氨进行缓冲。氨对游离氢离子非常敏感,随着大量氨通过亨利氏袢和远端小管,一些被重新吸收,一些与自由的氢离子结合成为铵。然而,这也是发生酸中毒的第二个原因。回肠和结肠也有钠 - 钾离子逆向转运体,使其在正常情况下吸收钠。在尿流改道的患者中,氨与钠一同被重吸收,上述两个逆向转运体的联合作用使得机体同时重吸收氨和氯离子,从而引起高氯性代谢性酸中毒,而钾离子的交换也会相应地引起机体出现低钾血症。

2. 空肠改道导致低氯血症、低钠血症、高钾血症、代谢性酸中毒。空肠在尿流改道术后水电解质紊乱方面是独特的。空肠上皮高度多孔,这导致大量水分子进入肠黏膜,从而造成严重的慢性脱水状态。此外,空肠缺乏回肠和结肠中所见的钠 - 钾逆向转运体,但有氯离子 - 碳酸氢盐逆向转运体。随着正常尿液排入空肠管腔,钠、氯和水迅速通过浓度或渗透梯度进入空肠黏膜。然后钠 - 氢逆向转运体进一步分泌钠以交换氢离子,氢离子被吸收。严重的钠和水分流失最初会引起浓缩性碱中毒,但后期一旦加重会导致严重的酸中毒。这导致空肠导管综合征,表现为低钠血症、低氯血症、高钾血症、氮血症,通常表现为代谢性酸中毒和恶心、呕吐、脱水、肌肉无力、嗜睡,甚至有时癫痫发作。由于副作用明显,因此空肠一般不作为尿流改道的主要方式。

3. 胃改道导致低钾血症、低氯性代谢性碱中毒。由于胃黏膜不会明显吸收尿液中的氯化铵,高氯性酸中毒发生的概率非常低,另外发生低钙和维生素吸收障碍的情况也相对少见,也因此胃代膀胱术可以作为儿童常用的尿流改道术方式。然而由于胃黏膜通过钾 - 氢反向转运体生理性地分泌氢离子和氯离子,以及胃黏膜大量分泌水,导致低钾血症、低氯代谢性碱中毒、高促胃液素血症。这会导致嗜睡、精神状态改变和顽固性癫痫发作,并可导致与代偿性呼吸性酸中毒相关的呼吸功能不全。这些可能是由于肠胃疾病引起的脱水而引起的急性症状,也可能是更隐蔽的慢性症状。

使用不同节段的消化道引起的水电解质紊乱可参考表 3-26-2-3。

表 3-26-2-3　不同消化道节段进行尿流改道引起的水电解质变化比较

肠道节段	钠	钾	氯	pH 值
胃	-	↓	↓	↑
空肠	↓	↑	↓	↓
回肠或结肠		↓	↑	↓

(四)骨质疏松或骨量减少

由于尿酸被肠段重新吸收,肾脏无法有效地以氨的形式排泄尿酸,导致骨质中磷酸盐被用作排泄出的尿酸的缓冲液而过度浪费。动物模型表明,长期来看,这会导致骨质流失。然而在实践中,尤其是在成年人中,如果及早开始预防性治疗,即早期纠正超过 −2.5mmol/L 的碱剩余,代谢紊乱是可以预防的。但在儿童患者进行尿流改道时,人们仍然担心这将对骨骼健康产生长期的不利影响。骨质流失最好的处理方法是使用枸橼酸盐或碳酸氢盐来纠正酸中毒,同时膳食补充钙、维生素 D,在严重情况下,建议使用双磷酸盐进行纠正。

第三节　小　结

对于尿流改道患者,由于手术不仅对泌尿系统造成了结构上的影响,还影响了胃肠道的结构功能,因此术后会造成患者许多营养问题,包括维生素 B_{12} 缺乏、脂肪酸及胆盐吸收障碍引起的腹泻及营养不良、水电解质紊乱、骨质疏松等。因此术前及术后对于患者进行营养评估是十分重要的,目前主要的营养评估筛查方式是 NRS-2002 及 MUST,其可快速筛选出术后可能发生营养不良的患者而进行术前提早干预。而营养评估的金标准是 PG-SGA,其可以全面评估患者的营养问题,但是上述方式对肌肉功能的评估都不足,因此需对其单独评估。术后患者营养管理的方式主要有肠内营养及肠外营养,目前的研究未发现两者对于营养状况的恢复有显著差异,但是肠外营养会增加患者术后感染的风险,因此对于术后患者一般不常规使用肠外营养。免疫营养疗法是近年来兴起的概念,其通过对饮食中补充谷氨酰胺、精氨酸等物质加强肠道的免疫调节,从而降低患者术后发生感染等并发症的风险,但是其对于营养不良的改善效果不显著。ERAS 是一门着重于标准化和改善围手术期管理的新兴学科,其目的是使患者更快、更有效地恢复。

（陈海戈　张瑞赟）

参考文献

［1］ KONDRUP J, ALLISON S P, ELIA M, et al. ESPEN guidelines for nutrition screening 2002 [J]. Clin Nutr, 2003, 22 (4): 415-421.

［2］ BOLéO-TOMé C, MONTEIRO-GRILLO I, CAMILO M, et al. Validation of the Malnutrition Universal Screening Tool (MUST) in cancer [J]. Br J Nutr, 2012, 108 (2): 343-348.

［3］ WHITE J V, GUENTER P, JENSEN G, et al. Consensus statement: Academy of Nutrition and Dietetics and American Society for Parenteral and Enteral Nutrition: characteristics recommended for the identification and documentation of adult malnutrition (undernutrition)[J]. JPEN J Parenter Enteral Nutr, 2012, 36 (3): 275-283.

［4］ DETSKY A S, BAKER J P, O&#X27, et al. Predicting nutrition-associated complications for patients undergoing gastrointestinal surgery [J]. JPEN J Parenter Enteral Nutr, 1987, 11 (5): 440-446.

［5］ BAUER J, CAPRA S, FERGUSON M. Use of the scored Patient-Generated Subjective Global Assessment (PG-SGA) as a nutrition assessment tool in patients with cancer [J]. Eur J Clin Nutr, 2002, 56 (8): 779-785.

［6］ HEYLAND D K, MACDONALD S, KEEFE L, et al. Total parenteral nutrition in the critically ill patient: a meta-analysis [J]. JAMA, 1998, 280 (23): 2013-2019.

［7］ BRAUNSCHWEIG C L, LEVY P, SHEEAN P M, et al. Enteral compared with parenteral nutrition: a meta-analysis [J]. Am J Clin Nutr, 2001, 74 (4): 534-542.

［8］ PHAM K N, SCHWARTZ L W, GARG T, et al. Immediate total parenteral nutrition after radical cystectomy and urinary diversion [J]. WMJ, 2014, 113 (1): 20-23.

［9］ ZENG S, XUE Y, ZHAO J, et al. Total parenteral nutrition versus early enteral nutrition after cystectomy: a meta-analysis of postoperative outcomes [J]. Int Urol Nephrol, 2019, 51 (1): 1-7.

［10］ ROTH B, BIRKHäUSER F D, ZEHNDER P, et al. Parenteral nutrition does not improve postoperative recovery from radical cystectomy: results of a prospective randomised trial [J]. Eur Urol, 2013, 63 (3): 475-482.

［11］ HAMILTON-REEVES J M, STANLEY A, BECHTEL M D, et al. Perioperative Immunonutrition Modulates Inflammatory Response after Radical Cystectomy: Results of a Pilot Randomized Controlled Clinical Trial [J]. J Urol, 2018, 200 (2): 292-301.

［12］ LEMANU D P, SINGH P P, STOWERS M D, et al. A systematic review to assess cost effectiveness of enhanced recovery after surgery programmes in colorectal surgery [J]. Colorectal Dis, 2014, 16 (5): 338-346.

［13］ BOUCHER M, BRYAN S, DUKES S. Deficiency or dementia？Exploring B12 deficiency after urostomy [J]. Br J Nurs, 2015, 24 (11): 594-597.

第二十七章

尿流改道患者的心理改变及干预

第一节　概　　述

膀胱癌是泌尿系统常见的恶性肿瘤之一，约占人体全部恶性肿瘤的 3.2%，多发于 50~70 岁的中老年男性，且发病率呈持续上升趋势。根治性膀胱切除术 + 盆腔淋巴结清扫术是膀胱癌治疗的金标准，而尿流改道术是根治性膀胱切除术后所需解决的重要问题。部分根治性膀胱切除术后患者需腹壁造口，自身形象发生改变、尿液渗漏、终身佩戴造口袋等问题对患者的身心健康产生诸多影响。如何对该类患者实施有效的干预，让患者接受现状，拥有正确的心态，是摆在医务工作者面前的一道难题。

第二节　患者的心理改变及干预

根治性膀胱切除术后尿流改道方案在很大程度上缓解了患者的病情，延长了患者的生存时间，但也会带来一定的生活质量损害，术后仍然存在较大的弊端。手术的创伤带来不同程度的性功能障碍、尿控能力丧失和排尿方式改变，术后患者的自身形象受到了严重影响，长期需要佩戴腹壁集尿袋限制了患者正常社交活动，使患者生理、心理受到很大影响。再加上患者及家属对相关护理知识的缺乏，使其对术后康复中出现的问题感到茫然无助，难免产生情绪低落、焦虑、抑郁、绝望等心理问题，严重影响了患者的生活质量。

一、患者的心理改变

对于即将行根治性膀胱切除术 + 尿流改道术的膀胱癌患者来说，"膀胱恶性肿瘤"的诊断会让几乎所有患者均感到困惑、无助。参考 Kubler-Ross 提出的理论，患者可能会经历以下五个心理阶段。①否认期：逃避患膀胱癌的事实，企图以自我否认或者他人否定的方式达到心理平衡；②愤怒期：患者的愤怒情绪源于对疾病的恐惧和自我绝望感，感到事事不如意，对世间的一切都有无限的愤怒和不平；③妥协期：患者经历过否认期和愤怒期后，接受了膀胱恶性肿瘤的诊断，此时患者多数能积极配合治疗，而且把希望全部寄托在医护人员身上，期待手术能够彻底治愈膀胱恶性肿瘤；④抑郁期：患者在治疗、康复过程中，尤其是长期佩戴腹壁集尿袋、腹壁造口相关并发症的出现，让患者逐渐意识到现代医疗技术的局限，对之前彻底治愈膀胱恶性肿瘤产生悲哀和绝望的情绪；⑤接受期：患者无可奈何接受残酷的现实，多数患者变得寡言少语，原有的恐惧、焦虑和最大的痛苦已逐渐消失。

有研究发现 50 例行根治性膀胱切除术的患者在术前均存在焦虑、恐惧的心理，其中有 29 例（58%）产生抑郁情绪，21 例（42%）产生恐怖情绪，6 例（12%）出现敌对情绪。患者表现为沉默寡言、抑郁、烦躁、愤怒、孤立无助，对术后状况表示担心，对手术治疗产生怀疑，对预后缺乏信心，不配合医生治疗及护士护理工作。部分患者拒绝接受改道手术，坚持部分切除，因此延误了手术最佳时机，严重影响了治疗效果，也有少数患者对手术治疗想得过于简单，过于乐观，认为做了手术就可以解决问题，对术中或术后可能出现的并发症缺乏思想准备。

行尿流改道术患者的围手术期间，术后留置管道较多，导致患者初始几天一直卧床，无法进行活动，加上排尿习惯改变，会产生焦虑、自卑的心理。在下床活动时，由于躺卧时间过长，导致肌力降低，加上身体上过多的引流管引起行走不便，会让患者产生愤怒的情绪。此外，在恢复期间，患者均缺乏造口护理技能，非常渴望了解腹壁造口后的自我护理知识。由于腹壁造口护理的复杂性，以及腹壁造口相关并发症的出现，也会让患者出现焦虑以及愤世嫉俗的情绪。

二、手术后的心理适应

（一）社会和情绪功能

有 4 项研究使用欧洲癌症研究治疗组织患者生存质量测定量表（EORTC-QLQ-C30）、简明健康状况调查问卷（SF-36）和疾病影响程度量表（sickness impact profile，SIP）问卷来评价尿流改道患者术后社会和情绪功能。除了 Karl 等人发现对照组在住院期间情绪功能评分稳定，而接受加速康复外科方案的患者在出院前情绪功能持续改善，没有研究发现干预组和对照组在干预后有统计学差异。

（二）与健康有关的生活质量

有 5 项研究评价了生活质量，1 项使用 FACT-BL，2 项使用 EORTC-QLQ-C30 的全球健康相关生活质量和功能表，2 项使用 SF-12 或 36。Porserud 等人发现干预组和控制组在生活质量领域没有统计学差异。Jensen 等发现在 4 个月的随访中，物理康复干预组与对照组相比，在角色功能和认知功能方面表现出临床相关的下降，不过差异没有统计学意义。Frees 等人和 Vidal 等人发现干预组和对照组在生活质量得分方面没有统计学差异。

（三）自我护理和自我效能

有 3 项研究评价了自我护理，2 项研究评价了自我效能。Jensen 等发现，与对照组相比，干预组在术前和术后给予体育锻炼干预后，独立进行个人日常生活活动的能力明显提高（3 天与 4 天；$P \leqslant 0.05$）。Jensen 等人发现在入院手术时，治疗组之间的平均自我效能得分没有统计学差异（$P=0.35$）。然而，在术后第 35 天，与标准程序组相比，干预组的造口自我护理总分明显增加了 2.7 分（95%CI 为 0.9~4.5 分），并且在第 120 天（4.3 分，95%CI 为 2.1~6.5 分）和 365 天（5.1 分，95%CI 为 2.3~7.8 分）继续存在差异。Merandy 等人发现，单一的术前教育干预与自我护理的独立性评分没有关系（$P=0.42$），也没有带来自我护理或自我效能评分的显著变化。

（四）其他结果

其他单独探讨的结果指标包括活力、心理健康和焦虑。Porserud 等人发现在 SF-36 测量的活力和心理健康分数方面，干预组和对照组之间没有显著差异。Ali 和 Khalil 发现，与对照组相比，术前接受心理教育准备的患者在术后第三天（$P<0.001$）和出院前（$P<0.001$）的焦虑状态较少。通过定性分析，患者在手术前的恐惧和担忧涉及癌症、残缺、身体形象的扭曲，以及对社会／婚姻关系的影响。

三、心理干预

（一）术前心理干预

术前医护人员加强与患者的沟通，做好尿流改道知识宣教，稳定患者情绪，使其树立战胜疾病的信心，以最佳的身心状态接受手术治疗。在确定手术方案后，医护人员及家属要耐心细致地照顾患者，加强护患沟通，及时做好疾病知识宣教，介绍尿路解剖和生理、目前国内治疗进展和预期效果，说明尿流改道的重要性和必要性，交谈中注意患者情绪、表情的变化，及时捕捉患者心理活动，采取个体化的心理干预措施对患者进行心理疏导，安排患者与已康复的患者交流，请康复患者现身说法，通过患者间相互帮助、情感交流、心理支持等，使患者尽快从生理、心理、社会等各方面接受尿流改道的现实，以最佳身心状态接受手术治疗。同时护理人员及家属应积极配合，与患者多交流，多听患者主诉，关心体贴患者，帮助其度过心理危机时期。一旦确定手术，护理重点不仅是继续稳定患者情绪，还应向患者说明肠道准备、预防术后并发症的重要性，强调术前饮食调理和清洁肠道对防止术后感染、确保手术成功的意义；其次应保证充足睡眠及良好心态，保证营养均衡供给，增强体质；同时介绍新尿路造口的特点功能、对身体的影响、术后造口用品的选择、造口并发症的处理。可采用个体化指导或集体指导，播放尿流改道 VCD，发放造口护理手册等，以便于患者将来自己易于护理，也提高了患者的参与意识，减轻患者恐惧心理，使其保持信心，积极接受治疗。此外，国内几项研究均发现术前心理干预可以提高尿流改道患者心理、生理、社会方面的适应性，提高生活质量。

（二）术后心理干预

术后与患者进行有效的护患交流，通过认真观察和分析造口患者的心理和躯体变化，给予心理指导及造口的护理指导，由于尿液反流可能损害肾功能，应向患者讲述抗反流装置的使用方法（一般认为可保护肾功能）。护理中除加强病情监护、心理护理、预防并发症外，更应重视患者的生活护理，特别是术后早期的造口护理指导，术后当天到拔管前的观察，拔管当天的造口护理。教会患者及家属造口袋的用法和注意点，在使用造口袋之前清洗造口周围的皮肤并保持干燥（因造口随时会有尿液流出），防止造口袋和皮肤粘贴，早期使用造口护理产品，应注意造口周围皮肤过敏；并逐渐教会患者如何观察造口变化，预防并发症的发生；掌握造口的基本护理方法，造口产品的选择及如何观察造口的各种变化，鼓励患者认真观察，参与造口护理的整个过程，消除患者对造口的困惑和无奈。

患者恢复期应做好出院宣教,加强医护患沟通。医护人员应积极为恢复期的尿流改道患者提供各种康复指导和心理咨询,减轻患者顾虑,给予患者良好的心理支持和日常生活护理,鼓励患者适量运动,半年后可恢复正常工作、学习,同时告诉患者着装宽松,为了舒适、美观,可在内裤上开个小口,将引流袋由小口引出固定在该裤子筒内。还应告知患者均衡饮食,劳逸结合,定期复查,术后半年内不要提举重物,保持造口局部皮肤清洁,及时更换造口袋,正确处理好造口带来的各种不良反应。告知患者可以像健康人一样沐浴、游泳、登山、旅游、娱乐,鼓励患者消除自卑心理,恢复正常的社交活动,重建自信,同时养成良好的生活习惯,并提高术后生活质量。护理人员要教会患者正确更换造口袋及处理各种并发症,帮助患者选择适合的造口用品,请有经验的患者现场示范,传授自我护理体会和方法。

目前,对膀胱癌患者如何实施有效的心理干预在国内外尚无统一模式。张红琴依据美国精神病学家 Kubler-Ross 的 5 阶段患者心理理论,提出对患者进行访谈、心理评估,分析患者的精神状态,形成分期个体化心理干预。

在否认期,患者知道"膀胱癌"诊断时,最初反应是不能接受,会怀疑诊断的正确性,这也是人在面临严重应激时的一种心理防御机制。这个时期心理干预的目的是让患者尽快对膀胱癌形成正确的认知,并获得家庭及朋友的关怀,而最终选择合适的治疗方案,不耽误疾病的治疗。

在愤怒期,患者会由于恐惧和绝望而心生怨恨,由于自身形象的改变及相关并发症的折磨而产生愤怒情绪,而影响其对疾病的正确认识和判断,从而影响对治疗方案的选择。心理干预主要是让患者获得阳光心态,早日恢复平静情绪。

在妥协期,患者已经接受了膀胱癌的诊断和治疗事实,会试图用合作的态度和良好的表现来换取对生命的延续。此时的心理护理应当宣教相关病例治疗成功的案例,以建立患者与病魔抗争的信心。介绍患者与先前腹壁造口尿流改道患者的交流,扫除其社交活动障碍的疑虑,使其出院前均能进行腹壁造口的自我护理和腹壁外集尿袋更换,在身体康复的同时,恢复个人尊严和自我价值。治疗、康复过程中出现的身体不适或腹壁造口相关的并发症会让患者产生抑郁情绪,逐渐意识到现代医疗技术局限,产生悲哀和绝望的情绪,强烈的孤独感和万念俱灰的情绪不利于康复。心理干预主要帮助患者端正对疾病及相关并发症的态度,让其感受到尊重和不放弃。

在接受期,患者会默认残酷的现实,原有的恐惧已经消失,会存在一种听天由命的心态。心理干预应当帮助其重塑生命的态度,正确看待癌症和死亡,坦然面对,提高生活质量,重新树立生活的信心。

第三节 小 结

对于行尿流改道术的膀胱癌患者,术前大部分存在焦虑、恐惧的心理,围手术期及手术后会产生焦虑、自卑的心理,甚至愤怒的情绪。患者家庭、周围人群、医护人员需要提供更多的社会关爱,寻求家庭、社会的支持与帮助,消除尿流改道患者的心理障碍,使患者树立信心,恢复正常生活,更好地适应社会。

(陈　明)

参考文献

[1] 孙宏伟, 杨小丽. 医学心理学 [M]. 北京: 科学出版社, 2010.

[2] 孟玲珍. 心理干预在永久性尿流改道术患者中的应用 [J]. 当代护士, 2010,(2): 104-106.

[3] JENSEN B T, JENSEN J B, LAUSTSEN S, et al. Multidisciplinary rehabilitation can impact on health-related quality of life outcome in radical cystectomy: secondary reported outcome of a randomized controlled trial [J]. J Multidiscip Healthc, 2014, 7: 301-311.

[4] KARL A, BUCHNER A, BECKER A, et al. A new concept for early recovery after surgery for patients undergoing radical cystectomy for bladder cancer: results of a prospective randomized study [J]. J Urol, 2014, 191 (2): 335-340.

[5] PORSERUD A, SHERIF A, TOLLBäCK A. The effects of a physical exercise programme after radical cystectomy for urinary bladder cancer. A pilot randomized controlled trial [J]. Clin Rehabil, 2014, 28 (5): 451-459.

[6] MåNSSON A, COLLEEN S, HERMERéN G, et al. Which patients will benefit from psychosocial intervention after cystectomy for bladder cancer？[J]. Br J Urol, 1997, 80 (1): 50-57.

[7] FREES S K, ANING J, BLACK P, et al. A prospective randomized pilot study evaluating an ERAS protocol versus a standard protocol for patients treated with radical cystectomy and urinary diversion for bladder cancer [J]. World J Urol, 2018, 36 (2): 215-220.

[8] VIDAL F A, ARNOLD N, VARTOLOMEI M, et al. Does postoperative parenteral nutrition after radical cystectomy impact oncological and functional outcomes in bladder cancer patients？[J]. Eur Urol Supple, 2016, 15 (3): e515.

[9] JENSEN B T, KIESBYE B, SOENDERGAARD I, et al. Efficacy of preoperative uro-stoma education on self-efficacy after Radical Cystectomy; secondary outcome of a prospective randomized controlled trial [J]. Eur J Oncol Nurs, 2017, 28: 41-46.

[10] MERANDY K, MORGAN M A, LEE R, et al. Improving Self-Efficacy and Self-Care in Adult Patients With a Urinary Diversion: A Pilot Study [J]. Oncol Nurs Forum, 2017, 44 (3): E90-E100.

[11] JENSEN B T, PETERSEN A K, JENSEN J B, et al. Efficacy of a multiprofessional rehabilitation programme in radical cystectomy pathways: a prospective randomized controlled trial [J]. Scand J Urol, 2015, 49 (2): 133-141.

[12] ALI N S, KHALIL H Z. Effect of psychoeducational intervention on anxiety among Egyptian bladder cancer patients [J]. Cancer Nurs, 1989, 12 (4): 236-242.

[13] 张红琴. 个体化心理干预对腹壁造口尿流改道患者生活质量的影响 [J]. 蚌埠医学院学报, 2015, 40 (1): 124-126.

[14] 吴金燕, 付玉秀, 唐梅. 认知行为干预对膀胱癌行尿流改道腹壁造口病人生存质量及心理的影响 [J]. 全科护理, 2016, 14 (11): 1081-1083.

[15] 韩燕娜, 陈峰, 符聪. 多维度干预模式对全膀胱切除尿流改道患者心理、自我护理能力及生活质量的影响 [J]. 广东医学, 2020, 41 (5): 525-530.

第二十八章

尿流改道术围手术期护理及造口管理

第一节 概 述

尿流改道术的围手术期护理是整个尿流改道术的重要组成部分。尿流改道术是十分复杂的手术,不仅包含泌尿系统器官,同时因为涉及肠道操作,也会对消化道的功能恢复造成较大影响。尿流改道术围手术期并发症发生率高,根据文献统计,根治性膀胱切除的手术并发症超过半数与尿流改道相关,早期和远期并发症均较常见。不同类型的尿流改道方式并发症各有特点,围手术期管理过程中需要重点关注各种护理细节,并针对不同的改道方式进行有针对性的管理。

回肠通道术并发症发生率较高,除手术本身因素外,患者因素也占很大部分。同时,患者是否接受了规范、准确的造口护理教育,也会影响造口并发症的发生。

尿流改道术的围手术期护理需要临床医生、临床护士、专业造口师、患者家属以及患者本人的密切配合。术前的充分有效沟通、必要的健康教育、术后指导对减少术后并发症、提高患者满意度有很大帮助,这些都是围手术期管理的重要内容。

本节将重点讨论尿流改道术的围手术期护理和造口管理。

第二节 针对围手术期造口的管理

一、一般护理

(一)入院护理评估

1. 健康史

(1)一般情况:包括年龄、性别、腹围、BMI、吸烟史、职业、饮食情况等。

(2)既往史:了解患者的完整病史,尤其是膀胱手术史及其他既往手术史,有无内科合并症,是否有糖尿病、高血压等疾病。

(3)家族史:了解家庭中有无泌尿系统肿瘤及其他肿瘤疾病史。

2. 身体评估

(1)症状与体征：评估有无血尿、膀胱刺激症状和排尿困难；评估有无消瘦、贫血等营养不良的表现；重要脏器功能状况；有无转移的表现及恶病质。

(2)辅助检查：了解有无尿液检查、肾功能、超声检查、CT/MRI、膀胱镜检查及其他有关手术耐受性检查(如超声心动图、肺功能检查等)的异常表现。

3. 心理 - 社会状况 评估患者及照顾者对疾病的认知程度及家庭承受能力，社会支持系统、社会适应性是否健全、完善等。了解这些信息，有助于与患者一同选择最合适的尿流改道方式。

4. 学习及教育经历评估 评估患者及家属 / 照顾者的学习和教育经历，充分了解患者及家属能否理解并有效配合尿流改道术后的家庭自我护理，能否有效配合术后的定期随访。

(二) 术前宣教

术前宣教可使患者了解手术方案和术后康复过程，减轻患者对手术的恐惧及焦虑。对于不同尿流改道方式的患者，应分别给予针对性的宣教与指导。

膀胱切除之后，如何选择合适的尿流改道方式，一直是患者尤为关注的问题，也是患者产生焦虑情绪的重要来源。不可控尿流改道术，比如临床上常用的回肠通道术和输尿管皮肤造口术，需要患者终身佩戴造口袋，一方面造成生活的不便，另一方面也在一定程度上影响患者的正常社交，甚至对患者的心理状况造成影响。和不可控尿流改道术相比，原位新膀胱术具有一些明显的优势。

首先，患者通过一段时间的锻炼，可以获得与正常人相近的排尿与控尿能力，在最大限度上恢复了术前的生理状态；其次，原位新膀胱术不需要长期佩戴造口袋，在外观上与正常人没有明显区别，既保证了体型的美观，对患者的心理影响也较小，有利于患者更好地恢复社会活动。第三，和输尿管皮肤造口术等需要长期佩戴支架管的术式相比，术后对肾功能的保护更为可靠。但同时，原位新膀胱手术可能面临更多的术后并发症、更严格的术后随访，以及如果出现排尿困难，有可能需要进行自家清洁导尿。这些重要信息，在术前沟通、宣教的过程中，都需要毫无保留地告知患者及其家人，并留给患者充分的考虑时间，最终与患者一起选择最为合适的尿流改道方式。

对选择原位新膀胱术的患者，需要患者进行新膀胱训练，包括腹压排尿、憋尿以增加新膀胱容量和盆底肌康复训练以加强控尿。对回肠通道术或输尿管造口术的患者，指导如何进行造口护理。对于术后并发症的宣教可以增加患者术后的配合程度，营养以及护理的配合均有助于患者的加速康复。

二、术前护理

(一) 一般术前准备

1. 备皮 有研究结果显示，备皮并不能减少伤口并发症的发生。因此，如果不影响手术操作，可不用常规备皮。女患者根据需要术前可行阴道冲洗。

2. 术日晨更换清洁衣裤，脱去手表、手镯、项链、戒指、眼镜 / 隐形眼镜、耳环、义齿；贴身穿好病号服，穿腿长型弹力袜预防下肢静脉血栓；等待时间长时遵医嘱静脉补液；手术前排尿。

(二) 肠道准备

传统的泌尿外科观点,根治性膀胱切除术前需要常规进行机械性肠道准备。但随着近年来尿流改道术加速康复外科理念的不断推广,已经不推荐对所有患者常规进行机械性肠道准备。传统机械性肠道准备不仅会导致水电解质的丢失及紊乱,还会增加术后并发症。而采用加速康复外科方案可促进肠道功能恢复,降低术后胃肠并发症。

传统肠道准备要求术前口服不经肠道或者较少被肠道吸收的抗生素 3 天,如甲硝唑、庆大霉素、新霉素、红霉素等,近年的研究结果显示,这可能导致菌群失调和维生素 K 缺乏,破坏肠道自身免疫功能,因此不建议常规使用。

目前推荐的术前肠道准备方案如下:

1. 术前 1 日早晨正常饮食,中午及下午口服无渣营养液,术前 1 日晚 22:00 后禁食水;

2. 术前 1 日下午开始口服 2 袋复方聚乙二醇电解质散肠道准备;

3. 不用常规进行清洁灌肠,不用常规使用肠道抗生素;

4. 对于严重便秘的患者,建议术前给予机械性肠道准备;

5. 不需要常规留置鼻胃管。

三、回肠通道术 / 输尿管皮肤造口术前准备

(一) 造口定位

行根治性膀胱切除术 + 回肠通道或输尿管皮肤造口术前,由造口治疗师或经过培训的护士予以造口定位,便于患者日后自行护理。由专业造口师参与造口部位选择,可降低术后造口并发症的发生,增加患者满意度。

1. 造口定位原则

(1)患者能够看清楚造口,便于自己护理造口;

(2)造口周围皮肤平整,便于造口用品使用;

(3)造口位于腹直肌处,预防并发症的发生;

(4)不影响患者穿衣习惯。

2. 影响造口定位的因素

(1)体位因素:观察患者有无肢体挛缩、评估移动能力(轮椅、卧床、拐杖等);

(2)躯体因素:观察患者腹部形态,包括皮肤皱褶、瘢痕、伤口缝合线、有无乳房下垂等问题;

(3)患者因素:考虑年龄、职业状态、既往有无放射史等;

(4)其他:医生造口手术的习惯、患者本人选择、造口类型等;

(5)多个造口时:有 1 个以上造口时,定位需考虑造口位置。

3. 造口定位方法

(1)髂前上棘与肚脐连线中内 1/3,位于腹直肌上;

(2)三角定位法:肚脐、髂前上棘、耻骨联合三点连线,形成等腰三角形,三点到对侧线中点连线,交叉点即为造口定位处。

(二) 造口心理护理

术前宣教与沟通让患者及家属 / 照顾者充分认识可供选择的尿流改道方式,包括不同

术式的风险与收益,以及功能和生活质量的改变。同时,应切实了解患者的诉求和对治疗的期望。不同的尿流改道方式各有利弊,分别有不同的适用人群。此外,患者及家属/照顾者术前应了解造口相关的基础知识,如泌尿系解剖、生理结构、造口手术操作过程,造口术后患者生活方式的调整,造口袋系统的介绍包括造口底盘、造口袋、造口附件产品等。

四、一般术后护理

1. 病情观察　密切观察生命体征、意识与尿量的变化。生命体征平稳后,患者应循序渐进地改变体位和早期下地活动,以利于腹腔引流及尿液引流。

2. 早期活动　术后第一天应下地活动。责任护士早上进行晨间护理时,帮助患者固定好引流管,并搀扶患者下地活动。下地活动的基本原则为:先在床上坐起,没有头晕等症状时,协助患者转换体位为床旁坐位,端坐一段时间后询问患者是否有不适症状,若无不适,再扶患者在病房活动,逐渐过渡至正常活动量。早期下床可促进呼吸系统、胃肠系统、肌肉和骨骼等多器官系统功能恢复,并可预防肺部感染、胰岛素抵抗、压疮和下肢深静脉血栓形成等。推荐患者术后恢复清醒即可采用半卧体位或适量床上活动。设立每日活动目标,逐日增加活动量。

3. 饮食护理　适当加强营养、多食用富含纤维的食物,必要时遵医嘱服用缓泻剂,以软化粪便。每日液体摄入量 2 000~3 000ml,增加排尿量,预防泌尿系感染,同时及时排出新膀胱肠黏液。回肠通道术患者应充分咀嚼食物,康复期应少量多餐、以清淡易消化食物为主,以降低肠梗阻的风险。肾功能正常的患者应保证充足的饮水量。

4. 引流管护理　准确标示,妥善固定,保持通畅,观察并记录引流液的颜色、性状和量,发现异常及时报告医生,并协助处理。

(1)输尿管支架管护理:输尿管支架管放置的目的是支撑输尿管、引流尿液、促进吻合口愈合、防止吻合口狭窄。

1)输尿管支架管留置期间,应注意观察支架管是否堵塞、是否脱出;

2)支架管留置期间,肾功能正常的患者应保证充足的尿量,以免堵塞支架管;

3)回肠通道术患者输尿管支架管留置时间不宜超过 3 个月,通常于术后 2~8 周即可拔除,以免支架管堵塞;

4)输尿管皮肤造口术患者应根据支架管的材质定期更换,或堵塞、脱出时及时更换;输尿管支架管常用型号有 6F、7F、8F 等尺寸。对于输尿管支架管反复堵塞的患者,可尝试使用 8F 输尿管支架管,同时及时控制泌尿系感染,减少尿路絮状物,可减少支架管堵塞的频率(图 3-28-2-1)。

5)更换支架管后注意事项:更换支架管后可能出现血尿,属于正常情况,多饮水即可。若出现发热,需警

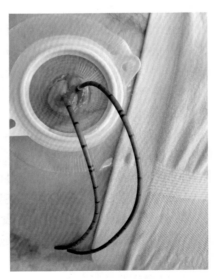

图 3-28-2-1　输尿管皮肤造口及支架管示意

惕发生上尿路感染的可能,通常需加用抗感染治疗。

(2)导尿管护理:目的是引流尿液、新膀胱冲洗及训练新膀胱容量。护理时应经常挤压,避免血块及肠黏液堵塞。可于术后 3~5 周拔除,对于可疑吻合口漏的患者,可适量延长留置尿管时间,待其自然愈合。对于不确定者,拔除尿管前可行膀胱造影检查。

(3)新膀胱造瘘管护理:目的是引流尿液及行新膀胱冲洗。通常先拔除尿管,观察患者自主排尿情况,并可通过新膀胱造瘘管观察排尿后残余尿情况。尿管拔除之后 1 周,如无发热、腹痛等特殊异常,可以拔除新膀胱造瘘管。

(4)盆腔引流管护理:目的是引流盆腔的积血积液,同时观察是否有活动性出血及漏尿的重要途径,根据引流量拔除。

五、回肠新膀胱的术后护理

回肠新膀胱是使用小肠进行新膀胱的重建,正常情况下,小肠每天会分泌大量的肠黏液,黏液过多会引起引流管的堵塞,导致尿液无法排出,甚至造成新膀胱破裂、漏尿,影响术后康复。为保证新膀胱和尿道内无黏液积聚,一般在术后第 3 天开始进行冲洗,每日 2~4 次(每 6~12h),黏液较多者可适当增加冲洗次数。

新膀胱冲洗方法:患者取平卧位,用生理盐水作为冲洗液,温度控制在 36℃左右,每次用 50ml 的注射器抽取 40~60ml 的生理盐水,通过三腔尿管的主通道或膀胱造瘘管向新膀胱内缓慢注射生理盐水,然后用注射器缓慢抽出,有助于去除黏液栓。冲洗时,膀胱内积存黏液可通过另一通道自然流出,也可使用注射器从尿管内抽出液体,注意观察黏液,重复数次,直到无黏液。

六、回肠通道术后造口护理

回肠通道术和输尿管皮肤造口术患者术后留置腹壁造口,患者需终身佩戴造口袋(图3-28-2-2)。

(一)造口及周围皮肤的评估和护理

造口评估包括:高度,理想的高度不低于 2cm;大小和形状,有光泽的圆形或椭圆形,术后 4~6 周会缩小;腹部开口位置;造口开口方向(图 3-28-2-3)。

排泄物性状:持续排放淡黄色尿液并伴有少量黏液。

(二)造口用品更换及排空

根据造口类型以及造口底盘性质更换,两件式造口袋不超过 7 天。通常情况下,尿路造口底盘 3~5 天更换 1 次;排空时机为尿液占造口袋的 1/3~1/2。尿路造口患者夜间必须接引流袋,否则夜间尿液长时间浸泡,会增加局部皮肤并发症的发生。

(三)常见造口及周围并发症的管理

患者及照顾者需识别常见并发症的危险因素及处理措施,以及何时寻求帮助和 / 或到医院就诊,如潮湿相关性皮肤损伤、造口旁疝、造口回缩等。

(四)造口旁疝的预防和管理

造口旁疝是指腹腔内容物通过腹壁筋膜开口进入皮下组织,导致缺损向外异常突起。①危险因素,包括腹壁肌肉薄弱(体重指数过高、女性)、腹压增加(慢性咳嗽、便秘等疾病)、手

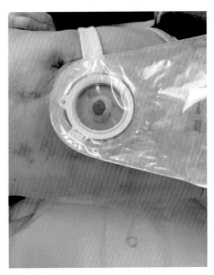
图 3-28-2-2 造口袋示意

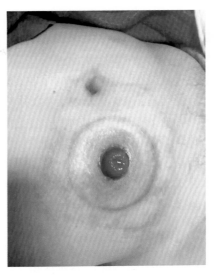
图 3-28-2-3 回肠乳头示意

术因素(如未在腹直肌上造口)、术后早期提取重物等。②预防:建议患者使用轻便的支撑型内衣或腹带预防造口旁疝;术前造口定位;建议患者术前戒烟和减肥,将体质指数控制在正常范围内,腹围在 100cm 以内,并在术后有计划地进行腹部核心肌群的锻炼。③管理:当出现造口旁疝时,应咨询医生手术治疗意见,早期(即术后 2 年)进行疝修补术有助于降低手术并发症;建议更换为一件式造口袋以明确底盘的密封性,防止周围皮肤的损伤;当患者出现造口黏膜颜色改变、持续腹痛、停止排气排便,或腹胀、恶心、呕吐时提示出现肠梗阻,应及时就诊。

七、尿流改道术相关并发症的护理

尿流改道术常见的并发症有尿漏、尿失禁、代谢异常等。

1. 尿漏 包括新膀胱与尿道吻合口漏、新膀胱与输尿管吻合口漏、输尿管和回肠处吻合口漏、新膀胱自身裂开等。①原因:吻合口漏多由于缝合欠佳,吻合口血供不良、腹内压增高引起;新膀胱裂开多由于分泌黏液过多堵塞尿管或造瘘管,导致引流不畅,内部压力升高引起。②表现:盆腔引流管引流出尿液、切口部位渗出尿液,导尿管引流量减少,患者出现体温升高、腹痛、白细胞计数升高等感染征象。③护理:预防:指导患者养成定时排尿、及时排尿习惯,避免长时间憋尿,以预防新膀胱自发破裂。处理:嘱患者取半坐卧位,保持各引流管通畅,盆腔引流管可作低负压吸引,同时遵医嘱使用抗生素。采用上述措施后尿漏通常可愈合,仍不能控制者,应协助医师做好术前准备进行手术处理。

2. 尿失禁 是新膀胱术后并发症之一,夜间症状较重。①原因:可能与神经反馈和括约肌、逼尿肌反射消失及夜间括约肌张力降低有关;新膀胱容量较小,随着新膀胱容量增加,夜间漏尿情况会慢慢缓解。②护理:指导患者通过排尿日记、尿垫试验监测尿失禁程度;睡前完全排空膀胱,夜间使用闹铃唤醒 2~3 次以帮助减少夜间尿失禁的发生,坚持盆底肌训练以辅助控尿。

3. 代谢异常 ①原因:原位新膀胱术后代谢异常与肠道黏膜对尿液成分的吸收和使用

肠道替代后,肠道功能变化有关。②临床表现:水、电解质、酸碱平衡失调:术后肠道黏膜将尿液中铵根离子(NH_4^+)、氢离子(H^+)、氯离子(Cl^-)吸收入血,同时分泌碳酸氢钠($NaHCO_3$)进入尿液,导致高氯性代谢性酸中毒、低钠高钾血症。营养失调:切除部分末端回肠可导致胆汁酸吸收减少,影响脂肪的吸收,进而导致脂溶性维生素(A、D、E、K)缺乏;维生素 B_{12} 缺乏。膀胱结石:碱性尿液、持续合并感染可促进新膀胱结石形成。③护理:定期行血气分析监测患者血 pH 及电解质水平;注意患者有无疲劳、耐力下降等相应表现,遵医嘱补充维生素;术后规律排空膀胱、规律冲洗,以减少结石发生率;遵医嘱纠正水电解质、酸碱平衡失调。新膀胱引起的失盐综合征,如果程度较重时会引起低血压、脱水和体重下降,因此需保证术后每天 2 000~3 000ml 液体入量(包括饮水、汤等流质饮食),同时还应适当地增加饮食中的盐摄入。建议监测体重。

八、患者健康教育

1. 自我护理 进食清淡食物,少量多餐,适当多饮水。教会患者自我护理的方法:①不可控尿流改道术患者术后早期更换造口袋要选择在清晨、未进食进饮前更换,在更换时准备具有吸收功能的用品吸收尿液;夜间睡觉时应接引流袋,避免尿液过多侵蚀底盘,缩短底盘使用时间,增加尿液相关性皮肤损伤的风险。外出时应备 1 套裁剪合适或可塑的造口用品,当出现渗漏时,能及时更换。②可控尿流改道术后有部分患者如果不能排空新膀胱尿液,需要学习间歇性清洁导尿。导尿时应注意清洁双手,每间隔 3~4h 导尿 1 次。对于包皮较长的男性患者,需提前将包皮翻起,清洁干净包皮及龟头后再导尿;女性患者需清洁外阴后,再自家导尿。

2. 原位新膀胱训练 应教会患者掌握有效排空新膀胱的技巧,通过锻炼逐渐扩大新膀胱容量,增强排尿可控性。①储尿功能:夹闭导尿管,定时排尿,起初每 30min 排尿 1 次,逐渐延长至 1~2h。排尿前收缩会阴,轻压下腹,逐渐形成新膀胱充盈感。②控尿功能:通过盆底肌训练增强控尿功能。首先应正确识别盆底肌,可采用中断排尿法或直肠指诊法。需强调的是这两种方法是用来识别盆底肌的方法,并非训练方法。其次,盆底肌训练包括耐力训练和强度训练,耐力训练:收缩盆底肌并维持(5~10s),然后彻底放松肌肉同样的时间,锻炼慢反应肌纤维。强度训练:快速、有力地收缩盆底肌(2s)并快速放松肌肉,锻炼快反应肌纤维。最终,应掌握盆底肌训练的原则,包括训练方法要正确;坚持进行训练至少 12 周;合理掌握训练节奏,不要过度锻炼;盆底肌肌力恢复到一定程度(4 级以上)时,可增加不同程度的腹压情况下腹部肌肉和盆底肌协调收缩运动;盆底肌训练可采用站立、坐位和平卧位等姿势。③排尿功能:选择特定的时间排尿,如餐前 30min,晨起或睡前;定时排尿,一般白天每 2~3h 排尿 1 次,夜间 2 次,减少尿失禁。④排尿姿势:患者自行排尿早期可采用蹲位或者坐位排尿,如排尿通畅,可尝试站位排尿。注意排尿时,先放松盆底肌,然后稍微增加腹压。需注意不能单纯地依靠腹压排尿。

3. 潮湿相关性皮肤损伤的预防和处理 是由于长期暴露在尿液或湿性环境中,导致造口周围皮肤的炎症和侵蚀,表现为发红、表皮破损,常伴有灼烧痛,也有瘙痒的感觉。①原因:排泄物的持续刺激,底盘中心孔径剪裁或塑形过大、造口底盘使用时间过长;不合适的清洗剂,如肥皂、消毒剂等;底盘黏胶不适用,且每次更换时未彻底清除溶胶。②预防措施:

避免刺激物存在,底盘剪裁或塑形合适,必要时使用附件产品(造口护肤粉、皮肤保护膜),以避免渗漏的发生;根据底盘使用情况进行更换;清水彻底清洗造口周围皮肤;输尿管皮肤造口术患者堵管时发生潮湿相关性皮肤损伤,应先更换支架管再处理皮肤受损。

第三节　小　结

尿流改道术的围手术期护理是影响患者能否迅速康复的重要因素,在尿流改道的全程管理中占有很大的比重,需要临床医生、临床护士、专业造口师、患者家属以及患者本人的全程参与和密切配合。关注护理细节的处理,最大限度减少术后并发症,能够提高患者术后生活质量。

(郝　瀚　司龙妹)

参考文献

[1] SHABSIGH A, KORETS R, VORA K C, et al. Defining early morbidity of radical cystectomy for patients with bladder cancer using a standardized reporting methodology [J]. Eur Urol, 2009, 55 (1): 164-176.

[2] JUNG K H, KIM S M, CHOI M G, et al. Preoperative smoking cessation can reduce postoperative complications in gastric cancer surgery [J]. Gastric Cancer, 2015, 18 (4): 683-690.

[3] KAKA A S, ZHAO S, OZER E, et al. Comparison of Clinical Outcomes Following Head and Neck Surgery Among Patients Who Contract to Abstain From Alcohol vs Patients Who Abuse Alcohol [J]. JAMA Otolaryngol Head Neck Surg, 2017, 143 (12): 1181-1186.

[4] 中华医学会泌尿外科学分会膀胱癌联盟加速康复外科专家协作组. 根治性膀胱切除及尿流改道术加速康复外科专家共识 [J]. 中华泌尿外科杂志, 2018, 39 (7): 481-484.

[5] LIN T, LI K, LIU H, et al. Enhanced recovery after surgery for radical cystectomy with ileal urinary diversion: a multi-institutional, randomized, controlled trial from the Chinese bladder cancer consortium [J]. World J Urol, 2018, 36 (1): 41-50.

[6] CHABAL L O, PRENTICE J L, AYELLO E A. Practice Implications from the WCET® International Ostomy Guideline 2020 [J]. Adv Skin Wound Care, 2021, 34 (6): 293-300.

[7] 司龙妹, 刘飞, 张佩英, 等. 造口患者围手术期健康教育的最佳证据总结 [J]. 中华护理杂志, 2021, 56 (3): 452-457.

[8] ŚMIETAńSKI M, SZCZEPKOWSKI M, ALEXANDRE J A, et al. European Hernia Society classification of parastomal hernias [J]. Hernia, 2014, 18 (1): 1-6.

[9] NARANG S K, ALAM N N, CAMPAIN N J, et al. Parastomal hernia following cystectomy and ileal conduit urinary diversion: a systematic review [J]. Hernia, 2017, 21 (2): 163-175.

[10] ANTONIOU S A, AGRESTA F, GARCIA ALAMINO J M, et al. European Hernia Society guidelines on prevention and treatment of parastomal hernias [J]. Hernia, 2018, 22 (1): 183-198.

第二十九章

尿流改道术后继发性肿瘤

第一节　概　　述

目前几乎所有尿流改道术后都有发生继发性肿瘤(secondary tumor)的个案报道,包括回肠通道术、使用回肠和/或结肠的可控尿流改道术。目前比较公认的是输尿管乙状结肠吻合术后,输尿管肠道吻合口处的腺癌或腺瘤是该手术的远期并发症之一。自 1929 年 Hammer 首次报道输尿管乙状结肠吻合术(ureterosigmoidostomy)10 年后的腺癌病例以来,已有超过 200 例输尿管乙状结肠吻合术后的恶性肿瘤的报道,大多数肿瘤发生在吻合口处。据估计,该术式后 25~30 岁年龄组患结肠癌风险比普通人群增加了 477 倍,55~60 岁年龄组增加了 8 倍。在行回肠通道术、结肠通道术、膀胱扩大术、直肠膀胱术、原位回肠新膀胱术、原位回结肠新膀胱术和回肠代输尿管术等患者中也有发生继发性肿瘤的病例报道。在回肠通道术中报道的有间变性癌和腺瘤性息肉;结肠通道中更易发展为腺瘤;用回肠和/或结肠行膀胱扩大术的患者中出现有腺癌、未分化癌、肉瘤和移行细胞癌。继发性肿瘤的发生一般来说会有 10~20 年的延迟。

第二节　尿流改道术后的继发性肿瘤特点

一、不同类型尿流改道术后继发性肿瘤风险、发生部位、病理及发病机制

不同尿流改道术方式对于继发性肿瘤的发生率有一定的影响。目前最大宗的临床回顾性报道是由德国的 Kälble 等完成的。该研究回顾了 1970~2007 年在德国 44 个泌尿外科中心接受尿流改道术的 17 758 例患者的良性和恶性肿瘤发生情况,其中只有 32 例患者出现继发性肿瘤。不同改道手术的继发性肿瘤情况如下:输尿管乙状结肠吻合术(2.58%)、膀胱扩大成形术(1.58%)和原位回结肠新膀胱术(1.29%)的恶性肿瘤风险最高;原位回结肠新膀胱术(1.29%)比回肠新膀胱术(0.05%)的发病率显著增高。回盲肠储尿囊和回肠新膀胱之间继发性肿瘤差异无显著性,继发性肿瘤风险最低的是回肠通道术(0.02%)。Ali-el-Dein 等报道了 665 例回肠尿流改道患者继发性肿瘤情况,平均随访 17 年,350 例回肠通道术后

0.3%,260 例回肠代输尿管术后 0.8%,55 例回肠膀胱扩大成形术后 5.5% 的患者发生了肿瘤,其他相关研究均是在文献报道的基础上进行分析。Kälble 等回顾了截至 2003 年 4 月以前的世界文献,选择的是孤立的肠段尿流改道术后(不接触粪便),81 例继发性肿瘤的个案报道。肿瘤发生在 18 例尿液输出道、45 例膀胱扩大成形术、5 例直肠膀胱术、3 例新膀胱、6 例结肠储尿囊和 4 例回肠代输尿管术后。Sterpetti 等对不接触粪便的结肠尿流改道术后继发性腺癌的相关报道进行了系统综述和荟萃分析,该研究确定了 1970 年 6 月 ~2019 年 6 月发表的 3 350 篇论著。在充分评估的 165 篇论著中,只有 44 篇清楚地报道了未与粪便接触的结肠尿流改道患者,这些患者被诊断为腺癌,对文献的系统评价确定了 47 例在结肠尿流改道中未接触粪便的继发性腺癌患者。North AC 等对于文献报道的不同尿流改道方式继发性肿瘤情况进行综述分析,对于膀胱扩大术、尿液输出道、可控储尿囊以及回肠代输尿管等不同手术方式中出现的肿瘤进行了发病例数和肿瘤类型报道,但是无法确定相关疾病的发病率。

尿流改道术后继发性肿瘤的病理情况相关报道也不尽相同。Kälble 等报道了不同形式的尿流改道术后发生的继发性肿瘤的组织学结果,其中良性肿瘤 7 例、腺癌 21 例、鳞癌 1 例、尿路上皮癌 1 例、其他肿瘤 2 例。而 Ali-el-Dein 等报道的回肠尿流改道术后肿瘤病理类型为腺癌 3 例,移行细胞癌 2 例,鳞癌 1 例。Sterpetti 等报道的 47 例结肠尿流改道术后继发性肿瘤均为腺癌。在组织病理学检查中其他类型的病理结果如腺瘤性息肉、肉瘤、小细胞癌等也均有个案报道。总的来说,从继发性肿瘤的病理类型上看,在回肠通道术后有间变性癌和腺瘤性息肉;结肠通道术后更易发展为腺癌;用回肠和结肠行膀胱扩大术的患者中出现有腺癌、未分化癌、肉瘤和移行细胞癌。

继发性肿瘤在尿流改道术后肠管中的发生位置也不同。Kälble 等研究发现在输尿管乙状结肠吻合术后发生的 16 例肿瘤中,15 例(94%)发生在输尿管结肠吻合处,1 例(6%)腺癌发生在输尿管结肠吻合处远端 2cm 处;在具有孤立肠段的尿流改道术后发生的 16 例继发性肿瘤中,只有 8 例(50%)发生在输尿管肠管吻合口处:其中回肠新膀胱 2 例,结肠新膀胱 1 例、回肠膀胱扩大成形术 2 例、回肠通道术 2 例和结肠通道术 1 例;1 例肿瘤(6%)在膀胱和回肠吻合边界处(回肠膀胱扩大成形术)发生;7 例(44%)肿瘤发生在尿流改道的肠道部分(回盲部新膀胱 3 例,可控回盲储尿囊 3 例,在回肠膀胱扩大成形术 1 例)。Kälble 等在孤立肠段尿流改道的继发性肿瘤患者回顾分析中发现,58% 的继发性肿瘤位于吻合口边缘或附近,而其他肿瘤发生在尿液输出远离吻合口的其他部位。Sterpetti 等发现 39 例在结肠尿流改道术后的继发性肿瘤中,12 例发生在结肠壁与输尿管或膀胱的吻合口附近(12%),22 例发生在远离吻合口的结肠中。在这项研究中,腺癌更常出现在结肠中部,远离输尿管吻合口,并且进一步分析发现在可控结肠储尿囊的患者中,继发性腺癌通常位于远离输尿管或膀胱缝合线的位置,并且与明显的临床感染迹象相关。在结肠膀胱扩大成形术和结肠膀胱术的患者中,继发性腺癌更常发生在输尿管和膀胱的缝合线附近。

肠道尿流改道术后患者发生肿瘤的机制尚不清楚。最初由于大多数尿流改道术后的继发性肿瘤是腺癌,因此推测肿瘤起源于肠道上皮细胞。但是,实际上尿流改道术后继发性肿瘤的起源是尿路上皮还是肠道上皮目前还不得而知,似乎更可能是起源于这两种组织细胞。在动物实验中已经证实,腺癌是起源于暴露在粪便中的尿路上皮细胞,进一步的研究显示在输尿管乙状结肠吻合术的患者中输尿管有非常明显的异型增生,并且在动物实验中如果将尿路上皮从肠道中去除,那么腺癌就不会发生。然而,如果尿路上皮与肠黏膜接触,即使改道功能弃用且该区域没有被尿液浸泡,腺癌仍可能发生。有报道 1 例患者进行了输尿管乙状结肠吻合术后 9 个月,因为双侧输尿管积水改行回肠通道术,但是远端包埋的输尿管仍保留在乙状结肠原位,并且无尿液通过。22 年后患者在输尿管肠道吻合处发生了癌症。这表明当输尿管肠吻合失功时应将其切除,而不仅仅是结扎并留在原位。因而推测尿路上皮与结肠上皮连接并且两者都被粪便接触时,癌症的发病率最高。

亚硝胺是已知的肿瘤诱变剂,输尿管乙状结肠吻合术患者的直肠中有过量的亚硝胺。然而,其他研究表明,在大鼠模型中没有检测到亚硝胺的过量形成,并且在使用亚硝胺抑制剂后并不能降低肿瘤形成的风险。除此之外,亚硝胺理论也不能解释将肠道游离后采用无尿粪合流手术的患者肿瘤的发生率。至少在目前看来,还没有令人信服的证据支持亚硝胺在尿流改道术后的肿瘤发生中起主要作用。另外一些研究发现输尿管乙状结肠吻合术患者的结肠黏蛋白分泌异常,但其意义尚不清楚。现已证实与继发性肿瘤相关的特定酶的诱导作用,鸟氨酸脱羧酶是一种已被发现在恶性结肠黏膜中升高的酶,在接受输尿管乙状结肠吻合术的实验动物中也有升高。除此之外,研究发现输尿管结肠吻合水平处生长因子和炎症细胞因子的浓度增加,支持了输尿管乙状结肠吻合术导致癌症形成的最终因素可能是严重的局部炎症反应的假设。据报道,高达 50% 的结肠膀胱扩大成形术后发生了炎症改变,同样,行回肠通道术的患者随着随访时间的增加而发现有慢性炎症的组织学证据。另外一些研究发现在输尿管乙状结肠吻合术后,吻合部位环氧酶 -2 水平增加,选择性环氧合酶 -2 抑制剂降低了动物模型中结肠肿瘤的重量和数量。一些动物研究发现吻合口发生组织增生的病理变化,Gitlin 等在狗的增生模型中没有发现炎症变化,相反,他们在吻合口部位发现了尿路上皮的增生。在某些情况下,这种增生的尿路上皮覆盖了整个腺上皮。另一项对大鼠的研究发现吻合口的肠上皮化生和增生。但是目前尚不清楚肠上皮化生是否更易发生腺癌。

二、尿流改道术后继发性肿瘤的可能危险因素

尿流改道术后恶性肿瘤的危险因素尚不清楚。缺少前瞻性随机研究的证实,只能通过病例的回顾分析初步窥探一些可能潜在的危险因素。

不同尿流改道术方式对于继发性肿瘤的发生率有一定的影响。Kälble 等回顾了德国尿流改道术后 32 例出现继发性肿瘤的患者。分析不同改道手术的继发性肿瘤情况发现,输尿管乙状结肠吻合术(2.58%)、膀胱扩大成形术(1.58%)和原位回结肠新膀胱(1.29%)发生恶性肿瘤的风险最高。原位回结肠新膀胱术(1.29%)比原位回肠新膀胱(0.05%)的发病率显著增高。回盲肠储尿囊和原位回肠新膀胱之间继发性肿瘤差异无显著性,继发性肿瘤风险最低的是回肠通道术(0.02%)。

对可控和不可控尿流改道术后的肿瘤发生的风险分析发现,所有的可控尿流改道方式中继发性肿瘤的发生率是 0.13%,不可控尿流改道术后是 0.03%,差异有统计学意义,进一步分析发现在回盲肠 + 结肠储尿囊 / 新膀胱术后发生率为 0.28% 而回肠通道术后发生率为 0.02%。但是原位回肠新膀胱(0.05%)或回盲部储尿囊(0.14%)术后与回肠通道术相比无统计学差异。因此说明可控尿流改道术和不可控尿流改道术本身对于是否发生继发性肿瘤的

影响比所选肠段的影响更小。

尿流改道术中所选肠段对于术后继发性肿瘤是否发生可能也是重要的危险因素。在Kälble 等研究中，输尿管乙状结肠吻合术和膀胱扩大成形术的患者术后发生继发性肿瘤的风险（0.27%）显著高于回肠通道术（0.03%），而原位回结肠新膀胱术（1.29%）的肿瘤风险为回肠新膀胱的 25 倍。回盲储尿囊和原位结肠新膀胱继发性肿瘤的发生率分别为 0.14% 和 0.23%，原位回肠新膀胱术和回肠通道术后则分别为 0.05% 和 0.02%，数据上看结肠尿流改道似乎有更高的继发性肿瘤风险，不过两者缺乏统计学差异。有趣的是，回盲部新膀胱或储尿囊中的所有 6 个肿瘤（一个是类癌，回盲部的典型肿瘤）都在肠道部分生长，而回肠新膀胱中的 2 个肿瘤、回肠膀胱成形术（膀胱扩大术）的 4 个肿瘤中的 3 个以及回肠输出道中的所有 3 个肿瘤都起源于输尿管 - 回肠吻合口。因此可以推测，原位回结肠新膀胱或储尿囊中的肿瘤是由于结肠部分发生肿瘤的风险更高，而非尿流改道本身。但是目前研究存在选择偏移、不同组之间的死亡率不同、随访时间不一致等问题。

尿流改道术前的病因也是术后继发性肿瘤发生的可能危险因素之一。对于恶性疾病进行尿流改道时，继发性肿瘤的潜伏期明显短于良性疾病（例如，输尿管乙状结肠吻合术，7年：28.5 年，以及孤立肠段 6 年：33 年）。可以推测，尿液中影响膀胱癌等恶性疾病的因素也促进了尿流改道术后继发性肿瘤的发生。此外，孤立肠段尿流改道术后良性和恶性肿瘤的中位潜伏期分别为 6 年和 12 年；膀胱扩大成形术后为 18 年和 21.5 年；输尿管乙状结肠吻合术后为 22.5 年和 29 年。因此，文献中报道的输尿管乙状结肠吻合术后大约 6 年发生腺瘤至腺癌的情况，可能存在于游离肠段和膀胱成形术的相关肠段，或者也有可能与疑似腺瘤至腺癌序贯不同的致癌作用机制有关。

衰老本身与继发性肿瘤的发生也密切相关。这种相关性比结肠壁暴露于尿液的时间与继发性肿瘤确诊时间之间的相关性更明显。与因恶性疾病进行手术的患者相比，良性疾病接受手术的患者继发腺癌则需要肠壁更长时间的尿液暴露。初次接受恶性疾病手术的患者年龄较大，而接受良性疾病手术的患者接触尿液的时间则更长，诊断时的年龄差异显著。最初接受良性疾病手术的患者在诊断为继发性肿瘤之前接触尿液的时间长，可能与年轻患者结肠壁的张力更大，而没有发生癌症的倾向有关；或者认为慢性炎症刺激需要很长的时间才能发挥致癌作用。与肿瘤细胞生长相关的局部炎症反应可能成为一种全身性疾病，同时刺激骨髓造血，增强参与免疫反应的细胞的增殖能力，从而刺激局部肿瘤细胞的生长和扩散。Sterpetti 等收集并审查了 1938 年 6 月 ~2019 年 6 月的文献，报道了在结肠尿流改道中出现继发腺癌的 98 个病例，这些患者的尿流改道不与粪便接触，其中 50% 的患者被诊断为晚期，随后的临床结果不佳。而早期诊断的患者通过局部切除取得了长期存活。腺癌的发生似乎与衰老和慢性炎症的临床证据密切相关。

三、尿流改道术后继发性肿瘤的临床症状、治疗及随访

尿流改道术后继发性肿瘤的最常见的症状是血尿和疼痛等局部症状。大部分患者诊断明确时已发生局部进展或远处转移。尿流改道术后继发性肿瘤的治疗，需要根据其病理类型、分级、分期以及患者个人体能状态进行综合考虑，选择以手术治疗为主的个体化的治疗方案。目前仍然缺乏对于该疾病治疗的大宗数据和相关随机对照研究。对于早期的局限性

肿瘤或良性肿瘤可以选择内镜下治疗；对于局部进展期肿瘤常常需要进行改道肠段的切除，包括输出道和储尿囊的切除，如果周围脏器侵犯还要一并切除，由于二次手术难度更大，需要充分知情；对于存在远处转移的患者，要根据病理情况选择合适的全身治疗方案，包括化疗和放疗；对于存在上尿路梗阻的患者，建议行肾造瘘术保护肾脏功能。Sterpetti 等分析 47 例结肠尿流改道中未接触粪便的继发性腺癌患者，有 8 例为转移性腺癌，6 例为局部进展性腺癌，需要行扩大的盆腔脏器切除术。有 26 例为局限性腺癌，其中早期的 13 例中有 7 例接受局部手术切除，6 例接受内镜切除，结果均良好；其余 13 例接受了结肠切除术和膀胱切除术，其中 1 例切除巨大结肠腺瘤的患者，在术后 48 个月死于腺癌的弥漫性转移。综上所述，尿流改道术后的继发性肿瘤比较少见，但泌尿外科医生必须要充分认知，早期发现和及时治疗，早期切除肿瘤可以提供更好的肿瘤学控制结果和更长的生存期。

尿流改道术后患者的随访，目前仍没有高级别医学证据可以作为推荐。美国胃肠病学协会建议的膀胱镜 - 结肠镜筛查推荐应用于尿流改道的患者。选择结肠段进行尿流改道的患者，如大于 35 岁，术前应进行结肠镜检查，以排除结直肠息肉或腺癌的存在。输尿管乙状结肠吻合术和膀胱扩大成形术后肿瘤风险显著增加，至少在术后第 5 年后需要定期进行内镜评估；原位回结肠新膀胱术似乎比原位回肠新膀胱术或回肠通道术具有更高的肿瘤风险，与回肠相比结肠肿瘤风险通常更高，也需要定期进行内镜检查；原位回肠新膀胱术和回肠通道术后，不需要定期进行内镜检查，但尿道镜检查可用于监测肿瘤尿道复发；对于需插管的可控回盲储尿囊，在出现肾积水、慢性泌尿系感染和血尿等症状时，也推荐内镜检查。

对没有尿粪合流的尿流改道术，目前指南里没有推荐的随访时间。尽管有人担心肿瘤可能会更早发生，不过一些研究中心建议患者在首次手术后 10 年开始进行监测。筛查项目包括新膀胱内镜和细胞学检测，因为其他筛查方法尚未建立。由于有黏液和其他污染物的影响，尿液细胞学检查对筛查的作用有限。血清癌胚抗原（CEA）水平也不是特别敏感的指标，因为有高达 57% 的结肠新膀胱患者中发现 CEA 的升高。尿的微卫星分析可以检测出具有肠癌或膀胱癌特征的特异性脱氧核糖核酸改变，如杂合性基因缺失。在最初的研究中，该项技术被用于膀胱扩大术后早期快速检测继发腺癌。不过目前没有见到这一技术在其他形式尿流改道术后进行早期检测的相关应用报道，可能是由于此类患者数量有限，因此在其适用性上仍需要在更大的患者群体中进行验证。

第三节　小　　结

输尿管乙状结肠吻合术后继发性肿瘤发生率明显增高，这是目前临床上放弃该术式的主要原因。而其他没有暴露于粪便中的尿流改道方式，似乎也会增加肿瘤发生的风险。目前尚缺少可靠的临床数据进一步明确相关肿瘤发生的风险因素。通过现有资料认为使用结肠的尿流改道术后继发性肿瘤的发生率要比使用回肠的发生率高，可能与结肠本身的肿瘤发病率比回肠更高有关。临床观察中，可控尿流改道术要比不可控尿流改道术后的继发性肿瘤发生率高，这可能与尿液接触时间有关，但是目前缺少相关的随机对照临床研究。衰老和原发病有可能比尿流改道方式更具有危险因素的特性。目前关于尿流改道术后肿瘤发病机制仍不明确,可能与慢性炎症有关。

尿流改道术后继发性肿瘤的临床表现无明显特异性,多以局部症状为主,发现时大多已经到中晚期。治疗仍以内镜和手术切除为主,对于不能手术治疗的患者根据病理情况以全身治疗为主。尿流改道术后患者的随访仍以内镜检查为主,不同尿流改道的随访时间也不相同:输尿管乙状结肠吻合术和膀胱成形术后第 5 年后起需要定期行内镜评估,每年至少 1次;选择结肠作为尿流改道,推荐术后 10 年定期进行内镜检查;对于行原位回肠新膀胱术和回肠通道术的患者,不需要定期进行内镜检查,但需要定期的尿道镜检查除外尿道复发;对于回盲肠可控储尿囊术后的患者,不需要常规进行内镜检测,但是在出现肾积水、慢性泌尿系感染和血尿等情况时需要进行内镜检查。

国内根治性膀胱切除术后尿流改道方式的选择主要是以回肠通道术或原位回肠新膀胱术为主,选择结肠段作为尿流改道的手术方式较少,因此国内关于尿流改道术后出现继发性肿瘤的报道也较少,相关问题也没有引起足够重视。但是随着膀胱癌根治手术的广泛应用以及随访时间的延长,尿流改道术后继发性肿瘤病例报道数量应该会逐渐增多,术后的随访和治疗必然会更加重要。相信新的筛查及分子诊断技术对早期发现尿流改道术后的继发性肿瘤会起到重要作用。

(陈立军)

参考文献

[1] KäLBLE T, TRICKER A R, FRIEDL P, et al. Ureterosigmoidostomy: long-term results, risk of carcinoma and etiological factors for carcinogenesis [J]. J Urol, 1990, 144 (5): 1110-1114.

[2] AUSTEN M, KäLBLE T. Secondary malignancies in different forms of urinary diversion using isolated gut [J]. J Urol, 2004, 172 (3): 831-838.

[3] KäLBLE T, HOFMANN I, RIEDMILLER H, et al. Tumor growth in urinary diversion: a multicenter analysis [J]. Eur Urol, 2011, 60 (5): 1081-1086.

[4] ALI-EL-DEIN B, EL-TABEY N, ABDEL-LATIF M, et al. Late uro-ileal cancer after incorporation of ileum into the urinary tract [J]. J Urol, 2002, 167 (1): 84-88.

[5] STERPETTI A V, COSTI U, GRANDE R, et al. De Novo Secondary Adenocarcinoma in the Colon Used as Urinary Diversion Not in Contact with the Fecal Stream: Systematic Review and Meta-analysis [J]. Ann Surg Oncol, 2020, 27 (8): 2750-2759.

[6] NORTH A C, LAKSHMANAN Y. Malignancy associated with the use of intestinal segments in the urinary tract [J]. Urol Oncol, 2007, 25 (2): 165-167.

[7] SCHIPPER H, DECTER A. Carcinoma of the colon arising at ureteral implant sites despite early external diversion: pathogenetic and clinical implications [J]. Cancer, 1981, 47 (8): 2062-2065.

[8] PARTIN A W, DMOCHOWSKI R R, KAVOUSS L R, et al. Campbell-Walsh-Wein Urology [M]. 12th ed. Philadelphia: Elsevier, 2020.

[9] KäLBLE T, TRICKER A R, BERGER M, et al. Tumor induction in a rat model for ureterosigmoidostomy without evidence of nitrosamine formation [J]. J Urol, 1991, 146 (3): 862-866.

[10] VAJDA P, KAISER L, MAGYARLAKI T, et al. Histological findings after colocystoplasty and gastrocys-

toplasty [J]. J Urol, 2002, 168 (2): 698-701; discussion 701.

[11] DEANE A M, WOODHOUSE C R, PARKINSON M C. Histological changes in ileal conduits [J]. J Urol, 1984, 132 (6): 1108-1111.

[12] CAO Y, PRESCOTT S M. Many actions of cyclooxygenase-2 in cellular dynamics and in cancer [J]. J Cell Physiol, 2002, 190 (3): 279-286.

[13] GITLIN J S, WU X R, SUN T T, et al. New concepts of histological changes in experimental augmentation cystoplasty: insights into the development of neoplastic transformation at the enterovesical and gastrovesical anastomosis [J]. J Urol, 1999, 162 (3 Pt 2): 1096-1100.

[14] SPENCER J R, STECKEL J, MAY M, et al. Histological and bacteriological findings in long-term ileocystoplasty and colocystoplasty in the rat [J]. J Urol, 1993, 150 (4): 1321-1325.

[15] STERPETTI A V, MARZO L D, SAPIENZA P. Risk factors for adenocarcinoma in the surgically transposed colon not exposed to the fecal stream. Etiological considerations extrapolated to sporadic colon carcinoma in the general population [J]. Eur J Surg Oncol, 2021, 47 (5): 931-934.

[16] HARA I, MIYAKE H, HARA S, et al. Increased serum carcinoembryonic antigen level in patients undergoing colon neobladder replacement compared with ileal neobladder replacement [J]. Urology, 2002, 60 (2): 363-367.

[17] DOCIMO S G, CHOW N H, STEINER G, et al. Detection of adenocarcinoma by urinary microsatellite analysis after augmentation cystoplasty [J]. Urology, 1999, 54 (3): 561.

第四篇 探 索 篇

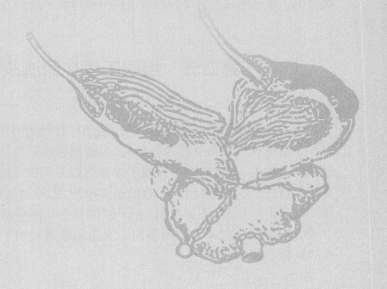

第三十章

组织工程和再生医学在尿流改道术中的应用

第一节 概 述

组织工程是一门医学、生物工程学和材料学相结合,在体外或体内构建组织或器官的新兴学科,其初衷是为了解决组织或器官替代这一难题所提供新的思路和方法。首先从机体获取种子细胞,种植在预先设计好的支架材料上,然后将其移植到损伤部位,在人工添加或者细胞分泌的各种生长因子以及移植物周围微环境的综合作用下,促进移植物的生长,从而达到修复和重建的目的。组织工程的诞生改变了"以创伤修复创伤"的传统医学模式,使得医学修复迈入了"无创修复"的再生医学新模式,在临床应用方面有着广阔的前景。

膀胱肿瘤、创伤、炎症和先天畸形等疾病均可以导致膀胱损伤,需手术进行修复重建。利用肠道进行膀胱再造和尿流改道术依然是临床上泌尿系统重建治疗的金标准。但是该方法带来的一系列并发症如:黏液分泌、长期菌尿、结石形成、吻合口漏尿、电解质紊乱和吻合口周围组织恶变等,给临床医生造成极大的困扰,同时也严重影响患者术后的生活质量。膀胱组织工程的出现为解决尿流改道的困境指明了新的方向。

第二节 组织工程在尿流改道术中的探索

从人或者动物的膀胱内提取少量组织,利用酶消化法获取种子细胞并进行体外扩增;将种子细胞种植在天然或者合成的、生物相容性好并且可降解的支架材料上;将支架材料移植到膀胱上,通过添加生长因子或者细胞局部微环境的调节促进移植物生长,达到修复重建的目的,这是膀胱组织工程的基本原理,也是膀胱组织工程移植物修复重建的基本流程。基于以上原理,支架材料、种子细胞和生长因子是膀胱组织工程的三大要素,只有将三者有机地结合起来才能制备出更优化的膀胱组织工程移植物,进而更好地实现修复重建的目标。

一、支架材料

支架材料是种子细胞的重要载体,也是膀胱组织工程移植物赖以生存的支撑结构,它不仅可以指导新的细胞和组织的生长,并且可以提供保留组织特异性基因表达所需的生物活性物质。膀胱组织工程研究进程中,多种材料已被用于支架的构建,如:小肠黏膜下层、大网膜、羊膜、硬脑膜、膀胱脱细胞基质、胶原蛋白、蚕丝、聚乙烯等。理想的支架材料应具备以下特性:①较好的机械特性,为组织工程提供良好的支撑作用;②良好的生物相容性,移植到体内后不会产生排斥反应;③良好的生物降解性,可显著降低感染、钙化、组织粘连的发生率。材料学的发展提供给研究人员更多的选择,常用的膀胱组织工程支架材料包括天然材料、人工合成材料和复合材料,三大类材料各具优势,但同时也各有缺陷。

(一)天然材料

天然材料多取自自然界中发现的各种生物材料,优点是来源广泛、价格低廉、生物相容性好、免疫反应小等,一度成为组织工程界材料研究的热点。天然材料主要包括脱细胞基质、胶原蛋白、海藻酸钠和蚕丝等。

脱细胞基质是通过物理或者化学的方法从组织中去除细胞成分所制备的富含胶原的基质。可用于膀胱组织工程的脱细胞基质材料有膀胱黏膜下层以及小肠黏膜下层(small intestinal submucosa,SIS)。脱细胞基质材料植入体内后可缓慢降解,最终被周围细胞分泌的细胞外基质取代和重塑。脱细胞基质材料中由于胶原蛋白和弹力蛋白结构保存良好,其力学特性与自体组织无明显差异。同时因为脱细胞基质材料只去除了细胞成分,细胞外基质很大程度上得到了保留,故而具有多种生物活性的细胞因子也被很好地保留了下来,为移植后细胞的黏附、生长、增殖和分化提供良好的微环境。另外,有研究证实脱细胞基质材料极少产生免疫排斥反应,具有良好的生物相容性。

胶原蛋白是人体内最丰富和分布最普遍的结构蛋白,一般通过酶消化法从组织中提取。胶原蛋白具有炎性反应小,免疫原性低及力学性能好的优点。因此,它被FDA批准用于许多类型的医疗产品,包括伤口敷料和人工皮肤。胶原蛋白植入体内后会通过溶酶体酶的作用降解,其降解速率可以通过控制胶原的密度和分子间交联程度来调节。胶原蛋白还含有细胞黏附结构域序列,可诱发特定的细胞相互作用,这有助于保持多种类型细胞的表型和活性。另外,胶原蛋白具有较高的拉伸强度和柔韧性,并且可以通过调节分子间交联进一步改善这些力学性能。Bouhout等人把胶原做成3D中空膀胱支架,在支架内植入膀胱间充质细胞,表面种植尿路上皮细胞,发现胶原膀胱支架上的尿路上皮细胞和平滑肌细胞生长良好,并且胶原膀胱支架与天然膀胱有着相似的机械性能和弹性性能。

海藻酸盐是一种从海藻中分离出来的多糖,其主要成分是D-甘露醇酸和L-葡醛酸酯的共聚物,由于其在钙等二价离子作用下可发生凝胶化,因此被广泛应用于可注射的细胞递送载体的水凝胶材料。海藻酸盐具有良好的生物相容性,已被FDA批准用于人体伤口敷料。然而,海藻酸盐水凝胶的力学强度较弱,并且以一种不可控制的方式变化,故而单一成分的海藻酸盐无法制备可缝合的膀胱组织工程移植物。

丝素蛋白是一种从蚕丝中提炼出来的天然来源纤维蛋白,它不仅有传统天然材料生物相容性好的优点,同时兼具强韧的机械性能,一经发现即被应用于各种类型的组织工程研究中,显示出很好的优势。同时,丝素蛋白具有良好的可塑性,以其为核心可以制备丝素蛋白膜、丝素蛋白海绵、丝素蛋白微球、丝素蛋白水凝胶、丝素蛋白纤维和丝素蛋白管等材料。

(二)人工合成材料

为了弥补天然材料的不足,人们研制出各种各样的人工合成材料,如聚乳酸(polylactic acid,PLA)、聚己内酯(polycaprolactone,PCL)、聚乙醇酸(polyglycolic acid,PGA)、聚乳酸羟基乙酸(poly lactic-co-glycolic acid,PLGA)等。这些人工合成的聚合物材料已获得 FDA 批准用于人体,比如缝合线。这几种合成材料的降解产物是无毒的天然代谢物,最终以二氧化碳和水的形式从体内排出。通过改变分子量和聚合物比例,其降解速度可以调整为几周到几年不等。由于这些聚合物具有热塑性,因此通过各种制备技术可以很容易地设计成所需的三维结构或微观构型。人工合成材料的优势在于良好的机械性能、可控的降解性能、可调节的制作方法和低廉的价格,适于大规模生产。但是,其生物相容性不佳,而且多为疏水性材料,与其他生物分子之间的结合能力差,也需要多种交联、改性的方法才能有效发挥作用。另外人工合成材料需要有机溶剂才能溶解,会对蛋白质类的生长因子产生毒性效应。并且其降解产物呈酸性,会导致蛋白质类的生长因子变性和失活。

(三)复合材料

复合材料,顾名思义就是将天然材料和人工合成材料的优点进行强强联合,目的是弥补两种材料各自的缺陷。由此方法设计出的材料既有天然材料良好的生物相容性,又有人工合成材料坚韧的力学特性,同时还可以对其进行改性或者交联各种活性基团,实现药物缓释或者控制性降解的目的,具有良好的临床应用前景。

二、种子细胞

有研究显示,加载了种子细胞的支架比未加载种子细胞的支架在移植后能得到更好的形态学修复效果和功能学结果。种子细胞的来源必须根据原有疾病和膀胱壁修复的具体要求来调整,常见的种子细胞来源分为两大类:自体细胞和干细胞。

(一)自体细胞

单从理论上来讲,自体细胞可能是最适合应用于膀胱组织工程的种子细胞来源。自体细胞即取自于患者膀胱的尿路上皮细胞或者平滑肌细胞,在移植过程中没有免疫原性。但是自体细胞的获取也有诸多限制,因为需要进行组织工程膀胱修复重建患者的膀胱多数存在病理性的改变。首先,对于膀胱肿瘤的患者来说,不管是应用自身的尿路上皮细胞还是平滑肌细胞,都存在肿瘤播散的风险,一旦应用于临床,后果不堪设想。其次,对于神经源性膀胱的患者来说,自身膀胱壁的细胞,尤其是平滑肌细胞,存在形态及功能的异常。具体来说,神经源性膀胱患者膀胱壁平滑肌细胞的收缩能力和尿路上皮细胞的增殖能力皆比正常细胞弱。如果将这类形态和功能异常的细胞用于膀胱修复,会存在修复效果差、并发症发生率高的风险。除此之外,自体膀胱组织细胞来源有限,分化成熟的细胞增殖能力差,都是自体细胞作为种子细胞来源的限制。因此,从这种意义上来讲,干细胞作为种子细胞更加合适。

(二)干细胞

干细胞具有无限增殖及多向分化潜能,这一特性使得其成为膀胱组织工程种子细胞的重要来源。应用于膀胱组织工程的干细胞可以分为胚胎干细胞、间充质干细胞及诱导多能干细胞。

　　胚胎干细胞具有多向分化的潜能,理论上来讲,是最佳的干细胞来源。胚胎干细胞属于全能干细胞,它具有向内胚层、中胚层和外胚层三个胚层的细胞分化的潜能。膀胱尿路上皮细胞在发育来源上属于外胚层,平滑肌细胞起源于中胚层,在某些药物、诱导因子及特定的细胞微环境的刺激下,胚胎干细胞可以定向分化为这两种细胞。但是人类胚胎干细胞因涉及伦理问题,应用受限。

　　间充质干细胞属于成体干细胞的一种,也具有多向分化潜能,在体内外刺激下可以被诱导成各种类型的细胞,同时间充质干细胞的应用没有胚胎干细胞那样的伦理问题,这使得其成为膀胱组织工程种子细胞更广泛的来源,受到广大科研工作者的青睐。间充质干细胞来源广泛,包括骨髓间充质干细胞、脂肪干细胞、羊水干细胞及毛囊干细胞等。有研究显示,间充质干细胞不仅具有定向分化作用,还具有旁分泌功能,它能分泌一些细胞因子,调节细胞周围的微环境,促进血管生成和细胞的生长、迁移和分化。虽然间充质干细胞在实际应用上不存在免疫排斥的风险,但是在理论上它仍然具有诱发肿瘤的潜在可能性,这一点需要引起重视。在间充质干细胞中,应用最多的是骨髓间充质干细胞和脂肪干细胞。

　　骨髓间充质干细胞是最常见也是研究得最为深入的一种干细胞。早期的研究多数集中在骨髓移植、免疫重建、成骨分化、成软骨分化、成脂分化及向心肌分化等方面。Shukla 等在体外成功诱导骨髓间充质干细胞向膀胱平滑肌细胞分化。其后有研究报道骨髓间充质干细胞应用于膀胱扩大术,在体内可成功分化为膀胱平滑肌细胞。同样地,当人骨髓间充质干细胞与人尿路上皮细胞共培养时,其发生了具有尿路上皮细胞特征的改变。Tian 等进一步研究发现,骨髓间充质干细胞仅仅在膀胱细胞优化的条件培养基中培养,即可向尿路上皮细胞分化。值得注意的是,由于骨髓中骨髓源性间充质干细胞的含量并不高,需要较长时间的体外扩增才能达到所需的细胞数量进行重建。此外,患者在骨髓抽吸过程中遭受了很大的痛苦,这些因素共同限制了骨髓干细胞的应用。

　　鉴于上述骨髓间充质干细胞的使用限制,脂肪干细胞凭借其自身的优势受到越来越多的关注。首先,不管是人类还是动物,体内都含有大量的脂肪组织,脂肪干细胞便是从脂肪组织中获取,并且提取效率高,故其来源广泛、数量充足;其次,脂肪干细胞提取方法简单,提取过程创伤小,大大减轻了人或者动物的痛苦。脂肪干细胞也是一种多向分化潜能细胞,它可分化为成骨细胞、成软骨细胞和脂肪细胞系。Shi 等的研究显示,使用尿路上皮细胞来源的条件培养基培养脂肪干细胞 14 天后,其形态会向尿路上皮细胞的形态改变,并且表达尿路上皮细胞特定标志物 uroplakin 2 和 cytokeratin-18。令人感兴趣的是,在体外脂肪干细胞也被证明可以分化为内皮细胞和平滑肌细胞,并且其向内皮细胞分化的能力高于骨髓间充质干细胞。内皮细胞和平滑肌细胞是血管的重要组成部分,并且脂肪干细胞也可以通过旁分泌作用释放血管内皮生长因子(vascular endothelial growth factor, VEGF)和基质细胞衍生因子 -1(SDF-1)等促血管生长因子,通过协同作用促进血管生成,更有利于组织工程移植物的生长和成活。Xiao 等使用双层丝素蛋白支架加载脂肪干细胞用于大鼠膀胱修复,术后组织病理学结果显示膀胱尿路上皮层和平滑肌层均得到良好的修复(图 4-30-2-1~ 图 4-30-2-3)。

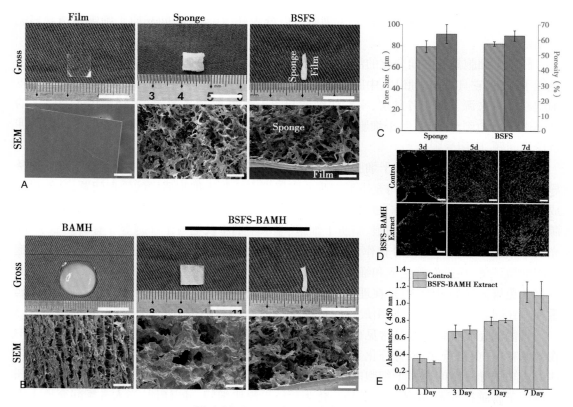

图 4-30-2-1 双层蚕丝支架的表征

A. 丝素蛋白膜、丝素蛋白海绵、双层蚕丝支架的大体观和扫描电镜图像；B. 膀胱脱细胞基质、复合膀胱脱细胞基质的双层蚕丝支架的大体观和扫描电镜图像；C. 丝素蛋白海绵和双层蚕丝支架的孔隙率；D. 复合膀胱脱细胞基质的双层蚕丝支架的 live/dead 染色；E. 复合膀胱脱细胞基质的双层蚕丝支架的 CCK8 检测。

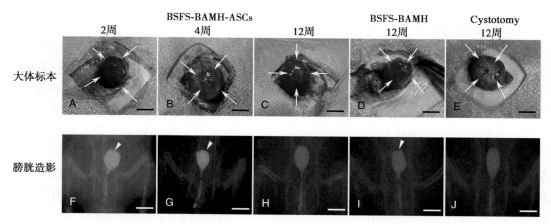

图 4-30-2-2 双层蚕丝支架进行大鼠膀胱修补后不同时间的生长情况

A-C,F-H. BSFS-BAMH-ASCs 为加载膀胱脱细胞基质和脂肪干细胞的双层蚕丝支架；D,I. BSFS-BAMH
为加载膀胱脱细胞基质的双层蚕丝支架；E,J. Cystotomy 为假手术组。

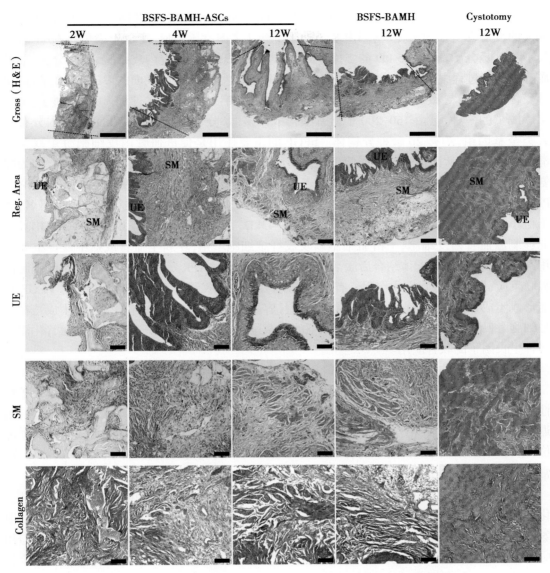

图 4-30-2-3 双层蚕丝支架进行大鼠膀胱修补后不同时间的组织病理图像
A. UE 为尿路上皮层；B. SM 为平滑肌层。

三、生长因子

生长因子是一类细胞分泌的小分子多肽,通过结合细胞膜上特定的受体,诱发和促进体内的级联事件而调控细胞的增殖、迁移、分化等生物学行为,最终影响组织的生长。在膀胱组织工程中,生长因子的重要意义在于调控局部微环境,促进膀胱组织工程移植物血管化,以利于其存活及后期功能的实现。

(一) 常用的促血管生长因子

常用的促血管生长因子有 VEGF、碱性成纤维细胞生长因子(basic fibroblast growth

factor,bFGF)和血小板源性生长因子(platelet-derived growth factor,PDGF)。VEGF 是一个强大的促血管生长因子,其基因由 8 个外显子和 7 个内含子组成,定位于染色体 6p21.3,全长 14 kb,是分子量 34~45 kD 的二聚体糖蛋白,在组织修复,血管内皮细胞迁移、分支,毛细血管萌芽等过程中起到非常重要的作用。VEGF 与血管内皮细胞表面的 VEGFR-2 结合,使得受体磷酸化,导致 NOTCH 信号通路被激活,从而启动血管生成过程。bFGF 属于 FGFs 家族成员的一种,是由 150~200 个氨基酸构成的多肽,分子量约为 30.77kD,其基因分布于人类全基因组,约有 20 余种异构体。bFGF 的主要作用是促进血管内皮细胞游走以及平滑肌细胞增殖,从而促进新生血管的成熟。bFGF 的受体主要有四种,即 FGFR1~4,均为酪氨酸激酶受体,当两者在血管内皮细胞表面结合后发生二聚体化,激活细胞内 Ras-MAPK、PI3K、STAT 以及 PLC-γ 等通路而发挥作用。PDGF 因最初从血小板颗粒中发现而得名,属于血小板衍生生长因子家族,分子量约为 24~43kD,其中发挥主要作用的是 PDGF-BB。它能够刺激血管内皮细胞、平滑肌细胞以及成纤维细胞增殖,在新生血管成熟中发挥重要作用。PDGF 的受体与配体结合后激活 PI3K、PLC-γ、Ras-MAPK 等信号转导通路,引起细胞内级联反应,发挥促血管生成作用。有研究显示,在组织工程移植物制备过程中单用 VEGF 只能形成不成熟的血管,这种血管非常脆弱而且容易渗漏。正常生理条件下,血管生成是在多种细胞、细胞因子以及外界环境的刺激下的复杂过程,因此膀胱组织工程移植物血管化需要多种生长因子的联合应用。

(二)促血管生长因子的递送

生长因子递送的关键是保证其生物活性和持续性释放。受递送系统结构、生长因子特性及材料性质的影响,生长因子的释放动力学可以分为爆发释放、持续释放、脉冲式释放、延迟释放及程序化释放等方式。理想的生长因子递送系统不仅可以将其准确地输送至受损部位,还可以模拟体内生长因子的释放量及释放方式来实现其时间和空间上的控制性释放。常用的生长因子递送方式包括支架固定、程序化递送和微球递送。

支架固定是最常用的递送系统构建方法,按固定原理可以分为化学固定和物理固定。化学固定是利用化学试剂将生长因子结合在支架的表面,常用的交联剂有肝素、1-(3-二甲氨基丙基)-3-乙基碳二亚胺盐酸盐 -N-羟基琥珀酰亚胺(EDC-NHS),该方法结合牢固,但相应的化学交联剂会影响生长因子的活性。物理固定是借助重力或者静电吸附的原理将生长因子结合在支架的孔隙结构中,是最传统也是最简单的递送系统构建方式,通过将生长因子和支架简单混合,使得其渗透进支架的孔隙中,实际操作中,常通过支架种植和生物反应器这两种方法来实现。支架种植即将一定含量的生长因子溶于培养基后利用重力效应直接加载到支架上,它的优点是简单、快捷,因此深受科研人员的喜爱。它的缺点表现在两个方面,首先这种方式要求支架必须有孔隙结构便于固定生长因子,而缺乏孔隙结构的水凝胶就不适用于这种方法。其次,支架种植容易引起生长因子在支架上分布不均匀,当支架上种植细胞时,会导致细胞区域性聚集,这样的材料移植进体内结局难以预料。生物反应器需要使用类似灌注系统的设备,将支架置于设备内,通过生长因子持续地循环输注,使用机械力促进生长因子和支架的结合。这种方法可以实现生长因子的均匀分布,在乏血供部位的组织工程移植物制备中具有很好的应用价值。该方法的缺陷是持续灌注的剪切力会影响组织的生长和生长因子的活性。

程序化递送是通过对温度、pH 值、生物信号及磁场等的调节来激活生长因子的递送，属于一种控制性递送方法，其生长因子的释放动力学受生物因子或者外源性刺激的影响。其中最典型的是磁力引导下的递送系统，该系统的主要构成部分是作为药物或者生长因子载体的磁纳米颗粒，在外界磁场的引导下实现精准递送。该系统常常应用于抗肿瘤药物的靶向递送。程序化递送系统的优点是精准高效，相应的缺点也很明显，即过度依赖于外部环境，缺乏自动控制性释放的能力，而生长因子的生物活性会受磁力、高温和酸碱性的影响。

微球是一类由无机物或者有机物构成的能够自由流动的球形微粒，直径小于 1 000μm。微球系统即利用微球包裹药物或者生长因子实现时间及空间上可控的缓释系统，是近几年备受关注的生长因子缓释递送系统。微球系统生长因子的释放动力学与微球的形状、大小、生长因子的扩散能力以及微球材料的降解性能都有关系，其中直径越大释放时间越长，降解越快释放时间越短。微球递送系统的优点有：其一，控制药物或者生长因子的释放；其二，在周围环境刺激下（温度、pH 值等）释放包裹的生物活性物质；其三，作为嵌入周围基质的微型生物反应器，为复杂的组织再生创造适宜的区域微环境；其四，作为细胞转运载体；其五，在支架内部形成空隙网络，以促进细胞生长和加速支架降解；其六，为脆弱的支架提供力学支撑。该系统的缺陷是其缓释性能过度依赖于材料本身和生长因子的特性，需要多次实验来获得最佳的参数。

第三节　临床现状与展望

到目前为止，膀胱组织工程的研究多停留在基础科研领域，真正应用于临床的少之又少。而且，组织工程膀胱在临床上的应用仅仅局限于各种类型的膀胱补片，根治性膀胱切除术后组织工程膀胱替代治疗尚未见报道。虽然科学技术的进步带来了新的设备和技术，但膀胱组织工程从基础到临床的转化却仍然缓慢，这可能与术后严重的并发症有关。首先是血管化不足，移植物缺血导致挛缩和瘢痕化，最终引起移植物坏死。其次是平滑肌细胞再生能力较差，导致平滑肌层薄弱，影响膀胱舒缩功能。最后是神经网络缺陷，平滑肌层缺失神经信号刺激，以至于膀胱无法正常地收缩和舒张，影响尿液的排出及储存，影响膀胱功能修复的实现。

一、临床现状

从 1957 年开始到 2019 年，共有 25 项关于组织工程膀胱临床应用的报道，涉及 222 位患者，总的研究结论是加载细胞的支架材料修复效果优于未加载细胞的支架材料，但组织工程膀胱的临床效果和安全性不尽如人意，并不足以替代传统的肠道代膀胱术，并且研究结果受到一部分学者的质疑。根据支架材料构成不同，这一系列临床试验可以分为裸支架和加载细胞支架两大类。

1957 年 Bohne 等报道了世界上第 1 例组织工程膀胱临床试验，他使用塑料膀胱进行膀胱原位替代,用于治疗膀胱癌、间质性膀胱炎和膀胱结核的患者,结果产生了移植物挛缩、膀胱输尿管反流、复杂泌尿系感染及肾功能损伤等并发症,全部以失败告终,且有3位患者术后死亡。1958年和1964年又有2例使用塑料膀胱的临床试验报道,主要是应用于膀胱癌患者,术后部分患者需要按压腹部协助排尿,进一步检测发现尿路上皮层生长良好但平滑肌层严重缺乏。

Tsuji等于1967年使用吸收性明胶海绵作为支架材料应用于4例膀胱切除术后的膀胱癌患者,术后膀胱最大容积仅为80~100ml,且出现膀胱输尿管反流、尿瘘、尿失禁等并发症,最终4例手术全部失败。患者出现肿瘤复发及膀胱挛缩。3年后他又将诺丁烷喷涂的吸收性明胶海绵作为支架材料应用于结核性挛缩膀胱患者,5例患者中有4例手术成功,且有1例患者术后8个月膀胱容量达到350ml。

1977年Taguchi等使用和纸(Japanese paper)作为支架材料应用于膀胱结核和间质性膀胱炎导致的膀胱挛缩患者,手术均顺利完成,但是有2例患者术后膀胱容量小于50ml,手术效果欠佳,并且出现尿瘘及反复感染等并发症。

从1974年到1995年共有7项临床试验应用冻干的人硬脑膜作为支架材料进行组织工程膀胱修复重建,绝大多数手术顺利完成,总体术后效果较满意,但是仍存在肿瘤复发、尿瘘、结石形成、膀胱输尿管反流等并发症。1974年,Schmiedt等最先使用冻干的人硬脑膜作为支架材料对2例膀胱癌患者进行组织工程膀胱修复重建,2例手术均顺利完成,未发现明显的并发症。1975年,Kelami等也使用冻干硬脑膜为28例膀胱癌和6例膀胱挛缩患者进行修复重建,最长随访时间达6年,其中19例手术成功,10例手术失败,5例失访,术后并发症包括组织穿孔、吻合口尿瘘、腹膜炎和肿瘤复发等,令人高兴的是没有发现组织纤维化或者膀胱挛缩。1979年,Günther等使用同样的方法为9例膀胱癌患者进行膀胱修复重建,结果8例手术成功,1例手术失败,术后并发症有结石形成和移植物萎缩。之后,Selli等使用冻干硬脑膜作为补片缝合于膀胱顶部用于多发性膀胱肿瘤患者的膀胱修复,术后随访30个月,但是术后出现了肿瘤复发。1989年和1990年,Kakimoto和Romero分别将上述方法应用于膀胱癌患者的膀胱修复重建,进行了最长达5年的随访,手术均顺利完成,但是术后出现了不同程度的尿瘘、膀胱输尿管反流和肿瘤复发等并发症。1995年Arikan等将硬脑膜双层缝合的方法应用于神经源性膀胱患者的膀胱扩大术中,随访1年后发现10例患者中有7例效果良好,膀胱容量达到200ml以上,另外3例患者膀胱容量为100~200ml,术后并发症主要是轻微的尿瘘。在组织工程膀胱临床研究中最具有轰动性的当属2006年Atala等发表在新英格兰杂志上的一项研究。他分别使用膀胱脱细胞基质和膀胱脱细胞基质/PLA复合支架材料,同时在两种支架上加载尿路上皮细胞和平滑肌细胞,最后,将加载了自体细胞的移植物应用于7位脊髓脊膜膨出的患者。所有手术均顺利结束,术后膀胱容量及顺应性良好,组织病理学检查显示膀胱壁全层生长良好。

2012年至2014年,有三项临床研究使用了Cook公司的商业化猪小肠黏膜下层(SIS[Oasis@],Cook Biotech),应用于治疗神经源性膀胱患者。研究结果显示所有患者均有不同程度的膀胱容量增加,但是功能学结果并不令人满意。

除此之外,也有学者陆续尝试牛心包膜、羊膜、PGA/PLGA支架加载自体细胞等材料,均在探索阶段,在此就不一一赘述。

二、展望

鉴于以上临床研究的结果并不让人满意,膀胱组织工程在未来的转化应用需要重点考虑以下几个因素:①支架材料必须能够满足膀胱的生理力学特性;②足够的血管化能力,以避免移植物坏死;③抗纤维化和免疫调节特性,避免广泛的瘢痕形成;④良好的神经网络支配;⑤理想的微环境,以维持细胞的生长、迁移、分化等。这不仅需要组织工程相关学科如材料学和生物医学工程学的发展进步,更需要各个学科之间的深入融合。

近几年3D生物打印技术蓬勃发展,它相较于传统的组织工程技术而言具有精准高效且可制作复杂空间结构模型的优点,已经在心脏、肝脏、骨骼、表皮组织等领域展现出其独特的优势,给器官修复及重建带来了新的希望。在膀胱3D生物打印领域也有学者进行了初步探索,Kim等人在甲基丙烯酸酐化明胶中添加膀胱肿瘤细胞,通过3D打印机打印出膀胱3D薄片,验证抗肿瘤药物在三维培养环境下对肿瘤细胞的作用。该研究虽然主要目的不是膀胱修复重建,但在研究过程中也探索了膀胱3D打印参数,给3D打印膀胱提供了宝贵的经验。

第四节　小　　结

现阶段肠道代膀胱的尿流改道方式存在诸多并发症,随着时代和科技的进步,必将被新的、更好的方式取代。膀胱组织工程是最有希望解决这一问题的膀胱修复和重建的方法。目前对于膀胱组织工程的研究多数存在于基础实验研究阶段,临床研究困难重重、进展缓慢。这需要各学科之间更广泛的交叉,更深入地融合,从支架材料、种子细胞和生长因子三个基本要素上深度挖掘,以期制备更适宜的组织工程膀胱移植物。同时,无论基础实验还是临床探索,都应向着大体积补片、全膀胱移植物、大动物实验、长时间随访的方向努力。除此之外,3D生物打印技术的出现给膀胱组织工程研究带来了新的希望,二者的结合必将碰撞出更闪亮的火花。

(符伟军)

参考文献

[1] 肖树伟, 符伟军, 张旭. 膀胱组织工程研究进展 [J]. 中华实验外科杂志, 2018, 35 (3): 595-597.
[2] 安子彦, 肖树伟, 符伟军, 等. 生物来源水凝胶在膀胱组织工程中的研究进展 [J]. 解放军医学院学报, 2021, 42 (2): 220-223.
[3] BOUHOUT S, CHABAUD S, BOLDUC S. Collagen hollow structure for bladder tissue engineering [J]. Mater Sci Eng C Mater Biol Appl, 2019, 102: 228-237.
[4] SHI J G, FU W J, WANG X X, et al. Tissue engineering of ureteral grafts by seeding urothelial differentiated hADSCs onto biodegradable ureteral scaffolds [J]. J Biomed Mater Res A, 2012, 100 (10): 2612-2622.

［5］ XU Y, FU W, LI G, et al. Autologous urothelial cells transplantation onto a prefabricated capsular stent for tissue engineered ureteral reconstruction [J]. J Mater Sci Mater Med, 2012, 23 (4): 1119-1128.

［6］ SHUKLA D, BOX G N, EDWARDS R A, et al. Bone marrow stem cells for urologic tissue engineering [J]. World J Urol, 2008, 26 (4): 341-349.

［7］ SHARMA A K, HOTA P V, MATOKA D J, et al. Urinary bladder smooth muscle regeneration utilizing bone marrow derived mesenchymal stem cell seeded elastomeric poly (1, 8-octanediol-co-citrate) based thin films [J]. Biomaterials, 2010, 31 (24): 6207-6217.

［8］ NING J, LI C, LI H, et al. Bone marrow mesenchymal stem cells differentiate into urothelial cells and the implications for reconstructing urinary bladder mucosa [J]. Cytotechnology, 2011, 63 (5): 531-539.

［9］ TIAN H, BHARADWAJ S, LIU Y, et al. Differentiation of human bone marrow mesenchymal stem cells into bladder cells: potential for urological tissue engineering [J]. Tissue Eng Part A, 2010, 16 (5): 1769-1779.

［10］ SHI J G, FU W J, WANG X X, et al. Transdifferentiation of human adipose-derived stem cells into urothelial cells: potential for urinary tract tissue engineering [J]. Cell Tissue Res, 2012, 347 (3): 737-746.

［11］ XIAO S, WANG P, ZHAO J, et al. Bi-layer silk fibroin skeleton and bladder acellular matrix hydrogel encapsulating adipose-derived stem cells for bladder reconstruction [J]. Biomater Sci, 2021, 9 (18): 6169-6182.

［12］ CHUA M E, FARHAT W A, MING J M, et al. Review of clinical experience on biomaterials and tissue engineering of urinary bladder [J]. World J Urol, 2020, 38 (9): 2081-2093.

［13］ KIM M J, CHI B H, YOO J J, et al. Structure establishment of three-dimensional (3D) cell culture printing model for bladder cancer [J]. PLoS One, 2019, 14 (10): e0223689.

第三十一章

原位新膀胱术的尿流动力学与盆底重建的思考

第一节　概　　述

　　原位新膀胱术是一种常见的尿路重建手术方式,一般常选取患者自身体内的脏器来替代膀胱,从而达到重建尿路的目的。新膀胱手术的主要目的在于利用患者自身的肠道来尽量地还原接近患者生理状态下的膀胱功能,旨在营造一个具有一定储尿容量的低压容器来储存尿液,故临床中使用新膀胱手术主要的优点包括:①患者基本不需要进行清洁间歇性自家导尿术(clean intermittent self-catheterization,CISC)来帮助尿液排出,绝大部分患者可以依靠腹压排尿;②患者没有裸露于腹壁皮肤的回肠造口。但原位新膀胱术后仍有部分患者会出现尿控方面的并发症从而影响患者的生活质量,常见的包括:尿失禁,尿道吻合口狭窄及尿液不完全排空。为了了解患者新膀胱的储尿功能情况以及排尿期的功能,需要引入一种客观、真实且可量化的功能学评估方法,尿流动力学检查就是一种下尿路功能评估的有效方式。尿流动力学检查主要通过记录储尿以及排尿过程中膀胱内的压力情况以及尿道括约肌的肌电活动情况来反映膀胱及尿道的功能情况,本章节将详细介绍尿流动力学检查技术的基本内容及原位新膀胱术后患者主要的尿流动力学改变,同时也会对原位新膀胱术后患者控尿及盆底功能重建进行讨论。

第二节　尿流动力学检查技术

一、尿流动力学概述

　　尿流动力学检查(urodynamic study)是功能泌尿外科学的一个重要检查方法,主要是指利用流体力学及电生理学的原理,测定尿路各部的压力、流率及肌电活动,研究正常和病理情况下尿液从肾脏输送到膀胱及其在膀胱内储存和排空的科学。由于膀胱通常是"不可靠的证人",因此通过症状来评价尿路的功能障碍较难,除了主观偏差外,还因不同病症之间的很多重叠症状导致偏倚。尿动力学技术正是为了分辨这些症状而发展起来的客观研究方法。

从人体尿路解剖结构上分类尿动力学检查可以分为上尿路尿动力学和下尿路尿动力学,从检查是否具有侵入性可以分为非侵入性尿动力学检查(自由尿流率测定、排尿日记、尿垫测试、残余尿测定)和侵入性的尿动力学检查(膀胱测压、压力-流率测定、尿道压力描记)。由于上尿路动力学(Whitaker试验)已逐渐被利尿肾图或肾动态扫描等检查手段所取代,故本节主要介绍下尿路尿动力学的基本原理和在原位新膀胱术后的临床应用。

尿流动力学检查被广泛应用于下尿路功能障碍性疾病的临床诊断中,可以"再现"患者的膀胱-尿道功能情况,并且获得客观、可量化的指标进行评价。主要适应证包括:

1. 常规判断膀胱-尿道功能　包括:①膀胱充盈期功能(膀胱容量、膀胱稳定性、膀胱顺应性,膀胱感觉);②排尿期逼尿肌功能;③膀胱出口是否存在梗阻。

2. 判断尿失禁原因。

3. 判断肾积水原因。

4. 判断膀胱-尿道协调性,尿道功能等。对于前列腺增生症、神经源性膀胱、尿失禁等疾病的诊断有着重要的临床价值。

二、自由尿流率

1. 尿流率的定义　尿流率(urinary flow rate)是指单位时间内尿液通过尿道被排出体外的量,单位是毫升/秒(ml/s)。

2. 尿流率测定(uroflowmetry)　是指利用尿流计记录由膀胱逼尿肌收缩排尿所产生的尿流率值及其产生的尿流曲线模式。尿流率的测定是一种简单的也是目前临床运用最广泛的评价排尿功能障碍的非侵入性筛查方法。

3. 尿流率测定中的主要参数　在临床尿流测定中主要观察的参数包括尿流率曲线模式、最大尿流率、排尿量、排尿时间等。

(1)最大尿流率(maximum flow rate,Qmax):最大尿流率是指在尿流率检测过程中所检测到的尿流率的最大值,单位是毫升/秒(ml/s)。Qmax是尿流率测定中对临床判断膀胱流出道梗阻最灵敏、最有意义的参数,由于最大尿流率是一种容量、个体依赖性指标,所以最大尿流率的结果分析必须结合尿流曲线模式、排尿量(一般需要排尿量150~400ml)、患者年龄、性别、临床症状等内容进行综合分析。最大尿流率的参考值:当尿流量在150~400ml时,成年男性Qmax的最低值为15ml/s。成年女性为20ml/s。影响Qmax的主要因素包括:排尿量、年龄、性别、是否挤压阴茎排尿、排尿环境等因素。最大尿流率的临床意义主要是用于初步地、筛选性地诊断膀胱出口梗阻(bladder outlet obstruction,BOO)。

(2)尿流时间:指尿流率测定过程中从开始检测到尿流率到排尿完成的时间,特别需要注意的是在间断排尿模式中,中间无排尿(无尿流产生)的时间不应包括在内。

(3)排尿量:是指尿流率测定过程中经过尿道排出体外的尿液的体积,一般来讲一次满意的尿流率测定排尿量应该在150~400ml。

(4)尿流率曲线模式:正常生理状态下,由于排尿期尿道内压力低,且尿道内壁光滑,故成年男性及女性产生的尿流率曲线应该呈光滑的弓形或钟形(图4-31-2-1),当尿流率测定过程中尿流曲线出现与上述正常曲线的差异,可以认为是异常的排尿曲线,当然不是所有的异常曲线都具有临床意义,需要结合患者病史等进行分析。主要的异常尿流曲线可以见于由于膀胱流出道梗阻、逼尿肌收缩力降低等所导致的尿流曲线低平;由于逼尿肌收缩乏力等导致腹压辅助排尿产生的间断排尿曲线;由于逼尿肌和括约肌协同失调所导致的间断排尿曲线,需要说明的是腹压排尿所导致的间断排尿曲线与协同失调所导致的间断排尿曲线主要区别在于前者两最大尿流率之间的膀胱压可以回到基线,而后者不回到基线。

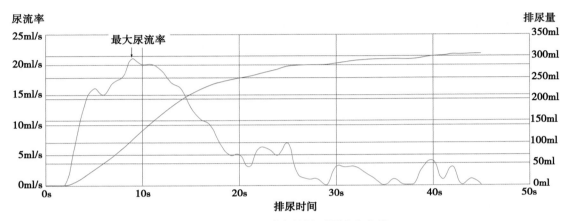

图 4-31-2-1　正常女性钟形尿流率曲线

三、膀胱压力测定

1. 膀胱测压(cystometry)　是一种研究膀胱储尿期、排尿期及膀胱 - 尿道功能的检测手段,从而对下尿路功能障碍性疾病进行诊断以及有效治疗的方法。膀胱压力测定根据其检测方法和目的不同主要由两部分组成:①充盈期膀胱压力 - 容积测定(cystometrograms,CMG);②排尿期压力 - 流率测定(P/Q)。CMG 主要测试储尿期膀胱逼尿肌功能,P/Q 主要用来测试排尿期流出道阻力,通常来讲一次完整的尿动力学检查应该包括上述两个部分连续且一贯地进行。

2. 膀胱测压所需设备　膀胱测压系统是现代尿动力学检测仪的主要构成部分,主要由水泵、压力转化器、同步尿流率测定仪及尿动力学分析软件组成。水泵主要作用是将膀胱灌注介质泵入膀胱内模拟膀胱充盈的过程,一般根据泵注速度将充盈分为:慢速充盈(充盈速度小于 10ml/min);中速充盈(充盈速度为 10~100ml/min);快速充盈(充盈速度大于 100ml/min),一般情况下采取 60~90ml/min 中速充盈,对于神经源性膀胱的患者应采取低速充盈,充盈介质一般为无菌生理盐水且应该恒温至体温 37℃。压力转化器的作用是将测压导管传递出来的水压或气压转化为电信号通过尿动力学分析软件处理后进行描记与分析;同步尿流率计主要作用是在膀胱测压过程中同步描记尿流率曲线。

3. 膀胱测压的常用参数及分析

(1)膀胱内压(intravesical pressure,Pves):指检测过程中测量得到的膀胱内的压力,主要指由膀胱测压管所测量得到,膀胱内压等于腹压和逼尿肌压力之和,单位是 cmH_2O。

(2)腹压(abdominal pressure,Pabd):是指膀胱周围的压力,一般直接测量腹腔内压技术难度较大,故临床上一般通过直肠压力来表示,主要由直肠测压管所测量的压力表示,单位是 cmH_2O。

(3)逼尿肌压(detrusor pressure,Pdet):指膀胱内压中由膀胱壁的压力所产生的那一部分,它等于 Pves-Pabd 所得的差值,逼尿肌压力也是膀胱测压过程中最重要的参数之一,单位是 cmH_2O。

(4)最大膀胱侧压容积(maximum cystometric capacity,MCC):指在膀胱感觉正常的患者中膀胱充盈到患者感到不能再延迟排尿时的容积。对于收缩的膀胱和逼尿肌过度活动的患者,MCC 较小(50~100ml);对于失代偿的膀胱,MCC 可超过 500~1 500ml。对于儿童,MCC 与年龄有关(MCC=30+30X 年龄)。

(5)膀胱感觉:①膀胱充盈初感觉(first sensation of bladder filling):指患者在膀胱充盈过程中第一次感觉到膀胱内充盈的感觉,有一部分患者可以表现为感觉膀胱区不适的感觉。②初始排尿感觉(first desire to void,FD):指在膀胱充盈过程中患者开始有排尿感觉的程度,正常情况下一般在 50%MCC 时出现,过早出现的 FD 可以作为膀胱感觉增加诊断的依据(常见于膀胱炎、尿频、尿急及急迫性尿失禁等患者中),同时延迟出现的 FD 也可以作为膀胱感觉减退的诊断依据(常见于糖尿病相关性神经源性膀胱、骶髓下神经源性膀胱等患者中)。③正常排尿感觉(normal desire to void,ND):指膀胱充盈过程中患者产生排尿感觉但排尿可以被自己控制的程度,正常情况下 ND 出现在约 75%MCC 时。④强烈排尿感觉(strong desire to voide,SD):指膀胱充盈过程中患者产生强烈的排尿欲望的程度,正常情况下 SD 出现在约 90%MCC 时。

(6)膀胱顺应性(bladder compliance):指膀胱充盈过程中膀胱内压力改变量与所导致其改变对应的容积改变的比值,单位是 ml/H_2O。膀胱顺应性是膀胱的一种特性,正常情况下膀胱顺应性应该是较大的。膀胱顺应性降低可见于神经源性膀胱、膀胱纤维化等。

(7)逼尿肌过度活动(detrusor overactivity):指膀胱充盈过程中逼尿肌产生的不能被抑制的收缩,根据产生原因不同可以分为自主性和诱发性。在正常生理情况下充盈期不会产生逼尿肌无抑制性收缩。

(8)逼尿肌收缩性:在 CMG 过程中,所检测到的排尿期逼尿肌的收缩功能,也可以根据同步压力-流率测定中最大尿流率值(Qmax)与最大尿流率值时的逼尿肌压力(pdet. Qmax)进行计算,称之为逼尿肌收缩指数(bladder contractility index,BCI=5Qmax+PdetQmax),当 BCI<100 时可判断逼尿肌收缩力减弱;当 BCI 在 100~150 之间时逼尿肌收缩力正常;当 BCI>150 的时候可以判断逼尿肌收缩力增强。

(9)括约肌肌电图(sphincter electromyogram):记录主要参与控尿机制的横纹括约肌除极化所产生的电位。根据测量方式不同可以分为:①针形电极检查法;②表面电极检查法。正常情况下储尿期肌电信号逐渐增强,排尿期肌电信号减弱,需要特别说明的是,尿动力学检查过程中所描绘的肌电图只关注其肌电信号趋势的改变而不关注具体数值。

(10)逼尿肌-括约肌协同失调(detrusor-sphincter dyssynergia):逼尿肌-括约肌协同失调的特征为在膀胱膨胀和逼尿肌反射收缩过程中,横纹括约肌的收缩或松弛能力丧失。

(11)漏尿点压(leak point pressure):为充盈过程中尿液从膀胱漏出时的压力。

（12）腹压漏尿点压（abdominal leak point pressure，ALPP）：指测量造成漏尿所需的腹腔压力大小，一般在一次充盈中会进行多次的增加腹压的实验，取其中能够造成漏尿的腹压最小值作为 ALPP，ALPP 能够定量地反映尿道闭合功能。ALPP 对尿道功能评估的参考值范围：① VLPP＞90cmH$_2$O：尿道固有括约肌功能基本正常；② VLPP＜20cmH$_2$O：尿道固有括约肌功能缺陷（intrinsic sphincter deficiency）；③ VLPP 于 20~90cmH$_2$O：尿道固有括约肌功能处于正常与异常交界状态。

（13）尿道压力描记（urethral pressure profile）：指在膀胱及其周围处于静止状态下描绘尿道长度各点的压力及其分布图的方法，但由于尿道压力测定过程中受外界影响较大并且实验可重复性不高，故现在许多尿动力学专家建议将尿道压力测定从普通尿动力学检查中剔除，不作为常规尿动力学检查的项目，临床上应该根据患者的病情酌情使用该检查。

（14）最大尿道压（maximum urethral pressure）：指尿道描记过程中出现的最大压力值。正常男性最大尿道压力相对稳定，一般不随年龄增长而呈下降趋势；而女性特别是在停经后，最大尿道压力迅速下降。最大尿道闭合压（maximum urethral closure pressure）是最大尿道压力与膀胱压力之间的差值。

第三节　原位新膀胱术后尿流动力学主要特点

一、原位新膀胱的自由尿流率

Yadav 等对行原位新膀胱术的患者进行了为期 5 年的随访观察，发现 42 例患者术后 3 年的 Qmax 为（18.5 ± 5.9）ml。Obrecht 等对 10 例行机器人辅助根治性膀胱切除和改良的原位 Studer 回肠新膀胱术后患者进行了随访观察，发现术后 1 年 Qmax 为 19.6（7.3~43.2）ml。新膀胱容量随着时间延长逐渐增大，Qmax 随之升高。除此之外，腹壁强度，输尿管吻合口狭窄，括约肌机制，新膀胱的位置和形状，排尿体位等均会影响新膀胱 Qmax。而在行原位新膀胱术患者中，Qmax 在回肠与乙状结肠两种肠管类型，以及男女性别组间差异无统计学意义。

二、原位新膀胱的容量及顺应性

膀胱最大测试容量是指患者在膀胱充盈过程中出现的不可再被延迟排尿时的膀胱容量，而膀胱顺应性是反映膀胱组织对于膀胱内压力容受的能力。目前的研究主要表明膀胱顺应性主要和黏性蛋白有关，当膀胱发生纤维化时可导致黏性蛋白的减少，从而使得顺应性降低。膀胱的容量以及顺应性是评价上尿路是否安全的重要指标。由于新膀胱采用了肠道代替原膀胱，故总体来讲新膀胱的容量较手术前均会明显增加，同时由于肠道的弹性特点，新膀胱的顺应性明显增加，从而使新膀胱成为了一个有足够容量且低压储尿的良好容器。一项研究发现新膀胱术后膀胱容量约在 210~650ml 之间，平均容量约426ml，膀胱顺应性 31~35ml/cmH$_2$O，平均 33ml/cmH$_2$O；另一项长达 2 年的随访研究表明，新膀胱术后 3 个月膀胱容量在 378 ± 66ml,术后 6 个月 381 ± 102ml,术后 12 个月 438 ± 75ml,术后 24 个月 472 ± 96ml,他们的研究表明随着新膀胱术后时间的延长,患者的膀胱容量逐渐增加;有研究表明术后随访 5~14 个月,患者每次排尿量可达 150~400ml,膀胱压力容积测定显示膀胱最大容量约 377.5 ± 21.7ml。膀胱压是影响上尿路功能的主要因素,持续性膀胱高压(大于 35~40cmH$_2$O)易造成上尿路损害。在膀胱压小于 35~40cmH$_2$O 时的膀胱容量称为膀胱安全容量。储尿期患者超过膀胱安全容量的储尿时间或储尿量越多,患者发生上尿路损害的程度就越严重。研究表明原位新膀胱术后新膀胱储尿囊随时间的延长容量增加、新膀胱内压力降低、肠管不自主收缩减弱。因此,随着时间的延长,储尿囊会逐渐膀胱化。通过根治性膀胱切除术后获得一个具有足够容量的低压储尿的容器,这样可以保证上尿路的安全性。

三、原位新膀胱的感觉

由于正常生理情况下膀胱的感觉与储尿及排尿相关的中枢神经相关,而新膀胱为肠道组织,其与上述神经结构无关联,所以新膀胱患者术后膀胱感觉与正常人群不同,往往这类患者的膀胱感觉减弱或迟钝。有研究显示患者的平均初始尿意约 296ml,平均最大尿意约 388ml,对于正常人体来讲膀胱的初始尿意大约出现在膀胱容量的 50% 左右,正常尿意大约出现在膀胱容量的 75% 左右,强尿意大概出现在膀胱容量的 90% 左右,正常人可以在出现膀胱初始尿意时开始排尿,而新膀胱术后的患者由于上述肠道神经特点,他们的新膀胱感觉常常减退,所以定时排尿对于接受新膀胱术后的患者也许有着积极的意义。Herdiman 等提出术后第 1 周嘱患者白天每 2h 排尿 1 次,晚上每 3h 排尿 1 次,鼓励患者使用闹钟来确保他们按时排尿。在第 2 周,排尿间隔增加到白天每 3h 排 1 次,晚上每 4h 排 1 次。最终调整至白天每 5~6h 排尿 1 次,晚上排尿 1 次。应监测膀胱容积和排尿后残余容积,以确定是否建议更频繁排尿以避免充溢性尿失禁的发生。随着时间的推移没有改善的高 PVR 可能需要患者进行 CISC 治疗。对于新膀胱术后患者有完全尿潴留或部分尿潴留和潴留症状(例如,持续性泌尿系感染、充溢性尿失禁或肾功能恶化)时,CISC 是一种较好的治疗方式。

四、原位新膀胱的不自主收缩

在正常膀胱生理储尿过程中,膀胱逼尿肌应当是绝对静止的,不发生任何收缩。当储尿期逼尿肌出现收缩时,均应该视为病理收缩,临床称之为逼尿肌无抑制性收缩,常常导致患者出现尿频、尿急、尿失禁等症状。而构成新膀胱的肠管本身具有节律性蠕动的生理特点,这是导致新膀胱不自主收缩的主要原因。这样的收缩可能会导致新膀胱的顺应性降低,故手术过程中对肠管进行“去管化”,可以减少新膀胱内的不自主收缩,从而增加新膀胱的顺应性。有研究表明新膀胱的容量越大,其出现不自主收缩的次数越多。

五、原位新膀胱的排尿期功能

对于正常的膀胱来说,由于逼尿肌结构完整,排尿期可以产生有力而持续的收缩,同时配合尿道括约肌的松弛,最终导致尿液完全排空。虽然新膀胱的肠管可以发生蠕动,但这些蠕动收缩不像前面所述的逼尿肌收缩那样有力而持久,所以这种收缩与排尿无关。新膀胱术后的患者排尿机制主要依靠腹压的辅助和尿道括约肌的松弛。一项对于 22 例原位新膀胱术后患者进行的研究表明,在排尿期测压过程中均未见新膀胱主动收缩,均在腹压辅助后排出尿液,排尿期最大腹压约 10~105cmH$_2$O,平均 64cmH$_2$O。其他相关研究显示新膀胱术后 12 个月残余尿量在(30.6 ± 11.9)ml,排尿期膀胱压力在(58.4 ± 10.5)cmH$_2$O。另一项研究发现原位 W 形回肠新膀胱术后第 12 个月和第 36 个月排尿期最大膀胱压均值分别为 60.7cmH$_2$O 和 79.9cmH$_2$O,差异有统计学意义($P<0.05$)。同时,上述多项研究均对排尿期尿道括约肌肌电信号进行描记,发现大部分的患者排尿期尿道括约肌均可松弛打开,这也是新膀胱术后大部分患者在腹压辅助排尿后可以达到较少残余尿的主要原因。但是对于部分腹压排尿后残余尿仍然较多的患者,CISC 的使用也是一种较好的尿液排空方式,CISC 是神经源性下尿路功能障碍尿液排空的金标准,与传统的尿液引流方式比较具有以下优点:①提高患者生活质量;②降低导管相关泌尿系感染发生;③有利于膀胱在模拟生理充盈、排空状态下的功能恢复;④学习周期较短,学习难度较小,患者及家属容易掌握。

第四节　原位新膀胱术盆底重建技术

一、原位新膀胱术盆底重建术关键点

根治性膀胱切除联合原位新膀胱术操作时间长,手术步骤多,难度大,外科医生学习曲线长,术后并发症发生率高。为提高术后新膀胱控尿功能、保证新膀胱解剖位置、避免术后性功能障碍,提高相关盆底重建技术在根治性膀胱切除联合原位新膀胱术中显得尤为关键。

(一)提高新膀胱控尿功能

1. 保留控尿相关神经支配　原位新膀胱建立后,失去了原有膀胱与控尿、排尿中枢的神经联系,破坏了原有膀胱的局部神经解剖结构,例如,支配尿道平滑肌括约肌的盆腔神经丛分支及支配尿道横纹肌括约肌的阴部神经丛分支。这些区域神经的破坏是导致原位新膀胱术后控尿能力不佳的关键因素,若术中自主神经纤维受到损伤,一方面患者容易出现压力性尿失禁、充溢性尿失禁等情况,尿道静息压的降低也与夜间漏尿相关;另一方面排尿时其支配的平滑肌括约肌不能有效松弛,会导致膀胱排空障碍,出现尿潴留等现象。因此,应充分研究控尿相关的神经支配机制及神经解剖结构,术中加强对这些神经的保护意识。

2. 保留尿道内在控尿功能　新膀胱建立后,缺失了正常膀胱壁内牵张感受器的兴奋传导,无法产生跟原膀胱一样的尿意,术后患者夜间出现漏尿的情况与此有一定关系。术后患者尿意的产生,除了依靠膀胱容量的增大刺激肠道壁或胃壁的压力感受器,以及对腹腔的压迫刺激腹压感受器之外,还取决于保留的尿道功能。男性与女性的尿道结构不同,要求在术中需根据控尿机制的性别差异,对不同的结构进行重点保留。对于青年男性,有学者认为,其后尿道控尿结构由假复层柱状上皮、黏膜下层、尿道括约肌复合体(由尿道平滑括约肌和尿道横纹括约肌组成)、耻骨尿道肌(肛提肌的一部分)及会阴中心腱组成。在原位新膀胱术中,应尽量避免损伤会阴中心腱及耻骨尿道肌,尽量保留足够长度的尿道横纹括约肌,最好保留至精阜远侧端,术后方能达到良好的控尿效果。Jacobs 等认为,术中保留神经、前列腺、前列腺包膜或精囊腺等结构,有助于术后控尿功能的恢复。

对于女性,尿道外括约肌、膀胱颈、尿道横纹肌复合体(位于女性尿道中、下 1/3,由自主神经支配的平滑肌和由躯体神经支配的横纹肌组织构成)共同组成了尿道的内在控尿结构。术中保护女性控尿结构是女性原位新膀胱手术成功的关键。女性更易发生排空障碍,其原因为:①过多保留膀胱颈和近端尿道造成控尿过度;②术中损伤支配尿道平滑肌的自主神经纤维,排尿时平滑肌不能有效松弛;③新膀胱与尿道的夹角失当,新膀胱移位造成梗阻。而切除过多,可能会损伤尿道括约肌,导致尿失禁。

3. 保留尿道支持组织 尿道支持组织由随意肌和结缔组织构成,前者包括盆膈(肛提肌、尾骨肌)和会阴部肌肉,后者为盆内筋膜,其网状的"吊床样"结构,丰富的平滑肌局部增厚形成韧带。尿道支撑机制是一个精确的肌肉筋膜系统,从阴道前壁延伸包绕尿道近、中段的吊带样结缔组织、耻骨尿道韧带维持近端尿道和新膀胱在腹内的位置。强调手术时保留尿道支持组织、神经、筋膜和尿道周围血管有助于术后控尿。

(二) 实现新膀胱解剖结构的稳定

1. 保证新膀胱的解剖位置 保留部分腹膜,帮助重建相对独立的腹腔和盆腔,覆盖游离的输尿管,保持输尿管的腹膜后解剖位置;固定新膀胱,增加新膀胱的稳定性。新膀胱的重建将新膀胱底部与腹膜固定,使新膀胱由 U 形变为锥形,更符合生理性解剖结构和尿流动力学;保留的血管神经束覆盖于新膀胱两侧将其固定,更能增加新膀胱的稳定性;站立位时新膀胱处于最低位,有利于尿液的排出,提高排尿能力;Shimogaki 等人发现新膀胱与剩余尿道夹角>170° 的 3 例患者出现尿失禁,夹角<110° 的 4 例患者出现排空障碍,夹角为 110°~169° 的 3 例患者控尿功能良好,并认为膀胱与尿道夹角过小,会使新膀胱在排尿过程中向膀胱尿道吻合口下方移位,导致梗阻。

2. 输尿管与新膀胱的吻合 原位新膀胱术后,理论上需形成一个低压、高顺应性、高容量的新膀胱,对于保护上尿路功能具有重要意义。对于是否设计抗反流机制,现尚未有明确报道哪一种术式为患者带来的远期收益更大。抗反流吻合可以减少反流,但狭窄率较高,直接吻合术式具有较低的狭窄率,但反流率较高,带有细菌的尿液反流可以引起反流性肾病,进一步损害肾功能,而输尿管肠吻合口狭窄引起的梗阻会导致上尿路症状性梗阻、感染、结石,严重者甚至可能导致肾功能的丧失,常常需要多次介入治疗。狭窄的发生也可能是由于术中过度剥离输尿管,破坏其血供,使保留的输尿管缺血从而导致输尿管肠吻合口狭窄。

(三) 保留性功能

对于男性,随着前列腺癌根治术的发展,保留与勃起相关的神经血管束(NVB),是低危前列腺癌根治术的优选方案,也为根治性膀胱切除术中保留 NVB 提供了指导。NVB 是自盆丛发出后在接近膀胱前列腺间沟与膀胱下动脉、静脉分支交织在一起共同组成的一条极细的神经血管束,靠近盆侧壁的盆筋膜和迪氏筋膜。对于术前尿道和前列腺组织活检均为阴性的患者,在根治性膀胱切除术中,应尽量避免过度分离盆筋膜,造成 NVB 的损伤;有学者认为过度分离盆筋膜也可能使阴部内动脉和阴部神经受损,尤其是双侧受损,会使海绵体血供受损、尿道外括约肌功能障碍,导致术后血管性勃起功能障碍和真性尿失禁。而针对于女性,术后性功能的障碍与阴道黏液分泌的减少、阴道润滑度降低、性高潮缺失和性交痛相关,通常是由于术中没有进行细致的分离导致了自主神经的损害。

二、原位新膀胱术盆底重建相关技术

1. 术中保护盆神经丛技术　①行盆腔淋巴结清扫时注意保护髂总动脉处的腹下神经;②处理膀胱血管蒂时避免损伤盆丛,对男性患者,尽可能在靠近精囊腺、三角区和前列腺基底部组成的三角区离断膀胱侧韧带,尽量避免电凝或其他热源器械,主要依靠血管夹和切割吻合器配合冷刀操作;③处理膀胱下动脉时避免损伤来自 S2~S4 的躯体神经盆内分支;④分离近端尿道时不损伤膀胱颈和阴道两侧的自主神经;⑤保护尿道后方的阴部神经盆内分支。

2. 术中保护尿道　①在男性中,仔细游离前列腺尖部和尿道括约肌,紧贴尖部切断尿道避免损伤尿道括约肌后导致的尿失禁;通常不需要打开盆内筋膜,这样有利于术后勃起功能和尿控功能的恢复,如前列腺轮廓不清等确需打开筋膜时,在筋膜深面分离时需注意保护 NVB、阴部内动脉和伴行的阴部神经,以实现对性功能的保护;②在女性中,应保护耻骨尿道韧带和阴道前壁,可降低术后盆内脏器和阴道前壁脱垂的概率,在膀胱颈部切开盆底筋膜,分离膀胱颈时紧贴膀胱壁,对阴道前侧壁出血点尽可能压迫止血,避免热源电灼和大块缝扎;不过度分离膀胱颈以下尿道和阴道间的平面。

3. 维持新膀胱与尿道的正常夹角　①将带蒂大网膜移至新膀胱与阴道之间,既增加新膀胱尿道夹角,又可减少术后尿道-阴道漏的发生率;②对尿道切除较长的患者,将膀胱尿道吻合口部位旁的新膀胱壁或阴道前壁缝到邻近的盆底组织上,作类似于尿失禁的悬吊术,术后控尿效果良好。

4. 抗反流　行输尿管新膀胱吻合时,将输尿管远端做 1 个 1cm 长纵向切口,并反折缝合成倒置"裤衩"状乳头,将输尿管插入新膀胱内 1.0cm 左右,后将输尿管与新膀胱壁全层乳头状吻合,浆肌层加固。

三、原位新膀胱术盆底重建并发症

尽管原位新膀胱的手术方式不断改进,术后仍常伴发多种早期(<1 个月)、远期并发症(>3 个月),原位新膀胱术后并发症主要包括吻合口相关并发症、肠道相关并发症、新膀胱相关并发症以及其他并发症。

1. 吻合口相关并发症　以输尿管狭窄吻合口最常见,其次为尿道吻合口狭窄等。

2. 肠道相关并发症　以麻痹性肠梗阻最常见,其次为粪漏等。

3. 新膀胱相关并发症　以泌尿系感染最常见,其次为尿漏、尿失禁等。

4. 其他　主要有肿瘤复发、伤口感染、伤口裂开、切口疝、代谢并发症、深静脉血栓形成等。

其中,输尿管狭窄是远期并发症之一。有研究认为盆腔放疗史、腹部手术史、手术抗反流技术、肿瘤复发以及肥胖是狭窄的危险因素。开放行切除狭窄段,并将输尿管再次植入被认为是治疗狭窄的金标准,除此之外,还可尝试球囊扩张术、输尿管切开术和输尿管支架置入术。肿瘤复发是尿流改道术后的一个主要问题,大多数患者都会进行一系列影像学检查。3%~16% 的患者行原位新膀胱术后发生复发尿路上皮癌。复发部位约一半与输尿管吻合口相关；另一半远离吻合口部位，可能位于肠代膀胱中的任何地方；也有报道称，根治性膀胱切除术和原位新膀胱术后尿道肿瘤复发的发生率约为 2.4%。术后复发尿路上皮癌以侵袭性为主，预后大多不良。术中无瘤原则是保证手术效果的重要措施，笔者的经验如下：①双侧离断输尿管后即可膀胱灌注化疗药物，保持膀胱内高浓度化疗药；②密闭切除膀胱及前列腺，防止含瘤尿液外溢；③切下的标本即刻放至标本袋密封；④关腹之前反复冲洗。通过以上措施最大限度保证术中的无瘤，为手术效果奠定基础。

第五节　临床现状与展望

1. 盆底重建技术　根治性膀胱切除联合原位新膀胱术手术操作复杂，持续时间长，术后并发症发生率高。随着加速康复外科理念的建立，机器人手术技术的不断发展，加快患者康复及减少并发症的新术式不断涌现。机器人辅助腹腔镜下根治性膀胱切除及原位新膀胱术，具有切口小、疼痛轻、并发症少，患者术后康复快等优势，改善了患者术后的生活品质。这适应了微创时代的大潮流，值得推广和使用。

2. 新材料原位新膀胱　由于肠代膀胱术易出现肠黏膜相关并发症，迫切需要可以替代肠黏膜来重建新膀胱的新型材料，减少相关早期或远期并发症。沈俊等人在实验猪身上，通过腔外回肠浆肌剥离与自体腹膜移植重建替代常规肠代膀胱术，术后新膀胱存活较好，实验猪排尿行为正常，尸检病理提示新膀胱可以被尿路上皮细胞连续覆盖，能防止回肠上皮细胞的再生并避免常规肠代膀胱术后与肠黏膜分泌、吸收相关的并发症。通过组织工程进行膀胱重建的想法可以追溯到 20 世纪 50 年代。许多天然和合成生物材料，如塑料模具，吸收性明胶海绵，冻干人硬脑膜，牛心包，小肠黏膜下基质，膀胱无细胞基质或胶原蛋白和聚乙醇酸的复合物用于膀胱再生，得到了广泛的研究。但组织工程领域的最新进展表明，体外工程膀胱用于优化人类组织工程膀胱的重建方法，仍需要对膀胱有缺陷的大型动物模型进行临床前研究，并进一步提供临床证据。

3. 原位新膀胱术中神经保护　机器人辅助腹腔镜手术可以很容易识别和解剖神经血管束，以此增强腹腔镜根治性膀胱切除术期间保留神经血管束的能力。尽管如此，目前的术式尚未达到能完全避免损伤神经血管束的程度，我们需要一种新方式来准确识别术中需要保护的控尿相关或性功能保留相关的神经血管束。

第六节　小　　结

在根治性膀胱切除联合原位新膀胱术后，如何保留后尿道控尿结构和控尿神经功能以防止尿失禁及尿潴留的发生，以及保护性活跃患者的性功能，对患者的预后非常关键。盆底重建手术过程中全面、标准化处理后尿道控尿结构、维持新膀胱结构与功能的稳定、保留与性功能相关的神经血管束、并以此为标准,可为手术顺利高质量开展提供参考证据。

(张 朋 沈思宏)

参考文献

[1] JACOBS B L, DAIGNAULT S, LEE C T, et al. Prostate capsule sparing versus nerve sparing radical cystectomy for bladder cancer: results of a randomized, controlled trial [J]. J Urol, 2015, 193 (1): 64-70.

[2] ROSIER P, SCHAEFER W, LOSE G, et al. International Continence Society Good Urodynamic Practices and Terms 2016: Urodynamics, uroflowmetry, cystometry, and pressure-flow study [J]. Neurourol Urodyn, 2017, 36 (5): 1243-1260.

[3] ABRAMS P, EUSTICE S, GAMMIE A, et al. United kingdom continence society: minimum standards for urodynamic studies, 2018 [J]. Neurourol Urodynam, 2019, 38 (2): 838-856.

[4] 孙鹏宇, 王向东, 刘胜, 等. 青年男性后尿道控尿解剖学结构 MRI 研究 [J]. 中国微创外科杂志, 2017, 17 (3): 260-263.

[5] 曾骁, 吴家沛, 罗德毅, 等. 西南地区尿动力学质量回顾: 多中心随机抽样调查结果分析 [J]. 中华泌尿外科杂志, 2021, 42 (6): 455-461.

[6] YADAV S S, GANGKAK G, MATHUR R, et al. Long-term Functional, Urodynamic, and Metabolic Outcome of a Modified Orthotopic Neobladder Created With a Short Ileal Segment: Our 5-year Experience [J]. Urology, 2016, 94: 167-172.

[7] OBRECHT F, YOUSSEF N A, BURKHARDT O, et al. Robot-assisted radical cystectomy and intracorporeal orthotopic neobladder: 1-year functional outcomes [J]. Asian J Androl, 2020, 22 (2): 145-148.

[8] 赵旭鹏, 沈诞, 艾青, 等. 机器人全腔内原位回肠新膀胱术中 Overlap 吻合技术恢复肠道连续性的应用体会 [J]. 微创泌尿外科杂志, 2021, 10 (2): 94-98.

[9] TAO S, LONG Z, ZHANG X J, et al. Ileal versus sigmoid neobladder as bladder substitute after radical cystectomy for bladder cancer: A meta-analysis [J]. Int J Surg, 2016, 27: 39-45.

[10] NAYAK A L, CAGIANNOS I, LAVALLéE L T, et al. Urinary function following radical cystectomy and orthotopic neobladder urinary reconstruction [J]. Can Urol Assoc J, 2018, 12 (6): 181-186.

[11] 毛立军, 李望, 王军起, 等. 腹腔镜全膀胱切除原位回肠新膀胱术盆底重建的初步探讨 [J]. 徐州医科大学学报, 2019, 39 (11): 797-800.

[12] 蔡可可, 鄢阳, 耿江, 等. 腹膜外 Studer 原位新膀胱术后的尿动力学特点 [J]. 中华泌尿外科杂志, 2019, 40 (3): 183-187.

[13] 于德新, 闵捷. 保留神经的根治性全膀胱切除术 [J]. 现代泌尿生殖肿瘤杂志, 2020, 12 (1): 1-5.

[14] HERDIMAN O, ONG K, JOHNSON L, et al. Orthotopic bladder substitution (Neobladder): part II: postoperative complications, management, and long-term follow-up [J]. J Wound Ostomy Continence Nurs, 2013, 40 (2): 171-180, quiz E171-172.

[15] MURRAY KS, ARTHER AR, ZUK KP, et al.(2015) Can we predict the need for clean intermittent catheterization after orthotopic neobladder construction？[J]. Indian J Urol, 2015, 31 (4): 333-338.

第三十二章

原位新膀胱的神经反射及功能性影像学的探索

第一节　概　　述

采用肠道构建原位新膀胱大大改善了根治性膀胱切除术后患者的生活质量。1988 年德国泌尿外科医生 Hautmann 首先报道了 Hautmann 回肠新膀胱。之后，在此基础上进行的改良和创新性术式不断涌现。其中绝大部分的新膀胱构建采用了回肠进行"去管化"处理，肠管经过剖开、折叠、重新缝合等一系列操作，手术过程繁杂，让许多泌尿外科医生望而却步。此外，截取了较长的末段回肠，易造成代谢性酸中毒、肠道功能紊乱、维生素 B_{12} 吸收减少引发的贫血等并发症。不仅如此，随着时间延长，新膀胱会失张力过度扩张，导致残余尿量严重增多、不能自行排尿、肾积水等问题，甚至发生新膀胱自发性破裂危及生命。因此，往往需要患者行自家清洁导尿。虽然回肠新膀胱是目前被世界范围内广泛采用的原位新膀胱术式，但是仍不能克服上述缺点。

为了解决回肠新膀胱的失张力问题，有学者选择用结肠来构建新膀胱。1990 年，意大利学者 Alcini 最先提出利用结肠带间断切开的方式构建"非去管化"的回盲肠新膀胱，他在独立带和对系膜带上间隔 3~4cm 作横向切口，深达黏膜下层。结果显示这种新膀胱可将储尿囊充盈内压降低 15~20cmH$_2$O，并使功能容量增加 2 倍，大大降低尿失禁的发生，改善了患者的术后生活质量。

笔者于 2000 年创新性采用"去带"方式构建乙状结肠新膀胱。该新膀胱选用了更接近生理性位置、处于消化道末端且几乎无营养吸收功能的乙状结肠来构建膀胱，因乙状结肠有着与正常膀胱同源的神经支配，理论上能够更接近生理性排尿的神经调控机制。而此种新膀胱最核心的技术是将截取的带蒂乙状结肠对系膜带和独立带以及两者之间的浆肌层去除，保留结肠黏膜、黏膜下层及部分环形肌以及留作尿道 - 新膀胱和输尿管 - 新膀胱吻合的部分浆肌层组织。这种新膀胱构建方法简单，大大缩减了手术时间和手术步骤，取得了满意的术后效果，颠覆了经典的"去管化构建新膀胱的模式"。

本中心早期的临床随访结果显示，去带乙状结肠新膀胱的患者白天和夜间的尿控率分别为 74.6% 和 57.1%，平均最大膀胱容量和残余尿量分别为 328.8ml 和 22.2ml，平均充盈压力和平均最大压力分别为 35.8cmH$_2$O 和 55cmH$_2$O。同时，新膀胱黏膜组织的扫描电镜下及透射电镜下可观察到黏膜的超微结构发生适应性变化。笔者医院单中心该种术式的手术量迄今已施行逾 600 例,并在国内外 120 余家医院推广施行,患者年龄分布自 9 个月(膀胱横纹肌肉瘤)至 88 岁,取得了满意的疗效。

患者行回肠新膀胱术后的排尿主要是通过增加腹压来实现的,这种模式和自体正常膀胱排尿时,由逼尿肌和腹压联合作用不完全相同。虽然术者经验越来越丰富,但术后仍有患者不能实现完全尿控,尤其夜间充溢性尿失禁发生比例较高,因此对新膀胱的储尿、排尿功能进行深入研究有重要意义。基于有限的关于原位新膀胱的神经反射及功能性影像学的研究文献,笔者尝试将相关的研究做如下介绍。

第二节　原位新膀胱的神经反射及功能性影像学研究

一、尿流动力学

尿流动力学是排尿行为的效应检测。它依据流体力学和电生理学的基本原理对排尿过程进行监测,获取相关数据,从而分析正常或异常尿路功能,是量化反映尿路状况的较理想的方法,也是评估新膀胱术后患者尿控恢复的客观检测方法。

尿流动力学检查方法:检查前嘱患者充盈膀胱,排空大便,首先进行自由尿流率测定,获得最大尿流率,排尿后用导尿管测定残余尿量。之后连接置入膀胱测压管、直肠测压管于尿道及直肠内。在准确调整膀胱压与直肠压后为患者注射灌注液,注射速度为 30ml/min,待膀胱达到充盈状态后测定患者的充盈期膀胱压力与容量,对患者的膀胱压(Pves)、腹压(Pabd)、逼尿肌压(Pdet)、初始尿意容量、急迫尿意容量、膀胱最大容量与膀胱顺应性等指标进行观察。待患者的膀胱容量达到最大量后停止注射灌注液,同时嘱患者排尿,在此过程中对患者的最大尿流率(Qmax)、逼尿肌压、膀胱压等指标进行测量,并同步完成对患者的同步括约肌肌电、膀胱压力与压力 - 流率等指标的检测,在测定过程中分别记录初尿意容量、患者咳嗽时膀胱感觉的变化、膀胱有无抑制性收缩等。

作为对神经传导最后一环的直接检测,尿流动力学检查能够提供新膀胱的容量及压力指数,较为直观地反映了新膀胱的储尿及排尿功能。既往学者的临床研究数据显示,回肠新膀胱患者由于缺乏正常的排尿感觉,同时回肠的蠕动性收缩不像膀胱逼尿肌一样能够产生持久的有效的收缩,患者主要依赖腹压的增加将尿液排出。尿动力学检测结果中,患者腹压升高幅度与膀胱内压保持着相对的一致也印证了这一现象。研究同时表明,较低的排尿期膀胱内压能够有效防止尿液的反流。因而,造成了一个相对矛盾的排尿行为:为了减少回肠新膀胱的残余尿,需要增加腹压帮助排尿;而增加的腹压又可能使尿液反流至输尿管,从而引起上尿路积水和肾功能受损。

笔者所在中心临床随访发现去带乙状结肠新膀胱稳定的肠管环形肌在排尿期能够提供自主收缩,配合腹压,以接近生理性逼尿肌收缩排尿的方式进行排尿。笔者回顾了本中心 11 例完全腹腔镜去带乙状结肠新膀胱患者的尿流动力学结果,其中 10 例患者可检测出去带乙状结肠新膀胱的自主收缩,3 例患者完全依赖于新膀胱自身的收缩进行排尿。这也为论证新膀胱术后排尿行为重构最后一环——信号传出,提供了重要的实践依据。

二、H 反射

H 反射(H reflex)名称来自其发现人 HOFFMAN,故也称 HOFFMAN 反射。电刺激胫后神经直接引起其支配腓肠肌的诱发电位称为 M 波(直接刺激运动神经纤维的反应),此后经过一段潜伏期又出现第二个诱发电位称为 H 波(刺激 IA 类传入纤维,冲动进入脊髓后逆向激发运动神经的兴奋产生的反射性肌肉收缩)。

排尿行为依赖于脊髓反射。在膀胱储尿期,来自膀胱和尿道的传入信号通过脊髓上升到中脑导水管周围灰质(periaqueductal gray matter,PAG),其强度随着膀胱的充盈而增加。当传入信号超过某个阈值时,排尿反射就会被触发,从 PAG 下行的纤维会刺激脑桥排尿中心,进而下行协调尿道括约肌松弛和膀胱收缩,此时将进入排尿期。而正常控尿过程并非单纯的神经自主反射,而是受到严格的意识控制(图 4-32-2-1)。腓肠肌 H 反射是一种正常人体能够诱发出的非侵入性低级中枢反射。它类似于脊髓拉伸反射,但不完全等于拉伸反射。它可用于研究脊髓反射弧通道,脊髓激发回路和定量检测运动神经元池兴奋性。H 反射产生的神经冲动主要反映在同侧运动神经元池通过脊髓的单个突触而引起运动神经元产生复合肌肉动作电位。H 反射是排尿行为的初级信号。当人自主排尿时,"器官 - 形体"反射(腰骶神经平面)就会工作,调整身体的姿势以适应尿液的顺利排出(图 4-32-2-2)。在正常人,当膀胱充盈时,身体的传入冲动会抑制运动神经的激活。Palleschi 为了验证脊髓运动神经元在膀胱充盈时受到抑制这一现象是否存在其他膀胱传入神经介导调控,选择了 8 例回肠新膀胱患者进行了 H 反射检测,结果无一例患者发现 H 反射受到抑制,而在正常人群中,该反射在排尿时明显受到抑制,因而推测正常人体膀胱充盈引起的腓肠肌 H 反射受抑制现象主要取决于排尿时膀胱传入神经的调控,并且不会因腹部 / 骨盆压力升高而改变。

刘春晓教授团队据乙状结肠与膀胱同源的神经支配理论(图 4-32-2-3),成功地测量了健康志愿者和去带乙状结肠新膀胱患者的排尿过程的 H 反射强度,摸索出 H 反射检测方面的相关条件和阈值,并以此进行了去带乙状结肠和回肠的 H 反射抑制检测。具体的操作过程是:首先,让健康志愿者或患者采取平卧位置,抬高腘窝并将电极固定在相应的位置。开始刺激电流 5mmA 并每次增加 1mmA,直到出现最大的 H 波(当 M 波出现时,最大 H 值)。固定刺激的当前值,并连续 10 次重复,以 15s 为间隔,确保出现稳定的 H 反射波。整个排尿过程,需要测量 H 反射的四种状态:空虚,初始尿意,急迫尿意和排尿后 15min。同时,记录膀胱体积和 H 振幅(峰谷值)。最后,将空虚状态作为参考 H 振幅的参考值,并计算 H 值的抑制率 =[H(空虚)−H(急迫尿意)]/H(排尿后 15min)。如果 H 值的变化率大于 30%,则定义为是一个有效抑制;如果 H 变化率小于 30%,则认为没有明显抑制。在预实验数据中的 11 例患者中,1 例未引出,有 1 例显示无有效抑制。总体有效抑制率:9/11。而本中心 6 例回肠新膀胱患者中,2 例未引出,4 例引出患者亦无有效抑制。

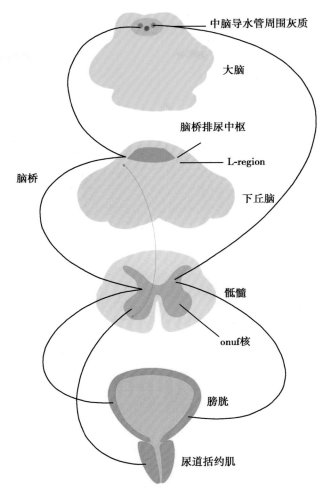

图 4-32-2-1　正常排尿控尿神经调节

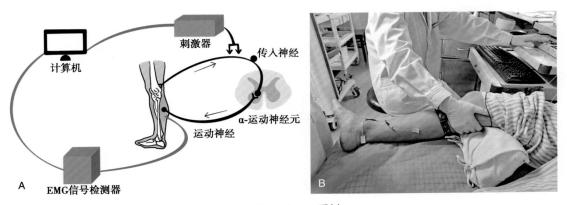

图 4-32-2-2　H 反射

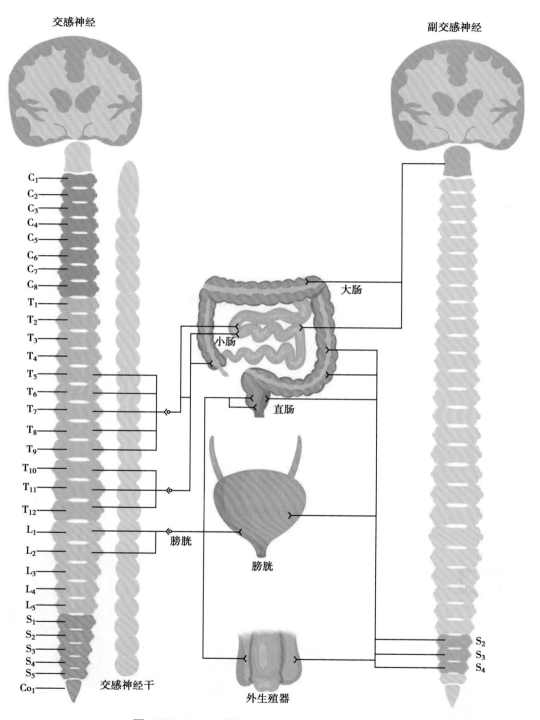

图 4-32-2-3 乙状结肠与膀胱的部分脊神经同源

三、功能磁共振成像

功能磁共振成像（functional magnetic resonance imaging，fMRI）是捕捉大脑皮层上行信号的最佳选择，fMRI 是一种通过血流和／或代谢的改变来反映人体组织对比的 MR 扫描技术。作为一种非侵入性的医学影像技术，fMRI 不仅能对脑功能激活区进行准确定位，还可以研究不同脑功能区之间及其与对应生物学行为之间的功能相关性。传统 MRI 是利用组织水分子中的氢原子核在磁场中发生的磁共振现象对组织结构进行成像，而 fMRI 是利用大脑的神经元活性、能量代谢和局部血供之间的关系来间接测量大脑相应区域在受到刺激时的功能变化（图 4-32-2-4），是研究活体脑神经细胞活动的一项新技术，将高分辨率磁共振成像技术与神经活动相结合，因其无创、无辐射、空间分辨力高以及功能与形态同时成像而被广泛应用于许多研究中，突破了过去仅从生理学或病理生理学角度对人脑实施研究和评价的状态，打开了从语言、记忆和认知等领域对大脑进行探索的大门。

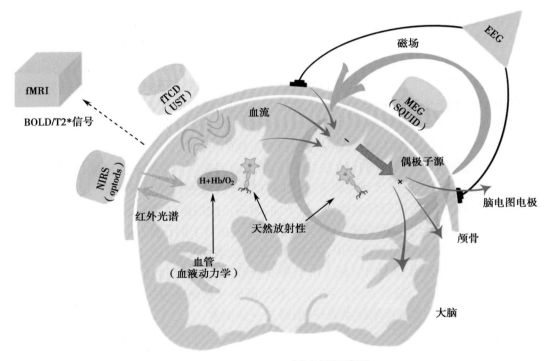

图 4-32-2-4　fMRI 成像原理示意图

fMRI 目前阶段在泌尿外科学的主要临床应用有：

1. 心理性勃起功能障碍患者　通过 fMRI 检测发现心理性勃起功能障碍前扣带回的激活异常，从而找到在中枢神经系统存在的潜在病因。

2. 遗尿症　fMRI 主要用于探索遗尿症状及认知功能障碍的神经生理机制，发现其症状与小脑功能异常有关，小脑和左侧前额叶背外侧、顶下小叶功能连接减弱是导致睡眠觉醒障碍、排尿失控的重要病理机制。fMRI 可从新的角度对遗尿症患者进行探索，发现了脑区改变对该疾病可能的影响及与认知损伤之间的关系。

3. 移植肾状态　正常肾脏皮髓质间氧分压差大,使得处于低氧环境的髓质对血液灌注及氧消耗变化很敏感,fMRI通过检测组织中氧分压改变,能够无创性评价活体组织氧合状态,评估移植肾的血氧代谢水平及血流灌注情况,在肾移植急性排斥早期诊断中有重要价值。

正常情况下,当膀胱被尿液充盈时,膀胱壁被动牵拉,其膀胱壁牵张感受器受到刺激,将冲动从盆神经传至脊髓再到大脑皮层产生尿意。而正常排便时,结肠壁受牵拉刺激,通过神经将冲动传至大脑皮层产生便意。乙状结肠及膀胱同处盆腔低位,乙状结肠受腰1~2交感神经及骶2~4副交感神经支配,与膀胱神经支配同源,其蠕动节律及压力相近,使得尿意及便意产生机制相近。

笔者团队在经过与神经电生理专家探讨及查阅文献的基础上进行了相关研究。预实验成功地检测出健康参与者和去带乙状结肠新膀胱患者的术前术后fMRI脑功能成像,摸索出检测方面的各项条件和阈值。具体的操作过程是:对确诊膀胱癌患者进行初步评价,排除脑功能异常活动、严重下尿路症状以及MRI检查禁忌。通过留置尿管及人工注水的方式进行膀胱储尿。fMRI扫描时,灯光调暗,受试者静息平卧,保持清醒,闭目平静呼吸,尽量减少思维活动。固定头部,最大限度减少头部及其他部位的主动和被动运动,佩戴静音耳塞以减少听觉刺激,分别在膀胱空虚状态(留置尿管)和膀胱充盈状态(人工注水至产生急迫尿意)进行fMRI扫描。扫描后通过fMRI分析软件,处理分析两种状态下大脑血液灌注的数据差异和大脑ReHo分析图,留存资料。待受试者术后6个月,进行同等条件下的fMRI检测,再次记录两种状态下的大脑血流灌注,并通过软件分析。进行比对,验证术前术后排尿行为的皮层激活区域是否存在重叠,以达到评估排尿行为重构的目的。

预实验笔者采取了组间对比的方式进行,结果表明在7例具有正常膀胱的临床患者的测试中,出现了部分的皮层活动区域重叠(图4-32-2-5)。在膀胱充盈过程中,皮层豆状壳核、岛叶、前扣带回、扣带旁回等区域峰值t值增加,表明该皮层区域活动增强,提示生理性膀胱充盈过程中感觉的产生可能与上述皮层兴奋有关。在对1例行原位新膀胱术的患者测试中,笔者发现其新膀胱在充盈过程中,枕中回区域活动增强明显(图4-32-2-6),表明新膀胱尿意产生过程中可能涉及枕中回区域。由于样本量尚未达到预期数量,预试验尚不能得出具有统计学意义的结果。总而言之,行去带乙状结肠原位新膀胱术的患者是否具有接近正常膀胱储尿及排尿时的大脑皮层活动表现,值得进一步探索。

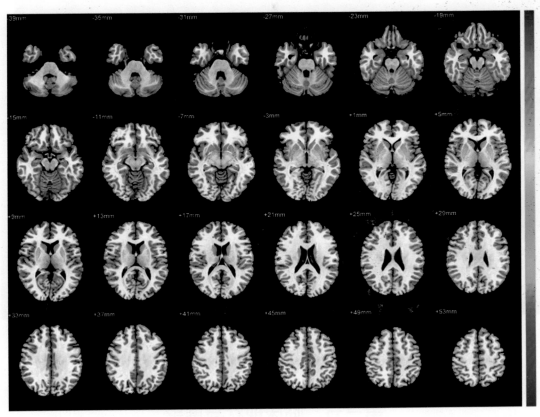

图 4-32-2-5 膀胱充盈过程,相应的皮层激活区域(橙色)为豆状壳核和岛叶、前扣带回和扣带旁回

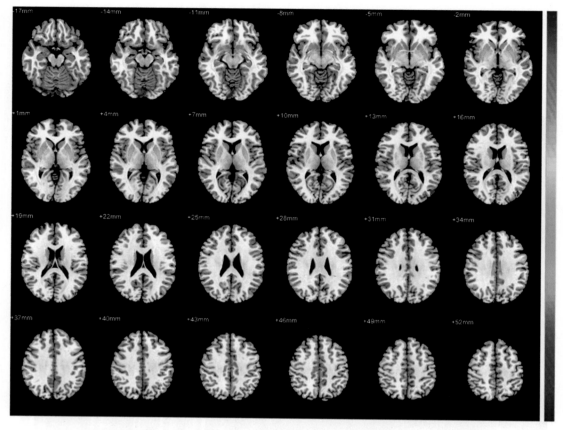

图 4-32-2-6 原位新膀胱充盈过程,相应的皮层激活区域(红色)为枕中回

第三节 临床现状与展望

　　新膀胱为患者提供了较高的生活质量,"去管化"回肠新膀胱的排尿动力主要来源于腹压,与正常膀胱排尿模式不同。去带乙状结肠新膀胱在排尿期,新膀胱能够提供自主收缩,配合腹压,以接近生理性逼尿肌收缩排尿的方式进行排尿。虽然术者经验越来越丰富,但术后仍有患者不能实现完全尿控,尤其夜间尿失禁比例偏高。H 反射是排尿行为的初级信号,试验发现 8 例回肠新膀胱患者无一例患者发现 H 反射受到抑制,而本中心 11 例去带乙状结肠新膀胱患者中 9 例发现 H 反射受到抑制,其机制有待进一步研究。本中心利用功能磁共振成像发现,在 6 例完全腹腔镜去带乙状结肠新膀胱患者中有 3 例患者出现了部分的皮层活动区域重叠,推断这部分患者有接近正常膀胱储尿及排尿时的大脑皮层活动表现。总体而言,原位新膀胱的神经反射和功能影像学探索处于初步阶段,仍需要进一步地深入研究。

第四节　小　结

本节介绍了原位新膀胱的 H 神经反射的情况和功能磁共振成像技术在新膀胱排尿功能方面的应用。目前对于新膀胱的神经反射和功能影像研究仍非常欠缺,亟待深入。

(刘春晓　徐啊白　许　鹏　黄源兴)

参考文献

[1] HAUTMANN R E, EGGHART G, FROHNEBERG D, et al. The ileal neobladder [J]. J Urol, 1988, 139 (1): 39-42.

[2] LENIS A T, LEC P M, CHAMIE K. Urinary Diversion [J]. JAMA, 2020, 324 (21): 2222.

[3] ALCINI E, PESCATORI M, D'ADDESSI A, et al. Multiple transverse taeniamyotomy of the caecum after restorative cystoprostatovesiculectomy for bladder cancer [J]. Br J Urol, 1990, 66 (4): 441-442.

[4] XU K, LIU C X, ZHENG S B, et al. Orthotopic detaenial sigmoid neobladder after radical cystectomy: technical considerations, complications and functional outcomes [J]. J Urol, 2013, 190 (3): 928-934.

[5] XU A, LI B, LI H, et al. Comparison of seromuscular tunnel and split-cuff nipple antireflux ureteroenteral anastomosis techniques in orthotopic taenia myectomy sigmoid neobladder: a prospective, randomized study [J]. Urology, 2013, 81 (3): 669-674.

[6] Xu P, Chen BS, Xu AB, et al. Postoperative complications and treatment of detaenial sigmoid neobladder [J]. Eur Urol Open Sci, 2020, 19 (Suppl 2): e2352.

[7] 刘春晓, 郑少渡, 许凯, 等. 世界首例小儿腹腔镜下根治性膀胱切除全去带乙状结肠原位新膀胱术 [J]. 南方医科大学学报, 2009, 29 (1): 105-108.

[8] SCHUMACHER M C, JONSSON M N, HOSSEINI A, et al. Surgery-related complications of robot-assisted radical cystectomy with intracorporeal urinary diversion [J]. Urology, 2011, 77 (4): 871-876.

[9] XU P, CHEN B, XU A, et al. Initial Experience with Intracorporeal Laparoscopic Radical Cystectomy and Detaenial Sigmoid Neobladder Reconstruction [J]. Eur Urol, 2021, 79 (4): 545-551.

[10] PETROSYAN H, LIANG L, TESFA A, et al. Modulation of H-reflex responses and frequency-dependent depression by repetitive spinal electromagnetic stimulation: From rats to humans and back to chronic spinal cord injured rats [J]. Eur J Neurosci, 2020, 52 (12): 4875-4889.

[11] PALLESCHI G, CONTE A, PASTORE A L, et al. Does the neobladder filling modulate soleus H reflex ? [J]. Clin Neurophysiol, 2014, 125 (2): 425-427.

[12] SHY M, FUNG S, BOONE T B, et al. Functional magnetic resonance imaging during urodynamic testing identifies brain structures initiating micturition [J]. J Urol, 2014, 192 (4): 1149-1154.

[13] KHAVARI R, KARMONIK C, SHY M, et al. Functional Magnetic Resonance Imaging with Concurrent Urodynamic Testing Identifies Brain Structures Involved in Micturition Cycle in Patients with Multiple Sclerosis [J]. J Urol, 2017, 197 (2): 438-444.

[14] COOLEN R L, GROENENDIJK I M, BLOK B. Recent advances in neuroimaging of bladder, bowel and sexual function [J]. Curr Opin Urol, 2020, 30 (4): 480-485.

[15] 蔡可可, 鄢阳, 耿江, 等. 腹膜外 Studer 原位新膀胱术后的尿动力学特点 [J]. 中华泌尿外科杂志, 2019, 40 (3): 183-187.

第三十三章

妊娠和尿流改道术

第一节 概 述

在绝经后的妇女中,尿流改道大多是在肿瘤手术基础上进行的;而在儿童和育龄期女性中,其尿流改道的病因多以良性疾病为主,主要包括脊髓闭合不全或脊髓损伤导致的神经源性膀胱、尿道下裂、膀胱外翻、先天性泄殖腔等先天性畸形以及结核或间质性膀胱炎导致的膀胱收缩等。

接受过尿流改道术的儿童逐步进入青春期,性功能和生育功能发育成熟,因此在为儿童选择尿流改道方式的同时,需要考虑到保留其性功能和生育能力。同样对于接受过尿流改道术并处于育龄期女性而言,在实行尿流改道时必须考虑其对保留正常性功能和生育能力的期望。虽然该人群中妊娠和分娩的风险较高,但泌尿外科和产科的结局大多是积极的。泌尿道重建后发生妊娠会对重建后的泌尿道功能产生一定的影响,重建后的泌尿道也可能会影响妊娠的成功率以及胎儿的发育和分娩过程,例如:手术可能导致输卵管结构和功能损伤以及盆腔解剖结构和盆底肌功能异常等,从而影响妊娠和分娩等过程。

因神经系统疾病或先天畸形等接受尿路重建的妊娠患者,其心理可能会受到诸多不确定因素的影响而导致消极状态,例如:年龄、基础疾病、遗传因素、骨盆解剖、腹腔粘连、肾功能异常、尿流改道方式、泌尿系感染及胎儿发育异常等;此外,因手术导致的腹部和会阴伤疤也可能会影响患者的婚姻以及夫妻关系等。因此,泌尿外科、产科和全科医生应向该类患者提供综合性的指导意见,充分说明在这种特殊情况下妊娠和分娩的可能性及相关并发症的发生风险。

目前,泌尿生殖道畸形和功能障碍的外科重建有多种不同的选择,患者可以在手术医生的建议下根据自己的意愿选择相应的尿流改道方式。妊娠和分娩仍然是尿流改道术后育龄期女性患者面临的挑战,应被视为高危妊娠。需要在妇科、产科、泌尿外科和心理科等多学科医护人员联合指导、随访监护下进行。

第二节　尿流改道术对妊娠的影响

一、尿流改道术现状

正常膀胱是一个位于骨盆深处的中空肌肉器官。它通过众多相互关联的神经和肌肉结构的平衡活动发挥作用。膀胱逼尿肌和尿道括约肌复合体的协调反射活动使得膀胱内压力保持低压状态，人体能够在低压状态下通过尿道完全排空尿液，同时神经肌肉复合体使得排尿过程具有可控性。如果膀胱因为疾病受损导致功能失调而对日常生活和工作造成严重影响时，可以通过膀胱尿路重建术将尿液从膀胱中分流。理想的膀胱尿路重建应满足以下要求：①容量足、压力低；②具有可控性；③保护上尿路功能；④避免有害的长期后遗症，优化生活质量；⑤成本效益最优化等。

目前，临床常规开展的尿流改道术包括膀胱扩大术（augmentation cystoplasty）、回肠膀胱扩大术（ileocystoplasty）、人工尿道括约肌置入术（implantation of artificial urethral sphincter）、经皮可控尿流改道术和不可控尿流改道术等。

1. 输尿管乙状结肠吻合术　输尿管乙状结肠吻合术（ureterosigmoidostomy）是第一种可控尿流改道术，这种术式适用于排便功能及肛门括约肌正常的患者。其对患者的社会心理、正常性功能和身体形象的影响较小。输尿管乙状结肠吻合术通过将输尿管和乙状结肠进行吻合，将尿液引流至肠道，利用肛门括约肌控制排尿和排便，目前报道最长的输尿管乙状结肠吻合术随访时间为 59 年。输尿管乙状结肠吻合术已成为治疗不可修复妇科瘘管的首选术式，其常见并发症主要有泌尿系感染、尿失禁、代谢性酸中毒、肾盂积水以及肠道腺癌发生风险增加等。

2. 不可控尿流改道术　回肠或结肠通道术是目前最常用的不可控尿流改道术，该术式在肾功能低下、腹部及盆腔解剖结构异常等无法采用可控尿流改道术的患者以及膀胱恶性肿瘤行膀胱切除术后尿流改道患者中应用广泛。经皮不可控尿流改道术的早期手术并发症主要有伤口感染、肠梗阻和吻合口瘘等。远期并发症有经皮造口狭窄、肾盂肾炎、代谢性酸中毒和输尿管肠管吻合口狭窄等。

3. 经皮可控尿流改道术　以 Kock 可控性回肠膀胱（Kock pouch）为代表的可控经皮通道术是利用肠道作为储尿容器，将一部分肠道缝合成乳头阀门，形成可控开关并置于腹壁，从而能达到控制排尿的功能。术后可能发生腹壁造口脱垂、收缩和移位，从而导致瘘口漏尿，其发生原因与不受控的肠道收缩和储尿容器顺应性差等因素有关。产生狭窄的风险与回肠通道术类似，虽然该术式降低了肿瘤的发生风险，但是增加了造口或吻合口狭窄的发生率，并且感染、代谢异常、尿潴留、异物等因素可诱发结石形成，因此应对患者进行定期随访。在计划妊娠的女性中，开口位置的选择是该术式与不可控经皮通道术共同面临的问题。有研究报道，传统的右侧髂窝开口可能会导致妊娠后期导尿困难，所以更建议经脐造口，且经脐造口还会降低剖宫产和阴道分娩并发症的发生。在妊娠期间可以采取留置导尿管的方式来保证尿流的通畅。目前可用于替代膀胱的材料有多种，它们用于构建输入段、储尿段和输出段的技术手段各不相同。接受可控尿流改道术的女性可经阴道分娩，但比例较低。

4. 膀胱扩大成形术　膀胱扩大成形术仅适用于括约肌功能完好的患者，多为结核、血吸虫病、间质性膀胱炎、放射性膀胱炎、多次膀胱手术史或神经源性膀胱疾病患者。育龄妇女需行膀胱扩大成形术的情况主要是由脊柱发育不良引起的尿道上裂、膀胱外翻综合征和神经性膀胱功能障碍，此类因素可能会影响患者的妊娠和分娩。膀胱扩大成形术适用于具有一定尿路功能基础的患者，其能改善患者的生活质量并能保持患者的美观，因此是一种较为理想的术式。妊娠期增大的子宫可能会对用于代膀胱的肠道或肠系膜产生压迫或牵拉，导致其出现缺血或出血。既往接受过腹腔和盆腔手术而出现粘连及肠系膜血管位置改变的患者需要特别注意。与可控尿流改道术或皮肤造口术肠系膜蒂向子宫上方和侧方扩张不同，这类手术的肠系膜蒂会覆盖于子宫上。新形成的膀胱会被增大的子宫压迫，由于其上段被肠系膜固定，侧面被输尿管固定，底端被三角区和尿道固定，所以在妊娠期间，肠系膜会受到牵拉并向外侧移动。在剖宫产手术中要注意肠系膜损伤的可能，但在实际情况中损伤并不多见，这可能是由于肠系膜在受到增大子宫的挤压后移向侧面，以及手术中采用的肠管位置相对靠上等因素有关。

5. 原位新膀胱术　原位新膀胱术后妊娠的病例报道非常少。原位新膀胱对女性性行为的影响并不大，新膀胱及肠系膜可能会被增大的子宫推向右侧，但是新膀胱的可控性并不受影响，分娩后子宫对输尿管及新膀胱的压力随即解除。

在恶性肿瘤根治手术的基础上进行的尿流改道术，应用较多的是不可控经皮通道术以及原位新膀胱术；在良性疾病中进行尿流改道以膀胱重建和可控置换方式为主，在保护上尿路功能的同时最大限度地优化生活质量。但目前尚无足够的证据来证明哪种手术方式是最理想的，应根据患者个体化的情况和需求，选择最佳术式。绝大多数因膀胱恶性肿瘤行根治性膀胱切除的女性患者多为绝经后的中老年患者，切除女性生殖器官一般不会产生特殊影响，但对于年轻女性，切除子宫、附件后可能对内分泌、性生活、妊娠以及心理产生重大影响。特别是对于育龄期女性而言，无论是良性疾病还是恶性肿瘤行尿流改道术都应考虑到未来妊娠和分娩的可能性及潜在风险，此类患者妊娠和分娩过程中并发症的发生率较高，因此需进行多学科密切随访。

二、尿流改道术后合并妊娠的相关并发症

（一）泌尿系统并发症

1. 泌尿系感染　发热性泌尿系感染是尿流改道术后女性妊娠患者的主要并发症之一，其发生率高达 45%~100%。泌尿系感染可诱发早产的发生。Hill 等人报道了膀胱扩大成形术后妊娠妇女泌尿系感染的发生与膀胱成形术的术式或是否有反流无关。最近有证据表明，采用周期性口服抗生素可以降低妊娠期间泌尿系感染、早产以及低体重出生儿的发生率，其中抗生素的选择是根据尿培养结果，每周交替使用两种敏感抗生素的一种。因此增加周期性口服抗生素的应用对于确保尿流改道术后妇女的妊娠安全具有重要的意义。

在一般人群中，2.5%~11% 的妊娠妇女有细菌尿，这与非妊娠妇女的细菌尿发生率相当，大约 20%~30% 伴有细菌尿的妊娠妇女会发展为急性肾盂肾炎。无症状菌尿是首个被明确

的与围产期不良结局密切相关的感染因素之一,无症状菌尿妊娠妇女产出早产儿或低体重儿的概率是正常妊娠妇女的 20~30 倍。使用肠道进行尿流改道的妊娠妇女无症状菌尿的发生率有所增加,可增加妊娠期急性肾盂肾炎的发生风险,进而增加早产和 / 或低出生体重儿的发生。对于无症状菌尿的治疗与否,主要取决于抗菌药物的使用是否能降低特定人群发生不良事件的风险。临床相关诊疗指南建议在妊娠的前 3 个月做 1 次尿培养检查,有利于周期性口服抗生素的应用;并且对于患有无症状菌尿的妊娠妇女建议接受口服抗菌药物治疗(如磷霉素氨丁三醇、阿莫西林、头孢呋辛、头孢氨苄等)并定期复查。但是持续抗菌治疗并不能使无症状菌尿的妊娠妇女有更多的获益,因此抗生素建议服用 3~7 天。

2. 上尿路扩张　有尿流改道史的女性妊娠期间的另一种常见泌尿系统并发症是上尿路扩张。在一般妊娠妇女人群中,妊娠过程中会发现一些生理性变化,从孕早期到孕晚期,上尿路可能会出现轻度扩张,右侧较左侧扩张明显。Deans 等人报告了 19 例患有尿道上裂膀胱外翻综合征(epispadias and ectopocystis syndrome)进行尿流改道术后女性患者的 57 次妊娠(34 次活产)的数据,7 例(37%)患者发生上尿路扩张,其中 4 例因症状性上尿路扩张需要放置输尿管支架管或行肾穿刺造瘘术。Huck 等人对可控尿流改道术后妊娠的研究中发现,上尿路扩张的发生率为 32%,13 例上尿路扩张的病例中有 10 例采取保守治疗。因此尿流改道的女性患者妊娠后上尿路积水发生率更高,肾功能异常在妊娠期间也会加重,从而使尿流改道的预后变差。

在正常妊娠的女性中,膀胱通常会受到来自增大的子宫、腹壁以及耻骨联合的压力。在使用肠道进行尿流改道术后盆腔解剖结构发生改变,由于新膀胱、回肠膀胱扩大成形等可控储尿囊位于子宫的腹侧,同样会受到子宫和骨盆带来的压力而出现输尿管受压、持续性上尿路扩张以及储尿容器的功能失调问题。输尿管受压的风险主要取决于输尿管的长度、输尿管是否移位到对侧、输尿管再植技术等因素。而在行不可控储尿囊如回肠通术患者妊娠过程中,子宫的增大引起的解剖位置抬高和挤压可能导致出口梗阻;在输尿管和作为储尿容器的肠道受压的情况下可能产生梗阻,梗阻是否会导致上尿路扩张可能与尿流改道的类型有关,多数无症状的上尿路扩张患者可以采取保守治疗。有症状的上尿路扩张或者上尿路扩张引起肾功能不全的患者可以放置输尿管支架管或者经皮肾穿刺造瘘引流尿液,缓解肾盂积水,保护肾功能。

3. 尿失禁　尿失禁也是尿流改道术后的常见并发症。Huck 等人通过文献回顾性分析发现妊娠期新发尿失禁的发生率为 8.5%,主要发生在膀胱成形术的妊娠妇女中,且在所有报告的尿失禁病例中都被认为是一过性尿失禁;在产后早期(产后 3 个月),尿失禁的发生率与普通人群相似。相关证据表明,分娩方式(阴道分娩,剖宫产)和是否初产妇均不增加尿失禁的发生率。

接受过人工尿道括约肌手术的妊娠妇女则可能是一个特殊危险因素,特别是在阴道分娩时需要器械助产的情况下,可能会增加产后尿失禁的发生率。相关研究结果表明,在人工尿道括约肌存在的情况下,阴道分娩是安全的,在非专业中心,建议在妊娠最后 3 个月时停用该设备;在专业中心,则在分娩开始时停用该设备。如果需要剖宫产,应选择高位子宫切口,以减少对通道损伤的风险。

4. 肾功能不全　在许多患有先天性尿道畸形或神经源性膀胱的女性中,肾功能受损是尿流改道术的主要手术指征之一。尿流改道术的类型很大程度上取决于肾功能,对于肾功能严重受损的患者,应建议选择输尿管皮肤造口术或回肠通道术等这类不可控尿流改道方式。膀胱扩大成形术、原位新膀胱术和输尿管乙状结肠吻合术仅适用于肾功能良好或轻度受损的患者(通常为血肌酐<176.8μmol/L 或者 2mg/dl)。因为肠道再吸收和代谢造成的不平衡会使肾脏的排泄能力受到严重影响。妊娠期间,轻度的肾脏扩张是常见的现象。从妊娠第 7 周开始,双侧输尿管有发生扩张的可能,右侧扩张较左侧更为明显。在尿流改道的妇女中,因为上尿路扩张可进一步导致泌尿系感染、肾盂积水、肾功能不全的发生。任何肾功能异常都会因妊娠而加重,从而影响妊娠妇女和胎儿的预后。肾功能不全可以增加妊娠妇女子痫和妊娠期高血压的发生率,增加妊娠期死亡的风险。

(二)产科系统并发症

1. 延迟受孕 研究发现,膀胱外翻的女性有延迟受孕或需要更为频繁的体外辅助生殖技术辅助受孕的现象。Dean 等人对尿道上裂膀胱外翻综合征患者进行的单次生育和妊娠调查中发现,该类患者术后有较低的生育率,其中 79% 的患者妊娠间隔延长(>12 个月)或需要进行辅助生殖治疗;其他先天性疾病如脊柱裂的女性术后导致延迟受孕尚未有报道。在这些不孕的患者中,输卵管异常导致的不孕是一个较为主要的因素,多是由于手术导致的输卵管粘连或积水。辅助生殖技术的成功率在该人群中也较低,体外受精的成功率约 25%。

2. 流产 由于先天性畸形的异常解剖结构,以及剖腹手术导致的腹腔粘连,受孕后的情况比较复杂。Huck 等人报道了 25 例女性尿流改道患者共进行了 38 次妊娠,流产率为 13.2%,相对于一般人群中平均流产率 12.4%,并没有显著升高。在尿道上裂膀胱外翻综合征的患者中流产率则增加至 35%,可能归因于阴道和子宫的解剖畸形。

3. 先兆子痫 先兆子痫指的是妊娠前血压正常的患者,在妊娠 20 周后出现高血压、蛋白尿,伴随可能出现头痛、眼花、恶心、呕吐、上腹不适等症状。Deans 和 Greenberg 等研究发现,尿道上裂膀胱外翻综合征的妊娠妇女先兆子痫发病率明显高于正常人群。在出现子痫和妊娠期高血压的患者中,绝大多数都有肾功能损伤的病史或者存在肾功能不全。此类并发症可能与解剖畸形以及其对肾功能的影响有关。

对于此类患者,需要在妊娠前优化肾功能,并且定期检查血压和尿蛋白以筛查子痫。但值得注意的是尿蛋白定性检查的价值有限,因为作为储尿囊的肠道产生的黏液蛋白可能产生假阳性反应,因此监测血清生化指标更为准确。产科和泌尿外科医生应该进行更密切的多学科监测,降低先兆子痫的发生风险。对于患有尿道上裂膀胱外翻综合征的患者经历尿道重建后,选择性剖宫产被认为是更为合适的分娩方式。

4. 胎儿的影响 在 Huck 等人的文献报道中,尿流改道患者的新生儿死亡率约为 2.7%,平均分娩时间为妊娠第 36 周,出生平均体重为 2 763g,出生平均阿氏评分 1min 为 7.9 分,5min 为 9 分,10min 为 10 分。另一项回顾性研究结果表明,早产的发生率为 16%,主要发生在尿道上裂膀胱外翻的妊娠妇女人群中,该人群早产发生率较高可能与子宫畸形(双角子宫等)有关,同时这一人群的早期和严重生殖器脱垂发生率较高。而在患有神经系统疾病如脊柱裂、骶骨发育不全或脊髓损伤的妊娠妇女中,早产通常与发热性泌尿系感染相关。

(三)其他常见并发症

1. 肠粘连 任何真骨盆或肠道的手术操作都可能导致内脏粘连,特别是直肠手术后的患者,术中操作会使子宫有反屈的倾向,这种倾向可通过影响受孕和胚泡植入而对生育能力产生负面影响。此外,妊娠期间子宫增大可能引起肠梗阻,在两篇早期的使用肠道进行尿流改道患者的报告中,妊娠期间肠梗阻的发生率为10%。然而,在 Hautmann 等人统计分析的 252 例病例中,并没有发现在妊娠期间出现明显肠梗阻的病例。综合考虑,妊娠期间肠梗阻的发生可能仅限于伴有肠道疾病的经皮造口尿流改道。这些患者通常经历过多次肠道操作,导致出现肠道粘连和梗阻的风险增加。

2. 吻合口并发症 在尿流改道术中,使用肠道来替代或扩张膀胱是最为常见的方式,用于尿流改道术的肠道至少有三个固定点:输尿管吻合合处、肠系膜处、输出段如经皮造口处或新膀胱与尿道或三角区吻合处或回肠膀胱扩大成形处。而在输尿管乙状结肠吻合术中,三个固定点在输尿管乙状结肠吻合口处融合为一个固定点。妊娠期间随着子宫的不断增大,腹腔内的变化可能导致这些固定点分离。吻合口的位置将越来越偏斜,这可能导致肠道的延展。对于尿流改道长期功能而言,这种过程是否可逆是至关重要的,因为永久的肠道延展增大可能会导致分娩后尿液排空不全,出现残余尿,导致储尿容器压力增大,并增加泌尿道感染风险。

3. 造口并发症 对于行可控尿流改道术的患者,妊娠期间腹内压升高可能导致造口旁疝或造口脱垂。挤压储尿囊或通道可能会造成造口的狭窄。这些问题可能是暂时性的,也可能是永久性的。

4. 代谢相关并发症 在使用肠道进行尿流改道术后,肠道部分缺失可能导致吸收不良状态。特别是在妊娠期间,维生素、微量元素等的缺失可能会对妊娠造成消极的影响,因此必须考虑叶酸和维生素 B_{12} 的补充。口服铁剂可能引起肠功能紊乱,因此肠外补铁更为合适。尿流改道的妊娠妇女由于过度呕吐等原因会比一般妊娠妇女人群更容易出现电解质紊乱。尽管妊娠本质上是一种高钙状态,但结石的发生率并没有增加,因为一些生理因素削弱了结石的形成,如钙结石抑制剂,枸橼酸盐、镁等,使过量的钙在妊娠期间通过尿液的排泄量增加。

第三节　临床现状与展望

一、泌尿临床现状与展望

尿流改道术后妊娠女性的情况复杂多样,一部分患者接受了膀胱切除术后尿路重建,一部分患者则保留了膀胱。在所有方式的尿流改道术中,只要不存在膀胱恶性肿瘤疾病,膀胱切除术则是非强制性的。膀胱恶性肿瘤行膀胱切除术后,由于瘢痕的形成,盆底的弹性会降低;如果术中进入腹腔,患者可能在腹壁和真骨盆处有严重的肠粘连,这可能会影响妊娠时子宫扩大,影响剖宫产的进行。

不论何种尿流改道方式,都应符合两个基本标准:即它应该在临床上为外科医生所接受,在社会和心理上也应该为患者所接受。自20世纪初以来,以提高患者生活质量为目标的尿流改道术发生了重大变化。在众多参考因素中,妊娠和分娩似乎没有被优先考虑,因为它只与少数女性尿流改道有关。因此尿路重建后发生的妊娠可对重建的尿路功能产生显著影响,并且可能会影响胎儿的分娩。对于想要保留生育能力的女性应该选择何种类型的尿流改道,目前尚没有建议,通过以往的文献回顾,在计划妊娠的情况下,没有一种特定形式的尿流改道是首选的。需要根据不同的病因,结合患者的需求,个体化地制定尿流改道方案。选择的尿流改道不同,相应的结局也不一样,尿流改道术中的操作可能会对计划妊娠产生不良影响。

二、产科临床现状与展望

在所有尿流改道的患者中,做到顺利安全地分娩必须考虑多方面因素,包括剖宫产对尿流改道的潜在损害,阴道分娩对盆底组织的潜在损害,妊娠妇女及胎儿在母体胎位的解剖学异常等。经过尿流改道术后妊娠的妇女早产的概率较正常有所提升,其原因有多种,包括先天性子宫畸形、尿道上裂膀胱外翻综合征、频繁的泌尿系感染及肾盂肾炎或肾盂积水、因手术而导致的生殖道支持结构的破坏、子宫脱垂等。

有神经管缺损的妇女由于骨盆出口异常或下肢痉挛,可能出现分娩异常;脊髓损伤或脊柱裂的患者可能不能及时发现分娩的发动,特别是不能发现早产的发生。截瘫不影响子宫收缩,但会影响分娩后期协调肌的收缩力量。这些情况下可能需要剖宫产来保护重建的泌尿道。但是针对尿流改道术后妊娠的这一人群,选择阴道分娩还是选择剖宫产尚缺乏共识。在 Huck 等人的回顾性研究分析认为选择剖宫产似乎是最合适的分娩方式,特别是对于尿道上裂膀胱外翻综合征患者而言,须考虑在监测下进行分娩,这样可以确保患者通过妇产科医生和泌尿外科医生获得最大限度的医疗护理,但是没有数据支持在所有情况下应严格执行剖宫产,对于盆底功能正常的神经源性膀胱患者而言,允许进行阴道分娩。

1. 阴道分娩 盆底有 3 个重要功能:支撑功能、括约肌及其功能、性功能。第一胎行阴道分娩导致 80% 的妇女盆底部分神经受到损伤。尿流改道术后进行阴道分娩的优点是可以避免对替代膀胱肠系膜蒂的损伤,但可能导致阴道和盆底肌肉的直接损伤和间接拉伸损伤,从而导致盆腔支持功能受损而出现生殖器脱垂、尿失禁以及性功能障碍。但近些年的研究表明,阴道分娩产生的并发症较剖宫产并无明显差异,所以接受过尿流改道的女性,如果没有产科、麻醉或神经系统禁忌证,且无畸形和髋关节外展受限等限制胎儿娩出的疾病,可以尝试阴道分娩。

以下情况不建议阴道分娩:骨盆狭窄患者;人工括约肌或膀胱颈重建患者;臀肌挛缩患者;输尿管乙状结肠吻合术患者;胎先露异常患者;子宫脱垂患者。此外,尿道上裂膀胱外翻综合征的患者、严重的脊柱侧弯、或髋关节外展受限的患者也建议实行剖宫产。

2. 剖宫产 多数人认为择期剖宫产是尿流改道患者分娩的首选方式,尤其是原位新膀胱术的患者,但由于患者经过手术所导致的腹腔解剖结构的改变和粘连可能会增加剖宫产手术中损伤的发生率,这种损伤可能会对患者造成严重的影响,例如括约肌损伤。但总体上并没有证据表明阴道分娩出现并发症的概率更高。比较特殊的是尿道上裂膀胱外翻综合征的患者,建议进行剖宫产以避免盆腔疾病的发生。剖宫产时建议采用高位子宫切口,以避免损伤尿流改道术中形成的膀胱,同时须注意避免损伤血管蒂。手术前患者需排空膀胱。择期剖宫产有助于术者对患者的情况进行评估,可以充分检查患者以期重建盆底的解剖结构。

据估计,每 1 000 例阴道分娩患者有 0.1 例发生膀胱损伤,每 1 000 例剖宫产患者有 1.4 例发生膀胱损伤。因此,产科医生必须对患者情况进行准确评估,从而选择正确的手术方式,以避免对尿流改道造成损害。术中可将尿流改道的储尿囊与子宫分离,在保证储尿囊血液供应的情况下进行剖宫产手术。剖宫产无手术禁忌证,但以下患者慎行剖宫产手术:进行过腹膜 - 脑积水分流术的患者;有储尿囊、进行过肠代膀胱成形术或原位新膀胱术的患者。

第四节　小　　结

有尿流改道手术史的女性,在妊娠期间,产科和泌尿外科的治疗效果总体上是积极的。因此,对于这类有希望或有生育要求的女性,应该鼓励和支持。目前没有证据证明剖宫产是必须的,对于盆底功能良好的妊娠妇女而言,阴道分娩是可以考虑的,但某些情况下要谨慎,如尿道上裂膀胱外翻综合征、特定产科或药物适应证(神经和麻醉)。鉴于这一人群中潜在的严重妊娠和分娩并发症,尿流改道患者的妊娠必须被定义为高风险,建议由专业医疗中心的妇科、产科和泌尿外科等多学科协同进行全产程的监测和管理。

(胡海龙　张志宏　朱建强)

参考文献

[1] HOCH W H, SHANSER J D, BURNS R A. Ureterosigmoidostomy: a 59-year followup and review of long-term urinary diversion [J]. J Urol, 1979, 122 (3): 407-408.

[2] KAYAL M, RUBIN P, BAUER J, et al. The Kock pouch in the 21st century (with videos)[J]. Gastrointest Endosc, 2020, 92 (1): 184-189.

[3] COURTOIS F, ALEXANDER M, MCLAIN A. Women's Sexual Health and Reproductive Function After SCI [J]. Top Spinal Cord Inj Rehabil, 2017, 23 (1): 20-30.

[4] LE LIEPVRE H, DINH A, IDIARD-CHAMOIS B, et al. Pregnancy in spinal cord-injured women, a cohort study of 37 pregnancies in 25 women [J]. Spinal Cord, 2017, 55 (2): 167-171.

[5] STOFFEL J T, VAN DER AA F, WITTMANN D, et al. Fertility and sexuality in the spinal cord injury patient [J]. World J Urol, 2018, 36 (10): 1577-1585.

[6] HILL D E, KRAMER S A. Management of pregnancy after augmentation cystoplasty [J]. J Urol, 1990, 144 (2 Pt 2): 457-459; discussion 460.

[7] GALUSCA N, CHARVIER K, COURTOIS F, et al.[Antibioprophylaxy and urological management of women with spinal cord injury during pregnancy][J]. Prog Urol, 2015, 25 (8): 489-496.

[8] SALOMON J, SCHNITZLER A, VILLE Y, et al. Prevention of urinary tract infection in six spinal cord-injured pregnant women who gave birth to seven children under a weekly oral cyclic antibiotic program [J]. Int J Infect Dis, 2009, 13 (3): 399-402.

[9] EBERT A K, FALKERT A, HOFSTäDTER A, et al. Pregnancy management in women within the bladder-exstrophy-epispadias complex (BEEC) after continent urinary diversion [J]. Arch Gynecol Obstet, 2011, 284 (4): 1043-1046.

［10］ DEANS R, BANKS F, LIAO L M, et al. Reproductive outcomes in women with classic bladder exstrophy: an observational cross-sectional study [J]. Am J Obstet Gynecol, 2012, 206 (6): 496. e1-6.

［11］ HUCK N, SCHWEIZERHOF S, STEIN R, et al. Pregnancy following urinary tract reconstruction using bowel segments: a review of published literature [J]. World J Urol, 2020, 38 (2): 335-342.

［12］ HUCK N, SCHWEIZERHOF S, HONECK P, et al. Pregnancy After Urinary Diversion at Young Ages-Risks and Outcome [J]. Urology, 2017, 104: 220-224.

［13］ GREENBERG R E, VAUGHAN E D Jr, PITTS W R Jr. Normal pregnancy and delivery after ileal conduit urinary diversion [J]. J Urol, 1981, 125 (2): 172-173.

［14］ HAUTMANN R E, VOLKMER B G. Pregnancy and urinary diversion [J]. Urol Clin North Am, 2007, 34 (1): 71-88.

第三十四章

尿流改道术对人体微生物组的影响

第一节　概　　述

　　人体微生态学是研究人体微生物的学科,包括微生物群或微生物组的结构、功能及其与宿主的相互作用关系。微生物群是对特定环境所有微生物有机体的总称,包括细菌、真核生物、病毒等。微生物组是指一个特定环境或者生态系统中全部微生物及其遗传信息,包括其细胞群体和数量、全部遗传物质(基因组)。

　　浸润性膀胱癌患者行根治性膀胱切除术后常需行尿流改道术。目前尿流改道术尚无标准治疗方案,有多种尿流改道的手术方法在临床上应用,包括不可控尿流改道术、可控尿流改道术、原位新膀胱术等。手术方式的选择需要根据患者的具体情况,如年龄、并发疾病、预期寿命、盆腔手术及放疗史等,并需要结合患者的要求及术者经验认真选择。

　　尿流改道术的主要目的是保护肾功能。在重建患者中,肾功能受到多种危险因素的影响,包括并发疾病、术前肾功能、菌尿、反流或梗阻等。研究表明,与可能发生反流的患者相比,具有抗反流输尿管-肠吻合术的尿流改道患者肾盂肾炎发生率较低。然而,输尿管吻合口狭窄或抗反流机制不足,可能导致上尿路感染,进而继发肾脏纤维化和肾功能不全。因此,尿流改道患者微生物组学具有临床研究价值与意义。

第二节　尿流改道术与微生物组学的研究

一、膀胱癌与微生物组学

　　目前尚未发现微生物与膀胱癌之间存在直接联系,但已有证据表明泌尿道菌群与膀胱癌之间可能存在某种关联。梭杆菌属、链球菌属在膀胱癌组尿液标本中丰富度明显高于正常对照组。此外,膀胱癌高复发和进展患者泌尿道菌群的丰富度增加,提示菌群丰富度的差异可能作为预测膀胱癌风险分层的潜在生物标志物。Liu 等发现膀胱癌患者癌组织菌群多样性及丰富度降低,不动杆菌属、鞘脂单胞菌属等相对丰富度升高。泌尿道菌群还可能影响BCG 膀胱灌注疗效。此外,血吸虫感染伴膀胱病变者中鞘氨醇杆菌属、梭杆菌属和肠球菌属的丰富度显著高于单纯血吸虫感染者和正常对照组,表明泌尿道特定菌群可能参与血吸虫感染诱导膀胱鳞状细胞癌的发生发展。

二、尿流改道术后影响微生物组学的因素

1. 带有腹部造口的尿流改道　既往文献报道,输出道尿液几乎全为菌尿,主要是革兰氏阳性表皮菌株(即链球菌属和表皮葡萄球菌),偶尔包括尿路致病菌株(革兰氏阴性肠杆菌属,如大肠埃希菌、变形杆菌、假单胞菌和粪肠球菌)。在单一生长的尿液培养物中,最常见的是大肠埃希菌;许多尿液培养物显示出多个菌株的生长,包括表皮菌株和泌尿致病菌株。在腹部造口的尿流改道中,研究表明感染途径是通过腹部造口的逆行感染。此外,研究表明腹部造口底盘及造口袋创造了一个有利于微生物生长的湿润环境,造口袋中尿液回流会促进微生物生长。在可控尿流改道术中,由于造口部位"乳头"关闭不全而导致的漏尿与微生物生长密切相关。

2. 原位新膀胱术　既往文献报道,原位新膀胱术患者尿液中的菌尿率差异很大,为3%~30%。然而,采用重复尿液采样和标准化检验技术流程的研究表明,微生物定植率为30%~80%。对来自回肠和结肠原位新膀胱术患者的重复尿液标本进行半定量需氧和厌氧培养结果显示,40位受试患者中,34位患者的尿液中皮肤菌株和厌氧菌株大量生长;研究同时表明,清洁间歇性导尿的使用促进了重建下尿路的微生物定植,依赖清洁间歇性导尿的原位新膀胱患者比完全或接近完全尿液自排的原位新膀胱患者,更容易发生菌尿。

3. 插入肠管的类型　据报道,回肠输出道中的混合菌群比结肠输出道中的混合菌群更为常见,结肠输出道和结肠可控储尿囊中的尿液中普遍存在单一菌群。既往研究表明,残余尿液与微生物定植增多有关;相比之下,完全或几乎完全尿液排空的患者的菌尿率要低得多。在完全或接近完全尿液排空的原位新膀胱中,原位回肠新膀胱组的尿液培养为有菌尿液,而原位结肠新膀胱组尿液培养为无菌尿液。原位结肠新膀胱患者尿液培养中,非致病性需氧菌生长占优势,而原位回肠新膀胱患者中厌氧菌明显占优势。此外,解脲支原体仅在原位结肠新膀胱患者的尿液培养样本中被发现(表4-34-2-1)。综上所述,既往研究表明回肠和结肠组织提供了特定的生态微环境,这可能以不同的方式影响局部宿主免疫应答反应。在不同组织来源的重建下尿路中,微生物差异分布的临床意义尚不清楚,有学者认为这在感染性结石的形成中起到重要作用。

表4-34-2-1　在23例原位结肠新膀胱患者的80份阳性尿培养和17例原位回肠新膀胱患者的65份阳性尿培养中发现的物种数

物种	从患者尿液培养阳性中发现的物种数量和频率	
	原位结肠新膀胱	原位回肠新膀胱
需氧菌		
革兰氏阴性杆菌		
大肠埃希菌	17(10.5%)	14(12.5%)
肺炎克雷伯菌	15(9.3%)	10(8.9%)

续表

物种	从患者尿液培养阳性中发现的物种数量和频率	
	原位结肠新膀胱	原位回肠新膀胱
铜绿假单胞菌	5(3.1%)	—
产气肠杆菌	3(1.8%)	3(2.6%)
肠杆菌属	—	6(5.3%)
革兰氏阳性球菌		
粪肠球菌	18(11.1%)	12(10.7%)
肠球菌属	3(1.8%)	8(7.1%)
表皮葡萄球菌	7(4.3%)	10(8.9%)
草绿色链球菌	33(20.4%)	7(6.2%)
无乳链球菌	2(1.2%)	—
支原体		
解脲支原体	28(17.4%)	—
人型支原体	4(2.4%)	—
厌氧菌		
革兰氏阳性杆菌		
双歧杆菌属	2(1.2%)	—
梭菌属	3(1.8%)	—
乳酸菌种	1(0.6%)	4(3.6%)
棒状杆菌种	5(3.1%)	1(0.9%)
革兰氏阳性球菌		
消化链球菌属	7(4.3%	14(12.5%)
革兰氏阴性杆菌		
拟杆菌属	5(3.1%)	3(2.7%)
普氏菌种	2(1.2%)	17(15.2%)
梭杆菌属	1(0.6%)	3(2.6%)
所有厌氧细菌	26	42
厌氧和有氧细菌	161	112

注:数据来自未接受预防性抗生素治疗的患者。总共分别从结肠和回肠新膀胱患者获得了130份和84份尿液样本。未识别的厌氧菌和需氧菌(n=15)不包括在内。10%的细菌显示生长≤10^4cfu/ml,剩余的>10^5cfu/ml。

4. 不同的检测方法及其他因素　研究者 Villmones 团队,纳入了150例膀胱癌患者,在根治性膀胱切除及尿流改道术同时,直接从回肠远端采集回肠黏液拭子标本。研究者对其中 27 例患者回肠黏液拭子检测样本,通过 16S rRNA 技术进行测序分析。检出率最高的微生物种类为链球菌属、颗粒芽孢杆菌属、放线菌属、梭菌属、Rothia 属、Gemella 属和 TM7 属。其中,最丰富的菌群是 Mitis 和 Sanguinis 链球菌、唾液链球菌、黏液罗氏菌和溶齿链球菌群中的放线菌,变形菌和严格厌氧菌的数量较低。通过多对回肠黏液拭子标本普通培养和高通量测序结果之间的比较,得出高通量测序鉴定出的厌氧菌和特殊的微生物菌群远远多于普通培养,同时高通量测序能检测出更丰富的微生物菌群。研究得出,人类回肠远端的微生物菌群类似于口腔微生物菌群,与结肠微生物菌群有显著差异。同时研究者发现术前的抗生素治疗不影响培养结果;年龄增长与更大量的真菌生长显著相关,在 80 多岁的患者中,36% 的患者回肠输出道黏液拭子标本的培养检验中真菌大量生长,而在 60 岁以下的患者中,这一比例仅为 8%;使用质子泵抑制剂(proton pump inhibitor,PPI)似乎会增加细菌和真菌的生长,PPI 治疗组有 80% 的患者出现大量细菌生长,而非 PPI 治疗组有 67% 的患者出现细菌生长。

第三节　临床现状与展望

一、尿流改道术后的菌尿与肠道防御

尽管尿流改道术后,重建的下尿路有大量的微生物定植,包括泌尿致病菌株的生长,但局部感染的迹象很少见。既往研究支持以下观点:大多数病例中,重建的下尿路中的菌尿类似于正常下尿路的无症状菌尿(asymptomatic bacteriuria,ABU)状态。然而,不同的是,正常尿路中的 ABU 意味着单一菌株的长期携带状态,主要是大肠埃希菌。重建下尿路患者的菌尿特点是多种微生物菌株频繁生长,仅有一些微生物菌株长期存在。

肠道作为人体最大的免疫器官,其特异性免疫反应在重建的下尿路中所起的抗菌作用尚不清楚。然而,前期研究表明肠道对局部泌尿系感染具有保护作用。通过免疫球蛋白与微生物配体的免疫反应,防止微生物黏附到肠道上皮细胞和尿路上皮细胞,已在体外实验和体内实验得到证实。研究发现,与来自完整泌尿系统的尿液中的分泌型免疫球蛋白 A (s-IgA)相比,储尿囊尿液中 s-IgA 水平升高在抑制细菌黏附于尿路上皮细胞方面作用更为显著。由于 s-IgA 和黏液之间似乎存在强烈的非共价相互作用,s-IgA 很可能"保持"在黏液凝胶内,并集中在黏膜表面附近,以提供特异性免疫保护。

二、尿流改道术后的菌尿治疗

下尿路重建术后的 ABU 是否应该治疗一直存在争议。一项探索原位新膀胱术后菌尿的研究显示没有显著的免疫宿主反应,表明存在无症状的细菌定植,而不存在明显的泌尿系感染。既往研究表明,抗生素治疗组尿液微生物培养阳性率较高,厌氧菌较多,泌尿致病菌群阳性率较低;此外,大多数泌尿致病菌群由粪肠球菌组成,粪肠球菌通常对甲氧苄啶不完全敏感。这些发现表明,预防性抗生素治疗会干扰细菌定植,而不是抑制细菌定植。未来的研究需要阐明低剂量抗生素治疗对原位新膀胱患者微生物生态的长期影响,以及抗生素治疗的临床益处。

既往研究表明,后续感染的发展与先前的菌尿无相关性。回顾既往有关尿流改道菌尿治疗的文献,短期抗生素治疗的循证依据可从三项临床研究中获得,旨在降低术后即刻症状性泌尿系感染的发生率;然而既往研究证明,长期抗生素治疗对降低菌尿发生以及随后的泌尿系感染几乎没有效果。虽然仍缺乏大样本前瞻性数据,但是前期研究表明,不鼓励对尿流改道术后菌尿患者长期使用抗生素治疗。

第四节　小　　结

目前,尿流改道术后微生态研究尚处于初级阶段,大部分研究仍局限于尿流改道种类与微生物菌群种类、多样性和丰富度的表观变化关系,具体机制尚需进一步探索。尿流改道术后微生态与泌尿系统健康和疾病之间的关系错综复杂,其中何为正常菌群,何为失调菌群;菌群与疾病之间何为因、何为果等,这些问题需要通过更高维度的研究才能给出答案。扩大定量尿液培养(expanded quantitative urine culture)和 16S rDNA 高通量测序是目前研究泌尿道微生态的主要技术,但进一步探索菌群与菌群之间、菌群与机体之间相互作用则需要借助其他技术手段,如宏基因组学、感染基因组学、转录组学、蛋白质组学、代谢组学等,多组学技术联合应用、动物模型研究和大样本队列研究将成为尿流改道术后微生态未来的研究方向。

(李学松　朱伟杰)

参考文献

[1] MARCHESI J R, RAVEL J. The vocabulary of microbiome research: a proposal [J]. Microbiome, 2015, 3: 31.

[2] WEIN A J, KAVOUSSI L R, PARTIN A W, et al. Campbell Walsh Urology [M]. 11th ed. Philadelphia: Elsevier Health Sciences, 2015.

[3] AKERLUND S, CAMPANELLO M, KAIJSER B, et al. Bacteriuria in patients with a continent ileal reservoir for urinary diversion does not regularly require antibiotic treatment [J]. Br J Urol, 1994, 74 (2): 177-181.

[4] XU W, YANG L, LEE P, et al. Mini-review: perspective of the microbiome in the pathogenesis of urothelial carcinoma [J]. Am J Clin Exp Urol, 2014, 2 (1): 57-61.

[5] WU P, ZHANG G, ZHAO J, et al. Corrigendum: Profiling the Urinary Microbiota in Male Patients With Bladder Cancer in China [J]. Front Cell Infect Microbiol, 2018, 8: 429.

[6] AINSWORTH C. Microbiome: A bag of surprises [J]. Nature, 2017, 551 (7679): S40-S41.

[7] HARA N, KITAMURA Y, SAITO T, et al. Perioperative antibiotics in radical cystectomy with ileal conduit urinary diversion: efficacy and risk of antimicrobial prophylaxis on the operation day alone [J]. Int J Urol, 2008, 15 (6): 511-515.

［8］ SHIGEMURA K, TANAKA K, MATSUMOTO M, et al. Post-operative infection and prophylactic antibiotic administration after radical cystectomy with orthotopic neobladder urinary diversion [J]. J Infect Chemother, 2012, 18 (4): 479-484.

［9］ WERNTZ R P, MARTINEZ-ACEVEDO A, AMADI H, et al. Prophylactic antibiotics following radical cystectomy reduces urinary tract infections and readmission for sepsis from a urinary source [J]. Urol Oncol, 2018, 36 (5): 238. e1-238. e5.

［10］ MAILHE M, RICABONI D, VITTON V, et al. Repertoire of the gut microbiota from stomach to colon using culturomics and next-generation sequencing [J]. BMC Microbiol, 2018, 18 (1): 157.

［11］ STEVEN K, POULSEN A L. The orthotopic Kock ileal neobladder: functional results, urodynamic features, complications and survival in 166 men [J]. J Urol, 2000, 164 (2): 288-295.

［12］ KEEGAN S J, GRAHAM C, NEAL D E, et al. Characterization of Escherichia coli strains causing urinary tract infections in patients with transposed intestinal segments [J]. J Urol, 2003, 169 (6): 2382-2387.

［13］ WULLT B, HOLST E, STEVEN K, et al. Microbial flora in ileal and colonic neobladders [J]. Eur Urol, 2004, 45 (2): 233-239.

［14］ HUSMANN D A, MCLORIE G A, CHURCHILL B M. Nonrefluxing colonic conduits: a long-term life-table analysis [J]. J Urol, 1989, 142 (5): 1201-1203.

［15］ GRENABO L, HEDELIN H, PETTERSSON S. Urinary infection stones caused by Ureaplasma urealyticum: a review [J]. Scand J Infect Dis Suppl, 1988, 53: 46-49.

索引

52检